DE

L'IMPALUDISME

PAR

Le Dʳ DUBOUÉ (de Pau)

ANCIEN INTERNE DES HÔPITAUX DE PARIS
MEMBRE CORRESPONDANT DE LA SOCIÉTÉ DE CHIRURGIE DE PARIS
ET DE LA SOCIÉTÉ MÉDICO-CHIRURGICALE DE BORDEAUX.

Toute médecine rationnelle est fondée sur
le diagnostic, il ne peut en exister d'autre.
Rostan (*Cours de méd. clin.*, t. I, p. 71).

PARIS

ALEXANDRE COCCOZ, LIBRAIRE-ÉDITEUR

30 et 32, rue de l'école-de-médecine

1867

DE L'IMPALUDISME

2122

DE

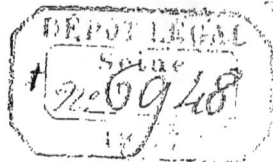

L'IMPALUDISME

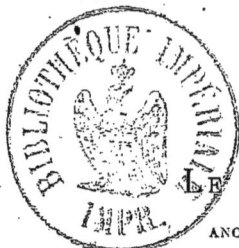

PAR

LE Dʳ DUBOUÉ (DE PAU)

ANCIEN INTERNE DES HÔPITAUX DE PARIS

MEMBRE CORRESPONDANT DE LA SOCIÉTÉ DE CHIRURGIE DE PARIS
ET DE LA SOCIÉTÉ MÉDICO-CHIRURGICALE DE BORDEAUX.

Toute médecine rationnelle est fondée sur
le diagnostic, il ne peut en exister d'autre.

ROSTAN (*Cours de méd. clin.*, t. I, p. 71).

PARIS

ALEXANDRE COCCOZ, LIBRAIRE-ÉDITEUR

30 ET 32, RUE DE L'ÉCOLE-DE-MÉDECINE

1867

INTRODUCTION

A l'époque où j'ai lu, pour la première fois, et dans nos meilleurs auteurs classiques, la description des formes si diverses que peut revêtir la fièvre pernicieuse, j'ai ressenti une impression bien pénible, que beaucoup d'autres ont dû éprouver comme moi. Je ne voyais entre toutes ces formes qu'un lien commun qui permît de les reconnaître, l'intermittence des symptômes observés, quels qu'ils pussent être d'ailleurs; et, cette intermittence ne devant se révéler qu'après un certain temps, à l'observateur le plus attentif, je pressentais déjà les difficultés sans nombre que pouvait comporter, à un moment donné, le diagnostic de cette terrible maladie. Diagnostic bien difficile en effet, si l'on songe à la variété innombrable des formes décrites, variété telle qu'Ozanam (1) en compte vingt-cinq espèces et qu'on pourrait en trouver bien d'autres; diagnostic souvent impossible, si on veut bien réfléchir que, de l'aveu même de tous les médecins, l'intermittence, soumise d'ailleurs à tant de types, est loin d'être toujours franchement accusée, qu'elle manque même dans les fièvres pseudo-continues, *dites à quinquina,* et que *la fièvre elle-même* fait défaut dans les *fièvres dites larvées, la fièvre* qui constitue, dans le diagnostic de toute intoxication palustre, un caractère non moins important que l'intermittence des symptômes observés. Est-il un homme assez bien doué ou assez heureux pour pouvoir porter un diagnostic précis et sûr dans une affection qui peut saisir et tuer à l'improviste, tout en revêtant un aspect variable dans chaque cas? Quelque sagacité ou quelque attention qu'on suppose à un observateur, croit-on qu'il puisse reconnaître sûrement, et à l'époque où il lui importerait le plus d'être fixé, un premier accès de fièvre pernicieuse à forme cérébrale, pul-

(1) *Hist. méd. des mal. épid.*, t. II, p. 89 et suiv.

D.   1

monaire ou hémorrhagique? Telles sont les réflexions que suggérait à mon esprit la nature de ces descriptions, si bien faites d'ailleurs, mais qui avaient le tort de s'adresser uniquement à la mémoire. Les maladies auxquelles se rapportaient ces descriptions n'offraient d'autre caractère commun que celui de se développer habituellement sous certaines influences locales, de sol ou de climat, influences qui pouvaient être générales dans tel pays, accidentelles dans tel autre.

Quant à la fièvre intermittente simple, qu'elle fût franche ou larvée, il n'y avait guère lieu de s'en préoccuper; car, pour les cas de ce genre, une erreur de diagnostic ne saurait être bien préjudiciable au malade. Tôt ou tard, un médecin attentif devait être éclairé sur la vraie nature de l'affection, et, en tout état de cause, il ne s'exposait pas à faire payer de la vie du malheureux patient un défaut de promptitude ou de sûreté dans le diagnostic à établir.

En est-il de même de la fièvre pernicieuse, de cette maladie dans laquelle, comme dit Lautter, le médecin est l'arbitre de la vie et de la mort? N'importe-t-il pas au praticien d'être prêt à tout instant et à toute heure, dans une question aussi capitale? Et, s'il n'est pas tenu de dissiper les obscurités de la science sur un sujet donné, ne doit-il pas s'efforcer de se créer d'avance une ligne de conduite bien précise, pour les cas où les difficultés et le danger doivent mettre son esprit à la torture et sa responsabilité en péril? Pour ma part, je considère comme le premier de tous les devoirs, pour un homme qui veut exercer la médecine, de ne pas laisser ces questions sans une solution quelconque, et je me suis toujours efforcé, tant en médecine qu'en chirurgie, de m'appuyer d'avance sur quelques principes fixes de conduite, à défaut de notions plus exactes, en prévision de ces cas d'urgence qui ne s'offrent que trop souvent à l'observation du médecin.

Loin de moi la prétention de croire que j'aie toujours trouvé, je ne dis pas la meilleure, mais une bonne solution, et que j'en aie surtout adopté quelqu'une de passable par mes seules forces, sans le secours des maîtres, des hôpitaux ou des livres. Mais j'insiste sur cette nécessité de se créer toujours un plan de conduite pour les cas difficiles, nécessité qui se fait bien plus sentir chez les médecins de province qui sont obligés, par position, de cultiver tour à tour, sinon d'approfondir, toutes les branches de la médecine.

A l'époque où je me reporte et où je commençais à pressentir, sans les avoir vues de près, les difficultés de la pratique, en ce qui concerne le diagnostic des fièvres pernicieuses, je ne savais guère où j'exercerais la médecine. Mais je savais qu'en médecine comme en chirurgie, les principes de direction doivent toujours être les mêmes, et que ce n'est qu'à la faveur d'une bonne méthode qu'on peut s'éclairer au milieu de cette complexité de phénomènes dont les faits journaliers nous offrent tant d'exemples. Pénétré donc de bonne heure des difficultés que je signale, je me suis promis, dès cet instant, de me tenir toujours en garde contre une méprise si aisée, si je venais jamais à me trouver dans une localité où les fièvres palustres fussent endémiques. Mais, dans un pays qui en erait habituellement dépourvu, je m'attendais à les méconnaître presque toutes (je parle seulement des formes pernicieuses), à moins que je n'eusse le temps, dans chaque cas, de voir deux ou trois accès suffisamment caractérisés.

J'aurais eu honte, il y a quelques années, de publier des naïvetés de cette force, persuadé que cette ligne de conduite était trop simple pour mériter d'être rapportée. Mais je m'aperçois chaque jour que les notions les plus simples sont parfois méconnues en médecine, et il faut bien qu'il en soit ainsi pour que j'aie eu bon nombre de contestations à subir sur un point aussi élémentaire.

Se tenir donc toujours sur ses gardes, se méfier sans cesse, dans un pays à fièvres, de l'aspect si variable que peuvent revêtir ces affections, rechercher avec soin l'intermittence, quand elle est peu accusée, les phénomènes fébriles, quand ils sont incomplets ou peu tranchés, se guider, dans tous les pays du monde, sur les notions les plus sûres et les plus incontestées de la pathologie générale, telles sont les règles assez simples que je m'étais promis de suivre avant de mettre la main à l'œuvre.

Dès mon arrivée à Saint-Castin, petit village du canton de Morlaàs, et où j'ai exercé cinq mois avant de me fixer à Pau, je me trouve, sans le savoir bien entendu, en pleine épidémie, je ne dirai pas de fièvres intermittentes, mais d'états morbides entièrement disparates, et dépendant d'une infection maremmatique. A côté de quelques fièvres réellement et franchement intermittentes, j'en observe d'autres mal caractérisées, comme fièvres proprement dites, et en même temps une foule d'états pathologiques qui me sont entièrement inconnus. J'ai beau ausculter et percuter la plupart de mes malades, les scruter des pieds à la tête, je ne découvre aucune lésion organique qui me rende compte de leur état; bien plus, je me sens incapable d'assigner un nom à leurs maladies, et je me demande avec douleur si, dans le court voyage que je viens de faire de Paris aux Pyrénées, je n'ai pas oublié le peu de médecine que j'avais pu apprendre.

Il paraît, au reste, que je n'ai pas été le seul à éprouver de semblables hésitations. Car voici ce que je trouve dans un ouvrage devenu classique, et que j'avais bien des fois apprécié pendant le cours de mes études médicales (1). « Et ces conditions pathologiques (*développées sous l'influence de l'infection palustre*) sont si marquées qu'elles dominent tout le règne médical de ces localités. Aussi a-t-on pu dire qu'un médecin élevé à l'école de Paris et destiné à exercer en Bretagne ou dans le midi de la France, doit refaire en quelque sorte toute son éducation médicale, du moins au point de vue des conditions pathologiques du pays où il va observer. »

J'ai dû la refaire, en effet, mon éducation médicale, et je sais ce qu'il m'en a coûté de peine, d'ennuis et de tribulations de toute sorte. Mais, je serais bien dédommagé de toutes ces fatigues, s'il m'était permis de les épargner à d'autres, à ceux mêmes qui me critiquent le plus, et s'il pouvait surtout résulter de mes études quelque profit, si minime qu'il fût, pour le bien de l'humanité.

Si je n'avais eu, pour me guider, que les règles générales dont j'ai déjà parlé, j'ose croire que tôt ou tard j'aurais pu acquérir, par simple voie empirique, la notion de ces formes fébriles insidieuses et de leur traitement; car, à chaque revers, j'aurais redoublé de méfiance, et peut-être aurais-je été mis sur la voie par quelque hardiesse suivie de succès. Mais, par un hasard providentiel, je n'ai pas dû acheter ni faire payer trop cher mon expérience. Je n'ai eu en effet, à ma connaissance, à déplorer qu'un seul cas de mort dans ces débuts difficiles. Il s'agissait d'une pauvre femme d'une quarantaine d'année, chez laquelle j'ai été appelé le premier jour de mon arrivée, le 9 août 1859. Je n'ai pas pris de notes sur son compte et ne saurais par conséquent raconter son état. Mais ce que je sais très-bien, c'est qu'elle était malade depuis une dizaine

_____

(1) Voir *Traité de diag. méd.*, par M. Racle, p. 667. 3e édit. Paris.

de jours quand je l'ai vue pour la première fois ; que je l'ai examinée avec le plus grand soin, comme on a coutume de le faire quand
on sort des hôpitaux de Paris et qu'on y a cultivé la clinique avec
une vraie passion ; que je l'ai examinée avec cette minutie dont ne
se départit jamais un jeune médecin qui a le besoin et le *désir* de se
faire connaître, et je suis loin, pour ma part, de rougir d'un pareil
désir. Ce que je sais encore, c'est que je n'ai jamais pu rien comprendre à l'état de ma malade, et que, à ma grande stupéfaction,
elle est morte le 13 ou le 14 août, sans que j'aie pu découvrir chez
elle la moindre lésion organique, petite ou grande, latente ou franchement accusée. *Stupente medico, æger in manibus cito, cito perit* (1).
J'avais bien soupçonné chez elle la véritable nature du mal, et, sur
les seuls indices de quelques alternatives irrégulières d'amélioration et d'aggravation spontanées, j'avais institué le traitement spécifique. Mais j'avais poussé la témérité jusqu'à donner, deux jours
de suite, le premier jour, 0,60 centigr., et le second, 0,75 centigr.
de sulfate de quinine! Comme je n'observais pas d'amélioration
marquée, je me suis arrêté, de peur de tuer ma malade, et j'ai mieux
aimé la laisser périr que de m'imputer un homicide.

Bien vite après, le 15 août 1859, je découvre chez une de mes malades (voir obs. XIII), et sans aucunement le rechercher, un symptôme que je soupçonne pouvoir se rattacher à l'infection palustre.
A défaut d'autres indices d'une affection de cette nature, j'explore
la rate à l'effet de savoir si elle était hypertrophiée, et, à la place
d'une augmentation de volume, je trouve *une douleur* des plus manifestes se révélant à la simple percussion. Ce symptôme existait-il
à titre de pure coïncidence, ou était-il sous la dépendance de la
maladie générale si grave que j'observais ? Je n'en savais rien et
n'avais qu'un moyen de le savoir, c'était d'éclairer le diagnostic
par le traitement, et pour tirer de cette expérience tout le profit et
tout l'enseignement désirables, je devais entrer résolûment dans
cette voie nouvelle, ne pas prendre un moyen terme et agir comme
si j'avais une pleine et entière certitude.

Toutefois, ce n'est pas sans quelques remords que je me livrais à
cet essai, bien légitimé cependant par l'excessive gravité du cas.
J'ignorais que, par cette témérité instinctive, je ne faisais que suivre

(1) *Georgii Baglivi, Opera omnia*, t. I, p. 69. Parisiis, 1788.

les principes d'une bonne et très-bonne philosophie. J'ose espérer que personne ne voudra me le contester, si j'en prends à témoin Descartes lui-même, dont je ne puis pas résister au plaisir de citer textuellement les paroles (1) : « Ma seconde maxime, dit-il, était d'être le plus ferme et le plus résolu en mes actions que je pourrais ; et de ne suivre pas moins constamment les opinions les plus douteuses, lorsque je m'y serais une fois déterminé, que si elles eussent été très-assurées. Imitant en ceci les voyageurs qui, se trouvant égarés en quelque forêt, ne doivent pas errer en tournoyant, tantôt d'un côté, tantôt d'un autre, ni encore moins s'arrêter en une place, mais marcher toujours le plus droit qu'ils peuvent vers un même côté, et ne le changer point pour de faibles raisons, encore que ce n'ait peut-être été au commencement que le hasard seul qui les ait déterminés à le choisir : car, par ce moyen, s'ils ne vont justement où ils désirent, ils arriveront au moins à la fin quelque part, où vraisemblablement ils seront mieux que dans le milieu d'une forêt. Et ainsi, les actions de la vie ne souffrant souvent aucun délai, c'est une vérité très-certaine que, lorsqu'il n'est pas en notre pouvoir de discerner les plus vraies opinions, nous devons suivre les plus probables ; et même qu'encore que nous ne remarquions point davantage de probabilité aux unes qu'aux autres, nous devons néanmoins nous déterminer à quelques-unes, et les considérer après, non plus comme douteuses en tant qu'elles se rapportent à la pratique, mais comme très-vraies et très-certaines, à cause que la raison qui nous y a fait déterminer se trouve telle. Et ceci fut capable dès lors de me délivrer de tous les repentirs et les remords qui ont coutume d'agiter les consciences de ces esprits faibles et chancelants, qui se laissent aller inconstamment à pratiquer comme bonnes les choses qu'ils jugent après être mauvaises. »

L'étude attentive de ce nouveau symptôme, qui n'était d'ailleurs nouveau que pour moi, car il avait été signalé à mon insu par d'autres observateurs, cette étude m'a conduit à des résultats pratiques tout à fait inespérés et que j'ai consignés dans un mémoire présenté à l'Académie de médecine, et publié en 1861 et 1862 dans le *Moniteur des sciences* Partant de ce fait, qu'un pur hasard m'avait

---

(1) Voy. *Disc. de la Méth.*, 3ᵉ partie.

révélé, j'étais arrivé à démontrer, du moins j'en ai la conviction, que ce symptôme qui n'avait été nullement utilisé avant moi, pouvait constituer un signe précieux dans les formes les plus insidieuses et surtout les plus graves d'intoxication paludéenne, et que ce signe, sans être absolument pathognomonique, était assez fréquent et assez manifeste dans la plupart des cas pour pouvoir servir de lien commun entre les symptômes si variés par lesquels peut se traduire et se traduit d'ordinaire cet empoisonnement. Quant à l'explication de ce phénomène pathologique, je n'avais osé en hasarder aucune, n'en trouvant pas une seule qui fût de nature à me satisfaire. J'avais seulement reconnu, par l'expérience, la grande valeur diagnostique de ce signe, et c'est cette importance pratique que je m'efforçais de mettre en relief par une série d'observations prises avec toute la rigueur et le soin dont j'étais capable.

J'avais cru ramener ainsi le problème clinique à une solution plus simple et plus facile, j'avais pensé surtout qu'il deviendrait accessible à la plupart des observateurs éloignés des localités marécageuses. Car, il faut bien en convenir, il ne l'était guère pour eux, à moins qu'il ne s'offrît, avec des éléments de diagnostic parfaitement tranchés, tels que l'apparition d'un accès bien net et bien complet, la concomitance d'un symptôme grave, disparaissant avec l'accès, etc., etc. Encore fallait-il voir au moins deux de ces accès, pour être suffisamment éclairé; hors ce cas, c'eût été divination ou folie que de songer à une fièvre pernicieuse. Quant aux médecins placés sur un champ d'observation plus favorable, ceux-là ne devaient pas retirer le même profit de mes recherches, à la condition toutefois qu'ils fussent bien imbus de cette méfiance salutaire dont j'ai parlé un peu plus haut, et tous assurément ne la possèdent pas au même degré que j'ai déjà dit la posséder moi-même. Pour ceux donc qu'un excès de sécurité pouvait aveugler, je croyais encore faire chose utile ; quant aux méfiants de parti pris, ils ne pouvaient que gagner à diriger, ou même à rectifier leur méfiance, et j'osais croire encore que je leur offrais le moyen de le faire.

Telles sont les prétentions que je crois pouvoir élever sur ce point, et je ne m'en départirais qu'autant qu'on me prouverait clairement que je me suis fait illusion. Jusqu'à quel point se trouveront-elles justifiées? Ce n'est pas à moi qu'il appartient de le dire. Je pourrais produire, s'il y avait quelque utilité à le faire, quelques adhésions recommandables dont je suis assurément très-fier, et, comme je ne suis pas en position d'avoir des flatteurs, j'ai tout lieu de croire qu'elles m'ont été accordées avec la plus entière sincérité. Il en est d'autres auxquelles je suis non moins sensible et qui me sont venues d'hommes consciencieux que l'évidence des faits a tôt ou tard frappés. Mais je crois plus sage de ne nommer personne, de peur de m'exposer à prendre, pour la vérité même, l'expression de sentiments sincères assurément, mais peut-être aussi trop favorables. L'amitié nous aveugle aussi bien que l'envie, et je compte trop d'amis parmi mes adhérents, pour que je les croie toujours sur parole.

Au reste, tout calcul fait, je crois beaucoup que les jugements se compensent; ce que les uns m'ont donné en trop, d'autres me l'on donné en moins. Si les premiers savaient que je ne m'enthousiasme pas facilement et que je n'ai d'autre parti pris que celui de rechercher la vérité, les autres pensaient que je m'étais coiffé d'un système et que je voyais *partout des fièvres, toujours des fièvres et rien que des fièvres*. Ils allaient même jusqu'à deviner que, chez tel ou tel de mes malades, je devais prescrire de la quinine, et je dois reconnaître qu'ils avaient souvent raison. Elevé que j'étais dans une sainte horreur contre tous les systèmes, quels qu'ils fussent, j'avoue que c'est là un reproche auquel j'ai été très-sensible. Après le soin minutieux que j'apportais dans l'observation de mes malades, après les précautions sans nombre dont je m'entourais pour ne pas tomber dans le ridicule de ces opinions *à priori* que le moindre souffle vient détruire, je ne pouvais me faire à l'idée de passer pour un effronté systématique. Systématique, quand je prenais, à une certaine époque, jour par jour, et souvent heure par heure, l'observation de tous mes malades, et aujourd'hui encore l'histoire des cas obscurs ou difficiles! Systématique, quand je consignais sur mes notes le moindre de mes doutes, le motif de mes déterminations, les assurances que je pouvais acquérir, par une plus longue expérience, quand j'y mettais, pour ma propre instruction, le pronostic, le traitement, les effets produits, etc., et que je cherchais toujours à me tenir en garde contre cette tendance que nous avons tous, à voir les choses comme nous les voulons et non comme elles sont! En fait de système, je crois n'en avoir suivi et ne veux en suivre d'autre, que celui de croire que notre science est perfectible par le travail des hommes, que les efforts de plusieurs centaines de générations médicales n'ont pas été entièrement stériles pour nous, et que nous sommes tous appelés, quel que soit notre rang, à porter notre grain de sable à l'accroissement de l'œuvre commune.

Sans vouloir me parer du rôle de victime que je n'ai pas le droit de prendre, car j'ai eu bien des dédommagements et j'en espère d'autres, je puis dire cependant que j'ai eu mes moments de découragement et de tristesse, et, chose qui m'a été bien plus pénible, c'est que les auteurs de mes misères ont été parfois des hommes dont j'honore le savoir et le caractère. Ils auraient été les premiers à regretter les quelques boutades dont ils m'ont accablé, s'ils avaient su tout le soin que je prenais de ménager leur amour-propre, tout en cherchant à faire triompher une conviction que je croyais utile à nos malades. Ils m'auraient surtout tenu compte des efforts que je faisais pour la seule recherche de la vérité ; ils m'auraient su gré de la bonne foi, je dirais presque de l'ingénuité avec laquelle je savais reconnaître mes erreurs.

Mon intention n'est pas de récriminer, et si je ne puis pas me défendre d'une certaine amertume, en écrivant ces lignes, c'est moins pour avoir raison de mes contradicteurs, que pour leur apprendre à ne pas décourager les travailleurs par des critiques personnelles, qui n'ont rien à faire dans une question de science ; c'est aussi pour apprendre à mes pareils à ne pas se laisser déconcerter par une opposition injuste et trop souvent passionnée.

Au reste, la critique, et je ne suis pas le premier à le dire, la critique est comme la douleur physique, c'est un mal nécessaire ; elle profite toujours à qui sait la bien prendre. On est loin de la trouver nécessaire quand on la reçoit, et, pour ne pas me donner le beau rôle sans partage, je dois ajouter que je l'ai parfois rendue aussi acerbe qu'on me l'a donnée. C'est quand on l'a reçue qu'on la trouve utile, après mûre réflexion : elle nous tient sans cesse en haleine, nous force à toujours travailler, et, en grossissant nos défauts ou nos erreurs, elle nous les montre sous leur vrai jour, elle lutte sans cesse contre la paresse et la vanité dont nous avons tous notre grain, elle nous sert à mieux faire et à donner à nos preuves cette force qui leur manquait. « Quand deux physiologistes ou deux médecins se querellent, dit M. Claude Bernard (1), pour soutenir chacun ses idées ou ses théories, il n'y a au milieu de leurs arguments contradictoires qu'une seule chose qui soit absolument certaine : c'est que les deux théories sont insuffisantes et ne représentent la vérité, ni l'une, ni l'autre. L'esprit vraiment scientifique devrait donc nous rendre modestes et bienveillants. Nous savons tous bien peu de choses en réalité, et nous sommes tous faillibles en face des difficultés immenses que nous offre l'investigation dans les phénomènes naturels. Nous n'aurions donc rien de mieux à faire que de réunir nos efforts au lieu de les diviser et de les neutraliser par des disputes personnelles. En un mot, le médecin qui veut trouver la vérité doit conserver son esprit libre, calme, et, si c'était possible, ne jamais avoir, comme dit Bacon, l'œil humecté par les passions humaines. »

Il doit donc y avoir dans l'esprit de mes contradicteurs des raisons plus ou moins plausibles qui motivent, je dirai plus, qui légitiment leur opposition ; il y a aussi dans mon argumentation contre eux des erreurs ou des côtés faibles qui les ont empêchés d'y adhérer ; car je suppose bien que, malgré tout le désir que quelques-uns auraient de ne pas être de mon avis, ils n'iraient pas jusqu'à me contredire, si je leur disais que la ligne droite est le plus court chemin d'un point à un autre. Voyons quelles sont ces causes d'erreurs qui tiennent, tant à la nature des choses, qu'à des appréciations erronées de part et d'autre. Je me bornerai simplement à les énumérer ici ; on en verra la preuve dans tout le cours de mon travail.

En premier lieu, je signalerai cette différence de conviction dans les deux camps, qui fait que quelques-uns de mes confrères ont sans doute un peu trop de sécurité à l'endroit des affections palustres de notre pays, et que, de mon côté, je les ai trop généralement redoutées. Une sorte d'alliage de nos convictions aurait beaucoup mieux représenté la réalité des choses. Si je n'ai pu me défaire qu'à la longue de l'excès de crainte que ces affections m'inspiraient, cela tient d'une part à ce que j'avais, je l'ai déjà dit, sur la conduite à tenir, dans les pays à fièvres, des idées arrêtées qui me portaient à une méfiance continuelle, méfiance dont je suis

(1) *Introd. à l'étude de la méd. exp.*, p. 69. Paris, 1865.

assuré de ne jamais pouvoir me débarrasser entièrement. Cette crainte, que je suis loin de pousser aujourd'hui au même degré, ou, si l'on veut, à la même exagération, cette crainte exagérée s'expliquait encore chez moi par cette circonstance que, dès ma première entrée dans la pratique, j'étais tombé sur une constitution médicale, comme je n'en ai jamais vu de pareille, depuis près de sept ans que je suis à Pau. M. le Dr Bergeret (1), de Morlaàs, qui soignait, à la même époque et dans les mêmes villages, un grand nombre de malades, placés par conséquent dans les mêmes conditions que les miens, M. Bergeret m'a souvent dit que, depuis une quarantaine d'années qu'il faisait de la médecine dans ce pays, il n'avait jamais vu en même temps un aussi grand nombre de fièvres, ni autant de cas graves à la fois. Là, j'ai vu, pour ne presque plus les revoir, quelques rares types bien accentués, quelques cas d'accès parfaitement caractérisés, avec leurs trois stades réguliers, à intermittence franche et avec un symptôme grave prédominant, quelques cas d'engorgements spléniques tels, qu'on pouvait se passer de plessimètre. A côté de ces rares cas bien caractérisés, j'en voyais beaucoup d'autres mal dessinés, à intermittence indécise, à fièvre peu accentuée, mais tout aussi graves que les premiers ; je voyais enfin, et en même temps, soit des fièvres légères, plutôt rémittentes qu'intermittentes, d'autres réellement intermittentes et peu graves, presque toute la série, en un mot, des états pathologiques se rattachant à l'intoxication paludéenne. Ces différents faits s'éclairant les uns par les autres, j'ai pu gagner, en peu de temps, une expérience que je n'aurais peut-être jamais acquise à Pau, où, d'une manière générale, les fièvres sont peu accusées, l'intermittence souvent douteuse et difficile à reconnaître, quand elle existe. D'un autre côté, livré, pendant mon exercice à la campagne, à mon entière spontanéité, sans autre contrôle que celui de ma conscience, je n'ai pas eu, dès mes débuts, ce frein souvent salutaire, mais parfois aussi très-énervant qu'impose à tout médecin inconnu l'autorité des confrères d'une ville. J'ai donc

(1. Qu'il me soit permis de profiter de cette occasion pour rendre ici ma faible part d'hommages et témoigner de ma respectueuse estime à cet homme vénérable qui honore notre belle profession par son habileté bien connue et son abnégation sans bornes, aussi bien que par la droiture et l'affabilité de son caractère.

pu, grâce à toutes ces circonstances, et aussi, je puis le dire, à une réflexion et à un travail de tous les instants, j'ai pu me familiariser de bonne heure avec ces formes insidieuses que je ne connaissais que de nom, j'ai pu acquérir cette expérience qui donne la force de lutter et cette conviction vive qui est la plus douce récompense de nos premiers travaux. Est-il étonnant, d'après cela, que mes confrères de Pau, auxquels je me plais d'ailleurs à rendre justice, est-il étonnant qu'avec les qualités réelles qui distinguent de bons observateurs, ils n'aient pas reconnu ce qu'ils ne pouvaient pas voir, puisqu'ils se trouvaient sur un champ d'observation moins favorable?

Le peu d'étendue des marais dans notre pays, telle est la raison principale qu'on a souvent invoquée contre moi. « Où avez-vous les marais dans ce pays ? » me disait un jour un de mes confrères. Et, de fait, il avait raison. Nous avons une assez grande étendue de terres incultes qui diminuent de jour en jour, mais très-peu de marais proprement dits, et ceux-ci se trouvent disséminés dans différents points de notre département. Or, tandis que, parmi les divers départements de la France, nous occupons le neuvième rang sous le rapport de l'étendue totale du territoire, nous n'avons que le vingt-cinquième rang, eu égard à l'étendue des terres marécageuses proprement dites (1). Or, le tableau auquel j'emprunte cette dernière donnée, et que je reproduirai plus loin, a été dressé en 1860, et, depuis cette époque, on n'a pas cessé de défricher dans notre département.

Partant de ce fait, que nous avions très-peu de marais, mes confrères opposants en concluaient que nous ne devions pas avoir des affections palustres générales, ou du moins des affections palustres graves, et ce qui les confirmait dans cette conviction, c'est qu'on voit en effet, dans notre pays, très-peu de fièvres intermittentes classiques, très-peu de ces fièvres que j'appellerais complètes. En cela, je suis parfaitement d'accord avec eux, et j'ajoute que, parmi les états palustres non fébriles et non intermittents, parmi ceux par conséquent qui sont le plus difficiles à reconnaître, beaucoup guérissent spontanément, si on a égard au grand nombre de cas qui se présentent. Il en est d'autres qui paraissent graves et qui en

(1) Voir *Dict. d'hyg. publ.*, par M. Tardieu, t. II, p. 636, 2e édit.

réalité ne le sont pas ; car j'en ai vu guérir plusieurs sans traitement, mais d'une guérison qui expose tôt ou tard à des rechutes et qui ne vaut jamais la guérison par le quinquina. D'autres s'éternisent, durent des mois et des années, changent souvent d'aspect symptomatique et ne deviennent graves qu'à la longue et par défaut de soins.

Mais cela n'empêche nullement de voir, à un moment donné, quelques cas isolés revêtir une gravité très-grande, quelquefois assez prompte, et entraîner la mort, si l'on n'y prend pas garde. Ce qui peut tromper et ce qui trompe souvent un médecin non prévenu, fût-il des plus habiles, c'est que ces états pathologiques se présentent, dans chaque cas, avec un appareil symptomatique différent. Ces états morbides si variés, quoique engendrés, selon moi, par une même cause, ressemblent souvent à un autre état morbide parfaitement décrit, congestion cérébrale, épilepsie, fièvre typhoïde, etc., etc. Il faut parfois, et j'en montrerai des exemples, un diagnostic différentiel des plus minutieux, pour pouvoir établir une distinction un peu positive et pour démasquer la vraie nature du mal.

Un autre argument qu'on a souvent fait valoir contre mon prétendu exclusivisme, c'est la rareté excessive des engorgements de la rate et du foie, des cachexies palustres proprement dites, la rareté des fièvres intermittentes et même des états palustres de tout genre dans la classe aisée, c'est encore l'aspect vigoureux et sain de la population, la salubrité incontestable et incontestée de notre climat pour les affections graves pulmonaires et les diverses manifestations de la diathèse tuberculaire. J'admets toutes ces choses avec mes contradicteurs, avec quelques restrictions toutefois, c'est que, par exception, par très-grande exception, si l'on veut, on peut voir les engorgements viscéraux, la cachexie palustre et qu'on peut observer parfois de la gravité, là où on ne l'aurait guère soupçonnée. Ce qui faisait leur force et ma faiblesse, dans ce débat, c'est que je constatais ces exceptions, sans pouvoir les expliquer. Comme eux, j'en avais été bien étonné ; mais faisant passer le fait avant l'explication, je trouvais plus logique d'admettre ce que je voyais que de nier un fait palpable, évident, par cela seul que je ne pouvais pas m'en rendre compte. Toutefois, je me gardais bien de leur manifester mon étonnement ; convaincu que j'étais dans le vrai, sur bien des points, je ne voulais paraître hésiter sur aucun, pour agir plus vivement sur leur esprit par une grande force de conviction, et, si j'en agissais ainsi, c'était uniquement pour obtenir, en faveur de nos malades, le seul traitement qui me parût devoir leur être utile.

Mais cette assurance même me perdait de plus en plus aux yeux de mes confrères qui prenaient sans doute pour une grande prétention ou une véritable monomanie, ce qui était tantôt conviction véritable et tantôt calcul imaginé en faveur de nos malades.

Quant à la question incidente de la salubrité de notre climat, on me permettra d'en dire quelques mots, attendu qu'on pourrait inférer de l'objet même de ce travail, des conséquences qui n'en sauraient résulter en aucune façon. Si, par bienséance, je crois devoir m'abstenir de rapporter ici tout le bien que j'en pourrais dire (1), je tiens du moins à ce qu'on n'aille pas, par une de ces vues *à priori* si dangereuses en médecine, s'emparer de mon œuvre, comme d'une arme propre à jeter de la défaveur sur un climat qui a déjà fait ses preuves. Tout ce qu'il est permis de conclure de mes recherches, c'est qu'il ne faudrait pas recommander le séjour de ce climat à des personnes atteintes ou menacées déjà de fièvres pernicieuses; encore, verra-t-on dans le cours de ce travail, la preuve que des fièvres ou des affections palustres graves et contractées ailleurs, peuvent guérir ici et guérir promptement, quand elles sont soignées convenablement et en temps opportun. Je ferai voir d'ailleurs, un peu plus loin, combien serait illusoire et chimérique la crainte de voir les personnes bien portantes et étrangères au pays, contracter des formes graves ou même légères de l'in-

---

(1) Il est, en effet, de ces vérités que nous devons éviter de montrer, avec trop de complaisance, aux étrangers qui nous jugent. Nous avons, comme eux, tout avantage à les voir proclamer par des hommes compétents et désintéressés. Cette bonne fortune n'a pas manqué à notre ville, et M. le Dr Taylor s'est chargé de démontrer l'excellence de notre climat, dans son livre : *De l'Influence curative du climat de Pau,* œuvre qui a obtenu le suffrage public de ses compatriotes et du monde entier. C'est à nous, habitants du pays, qu'il appartient de signaler les réformes sanitaires dont nous pouvons reconnaître l'urgence. Quant aux avantages réels et inappréciables dont la nature a si bien doté notre pays, laissons à d'autres le soin de les recommander à l'attention des malades et des médecins étrangers.

toxication paludique. Mais, en quoi l'influence climatérique que je signale pourrait-elle empêcher l'action bienfaisante, déjà signalée et reconnue par toute l'Europe, pour certaines affections déterminées ? Est-ce qu'une de nos autorités de la médecine militaire, M. Boudin, dont nous déplorons la mort récente, n'a pas essayé de montrer l'incompatibilité des affections palustres et de la tuberculisation pulmonaire ? Bien plus, il a tenu à prouver que les pays à fièvres étaient salutaires aux phthisiques, par cela seul que ces pays avaient cette sorte de tache originelle, voulant faire ainsi du miasme palustre une espèce d'antidote du tubercule. Pour ma part, je crois cette opinion erronée et je pense simplement, sans que je puisse développer ici mes raisons, que sous certaines influences communes, tel sol puisse être salutaire aux phthisiques par la grâce de Dieu et funeste sous d'autres rapports, par la faute des hommes, de telle sorte qu'on puisse détruire l'action malfaisante, sans perdre aucunement les bienfaits de nature. Mais cette opinion nous fait au moins voir clairement qu'un pays fiévreux, plus fiévreux même que le nôtre, peut conserver toute son efficacité pour le traitement des affections diathésiques scrofuleuses.

Pour revenir enfin à notre sujet, après cette trop longue digression, je dirai que bien des fois, en réfléchissant aux cas si nombreux et si variables qui réclament l'emploi de la médication spécifique, je comprenais jusqu'à un certain point le sentiment de pitié que j'inspirais à mes confrères, lorsqu'un jour ils me voyaient prôner la quinine pour arrêter la diarrhée, un autre jour pour combattre la constipation, tantôt pour procurer le sommeil, tantôt pour le dissiper, tantôt contre le délire, une gastralgie ou une soi-disant affection du foie; d'autres fois enfin pour une affection à symptômes typhoïdes je ne dis pas *une vraie fièvre typhoïde*), etc. Je le comprenais surtout, si j'admettais pour un instant qu'on pût deviner la médecine sans se donner quelque mal, qu'on dût s'en fier aux apparences sans aller au fond des choses, et tel est à mon tour le reproche que j'adressais à mes contradicteurs : je leur disais parfois qu'il est aussi difficile de montrer la parenté de plusieurs affections très-différentes d'aspect que de discerner leur différence de nature au milieu d'un groupe de symptômes en apparence semblables. Mais c'était peine perdue de part et d'autre, nous n'arrivions jamais à nous convaincre. Ils continuaient à faire de l'esprit

à mes dépens, ce que je leur pardonne volontiers, étant Français
comme eux et aimant beaucoup les gens d'esprit; de mon côté, je
prenais toujours des observations, je scrutais de plus en plus mes
malades, et j'ai fini par trouver, sinon pour tous ces états patholo-
logiques, du moins pour un grand nombre, une explication que je
crois suffisante et que je donnerai dans le cours de mon travail. Je
serais presque tenté de les remercier de leurs bons mots et de leurs
petits sourires qui m'ont tant stimulé et m'ont fait trouver
mieux que ce que je savais. S'ils ont cru que je voulais faire du
quinquina une panacée universelle, que, de propos délibéré et sans
mûr examen préalable, j'admettais partout des fièvres au lieu de
me livrer à l'examen attentif de mes malades, je puis leur assurer
que, cette fois du moins, ils se sont gravement mépris, et je leur
répondrai avec Torti (1) : « *Neque mirum est quod nonnulli alii.....*
putantes, me verè indiscriminatìm tunc omnibus ægrotis ex quâcumque
acutâ vel malignâ febre ad extrema redactis chinam chinam offerre con-
suevisse..... mirum, inquam, non est, quod de praxi meâ tunc obmur-
murarint, illamque modis variis traducendo tentarint evertere, eo ipso
forsan tempore, quo clàm sed inconcinnè imitantes, optato identidem
fraudabantur eventu. »

Mais ce n'est pas tout, il est encore bien d'autres sujets de division entre nous, et je tiens à les signaler tous, au moins ceux que
je connais. Ainsi, il m'a été dit par quelques médecins qu'il y avait
certainement des cas de fièvre dans notre pays, quelques-uns
même pernicieux, mais qu'ils guérissaient tous avec de faibles doses
de sulfate de quinine. D'après ce que je viens de dire, on s'explique
parfaitement qu'ils avaient raison pour un grand nombre de cas,
et que mon seul tort a été, pendant quelque temps, de les redouter
tous au même degré. Tel cas guérit avec de faibles doses, et, pour
ma part, j'incline même alors à une prolongation de traitement qui
m'a toujours paru utile et jamais défavorable. Tel autre cas exige
des doses véritablement énormes, une surveillance de tous les instants et un traitement des plus prolongés. C'est dans cette dernière
circonstance surtout que nous n'avons jamais pu nous entendre.
Rien n'est souvent plus difficile en médecine, et notamment dans

_____

(1) *Therapeutice specialis ad febres periodicas perniciosas,* t. II, p. 131.
Leodii, 1821.

la pyrétologie palustre, que de discerner les effets du traitement, des symptômes propres à l'affection morbide. Il faut une longue habitude pour se reconnaître dans ce véritable chaos de phénomènes pathologiques; et, comme tout homme qui travaille, j'ai la prétention de croire que j'ai déjà acquis sur ces cas difficiles une certaine somme d'expérience que je compte encore augmenter, si Dieu me prête vie. Or, il m'est arrivé bien des fois, et je le montrerai par des exemples frappants, de constater un mieux réel avec une aggravation apparente. C'était bien peine perdue, dans ces cas, que de vouloir persuader à mes contradicteurs que la médication employée n'était pour rien dans divers troubles graves ou effrayants résultant de la violence même du mal. Or, comme je n'ai jamais voulu céder dans les cas de ce genre, l'intérêt de mes malades me le défendant, il en est souvent résulté des scissions regrettables et dont quelques familles s'apercevaient. Je suis loin de blâmer mes confrères qui faisaient leur devoir, comme je faisais le mien; mais enfin je constate le fait et ne puis pas m'empêcher de le déplorer avec eux; seulement, nous le déplorons chacun à notre façon.

Or il ne résultait de cette division qu'une obstination plus grande de part et d'autre. Comme dans tous les jugements des hommes, il y a toujours un côté faible, il m'arrivait parfois de croire à la gravité d'une affection qui n'avait pourtant que l'apparence de la gravité. Si le malade était soigné par l'un ou l'autre de mes opposants et qu'il vînt à guérir sans quinine, ils en concluaient que je lui aurais fait grand mal en lui en donnant, et, de mon côté, je soutenais qu'il aurait guéri tout aussi bien, probablement mieux, ou plus vite et en tout cas plus radicalement. Si tel autre malade que je soignais venait à succomber, après avoir pris de fortes doses de sel fébrifuge, on en concluait que la médication avait été nuisible par excès; quant à moi, m'appuyant sur le diagnostic, je disais qu'elle avait été nuisible par défaut, c'est-à-dire que la dose forte, très-forte même, avait été insuffisante.

Quelques revers dont j'ai été affligé et que je rapporterai plus loin m'ont conduit à manier ce médicament avec une hardiesse que je crois dictée par la prudence, et que d'autres attribuent, non pas à une simple témérité, mais je dirais presque à un sauvage fanatisme médical. Je crois, de mon côté, avoir été conduit peu à peu à cette pratique, et toujours guidé par l'expérience. Si je me suis

D. 2

parfois trompé, comme il arrive toujours, en suivant une voie non
encore frayée, je suis sûr du moins de n'avoir commis aucune faute
capitale contre les règles de notre art, et je crois devoir à cette méthode des succès véritablement merveilleux. On verra, par la suite
de ce travail, qui de nous est ou non dans le vrai.

Il m'arrive encore bien souvent, dans les cas douteux ou difficiles, ou même simplement dans le but d'économiser un temps
dont je ne puis pas toujours disposer, il m'arrive, dans tous ces cas,
de prescrire une ou deux doses de sulfate de quinine, pour éclairer
le diagnostic, et je dois à cette méthode des guérisons bien inespérées. Mais il m'est encore arrivé très-souvent d'avoir prescrit ce remède bien inutilement (je le voyais après coup), et je continuerai
de la sorte, n'ayant jamais vu résulter de cette pratique aucun inconvénient sérieux. J'ai pu parfois perdre un peu de temps, en
négligeant le traitement approprié; mais je ne considérais pas
pourtant comme tout à fait perdu celui que j'employais à m'éclairer. Or, dans tous ces cas, je ne me suis pas trompé, puisque j'ai fait
une prescription que j'appellerais *diagnostique*. Néanmoins, tous
les cas d'insuccès, ou à peu près tous, c'est-à-dire tous les cas négatifs, me comptent pour autant d'erreurs auprès de mes confrères.

Qu'on joigne enfin à toutes ces erreurs apparentes les erreurs
réelles que j'ai pu commettre, que j'ai commises et que je commet-
trai encore, erreurs de diagnostic ou de pronostic, dont je n'ai jamais prétendu être plus à l'abri que tout autre, et l'on aura une
liste suffisante pour comprendre la petite réprobation dont j'ai été
l'objet.

Vient enfin une grande cause de dissidence, c'est qu'un grand
nombre de ces états pathologiques que nous observons dans notre
pays n'ont pas été décrits, comme se rattachant à l'intoxication
paludique. J'en donnerai la preuve plus loin et me borne pour le
moment à constater le fait. Il en résulte que j'ai été souvent fort
embarrassé, pour soutenir ma manière de voir; je ne trouvais en
effet, dans aucun auteur classique, des arguments propres à porter
la conviction dans l'esprit de mes contradicteurs. Je cherchais bien,
chaque fois qu'il m'était possible, mes moyens de preuve dans les
ouvrages les plus estimés; mais, quand je parvenais à les découvrir,
il m'aurait fallu une argumentation en règle, et il faut convenir
qu'une consultation ne se prête guère à ce genre d'exercice. Je sen-

tais donc moi-même le peu de force de toutes ces raisons mal éla-
borées et aussi mal présentées, et j'étais obligé d'invoquer ma faible
expérience, ce que je ne faisais jamais qu'à mon corps défendant,
et toujours avec les termes les plus timides et les plus déférents
de la langue française. Je recourais donc, à bout d'arguments, à la
valeur si grande que j'attribuais à la constatation *de la douleur splénique ;* mais c'est là une raison que j'appellerai de l'ancien temps ;
car j'ai bien vite vu le peu d'impression qu'elle faisait à mes confrères consultants, et depuis bien longtemps, je ne me donnais plus
la peine de la mettre en avant.

Je dois ajouter aussi, car je n'éprouve aucune fausse honte à
confesser mes torts, que je n'avais pas encore pu apprécier tous les
caractères, toute la signification clinique de ce symptôme. Dès lors,
j'en exagérais l'importance dans certains cas, et bien entendu sans
le savoir, tandis que je négligeais d'autres symptômes ayant avec le
premier une relation que je ne pouvais pas connaître. Il n'y a pas
bien longtemps qu'il m'a été donné de discerner clairement cette
relation et de trouver l'explication d'un bon nombre de faits bizarres
que j'admettais par expérience, sans pouvoir les comprendre. On conçoit que je ne puisse pas anticiper ici sur le reste de mon travail, et
je montrerai plus loin ce que j'entends par cette relation et par ces
faits bizarres. Il ne s'ensuit pas que je prétende tout expliquer sur
une question aussi difficile ; mais c'est déjà un progrès que de trouver le lien qui unit certains faits auxquels on n'aurait jamais soupçonné la moindre parenté, la plus petite analogie. Il résultait donc
de cette fausse interprétation de ma part, ou plutôt de ce défaut
d'interprétation de la douleur splénique, que parfois je me laissais
entraîner à quelque exagération nuisible à la cause que je défendais, et cette exagération ne m'était pas entièrement imputable,
puisque la douleur n'a pas toujours, bien s'en faut, cette fixité
ni cette constance que je lui croyais. Mais qu'on veuille bien cependant ne pas s'exagérer le sens de ces paroles ; car j'espère démontrer que, ramenée à sa juste et vraie valeur, la douleur splénique peut encore, dans bon nombre de cas, et surtout dans
les plus graves, servir de guide et de guide fidèle au praticien.

Pour résumer en quelques mots cette trop longue énumération
d'opinions divergentes, je dirai que mes confrères, je parle bien en-

tendu de ceux qui n'ont jamais voulu admettre les résultats de mes
recherches, avaient pour eux, et c'est là leur meilleure raison, la tradition médicale, ou, si l'on aime mieux, qu'ils suivaient parfaitement
les notions reçues actuellement sur les fièvres ou maladies palustres. Pour moi, m'appuyant plus fermement sur les principes médicaux que sur les seuls résultats partiels de l'expérience acquise, je
pensais être en mesure, par une observation attentive, aidée d'un
heureux hasard, de fournir sur la symptomatologie et le diagnostic
de ces états morbides des indications plus sûres et plus faciles à
saisir que celles qu'on connaissait déjà. En combinant cette nouvelle connaissance aux notions déjà acceptées par tous les médecins,
je croyais avoir rendu un vrai service, et c'est ce motif seul qui
m'a déterminé à publier les résultats d'une expérience, sinon encore bien longue, du moins bien péniblement et consciencieusement édifiée. Pour me suivre dans cette voie nouvelle, mes confrères auraient dû avoir plus de confiance, je ne dis pas dans ma
personne que je mets toujours hors de cause, mais dans mes habitudes scientifiques dont je les avais mis à même d'apprécier l'esprit
de rigueur et de bonne foi qui toujours les dirige. Mais, c'était
même trop leur demander. Étais-je en droit de les blâmer, pour
ne vouloir pas accepter ce qu'ils croyaient être des rêves fantai-
sistes ou une simple gymnastique médicale, alors qu'ils croyaient
s'appuyer et qu'ils s'appuyaient en effet sur ce que l'expérience
générale et la leur propre leur avaient appris de plus positif sur les
fièvres intermittentes? Assurément non. Je devais prouver ma
thèse jusqu'à satiété, au lieu de supprimer tous ces intermédiaires
que j'avais négligés à dessein, et que je crois devoir rétablir aujour-
d'hui, pour l'édification de tous.

Il est enfin un autre genre de dissidence que je ne puis omettre,
et qui résulte de la manière différente dont chacun envisage la
maladie, ses symptômes, sa marche, etc., l'ensemble en un mot de la
doctrine médicale. Ici encore, j'ai vu combien je différais de l'avis
de plusieurs de mes confrères qui voyaient une série de maladies
transformées, là où je ne voyais que des phases différentes de la
même affection. Il m'a été dit, par exemple, et je cite ce cas
entre bien d'autres, qu'une fièvre cérébrale s'était transformée en
fièvre typhoïde au bout de peu de jours, là où je ne voyais pour
ma part qu'une même entité morbide, se manifestant par des sym-

ptômes différents, à deux moments distincts de son évolution. Cette théorie des transformations des maladies est une théorie fort commode pour le praticien qui ne se trompe jamais, puisqu'à chaque changement saillant de l'appareil symptomatique, il observe toujours des maladies transformées. Le médecin qui croit au contraire que certaines affections ont entre elles des liens de parenté, qu'elles peuvent s'engendrer, se succéder ; que d'autres, au contraire, n'ont de par l'observation aucune affinité, qu'elles ne peuvent jamais se transformer, quoique elles coexistent parfois chez le même sujet, celui-là hésitera souvent sur la nature qu'il convient d'assigner au mal ; mais il ne dira pas, du moins sans de bonnes preuves, que le même malade a eu, dans un intervalle de peu de jours, une méningite franche et une fièvre typhoïde. S'il a cru à une méningite les premiers jours, et qu'il voie un peu plus tard les signes indubitables et complets de la dothiénenterie, il dira qu'il s'est trompé, dans le premier ou le second des diagnostics, et peut-être dans les deux. En tout cas, il cherchera à dévoiler la cause de son erreur, et, quand il aura la conviction de l'avoir découverte, il tiendra à ce diagnostic, bien entendu jusqu'à preuve de nouvelle erreur. Dès lors donc que ce diagnostic sera une fois admis dans son esprit, il ne se laissera plus dérouter par la singularité de tel ou tel phénomène, et dirigera toujours sa thérapeutique sur l'idée qu'il s'est faite de la nature du mal, sauf à combattre telle ou telle autre affection, qui se sera jointe à l'affection principale, et qui existera seulement, à ses yeux, à titre de complication.

De là donc la nécessité de principes *fixes* qui peuvent seuls soutenir le médecin ou le chirurgien dans les cas difficiles, qui le préservent de deux écueils bien dangereux dans l'exercice de leur art, de l'excès de confiance et du doute systématique, de l'illusion et du scepticisme.

C'est ici que j'arrive à la partie la plus difficile, la plus délicate de tout mon travail, et j'ai été maintes fois tenté de la supprimer. Il y a, en effet, un certain ridicule qui s'attache à tout homme qui manie trop imprudemment les questions les plus ardues d'une science quelconque. Un auteur qui, sans avoir qualité pour le faire, veut exposer ses opinions personnelles sur une pareille matière, doit toujours se souvenir du fameux proverbe latin : *Ne sutor ultrà crepidam.* En admettant même qu'il ait cette notoriété qui l'autorise à

intervenir dans ce débat difficile, il ne le fait jamais qu'en trem-
blant, pour peu qu'il ait le culte de la science et le respect des
hommes qui se sont voués à elle.

Mais, d'un autre côté, celui qui, se sentant soutenu par une conviction ardente et raisonnée, sait bien apprécier son rôle, lorsqu'il
aborde un problème difficile, celui-là n'est jamais ridicule, et j'espère prouver (j'ai bien besoin de le faire) que j'ai plus que le droit,
que j'ai le devoir de dire quelques mots de ces *principes fixes*. Il est
d'ailleurs bien inutile de dire que, n'éprouvant aucun désir de faire
un cours en règle de philosophie médicale, je n'entends m'occuper
ici que de ceux ayant trait à notre sujet, de ceux-là seulement qui
m'ont dirigé dans le cours de mes recherches. Je dois ajouter encore
que je ne veux ni ne puis nullement m'astreindre à suivre une
méthode quelconque d'exposition. Je me bornerai simplement à
éclaircir quelques notions qui me paraissent fondamentales, dans
l'exercice de notre art, notions que je choisirai, par pur arbitraire,
et dont je n'ai à m'occuper ici ni de l'ensemble ni de tous les
détails.

Mais je me suis engagé à prouver auparavant que j'avais le droit
et le devoir de le faire.

Or, voici mes raisons :

Je dois dire d'abord, et on n'aura pas de peine à me croire, que
je n'ai rien inventé qui soit de nature à révolutionner la science médicale. Les principes sur lesquels je m'appuie ne sont pas de moi ;
nous les avons tous reçus de première main des plus grands philosophes, et, pour ma part, je les ai reçus, comme tant d'autres, de
seconde main, de maîtres en médecine auxquels je dois à peu près
tout ce que j'ai pu apprendre. Cela bien reconnu, ai-je le droit d'en
tirer certaines conséquences que j'ai cru y découvrir par ma faible
expérience personnelle? Oui, ce droit ne saurait m'être contesté ;
car, lorsque je suis près d'un malade, je n'ai personne à mes côtés
pour les tirer à ma place, et je suis bien forcé de me débrouiller
tant bien que mal, c'est-à-dire de réfléchir autant qu'il est en moi
sur ces *principes-guides* dont on m'a montré l'excellence. J'ai ce
droit, comme un élève de quatrième a le droit de tirer le plus de
conséquences possible du premier livre de géométrie qu'on vient
de lui apprendre.

Je dis de plus que j'ai le devoir de le faire ; car nous devons tous à nos bienfaiteurs scientifiques, comme à tous les bienfaiteurs, la reconnaissance des services qu'ils nous ont rendus. Il est même utile de les mettre en mesure de vérifier sans cesse la valeur de leurs propres principes, en leur montrant certaines applications pratiques qu'ils ont pu ne pas prévoir et dont l'expérience a démontré la justesse. Nous devons surtout cette reconnaissance à ceux que la mort nous a si cruellement ravis; du moins alors pouvons-nous la proclamer tout entière en pleine sûreté de conscience, sans crainte de faiblesse, ni de flatterie.

Ce premier point bien établi, je puis donc, à mon tour, exposer, ou, si l'on aime mieux, désigner les principes qui n'ont cessé de me diriger dans le cours de mes recherches. Ces principes se rattachent d'une part à la doctrine de l'*organicisme*, telle que la professait notre si regrettable maître M. Rostan (1); et d'autre part à la doctrine de la *spécificité des maladies*, proclamée par Bretonneau, puis par M. Trousseau, qui n'a jamais cessé d'en faire ressortir l'importance dans ses leçons cliniques. Au reste, ces deux doctrines, dans ma pensée du moins, se complètent l'une par l'autre, se confondent en une seule, et supposent toutes deux l'existence d'un certain nombre de causes morbides spécifiques, agissant toujours de la même manière, dans telle ou telle circonstance donnée.

Mais, avant d'aller plus loin, il ne sera peut-être pas inutile de bien préciser le sens et l'acception de certains termes que nous employons trop souvent comme synonymes, et dont la confusion peut causer et cause réellement les plus grandes méprises, en nous conduisant, par degrés et à notre insu, de la simple confusion de mots à la confusion d'idées. C'est ainsi, comme je le montrerai tout à l'heure, qu'on désigne tantôt du même nom des choses fort différentes, et que l'on donne tantôt différents noms à une seule et même chose. Or, en matière de science, on devrait, ce me semble, bannir tous les synonymes, ou, si l'on aime mieux, les synonymes devraient toujours rappeler des nuances distinctes d'une seule et même chose; car, partout, il y a des nuances à rendre, et surtout en médecine. Et qu'on ne croie pas que ce soit le vain désir de faire des

(1) *De l'Organicisme*, 3e édit. Paris, 1864. — Je mentionnerai également l'étude si complète du *Vitalisme et de l'organicisme* de M. Valette (de Lyon). Voy. *De la Méthode à suivre dans l'ét. et l'enseig de la clin.* Paris, 1864.

définitions qui me pousse; je n'aurais pas cherché une besogne aussi aride, si je n'étais convaincu de l'absolue nécessité de s'entendre sur la valeur des mots. « Les hommes croient, dit Bacon, que leur raison commande aux mots; mais les mots exercent souvent à leur tour une influence toute-puissante sur l'intelligence, ce qui rend la philosophie et les sciences sophistiques et oiseuses. »

Je viens de parler, par exemple, de *la spécificité des maladies*, comme d'une doctrine devant servir de base à toute médecine rationnelle; ce qui veut dire, en d'autres termes, que ce qu'on entend par *maladie* (je montrerai tout à l'heure que le terme est mal choisi, quoique l'idée soit vraie) a une cause distincte, une marche et des symptômes qui lui sont propres, toujours les mêmes dans telle ou telle circonstance donnée, que cette *maladie* se comporte différemment avec les divers agents physiques, chimiques ou médicamentaux, qu'en un mot, elle a des allures propres qui permettent de la distinguer de toute *autre maladie*.

Il nous faut donc définir, en premier lieu, ce qu'on entend par *maladie*, et l'on voudra bien m'excuser d'entrer dans quelques développements à ce sujet en raison de l'extrême importance qu'il y a, pour un médecin, à être bien fixé sur le sens précis de ce terme.

En quoi consiste donc la *maladie*?

Je ferai remarquer d'abord que ce mot doit répondre nécessairement à une idée des plus simples, puisque, dans l'immense majorité des cas, les personnes les plus ignorantes et les moins familiarisées aux choses abstraites répondent sans hésitation : « *Oui* ou *non, je suis malade*. » Et ici, on ne saurait arguer de cette promptitude même de jugement, que les gens les plus incompétents sont ceux qui se prononcent le plus vite, et que, dès lors, ceux qui se plaignent d'être malades ne savent pas ce qu'ils disent; car on m'avouera bien que celui-là n'a pas un grand effort d'intelligence à faire qui, ayant la colique, répond : *Oui, je suis malade*. Qu'il y ait des degrés dans la maladie, qu'il y ait des cas où le sujet, impressionné par une cause morbide, ne s'en aperçoive pas, cela est incontestable; que, dans beaucoup de ces cas, une personne amie, ou, à son défaut, le médecin reconnaisse la maladie, cela est encore évident, et nous désignerons ces degrés, avec tout le monde, par les mots d'*indisposition* ou de *malaise*. Il y a même des cas où les affections les plus graves ne s'annoncent au début, et parfois

pendant assez longtemps, que par des symptômes légers et presque
inappréciables. Témoin le fait de cet homme dont j'ai entendu
faire l'histoire au cours de M. Baillarger, et qui, dînant un jour
dans un restaurant de Paris, vint à prononcer quelques mots en
bégayant pendant qu'il prenait part à voix haute à une conversation assez longue. A ce simple bégayement, si léger qu'aucun des
amis ou parents du malade ne s'en était aperçu, M. Baillarger re-
connut une *paralysie générale commençante*, et eut occasion plus tard
de vérifier l'exactitude de son diagnostic, en donnant des soins à
cet homme, à une époque où le mal se serait révélé aux yeux les
moins clairvoyants. Cet exemple et bien d'autres prouvent qu'il
n'est pas toujours bien facile de reconnaître une maladie, surtout
une maladie commençante, et qu'on peut arriver, par des nuances
insensibles, de l'état de santé à l'état de maladie; mais, dans l'immense majorité des cas, je le répète, la maladie se révèle à nous
par des caractères parfaitement tranchés.

Je crois donc pouvoir dire, d'après ce qui précède, que *la maladie consiste dans l'apparition de troubles fonctionnels plus ou moins accusés, lesquels troubles sont éprouvés par le sujet lui-même ou découverts
par le médecin.*

Par les mots *troubles fonctionnels*, nous comprenons les *troubles de
nutrition* qui tiennent une si large place dans diverses symptoma-
tologies morbides, quoiqu'ils puissent s'accomplir sans causer la
moindre souffrance, le plus petit malaise; car, soit qu'on envisage
la nutrition comme une fonction distincte, soit comme le résultat
ultime de l'accomplissement de diverses fonctions, il n'en est pas
moins vrai que le moindre changement produit dans la forme ou
le volume de nos tissus ou de nos organes dénote un trouble fonctionnel évident et souvent des plus graves.

On ne doit pas confondre la *maladie* avec l'*infirmité*, celle-ci étant
un état de santé purement relatif : c'est l'état de santé d'une personne qui éprouve bien des troubles fonctionnels; mais ces troubles tiennent à une affection guérie, d'une guérison imparfaite,
si l'on veut, mais enfin à une affection guérie, et cette affection,
qui peut être congénitale ou acquise, se rattache aussi bien des
fois à une altération sénile de nos organes.

Cette définition *de la maladie* suppose, ce qui est d'ailleurs confirmé par l'expérience journalière, que l'état de maladie est par-

fois fort difficile à distinguer de l'état de santé ; qu'il peut n'exister,
entre ces deux états, que des nuances à peine appréciables, et que
nous devons tendre sans cesse à perfectionner nos sens et nos
moyens d'observation, de façon à reconnaître ces nuances dès leur
première apparition.

L'état de santé étant quelque chose de relatif, d'essentiellement
variable suivant les individus, l'état de maladie est donc également
quelque chose de relatif, ou, si l'on aime mieux, de corrélatif, et,
pour bien apprécier l'état de maladie chez chacun de nous, nous
devons sans cesse nous reporter à notre état de santé habituel. Ce
qui est l'état de santé pour l'un est l'état de maladie pour l'autre,
et l'on ne doit jamais perdre de vue cette notion élémentaire, si on
veut arriver à saisir, pour ainsi dire, la maladie à l'*état naissant*, ce
qui est au moins l'idéal que nous devons poursuivre et que nous
poursuivons tous en effet.

Mais, avant d'aller plus loin, je tiens à défendre cette définition
contre certaines objections qu'on ne manquerait pas de me faire.
On pourrait me dire, par exemple, que la *maladie* existe indépendamment de toute impression personnelle du malade ou de toute
constatation médicale. En se reportant au fait que je viens de citer,
on me demanderait sans doute si l'existence de la maladie de cet
homme à la paralysie générale commençante dépendait ou non du
voisinage de M. Baillarger, et si l'origine de cette maladie ne devait pas être considérée comme bien antérieure à la constatation
qui a été faite du bégayement ou du tremblement particulier des
lèvres. On voit au moins que je ne cherche pas à atténuer la force
de l'objection, et c'est ici que commence cette confusion dans les
mots et dans les choses que je signalais un peu plus haut.

Cette objection ne peut venir en effet que de la confusion que
l'on fait, tous les jours, de *la maladie proprement dite*, avec *autre
chose*, qui n'est pas la maladie, mais qui s'en rapproche, et il y a un
mot qui dépeint *cette autre chose*, mot dont on a fait un synonyme
du mot *maladie*, c'est l'*affection morbide*. On verra d'ailleurs, un peu
plus loin, que ce n'est pas là une pure subtilité de l'esprit et que
cette distinction est bien fondée sur la réalité, sur la vraie nature
des choses. Je me bornerai donc à dire, pour le moment, que cet
homme en question ne peut être réellement qualifié de *malade et
considéré comme tel,* que dès l'instant où un trouble fonctionnel

quelconque aura été démontré chez lui, soit par lui-même, soit par un médecin habile, si l'on veut. Qu'on me montre *un malade* en dehors de ces conditions, et je dirai qu'on commet là une subtilité autrement forte que celle dont on serait tenté de m'accuser moi-même. Cet homme, qui a un bégayement dont personne ne s'aperçoit, ne sera *malade* pour personne; et s'il ne trouve sur son passage ni M. Baillarger ni aucun autre aliéniste distingué, il ne sera jamais considéré comme tel, tant que l'*affection grave* qui commence chez lui ne se sera pas révélée par un bégayement plus marqué ou par quelque autre symptôme appréciable. Je dirai donc que cet homme est affecté de quelque chose qui le conduira tôt ou tard à quelque *trouble fonctionnel appréciable*, c'est-à-dire à *la maladie;* il a donc, au moment où je ne le regarde pas comme malade, il a une *affection morbide* qui touche par bien des points à *la maladie,* mais qui n'est pas *la maladie proprement dite.*

On voit donc déjà, par cette première distinction, que la *maladie* doit toujours être *appréciable,* tandis que l'*affection morbide,* qui l'est aussi très-souvent, peut exister parfois, *sourde et latente, dépourvue de tout caractère propre à la faire reconnaître.* Nous verrons d'ailleurs un peu plus loin que ce terme d'*affection morbide* doit avoir et a réellement, quoique d'une manière tacite, une acception tout autre que le terme *maladie.* Quand je dis que la maladie doit toujours être appréciable, je n'entends pas dire assurément qu'un état morbide quelconque doive nécessairement correspondre à une affection donnée, car il est des cas où l'*absence de maladie* coïncide avec une affection des plus graves, médicale ou chirurgicale. Un individu tombe frappé d'apoplexie; la mort étant le premier symptôme observé, il serait par trop puéril de voir un trouble fonctionnel dans l'annihilation subite de toutes les fonctions. De même, pour un homme frappé par un boulet de canon ou empoisonné par l'acide prussique, etc. Il est donc tel cas où l'affection la plus terrible occasionne la mort avant de produire le moindre trouble fonctionnel, avant de donner lieu au *développement de la maladie;* mais ceci ne saurait contredire en rien l'idée que nous nous sommes faite de *la maladie.*

Par le fait seul de cette distinction précise, je dirai donc, pour prendre toujours le même exemple, qu'avant la rencontre de M. Baillarger, notre homme n'avait pas *de maladie,* mais bien une *affection morbide*, ou simplement une *affection*, et cette *affection* je l'appellerai *paralysie générale commençante, ou plutôt latente.*

Avant de répondre à d'autres objections, il n'est peut-être pas inutile de dire comment j'ai procédé dans la recherche de cette définition de la maladie. Or, voulant me livrer à l'analyse des caractères distinctifs de la maladie, j'ai tenu à ne pas me laisser influencer, dans cette recherche, par des opinions toutes faites qui auraient pu me soustraire à ma propre initiative, et, de parti pris, je n'ai recouru qu'après coup à la lecture des définitions déjà admises, persuadé que j'arriverais à formuler une ou autre des définitions proposées. J'ai donc procédé à cette analyse avec toute la lenteur qui convient à une pareille entreprise, et je puis dire que j'ai fait et défait bien des définitions avant de m'arrêter à celle que je propose.

Or, ce premier travail achevé, et il n'a pas été sans me donner bien de la peine, j'ai lu et relu bien des définitions, et, comme je m'y attendais, j'y ai trouvé celle que j'ai donnée, du moins dans ce qu'elle a de fondamental. Comme je ne veux pas faire ici, je le répète, une œuvre complète de pathologie générale, comme d'ailleurs une pareille entreprise excéderait mes forces, je ne me livrerai pas à la discussion des diverses définitions que j'ai trouvées, et je me bornerai à dire, ce que beaucoup de lecteurs pourront vérifier, qu'un grand nombre de ces définitions ont confondu des choses entièrement distinctes, telles que la *maladie,* comme je viens de la définir, l'*affection morbide*, la *lésion*, etc.

Je me bornerai donc à défendre celle que j'ai adoptée, et voici ce que je trouve dans l'un de nos meilleurs auteurs classiques (1) :

« Quelques médecins ont défini la maladie : *un trouble survenu dans les fonctions.* On leur a objecté que le dérangement des fonctions ne suffisait pas pour constituer la maladie, et qu'il était certains phénomènes qui troublent les unes sans produire l'autre. La femme est ordinairement, à l'époque du flux menstruel, dans un état de malaise qui n'est pas une maladie. L'accouchement est accompagné d'une grande perturbation dans l'économie, de douleurs vives jusqu'à arracher des cris; il est suivi d'un écoulement

_____

(1) *Elém. de path. gén.*, par le professeur Chomel, p. 13. 4ᵉ édit. Paris, 1856.

considérable de sang, d'un sentiment de fatigue et de faiblesse, e
néanmoins il n'y a pas là maladie. Une passion violente, telle que
la colère, la frayeur, peut produire un grand désordre dans la plupart des fonctions, sans néanmoins donner lieu à une maladie. »

Si nous passons en revue ces différents cas cités par le savant
professeur, nous verrons qu'ils ne sauraient, en aucune façon,
contredire l'idée que nous nous sommes faite de la maladie.

On voit d'abord que, si on admet des degrés dans la maladie,
dans le nombre et dans l'intensité des symptômes, etc., on voit
que les troubles de la menstruation constituent une maladie réelle,
quoique faible, et ne sont autre chose que le premier degré de la
dysménorrhée. Ces troubles ne sont pas essentiellement liés à l'accomplissement de la fonction, puisqu'il est bon nombre de femmes
qui n'éprouvent aucun malaise, pendant toute la durée de la période menstruelle, qu'il en est d'autres même qui ressentent un
bien-être réel et se trouvent délivrées momentanément de certains
troubles qu'elles éprouvaient auparavant.

Quant à l'exemple relatif à l'accouchement, il prouve seulement
que cet acte se rattache à une fonction douloureuse, mais nullement à une maladie. Et de cette manière d'envisager l'accouchement, il résulte même que les cas les plus voisins de l'état morbide
doivent être ceux où la prompte expulsion du fœtus et l'absence
de toute souffrance remplacent la lenteur du travail et les douleurs physiques qu'on observe dans un accouchement normal. Et,
cette vue théorique se trouve parfois confirmée par l'expérience ;
car, j'ai bien des fois entendu mon bien excellent maître, M. Depaul, signaler les inconvénients de ces accouchements trop prompts
qui exposent non-seulement aux déchirures du périnée, mais encore aux hémorrhagies consécutives et qui dénotent parfois une
déperdition de forces de fâcheux augure. J'ai vu, pour ma part,
(voy. obs. LVII) une jeune femme primipare, bien portante en apparence, être prise des premières douleurs du travail à midi, ac-
coucher, le même jour, à huit heures du soir avec une facilité
extrême et après n'avoir *ressenti que des douleurs très-modérées ;* j'ai
vu cette même femme être prise d'une diarrhée excessivement
abondante, immédiatement après l'accouchement, et mourir vingt-
quatre heures après. N'est-il pas permis de voir, dans cette *facilité
remarquable de l'accouchement,* la preuve que l'organisme avait déjà

reçu, pendant le travail, la première atteinte de l'affection si grave à laquelle cette pauvre jeune femme a succombé, pour ainsi dire en quelques heures? On voit, d'après ces considérations, que les troubles inhérents à l'accouchement et ne dépassant pas les limites ordinaires, loin de constituer une maladie, dénotent plutôt l'état normal, et que l'absence ou l'amoindrissement de ces troubles peuvent se rattacher à un état morbide et même à un état morbide des plus graves.

Quant aux désordres produits par une passion violente, je ne vois pas pourquoi on n'établirait pas des degrés dans les maladies d'ordre moral, comme dans les maladies ordinaires. Un accès de violente *colère* par exemple, n'est-ce pas un petit accès de *manie?* Et ici, comme dans les maladies ordinaires, n'est-il pas souvent difficile, impossible même, de distinguer l'état de santé de l'état de maladie? Quoiqu'il n'y ait pas de mots pour exprimer la chose, il y a donc de simples *indispositions morales*, des *malaises* de nos plus nobles facultés, comme il y a des *indispositions* et des *malaises* dans l'ordre des maladies ordinaires.

Maintenant que nous connaissons les caractères propres de la *maladie*, les seuls qu'ont dû connaître, sans doute, les premiers médecins, nous pouvons étudier les maladies, sans nous exposer à les confondre avec autre chose, et nous saurons qu'en prenant une feuille de papier et en y inscrivant tout dérangement fonctionnel éprouvé par un individu, nous aurons fait une histoire complète de sa maladie et d'autant plus complète que nous serons plus exercés et plus habiles, que nous aurons fait usage des moyens d'investigation les plus perfectionnés dont nous pouvons disposer. L'*histoire d'une maladie* est donc l'exposé pur et simple de la somme de dérangements éprouvés par *un malade*, et pour peu qu'on ait observé de malades, on ne tarde pas à remarquer qu'il y a autant *d'histoires de maladies, que de malades proprement dits ;* cela est rigoureusement vrai, avec la définition que nous avons adoptée. Il n'a peut-être jamais existé en effet deux malades ayant identiquement les mêmes symptômes.

Est-ce à dire qu'il n'y ait aucun lien à établir entre les innombrables *histoires* de *maladies* consignées dans les annales médicales? Bien au contraire, si on a étudié avec soin un très-grand nombre d'histoires particulières de malades, on voit une ressemblance frap-

pante entre certaines d'entre elles, et, malgré soi, on est porté à
établir des classes distinguées les unes des autres, d'après certaines
analogies, certaines ressemblances, d'après un certain groupement
des symptômes. On comprend qu'une classification ainsi formée
puisse être de quelque utilité dans une science qui se crée et qu'elle
soit infiniment préférable à l'enregistrement pur et simple des histoires morbides, sans essai de groupement. Mais, est-ce bien là une
classification naturelle? Autant vaudrait, ce me semble, pour un
botaniste qui veut se livrer à un essai de classification des plantes,
autant lui vaudrait-il de compter toutes les feuilles, fleurs et fruits
de toutes les plantes, d'en mesurer les dimensions, dans tous les
organes apparents, et de négliger l'étude des racines, la structure
des diverses parties constituantes, le fonctionnement des organes, etc.

Le premier besoin de l'homme qui a amassé quelques richesses
est donc de les mettre en ordre, pour les retrouver à un moment
donné, et de les grouper dans ce but, par leurs ressemblances de
nature. Les premiers essais de classification se basent sur les caractères les plus apparents ; mais, à mesure qu'une science fait des
progrès, elle améliore ses classifications, elle épure ses groupes
de trésors, de manière à les réunir, d'après l'ensemble de leurs caractères distinctifs et non d'après quelques uns seulement.

C'est ainsi qu'en médecine a dû se former et se perfectionner la
classification *des maladies*, ou mieux des *affections morbides* ; car ces
dernières seules, ainsi que les entités morbides, dont il sera question plus loin, peuvent être classées, en raison de leur *fixité*. Basée
d'abord sur les symptômes. puis sur l'anatomie normale et l'anatomie pathologique, la physiologie normale et morbide, l'anatomie
générale, etc., la classification des affections morbides s'est élevée
peu à peu jusqu'au point où nous la voyons aujourd'hui.

La meilleure classification assurément serait celle qui reposerait
sur la connaissance des causes, des causes secondaires bien entendu (car en médecine comme dans toutes les sciences, les causes
premières nous échapperont toujours), et c'est vers cette recherche
que, le sachant ou non, nous dirigeons sans cesse nos efforts. Nous
poursuivons tous cette recherche, en vertu de certains axiomes,
communs à toutes les sciences et sur lesquels nous reviendrons un
peu plus loin. Malheureusement un grand nombre de causes mor-

bides nous sont inconnues, et il nous serait impossible, aujourd'hui, de partir de cette base unique. Mais, ce n'en est pas moins vers cette connaissance que doivent tendre et que tendent en réalité les efforts de tous les pathologistes.

Mais, pour faire voir que la *maladie* proprement dite échappe à toute classification et que *les entités ou affections morbides seules* doivent être classées, cherchons auparavant à bien caractériser la *lésion*, l'*affection morbide*, etc., comme nous avons caractérisé la maladie. Et, pour ne pas nous perdre dans des abstractions, prenons un exemple saillant et aussi simple que possible ; car, dans les questions complexes, on ne doit jamais oublier d'éclairer l'inconnu par le connu, d'étudier d'abord les cas les plus simples pour arriver aux cas de plus en plus compliqués.

Supposons qu'en passant dans la rue, nous trouvions, sur notre chemin, un homme robuste qui, en glissant sur le bord d'un trottoir, vient d'engager sa jambe sous la roue d'une voiture. Cet homme, très-ingambe il y a quelques secondes, non-seulement ne peut pas faire quelques pas, mais pas même se relever ; le moindre mouvement imprimé à la jambe atteinte lui cause une douleur des plus vives, sa figure est pâle, couverte d'une sueur froide, etc. Cet homme est-il *malade?* Oui, d'après la définition que nous avons donnée de la maladie, et nous venons de retracer, en quelques mots, les principaux traits de *sa maladie :* impossibilité de marcher, mouvements douloureux, pâleur du visage, etc.

Après l'avoir porté à son domicile avec toutes les précautions voulues, nous examinons avec soin le membre blessé, et nous y trouvons *une écorchure* de la peau, au devant de la crête du tibia, nous constatons *une mobilité* anormale sur le milieu des os de la jambe, *une crépitation manifeste*, etc. ; quelques heures plus tard, nous constatons un *gonflement* partiel du membre, une *ecchymose* plus ou moins étendue sur la peau, peut-être quelques *phlyctènes*, comme si quelques gouttes d'eau bouillante étaient tombées sur la peau, etc., etc.

A tous ces caractères et à bien d'autres que je passe, nous reconnaissons tous *une fracture de la jambe*. Dirons-nous que *cette fracture* est *une maladie?* Non certainement, et le bon sens public a nettement séparé, dans cette circonstance, l'*affection* de la *maladie*, et personne, dans ce cas, ne regardera ces deux mots comme synonymes. Nous dirons donc que *cette fracture* est *une affection ;* nous arriverons d'ailleurs un peu plus loin à une idée plus nette de l'*affection*.

Mais en disant que cet homme a *une affection* et non *une maladie*, on se tromperait doublement. Car il a *une maladie*, nous venons de le voir, maladie même très-accentuée au début, et qui ne ferait que s'aggraver si on la traitait mal ; maladie insignifiante comme gravité et comme durée avec un traitement approprié ; nous avons vu de plus qu'il a au moins *une affection*, de l'aveu de tout le monde, et j'ajoute qu'au lieu d'*une*, il a *plusieurs affections*.

Pour nous en convaincre, faisons le triage des constatations de tout genre auxquelles l'observation complète de ce genre d'accidents a pu nous conduire. Que trouvons-nous en particulier chez cet homme ? Qu'est-ce qui revient à la *maladie*, à la *lésion*, à l'*affection ?*

Quelle est la part de la *maladie ?* En premier lieu, l'impossibilité de marcher ; car, sans ce symptôme, nous ne nous serions peut-être pas doutés que cet homme venait de contracter une *affection morbide*, et il aurait pu en avoir une latente, une *fissure de l'os* par exemple, au lieu d'une *fracture*. Comme autres indices de la maladie, nous trouvons les *mouvements douloureux*, la *pâleur du visage*, etc., la *mobilité anormale*, la *crépitation*, le *gonflement partiel* du membre, l'*ecchymose*, etc., etc.

On voit que je n'ai pas compris dans cette énumération, ni l'*écorchure*, ni les *phlyctènes* qui constituent deux *lésions distinctes*, *l'une primitive et l'autre consécutive*. Je dis que ce sont deux lésions et non deux troubles fonctionnels ; car *la lésion consiste dans un désordre matériel survenu dans les tissus ou les organes*. D'un autre côté, il n'y a aucun désordre matériel dans une douleur ou une impossibilité de marcher ; il y a dans ces deux derniers phènomènes, de *simples désordres fonctionnels* qui constituent la maladie et nullement la lésion.

Mais poussons plus loin l'analyse et voyons la série de désordres de tout genre qui se sont passés dans ce membre blessé. L'inspection nécroscopique nous montre par exemple une série de *désordres matériels*, *de lésions* que nous n'avions pas pu constater pendant la *vie* : ce sont *la rupture des fibres osseuses*, *la déchirure de certains vaisseaux*, *muscles et nerfs de la jambe*, etc., etc., toutes lésions produites au moment de l'accident, comme l'écorchure, c'est-à-dire *primitives*. Dès lors, en rapprochant les lésions des symptômes, nous apercevons un lien que nous ne saurions en aucune façon apprécier, si nous étions dépourvus de toute connaissance anatomique ou physiologique. Nous disons, par exemple, que la *rupture des fibres osseuses* a causé l'*impossibilité de marcher*, que la *déchirure des filets nerveux* a produit la *douleur*, que l'*ouverture de quelques rameaux vasculaires* a donné lieu, d'abord à l'*épanchement de sang*, puis au *gonflement de la jambe* et à l'*ecchymose tardive*.

Quant à la production des *phlyctènes*, nous ne pouvons guère nous l'expliquer; mais nous savons que c'est là une *lésion secondaire* du même ordre que la formation plus ou moins tardive de *vaisseaux sanguins* dans la lymphe plastique épanchée; c'est une *lésion secondaire* produite sous l'influence de la vie, et que nous n'aurions jamais obtenue par une expérimentation cadavérique. Ce que nous savons encore, c'est que cette *lésion secondaire* ne donne pas lieu nécessairement à un trouble fonctionnel, à la *douleur*, par exemple; car, si on ne touche pas la phlyctène, l'individu n'éprouve aucune sensation, et si on vient à rompre la pellicule épidermique soulevée; si on met le derme à nu ou qu'on le touche, il accuse une *sensation de cuisson* qui constitue un désordre fonctionnel de plus à ajouter à tous les autres. On voit donc déjà, par cet exemple, qu'il peut exister une *lésion* sans *trouble fonctionnel appréciable;* mais on voit aussi que ce trouble fonctionnel, qui ne se montre pas toujours nécessairement, peut se développer, sous l'action de tel ou tel excitant. On voit encore qu'une série de *lésions primitives* peut donner lieu à une série de troubles fonctionnels, lesquels à leur tour en excitant les grands systèmes organiques du corps, le système nerveux, par exemple, peuvent produire une *lésion secondaire*, telle que la *phlyctène*, une lésion d'*ordre vital*.

Ce fait nous montre donc, et on pourrait en choisir bien d'autres, 1° qu'une *lésion* donne ordinairement lieu et directement *à un trouble fonctionnel*, et que, par exception, ce trouble fonctionnel seulement possible, peut venir à manquer; 2° qu'un *trouble fonctionnel*, né d'une *lésion correspondante*, peut, à son tour, et par voie indirecte, donner naissance à une *lésion secondaire;* toutefois ce dernier mode paraît être plus rare que le premier. Mais, ce que je ne parviendrai jamais à comprendre, je le crains, c'est que cet homme, que je suppose parfaitement robuste et bien organisé, vienne à avoir dans sa jambe et sans un agent vulnérant quelconque, les désordres matériels que je viens de décrire, ainsi que les désordres consécutifs et les lésions secondaires. Ce que je ne comprends pas pour un membre, je ne le comprends pas davantage pour un organe, un tissu quelconque, un élément anatomique. De telle sorte que, sans vouloir m'élever contre ceux qui pensent autrement que moi, je chercherai toujours une lésion quand je verrai un trouble fonctionnel, je chercherai une cause quand je verrai une lésion, et j'ose croire que ceux qui me blâmeront le plus feront absolument comme moi, sans qu'ils s'en doutent.

Dans l'exemple que je viens de choisir, tout est clair ou à peu près : cause, mode d'action de cette cause ou relation de l'agent aux effets produits, effets produits connus, ou du moins les principaux, etc., etc. Mais il nous reste à donner un nom à l'état de ce blessé, un nom raisonné bien entendu. Comment donc désigneronsnous l'ensemble des effets produits, c'est-à-dire la série des désordres matériels et fonctionnels observés? Évidement par la cause, et nous donnerons à cet état complexe une dénomination qui rappelle l'agent morbide; nous l'appellerons donc *traumatisme*, et nous donnerons plus loin la signification nosologique de ce terme. Comme, dans ce cas, je connais la cause, je me bornerai pour le moment à ajouter l'épithète : *traumatique* au mot *affection*, ce qui veut dire affection causée par *traumatisme*. Mais, lorsque je verrai un état complexe différent de celui-ci, et dont je ne connaîtrai pas la cause, je la désignerai par le même mot *affection* en mettant un X à la place de l'épithète, et je dirai *affection* par agent inconnu, *affection choréique*, par exemple, ou simplement *chorée ;* car, tout phénomène morbide doit avoir sa cause, et, du moment qu'elle existe, je suis porté à la rechercher, je dois tout au moins en tenir compte. Si je sais où elle est, sans la connaître, je remplacerai le véritable nom de la cause par une hypothèse, et je dirai, par exemple, jusqu'à ce que je sois mieux éclairé, *affection virulente,* par virus syphilitique, varioleux, vaccinal, ou simplement *affection syphilitique, varioleuse, vaccinale,* etc.

En disant *affection traumatique* pour désigner l'état de notre blessé, je n'ai pas tout dit; car, pour le désigner tout entier, je devrais dire *affection traumatique du système osseux de la jambe, affection traumatique du système nerveux de la jambe, du système vasculaire, du système musculaire et cutané de la jambe,* ce qui serait bien long pour une simple

désignation. Il est donc plus simple et surtout plus court de nommer cet état complexe par le système le plus important, le système
osseux, tout en nous rappelant que beaucoup d'autres systèmes ont
été atteints comme lui et en même temps. Nous dirons donc *affection
traumatique du système osseux de la jambe.*

Mais quel est dans ce cas la variété de ce genre d'affection? C'est
une affection traumatique du système osseux de la jambe, *par division transversale des fibres osseuses.* C'est ainsi qu'on devrait nommer
la *fracture de la jambe ;* mais on fait encore mieux de conserver cette
dernière formule, pourvu qu'on se rappelle bien que c'est par *abréviation* que l'on désigne ainsi l'état de notre blessé qui a plusieurs *affections similaires,* c'est-à-dire engendrées par un même
agent.

Le nom d'un état morbide peut donc se désigner par abréviation
du nom de l'*affection principale et primitive,* je dis aussi *primitive,*
parce que cette *affection principale* peut donner lieu à son tour à une
ou plusieurs affections *secondaires,* et l'on a ainsi ce que l'on désigne
sous le nom de *série morbide,* ce qui serait mieux dit, *série d'affections morbides.*

Le même individu peut donc contracter, et sous l'influence
d'une même cause, plusieurs *affections morbides,* et ces affections
peuvent être dites *similaires,* en raison de cette similitude de la
cause. Par contre, sous l'influence de causes agissant simultanément, il peut contracter des *affections dissimilaires,* et la définition
de ce mot se devine sans nouvelle explication.

On voit, par tout ce qui précède, la différence complète qui sépare l'*affection* de la *maladie.*

L'*affection,* qu'elle soit simple ou multiple, comprend des données parfaitement calculables; elle doit toujours avoir sa cause
parfaitement déterminée, quoique nous ne la connaissions pas toujours. L'affection, ou plutôt l'entité morbide dont nous parlerons
plus tard, tient sous sa dépendance l'ensemble des effets produits
par cette cause, c'est-à-dire les *lésions* et les *troubles fonctionnels ;* elle
a ses allures propres, sa manière spéciale de se comporter avec tel
ou tel agent physique ou chimique, et se montre toujours de la
même manière dans telle ou telle circonstance donnée, toutes les
autres circonstances étant égales d'ailleurs. Elle est en un mot
spécifique.

La *maladie*, au contraire, est un assemblage, souvent des plus disparates, et un assemblage purement composé de *troubles fonctionnels* appartenant tantôt, ce qui doit être bien rare, à une seule *affection morbide*, tantôt et le plus souvent à plusieurs *affections similaires ou dissimilaires*. La *maladie*, réduite à ce seul appareil symptomatique, doit varier avec chaque individu, et c'est en effet ce qui arrive; c'est ce qui a pu faire dire à plusieurs médecins qu'il n'y avait pas de maladies, mais bien des malades à étudier.

En admettant qu'il y ait un malade atteint d'une *affection unique et des plus simples*, l'affection de ce malade se composera *d'une lésion* qui sera sa caractéristique, et *d'une maladie* qui sera la traduction littérale de la lésion observée. Dans ce cas seulement, la *maladie* coïncidera parfaitement avec l'*affection*, mais uniquement pour ce qui concerne les troubles fonctionnels; quant aux lésions, elles appartiennent en propre à l'affection et jamais à la maladie. On aurait dit alors qu'on avait affaire à un *cas type*, c'est-à-dire à une maladie engendrée par une affection morbide unique, à une affection morbide non associée à d'autres affections morbides de même nature ou dissemblables.

Nous pouvons donc définir l'*affection morbide* : *une association connue ou inconnue de désordres matériels et fonctionnels engendrés les uns par les autres, désordres que l'analogie permet de rapporter à une lésion primitive siégeant dans un organe, un tissu, un élément anatomique, ou même dans les diverses parties constituantes du sang.*

C'est donc à l'*affection morbide* ainsi définie que s'applique tout ce que M. Trousseau a dit ou écrit de si vrai et de si important sur le dogme de la *spécificité*. Au lieu de dire *spécificité des maladies*, nous dirons donc *spécificité des affections morbides*.

Nous pourrions dire, à plus forte raison, *spécificité des entités morbides*. Car, au-dessus de ces affections morbides similaires, il y a autre chose qui les domine toutes, c'est l'*entité morbide* qui sert à les *qualifier*, et commande, pour ainsi dire, à leurs diverses manifestations. Il y a donc une entité morbide par traumatisme, ou simplement *le traumatisme*, une autre par virus syphilitique ou la *syphilis*, une troisième par miasmes palustres ou l'*impaludisme*, etc.

D'où l'on peut induire que *deux affections vraiment dissimilaires* appartiennent à *deux entités distinctes* et *vice versâ*; je dis *vraiment dissimilaires*, parce qu'il peut y avoir et il y a en réalité des affections *dissimilaires* qui se ressemblent, quant à leur expression symptomatique, et par contre des *affections similaires* qui donnent lieu à des troubles fonctionnels, souvent très-différents. Je dois donc ajouter, pour qu'il n'y ait pas la moindre équivoque, que j'entends indiquer par ces mots *similaires*, *dissimilaires*, uniquement une ressemblance ou une différence de nature. Un savant de l'Institut de France ressemble très-peu à un sauvage de la côte occidentale d'Afrique, et cependant il y a entre eux, n'en déplaise à notre savant, une étroite ressemblance de nature; malgré leurs grandes différences de mœurs, d'habitudes, de culture intellectuelle, etc., ils sont *parfaitement similaires* dans le sens que j'attache à ce mot.

L'entité morbide est donc cette chose abstraite qui se rattache à une cause pathologique, connue ou inconnue, mais parfaitement appréciable par ses effets, et tient sous sa dépendance un plus ou moins grand nombre d'affections morbides similaires, leur imprime à toutes un cachet particulier.

Quant à la cause, elle doit toujours résider dans un *même agent, pour une entité morbide déterminée,* que cet agent soit physique ou chimique, extérieur à l'organisme, ou développé fortuitement dans l'organisme même, sous des influences morales ou autres.

D'accord avec l'observation, le raisonnement démontre donc que les affections morbides sont infiniment plus nombreuses que les entités morbides. Pour une seule entité morbide syphilitique, nous avons une multitude d'affections syphilitiques; pour une seule entité morbide par impaludisme, nous n'avons pas moins d'affections palustres, etc., etc.

Et enfin, au-dessus de ces entités morbides elles-mêmes, il y a cette *grande loi d'échange,* où tout n'est que lutte et traumatisme, et à laquelle nous sommes soumis sans désemparer, depuis la période embryonnaire jusqu'à la mort, cette loi qui engendre ici la santé et là la maladie, le plus ou moins de santé, le plus ou moins de maladie; *loi d'échange* à laquelle le domaine des actes vitaux ne suffit pas et qui préside à toutes les actions humaines, aux plus grandes comme aux plus infimes, qui procure tantôt la santé de l'esprit et de la conscience, et tantôt la maladie, donnant aux uns la fortune, aux autres la misère, créant ici la vie morale ou du devoir et plus loin la vie immorale ou criminelle, la vie intellectuelle ou la vie végétative, le bonheur ou le malheur dans l'ordre physiologique, intellectuel ou moral.

Mais, pour revenir à notre sujet, je dirai que cette manière d'envisager l'*affection*, la *lésion* et la *maladie*, nous permet d'apprécier en partie, sinon de connaître, le vrai rôle que chacune d'elles vient à jouer dans l'évolution d'une entité morbide.

Prenons la *vaccine inoculée*, par exemple, et voyons la place et le rôle qu'il convient d'assigner à chacun des membres de cette trilogie morbide. Voici un liquide que nous savons imprégné d'un principe ou agent morbide, inconnu dans son essence, mais réel, et ce principe, jusqu'à ce que nous puissions l'isoler, si c'est possible, nous l'appelons *virus-vaccin.* Nous chargeons une lancette ou une aiguille de ce liquide vaccinal et nous insérons ce germe ou virus morbide dans l'épaisseur du derme et sous la peau. Nous devons produire à cet effet un *traumatisme*, mais un traumatisme insignifiant, dont nous ne tenons nullement compte dans l'appellation de l'affection morbide. Nous ne devons pas cependant perdre entièrement de vue ce traumatisme si léger; car il peut donner lieu, comme tout traumatisme de ce genre, à des angioleucites, des phlébites, des phlegmons, etc., et c'est parce que de pareils accidents sont excessivement rares, que le traumatisme passe, pour ainsi dire, inaperçu dans l'inoculation vaccinale.

Quelle est donc, par exemple, dans la vaccine inoculée, la place à assigner à la pustule vaccinale? Est-ce une lésion primitive ou une lésion consécutive? Il me semble que le doute n'est pas permis et qu'on doit répondre sans hésiter que c'est là une *lésion consécutive.* Où est donc la *lésion primitive*, en admettant, ce dont je ne doute pas pour ma part, qu'il y en ait une? Cette *lésion primitive* est-elle constituée par la piqûre qui est elle-même la lésion primitive de l'affection traumatique concomitante? Évidemment non. Si *lésion vaccinale* il y a, elle ne peut être que dans le sang qui traverse, au moment de la piqûre, les petits vaisseaux ouverts par la lancette; cette lésion, que nous n'avons pas encore pu observer directement, réside sans doute dans une ou plusieurs parties constituantes du sang. Le produit morbide ainsi formé subit une élaboration particulière et va, par *voie indirecte* et après un certain temps, donner naissance et presque simultanément à la fièvre (*maladie*) et au bouton vaccinal d'abord, puis à la pustule elle-même (*lésion secondaire*). Et ce qui nous permet d'induire qu'il en est ainsi, c'est que d'autres pustules peuvent se développer et se développent parfois en dehors

du siége de la lésion *traumatique*. La pustule vaccinale est donc bien
manifestement une lésion secondaire ; car, d'après l'idée que je me
fais de la lésion primitive, elle a pour caractère d'être *constante*,
tandis que la lésion secondaire peut manquer. Notons seulement, en
passant, que le siége de cette lésion secondaire vaccinale est, pour
ainsi dire, déterminé par une sorte d'appel de la lésion traumatique
primitive.

Et, pour mettre hors de doute cette constance de la *lésion primi·
tive,* tâchons, dans l'exemple que nous avons choisi un peu plus
haut, tâchons de nous imaginer un *seul traumatisme*, sans une fracture, une contusion, une piqûre, une égratignure, ou si l'on veut,
sans un tassement brusque et violent, déterminé dans les parties
constituantes de nos organes, par une secousse forte ou prolongée.
Un traumatisme quelconque se concevrait-il, sans une de ces *lésions*
primitives ? Evidemment non. Mais, on conçoit parfaitement une
fracture de jambe sans phlyctène à la peau, on conçoit même une
variole sans pustule variolique, une scarlatine sans rougeur de la
peau, une vaccine sans bouton vaccinal, une fièvre typhoïde sans
éruption intestinale, etc. Or, je le demande, toutes ces idées théoriques ne sont-elles pas confirmées par l'expérience ? Les fièvres
éruptives sans éruption, ces affections morbides *frustes*, comme les
appelle M. Trousseau, ne se voient-elles pas sinon journellement,
du moins par très-grande exception ? Mais ces affections morbides
frustes, qu'on reconnaît sans doute à quelques troubles fonctionnels, ces affections-là, pourrait-on les concevoir sans une *lésion*
primitive des éléments du sang ou d'ailleurs ?

Concluons donc de tout ce qui précède, que le caractère de la
lésion primitive, dans toute affection, que son caractère essentiel est
d'être *constante,* tandis que la lésion secondaire, qui peut s'observer
plus ou moins souvent, *n'est pas nécessaire.* Et pourquoi n'est-elle
pas nécessaire ? C'est que la *série morbide* peut être interrompue ;
l'affection primitive, une fois née, disparaît, sans avoir pu donner
naissance elle-même à l'affection secondaire, tertiaire, etc., qui la
suivent ou peuvent la suivre. D'après ces mêmes considérations, ne
peut-on pas concevoir encore que le virus syphilitique produise tantôt
des accidents locaux, tantôt des accidents secondaires et tantôt des
accidents tertiaires ? Ne s'explique-t-on pas ainsi, en partie du
moins, que sous certaines influences que nous ne connaissons pas,

le virus syphilitique dont est imprégné l'économie se détruise à une période plus ou moins avancée de son évolution, que sous certaines autres influences, il produise des accidents si graves et si rebelles chez l'un, si bénins et si fugitifs chez l'autre ? On peut donc concevoir une syphilis sans roséole, sans ecthyma, rupia, ou autres lésions cutanées, sans exostoses ou tumeurs gommeuses, sans *chancre* même, et je parle des syphilis non traitées : mais, on ne saurait concevoir une syphilis, sans une *lésion primitive*, appréciable ou non à nos sens, sans une lésion produite dans un ou plusieurs éléments du sang, après absorption du virus syphilitique. Il importe peu que cette absorption se fasse par telle ou telle voie, qu'elle ait telle ou telle autre porte d'entrée ; mais cette absorption est nécessaire. Il faut qu'il y ait contact du sang et du virus syphilitique pour qu'il y ait syphilis, et de par toutes les analogies du monde, je suis porté à admettre une *altération quelconque*, une *lésion primitive*, résultant de ce contact.

Je regrette de ne pouvoir pas entrer dans de plus longs développements sur un sujet aussi important, je regrette surtout de n'avoir pas pu apporter, faute de temps, tout le soin désirable à ceux que je viens de donner. Mais on comprend que je doive me borner, dans un travail spécial ayant pour but d'étudier une seule entité morbide dont je me suis écarté bien plus que je ne voulais le faire.

Je ne pense pas toutefois que les considérations précédentes, tout imparfaites qu'elles puissent être, soient tout à fait inutiles. Si je ne me suis pas fait illusion, elles permettent d'établir une distinction nette et précise entre la *maladie* et l'*affection* que l'on confond tous les jours, elles permettent encore d'assigner aux diverses lésions observées, le vrai degré d'importance qu'elles méritent.

Il suit encore de ce qui précède, que les *maladies* ne sauraient être décrites qu'à propos de chaque malade, qu'elles ne sauraient en aucune façon être groupées en classes, ordres, espèces et variétés, que l'*entité morbide* au contraire, être abstrait, si l'on veut, se comporte à la manière d'un être concret, à la façon d'un animal, d'une plante, d'un être intelligent même. L'*entité morbide* a ses mœurs et ses allures propres, elle reconnaît toujours une même cause et s'accompagne d'une ou plusieurs affections similaires diversement groupées, mais *toujours* les mêmes, dans certaines circonstances données, et ne pouvant varier qu'avec ces circonstances elles-mêmes. « Ce qu'on appelle actuellement exception, dit M. Cl. Bernard (1), est simplement un phénomène dont une ou plusieurs conditions sont inconnues, et si les conditions des phénomènes dont on parle étaient connues et déterminées, il n'y aurait plus d'exceptions, pas plus en médecine que dans toute autre science. Autrefois, on pouvait dire, par exemple, que tantôt on guérissait la gale, tantôt on ne la guérissait pas ; mais aujourd'hui qu'on s'adresse à la cause déterminée de cette maladie, on la guérit *toujours.* Autrefois on pouvait dire que la lésion des nerfs amenait une paralysie tantôt du sentiment, tantôt du mouvement, mais aujourd'hui on sait que la section des racines antérieures rachidiennes ne paralyse que les mouvements ; c'est constamment et *toujours* que cette paralysie motrice a lieu parce que sa condition a été exactement déterminée par l'expérimentateur. »

Si on pouvait donc supposer, pour un instant, qu'il y eût deux hommes *identiques*, physiquement et moralement, deux hommes de même âge, de même éducation, de mêmes passions et s'étant toujours trouvés dans des conditions *identiques*, deux hommes ayant une ressemblance physique parfaite, ayant le même poids et le même nombre de molécules dans leurs corps, en un mot deux *hommes identiques à tous égards*, si ces deux hommes engageaient la même jambe par exemple sous une même roue de voiture et dans des *circonstances identiques*, nous aurions des *effets identiques,* c'est-à-dire des *affections identiques*, que celles-ci fussent primitives ou consécutives, similaires ou dissimilaires, uniques ou multiples, etc. Nous aurions donc le même nombre de fibres osseuses rompues et identiquement aux mêmes points, nous aurions autant de sang épanché de part et d'autre, les mêmes vaisseaux rompus, etc., etc. Si pareille proposition n'était pas vraie (qu'on me passe seulement l'extravagance de la supposition), je renoncerais pour ma part à faire de la médecine ; car, les axiomes suivants seront éternellement vrais dans toutes les sciences :

Il n'y a pas d'effets sans cause ;

Toute cause produit les mêmes effets dans les mêmes circonstances, et des effets différents dans des circonstances différentes, etc., etc.

_____

(1) *Intr. à l'étude de la méd. exp.,* p. 120.

Nous pourrions donc tracer l'*histoire naturelle* d'une entité morbide, comme on trace l'*histoire naturelle* d'un animal ou d'une plante; nous pourrions la tracer complète, si nous avions la connaissance parfaite des mœurs de cette entité morbide, de cet animal et de cette plante. Mais, il s'en faut de beaucoup que nous les connaissions toutes, et chaque génération, dans cette œuvre difficile, fournit des éléments nouveaux pour le perfectionnement de cette étude, qui ne sera sans doute jamais parfaite. Si nous voulons donc, dans l'état actuel de la science, dresser le tableau synoptique des mœurs d'une entité morbide quelconque, nous verrons avec douleur bien des cases vides et bien des lacunes à combler. Ici, nous ne connaîtrons pas la cause, ou nous ne saurons qu'imparfaitement les symptômes; ailleurs, tout nous échappera, sauf un tout petit coin dans une seule case à moitié remplie. Attachons-nous du moins, dans cette œuvre si ardue, à ne pas faire des monstres, à savoir quel est le vide à combler, quelle est la case la mieux remplie, et nous pourrons ainsi nourrir le légitime espoir de donner quelque solidité et quelque durée à notre œuvre, si infime qu'elle soit.

Après avoir, pour ainsi dire, disséqué l'entité morbide, après avoir montré qu'une ou plusieurs affections pouvaient en dépendre et que ces affections de même nature, en s'entremêlant parfois, chez le même sujet, à d'autres affections de toute autre nature, pouvaient donner lieu à cet état complexe qu'on appelle *la maladie* et qui ne se traduit, aux yeux du médecin, que par des troubles fonctionnels, après avoir montré l'enchaînement de ces divers phénomènes, il nous reste à faire voir le parti qu'on doit tirer de cette analyse, dans la solution de tout problème clinique. Il est à peine besoin d'ajouter que je n'ai, en aucune façon, la prétention d'indiquer le premier cette marche logique que j'ai vu suivre par tous les médecins initiés aux difficultés de cette étude.

Il s'agit donc, un malade étant donné, de recueillir, avec le plus de soin possible, tous les troubles fonctionnels éprouvés par ce malade, puis de les interpréter, c'est-à-dire de chercher l'affection morbide dont chacun d'eux doit dépendre. On se trouve avoir fait ainsi la première étape du diagnostic, et, pour arriver à la seconde, on doit, en classant ces dernières affections par leurs liens de parenté, chercher à savoir, si on doit les rapporter à une ou plusieurs entités morbides. Il peut se faire sans doute, et il arrive bien des fois, que la plupart de ces questions soient insolubles, du moins à un premier examen; il arrive encore que la marche de l'affection (en supposant qu'il y en ait une seule), l'apparition d'un symptôme saillant, l'effet produit par une médication exploratrice ou telle autre circonstance vienne à nous éclairer. Mais n'importe, la marche de l'esprit est toujours la même, dans cette série de recherches, qu'il s'agisse d'un cas de chirurgie ou de médecine : elle consiste à remonter du désordre fonctionnel au désordre matériel, ce qui complète la notion de l'affection, unique ou multiple, puis de s'élever, par cette première donnée, à la notion de la cause ou de l'entité morbide. Si on reste en route, qu'on sache au moins où l'on s'est arrêté, pour pouvoir espérer quelque profit de recherches ultérieures; qu'on se garde surtont de se déclarer satisfait, tant qu'on n'a pas pu assigner une cause précise à l'ensemble des phénomènes observés. Mais il est indispensable, pour dessiner complétement l'entité morbide, de s'éclairer toujours sur ce qui est déjà connu dans cette même entité.

L'*épilepsie vraie*, par exemple, n'existe guère pour nous, dans l'état actuel de la science, qu'à titre *de maladie*, puisque nous ne connaissons que les troubles fonctionnels et que nous n'avons pas encore découvert de *lésion primitive* à laquelle nous puissions rapporter les désordres observés. Nous concevons bien l'*épilepsie-affection*, et tout nous porte à croire qu'elle existe. Aussi, peut-on, dans bien des cas, employer cette locution quoique dans l'état actuel de la science, elle ne soit pas complétement connue. On suppose, dans ces cas, que la lésion existe, quoiqu'elle se soit encore dérobée à nos moyens d'investigation. C'est en un mot une *affection hypothétique*, qu'il me paraît toutefois utile de conserver au point de vue pratique. Mais nous n'aurons véritablement le droit de lui donner le nom d'*affection* que lorsque nous aurons découvert cette *lésion primitive*, *unique* ou *multiple*, qui donne lieu à l'attaque épileptique et à tous les autres troubles observés. Mais, pour la découvrir, il faut la chercher, pour la chercher il faut y croire, et c'est cette croyance que donne l'organicisme; aussi a-t on dit avec raison, que l'organicisme poussait aux recherches, et n'eût-il que ce seul avantage sur les autres doctrines médi-cales, qu'il me semblerait encore mériter la préférence.

Mais, en admettant qu'on arrive, un jour ou l'autre, à découvrir cette *lésion primitive*, permanente ou passagère, nous n'aurons pas tout fait, nous devrons remonter à l'*entité morbide* et voir si cette entité morbide tient sous sa dépendance un plus ou moins grand nombre d'*affections morbides similaires*.

Il se peut sans doute, et il arrive souvent qu'on ne fasse pas cette série de découvertes dans leur ordre *logique*, pour ainsi dire, il se peut que l'entité morbide par exemple soit connue avant les affec-tions morbides qui en dépendent. Ainsi l'empoisonnement par la digitaline, la strychnine, le venin de la vipère et du crotale, la rage, la morve, le charbon, etc., sont autant d'*entités morbides*, dont nous ne connaissons pas *les affections morbides correspondantes*. Il pourrait donc se faire que, d'ici à demain, on vînt à trouver l'a-gent producteur de l'attaque épileptique ; nous aurions ainsi l'*en-tité morbide épileptique*, sans posséder pour cela l'*affection correspon-dante*, qui ne sera complète que par la connaissance de la *lésion primitive* et du *trouble fonctionnel qui en dépend*. Le problème noso-logique ne sera donc résolu, dans son entier, que lorsque nous aurons toutes ces notions claires et évidentes.

En attendant, je constate que, dans plusieurs des entités morbides que je viens de nommer, dans l'épilepsie même, nous avons des lésions secondaires distinctes dont nous profitons pour le diagnos-tic. Ainsi, nous avons dans l'empoisonnement de la vipère et du crotale, *le gonflement consécutif* et plus ou moins rapide des bords de la piqûre, etc. ; — dans la rage, *la lividité et la rougeur* de la cicatrice au commencement de la période d'invasion ; — dans la morve, *les ulcérations des fosses nasales et les abcès multiples* de l'affection farci-neuse ; — dans l'épilepsie, *les morsures de la langue et les petites déchi-rures* des vaisseaux capillaires de la face et d'ailleurs ; — dans le char-bon, *la pustule maligne*.

Mais arrêtons-nous un instant sur cette dernière qui a été décrite comme une *entité morbide*, dans le sens que j'attache à ce mot. Il me semble, pour ma part, que la *pustule maligne* (je parle de la pustule visible) est une *lésion secondaire*, au même titre que la *pustule vacci-nale*, et la preuve, c'est que cette pustule passe par diverses méta-morphoses successives, qu'elle ressemble d'abord à une piqûre de puce, que quelques heures plus tard, et à la suite d'un travail vital, il se forme à la place occupée par cette piqûre un bouton acuminé, surmonté d'une vésicule, et qu'un peu plus tard, ce bouton s'entoure d'une aréole formée de petites vésicules. La petite lésion traumatique a produit ici une sorte d'appel morbide, comme l'a fait la piqûre de l'aiguille dans l'inoculation vaccinale, et la pustule s'est développée, comme lésion secondaire, absolument comme la pustule dans la vaccine inoculée.

La pustule maligne (entité des auteurs) serait donc une affection dépendant de l'entité morbide, que je désignerai, avec tout le monde, sous le nom de charbon, ayant à cœur de ne jamais faire de néologisme, sans la plus absolue nécessité.

Et la preuve qu'il en est ainsi, c'est qu'on décrit une autre affection, comme dépendant de l'empoisonnement par le charbon c'est l'affection charbonneuse, qui, sans être précédée de la lésion pustule, donne lieu aux mêmes accidents consécutifs que ceux observés dans la pustule maligne (affection).

Nous connaissons donc au moins deux affections similaires produites par le charbon, c'est la pustule maligne d'une part, et l'affection charbonneuse de l'autre. Ce sont deux modalités distinctes, quoique ressemblantes, d'une seule et même entité morbide, le charbon.

Je ne voudrais pas pourtant qu'il vînt à l'idée de quelqu'un, que je regarde le traitement local comme inutile dans la pustule maligne (affection). Avant de se communiquer à toute la masse sanguine, la lésion primitive locale peut se produire uniquement dans le voisinage de la piqûre, et cette lésion primitive locale peut donner lieu simultanément à la lésion secondaire (pustule) et à l'infection générale (charbon). On conçoit donc, et l'expérience le démontre, que la cautérisation pratiquée à temps puisse se montrer utile.

On voit par le simple aperçu précédent, qu'il y a bien peu d'entités morbides, qu'il n'y en a peut-être pas une, où tout soit clair et connu du haut en bas de l'échelle nosologique. On doit donc, je le répète, dans le but d'élucider la série de questions qui se rattachent à chacune de ces entités, on doit procéder du connu à l'inconnu, s'appuyer sur l'entité morbide quand elle est connue, pour deviner on supposer l'affection, se guider sur les troubles fonctionnels, quand ils sont connus (et ils le sont presque toujours), se guider sur leur plus ou moins d'évidence, leur enchaînement et leur marche pour deviner l'affection et à plus forte raison l'entité dont ils dépendent.

Revenons, par exemple, à *l'épilepsie vraie* dont nous connaissons plusieurs de ses caractèr.s cliniques, *l'attaque épileptique* notamment, ainsi que *la perte complète de connaissance et la perte de mémoire* concernant les circonstances qui ont précédé l'attaque, *son incurabilité*, etc., etc. Si donc, j'observe cette *épilepsie vraie*, dans un pays à fièvres, si je l'observe avec tous ou la plupart de ses caractères classiques, irai-je songer à une *affection épileptique*, dépendant de l'impaludisme? Pas le moins du monde, et je dirai : Cette maladie que je ne connais pas, comme affection, se traduit, à mes yeux, avec des caractères bien tranchés et qui me sont au moins parfaitement connus, ce sont ceux de l'épilepsie, et, bien que l'entité morbide palustre domine dans ce pays, je n'ai que faire de l'invoquer dans cette circonstance, et je traiterai mon malade comme un *épileptique vrai*. Tout au plus, me défiant de l'exactitude de mon observation, pourrai-je parfois instituer le traitement spécifique de l'entité palustre, et cela, en raison d'une part de l'incurabilité de l'épilepsie et d'autre part, en raison de la curabilité merveilleuse des affections palustres par le quinquina. J'ajouterai ainsi dans un cas une certitude de plus à mon diagnostic; car avec une épilepsie vraie, j'observerai des effets complétement négatifs du quinquina. Dans le cas contraire, c'est-à-dire avec une fausse épilepsie, je redresserai une erreur de diagnostic basée sur une erreur d'observation et je guérirai mon malade. Je puis donc, même dans un cas malheureusement trop évident et surtout dans un cas obscur, je puis tenter un essai que je sais inoffensif dans tous les cas et qui peut me procurer une guérison inespérée.

Mais, supposons que, chez un prétendu épileptique, j'apprenne qu'au moment de l'attaque, *le malade ne perde pas connaissance* ou *qu'il ait le temps de se garer*, quand l'accès d'épilepsie commence, ou *qu'il me raconte* lui-même les circonstances ayant précédé ou suivi l'attaque, dans ce cas, je dirai, sur l'un ou l'autre de ces indices, que ce n'est pas là la vraie épilepsie, ou que du moins, il y a de forts doutes à cet égard. Dès lors, en me supposant toujours dans un pays à fièvres, j'instituerai encore le même traitement par le quinquina, mais cette fois avec une certaine confiance, surtout en sachant qu'on a déjà eu quelques succès dans d'autres cas de ce genre, et je dis plus, j'aurais grandement tort de ne pas tenter cet essai, en faveur de mon malade. Or, c'est par cette série de raisonnements que j'ai été conduit à traiter un certain nombre de cas d'épilepsie, les unes vraies, les autres fausses, et il m'est arrivé, par ce moyen, d'obtenir des guérisons assez nombreuses et tout à fait inespérées. Je puis donc dire que dans ces cas, je commençais par guérir certains de mes malades pour savoir ce qu'ils avaient.

Pour en finir avec ces considérations générales, je crois devoir répondre aux reproches qu'on pourrait m'adresser, de faire jouer un rôle trop considérable aux altérations du sang, de tomber ainsi dans un système exclusif *d'humorisme*. Je ne puis pas me défendre assurément d'une foi bien vive dans les progrès ultérieurs de l'hématologie physiologique et pathologique; mais, je ne crois pas méconnaître pour cela l'importance que mérite l'étude des tissus et des organes, des solides en un mot, en anatomie pathologique. Il serait facile de citer bien des cas, en médecine comme en chirurgie, où la lésion de ces tissus ou organes a ouvert la scène dans la production d'une série morbide. Je crois donc devoir donner un de ces exemples qui nous montrera, en même temps, combien la *lésion primitive* peut être fugitive et par là même se dérober à une exploration peu attentive. Cette fois encore, je le prendrai en chirurgie, parce que là tout est plus clair qu'en médecine, qu'on embrasse mieux l'évolution morbide dans son ensemble. Et je le choisirai de telle façon qu'on ne puisse pas en suspecter l'origine; car, je l'ai entendu citer bien des fois par mon savant maître M. Velpeau, dans ses leçons cliniques. Il arrive assez souvent qu'on observe au-dessous du pli de l'aine, une adénite inguinale développée sous l'influence d'une blessure des lymphatiques du membre inférieur. Dans la plupart de ces cas et en y regardant de près, on découvre la *lésion traumatique primitive* qui a donné lieu à une angioleucite, et cette lésion qui consiste tantôt dans une piqûre, tantôt dans une écorchure quelconque siégeant sur le trajet des lymphatiques, au pied ou sur l'un des orteils, cette lésion est souvent des plus insignifiantes. Néanmoins, on peut suivre ordinairement des traînées rougeâtres de lymphangite, partant de ce point lésé et aboutissant aux ganglions pré-inguinaux. On dit alors que l'adénite est consécutive à l'angioleucite, et celle-ci, à son tour, reconnaît pour cause le léger traumatisme en question. Tout est clair et complet dans cette petite série morbide, *entité et affections consécutives*, lésion primitive et lésions secondaires, troubles fonctionnels correspondants. Mais il arrive aussi parfois que la *petite lésion primitive* qui a produit une altération des parois lymphatiques, que cette lésion a disparu, au moment où le chirurgien voit le malade pour la première fois. Si ce dernier s'est observé avec soin, il montre lui-même la petite cicatrice laissée par la *lésion primitive*, ou tout au moins il indique la place où siégeait cette lésion. Par la connaissance de ce seul renseignement, nous voyons encore très-clairement l'enchaînement des phénomènes morbides qui ont pris naissance par le ait de cette lésion initiale et insignifiante en apparence. Que si le malade ne peut pas nous éclairer à cet égard, on ne peut pas affirmer sans doute l'existence de cette lésion en toute certitude; mais on a du moins de grandes présomptions pour l'admettre sur un point quelconque du trajet des lymphatiques du membre inférieur, et une semblable explication est la seule possible, si on ne découvre d'ailleurs aucune autre cause locale ou générale capable de produire l'adénite observée. Nous apercevons donc la *lésion primitive* dans ce cas, presque aussi distinctement que si nous l'avions observée directement; seulement, c'est par les yeux de l'intelligence que nous la voyons au lieu de la distinguer avec les yeux du corps. Et si, dans d'autres cas plus nombreux, nous ne trouvons pas la *lésion primitive* telle qu'elle a existé au début des accidents, nous trouvons du moins *la cicatrice* qui est en son lieu et place.

Cet exemple nous prouve encore combien il doit être rare et difficile, dans beaucoup d'affections médicales, de découvrir la *lésion primitive* dans le milieu sanguin sans cesse formé et renouvelé. Car, d'une part cette *lésion primitive* peut disparaître plus ou moins vite, pour faire place, dans le sang lui-même ou dans la trame de nos organes, à une ou plusieurs *lésions secondaires* qui ont pour caractère essentiel, nous l'avons vu, de ne pas être constantes, de ne pas être nécessaires; et, d'autre part, cette *lésion sanguine primitive*, à supposer qu'elle persiste, peut siéger dans un ou plusieurs éléments du sang qui nous soient actuellement inconnus.

Il n'est donc pas étonnant que cette lésion nous ait échappé jusqu'à ce jour et il faut nous attendre à ce qu'elle nous reste longtemps inconnue. Mais cela doit-il nous empêcher de la voir, de la

D.

suivre et d'affirmer son existence par les seuls yeux de l'esprit, comme dans le cas d'angioleucite, que je viens de citer ? Cela doit-il nous empêcher surtout de la chercher comme si elle existait ? Rappelons-nous les belles expériences de M. Cl. Bernard sur l'action de divers poisons et notamment celles relatives aux effets toxiques de l'oxyde de carbone : « Quelles modifications, dit-il (1), l'oxyde de carbone amène-t-il dans le sang? Comment ces modifications produisent-elles la mort?

« L'étude physiologique des éléments du sang conduirait à reconnaître qu'en vertu de leurs propriétés spéciales, le rôle qui paraît devoir être attribué aux globules est de présider aux phénomènes d'échange gazeux. Eh bien, l'examen comparatif du sang artériel normal et du sang qui a été mis en contact avec l'oxyde de carbone, montre que l'action de ce gaz a changé les conditions fonctionnelles des globules.

« Quand on met du sang en présence d'un gaz, de l'acide carbonique, de l'oxygène et même de l'azote, il y a échange des gaz du sang avec les premiers; c'est même par ce procédé qu'on opère le déplacement des gaz du sang. L'oxyde de carbone trouble ou empêche cet échange; sous son influence, les globules étant *altérés physiologiquement*, ne prennent plus des gaz au milieu dans lequel ils se trouvent et ne lui cèdent pas les gaz qu'ils renferment. »

Quoique la rutilance du sang observée dans l'empoisonnement par l'oxyde de carbone soit elle-même une sorte *d'altération secondaire*, quoique cette rutilance tienne à une altération encore inconnue des globules, la découverte de cette altération secondaire a permis au moins de localiser l'*altération primitive* dans ces globules. Cet exemple nous montre donc la voie féconde dans laquelle l'étude des altérations sanguines peut conduire et nous fait voir qu'il ne faut pas rejeter l'existence d'une *lésion primitive*, par cela seul que nous ne l'avons pas découverte, et alors surtout que l'analogie nous porte à en reconnaître la *nécessité* dans un grand nombre *d'entités ou d'affections morbides* du domaine médical.

Pour en finir avec ces considérations générales, qu'on me permette d'imaginer un malade, sorte de type que je doterai, pour le moment, d'un certain nombre de lésions et de troubles arbitraires,

_____

(1) *Leç. sur les effets des subs. tox. et méd.*, p. 183 et s. Paris, 1857.

si l'on veut', mais qui peuvent parfaitement se rencontrer sur un sujet clinique. Supposons donc que ce malade éprouve, au moment de notre première visite, *des coliques très-vives*, que l'abdomen soit aplati et qu'une pression assez forte, au lieu d'y provoquer de la douleur, procure un certain soulagement. Supposons en outre qu'il se plaigne d'une *céphalée très-opiniâtre*, revenant surtout la nuit, et qu'il offre sur la partie antérieure des tibias de petites tumeurs arrondies, une sorte de *gonflement* périostique, et que ces tumeurs soient le siége de douleurs nocturnes très-accusées. Supposons encore que cet individu, qui manie par exemple, depuis longues années, des préparations de plomb, offre un *liséré grisâtre sur les gencives*, qu'il ait une *semi-paralysie des muscles extenseurs des membres*, qu'il ait, en même temps, depuis une semaine, des accès *fébriles bien accusés*, arrivant à jour passé et toujours à la même heure, et que la veille au soir, il ait encore eu un de ces accès, plus fort que les précédents. Supposons enfin que notre malade habite depuis vingt ans les environs de Rome ou de Rochefort.

Qu'est-ce qu'a notre malade, au point de vue nosologique ?

Il éprouve d'abord une série de troubles fonctionnels qui constituent sa *maladie*, maladie qui lui est propre et qui ne s'est jamais vue avec les mêmes éléments chez un autre malade.

Si on vient ensuite à faire la synthèse de ces troubles fonctionnels et des lésions observées, *toutes secondaires* dans ce cas, si on veut pouvoir les grouper par ordre de nature, rattacher chacun d'eux à sa vraie origine, on arrive à découvrir une *affection saturnine* qui se traduit par des coliques vives, une *deuxième affection saturnine* qui, sans causer de la douleur, a altéré le tissu des gencives, et une troisième *affection saturnine* qui a eu pour résultat d'affaiblir la motricité des muscles extenseurs des membres. Notre malade a peut-être d'autres affections saturnines que je n'ai pas su découvrir ; mais il a au moins celles-là, et elles suffisent pour admettre l'existence d'une *entité morbide* spéciale qu'on désigne sous le nom d'*intoxication saturnine*.

Il a de plus une *affection syphilitique* qui produit des douleurs ostéocopes dans le crâne et une autre *affection syphilitique* du même âge, ayant amené sous le périoste ou sur le tissu osseux lui-même des tibias, des dépôts plastiques particuliers, et ce travail s'est accompagné de douleurs nocturnes, à caractères bien distincts. Or,

ces *deux affections* se rattachent à une *entité morbide* bien différente
de la première et qu'on appelle *syphilis*.

Il a enfin une *affection palustre* caractérisée par de la fièvre et une
intermittence bien franche, et cette affection dépend d'une troisième entité morbide, entièrement différente des deux autres ; cette
entité morbide n'est autre que l'*intoxication palustre* ou l'*impaludisme*.

Pour résumer, en quelques mots, le bilan pathologique de notre
homme, je dirai donc qu'il a : 1° *une seule maladie*, composée de
toute la série de troubles fonctionnels qu'il éprouve, troubles qui
sont ici on ne peut plus disparates ; 2° *trois entités morbides* qui sont
l'*intoxication saturnine*, la *syphilis* et l'*impaludisme*; 3° *six affections
morbides*, dont trois *saturnines*, deux *syphilitiques* et une seule *palustre*. Notre malade peut avoir autre chose qui m'échappe ; mais
il a au moins tout ce que je viens de dire, et je l'affirme, dans ce
cas, parce que les phénomènes sont nettement tranchés et se rattachent à des entités morbides bien étudiées, parfaitement connues,
du moins quant à la forme qu'elles revêtent ou que je leur ai fait
revêtir dans ma supposition. On voit par cet exemple l'importance
extrême que mérite la distinction précise que j'ai cru devoir établir entre la *maladie*, l'*affection* et l'*entité morbide*.

Je regrette d'avoir dû faire une si longue excursion dans la pathologie générale ; mais j'en avais besoin pour montrer les règles
qui m'ont dirigé dans l'étude des *affections palustres*. J'ai cru, pendant longtemps, qu'il était oiseux de discuter sur beaucoup de ces
questions de philosophie médicale ; je l'ai cru, surtout en voyant
trop souvent ces sortes de discussions dégénérer en disputes ou en
accusations personnelles. Mais je me suis bien vite aperçu de mon
erreur, en songeant qu'il n'est peut-être pas un cas de pratique où
nous n'invoquions malgré nous, et souvent sans nous en douter,
tels ou tels principes de conduite qui ont été pour nous l'objet d'une
prédilection instinctive ou d'un choix raisonné. Je pense donc aujourd'hui qu'il est utile, indispensable même de ne pas trop laisser
ces questions à l'écart, de les confronter sans cesse avec l'observation journalière, de les soumettre, pour ainsi dire, à l'épreuve de
chaque fait nouveau. On peut le faire, ce me semble, sans recourir
à ces vaines disputes personnelles, qui ne font qu'obscurcir les
questions à élucider au lieu de les résoudre. Pour ma part, je me
garderai bien de vouloir imposer à quiconque ma manière de voir,

non que je sois faiblement attaché à mes convictions, mais parce que, avant tout, je tiens à respecter les convictions les plus opposées aux miennes, et que nul, dans des questions controversées, ne peut se flatter d'avoir la vérité tout entière.

C'est dans cet esprit que j'ai déclaré me rattacher à des principes que j'ai trouvés sans doute tout créés dans la science; mais je puis dire néanmoins que je les ai élaborés à mon tour et que j'ai quelque prétention à n'avoir pas fait simplement œuvre de copiste ou de plagiaire. Là, où, appuyé fermement sur ces principes, je cherchais à distinguer, par une observation patiente, *certaines affections* peu connues de l'*infection palustre*, là, où, en me guidant sur un diagnostic plus précis, je ne faisais qu'appliquer logiquement un traitement uniforme dans *la même entité morbide*, toujours *une*, malgré les formes innombrables qu'elle peut revêtir, je paraissais faire preuve, aux yeux de plusieurs de mes confrères, d'un aveuglement et d'une obstination incroyables. A les en croire, je n'aurais fait, pour ainsi dire, que tirer au sort un médicament à exploiter, et, la quinine étant sortie, je m'y serais tenu comme un forcené. D'un autre côté, le dieu *Hasard* ayant sans doute aussi ses faveurs, j'en aurais eu quelquefois ma part, comme on tire un bon numéro à la foire du village ou à la conscription. Je n'ai pas besoin de dire que je repousse de toutes mes forces une pareille accusation, et j'ose me croire bien loin de cette médecine grotesque. Comme tous les observateurs, plus que d'autres peut-être, je me suis parfois égaré du vrai sentier, mais je l'ai fait par erreur et jamais par système, me tenant toujours prêt à revenir au droit chemin, si on venait à me montrer l'erreur et les moyens de l'éviter. Me préoccupant sans cesse de contrôler mes observations les unes par les autres, n'oubliant jamais d'ailleurs de les soumettre à un *criterium* supérieur, c'est-à-dire à l'expérience antérieure, ou à la pathologie générale que nous invoquons tous, à défaut de la première, j'ai toujours eu présentes à l'esprit les sages paroles suivantes (1) : « Il y a des médecins qui craignent et fuient la contre-épreuve; dès qu'ils ont des observations qui marchent dans le sens de leurs idées, ils ne veulent pas chercher des faits contradictoires dans la crainte de voir leurs hypothèses s'évanouir. Nous avons déjà dit que c'était là un

_____

(1) *Intr. à l'étude de la méd. exp.*, par M. Cl. Bernard, p. 99.

très-mauvais esprit. Quand on veut trouver la vérité, on ne peut asseoir solidement ses idées qu'en cherchant à détruire ses propres conclusions par des contre-expériences. Or, la seule preuve qu'un phénomène joue le rôle de cause par rapport à un autre, c'est qu'en supprimant le premier, on fait cesser le second. »

J'espère montrer, dans le cours de ces recherches, que je n'ai en effet qu'un but, celui de chercher la vérité et de la dire, qu'elle me soit ou non favorable. Il n'y a qu'un moyen d'éclairer la pratique médicale, si difficile en tant de cas, c'est de proclamer ses revers aussi aisément que ses succès, d'éclairer les uns par les autres, et d'éviter avec le soin le plus scrupuleux toute frivole exagération, aussi coupable dans un sens que dans l'autre.

En terminant cette trop longue introduction, je prie le lecteur de toute condition, ami ou ennemi, homme de science ou de pratique, de se tenir en garde contre ses jugements trop prompts, je le prie surtout de ne pas juger de ce travail par le simple titre du sujet dont il traite. Comme lui, j'ai eu la velléité, il y a sept ans, de rejeter bien loin de moi toute étude nouvelle sur l'intoxication palustre. « Prendre des observations sur les fièvres intermittentes, me disais-je, quelle sottise ! Ce sont là des maladies trop étudiées et trop connues pour qu'il y ait rien à faire de nouveau. » Et vite, je pliais mon papier, laissant à d'autres le soin d'entreprendre une besogne dont je ne devais, me semblait-il, tirer aucun profit ; je trouvais cet exercice bon, tout au plus, pour un débutant, et j'aurais cru déroger que de m'y adonner sérieusement. Or, je n'ai pas tardé à changer de sentiment et à voir que j'ignorais bien des choses sur ce que je croyais le mieux savoir. Et si aujourd'hui, après plus de sept années d'un travail persévérant sur ce sujet. j'ai le bonheur ou l'illusion de croire que ce travail n'a pas été entièrement stérile, j'ai appris au moins une chose bien essentielle en médecine, c'est à me défier sans cesse de mes jugements prématurés, à être moins dédaigneux des occupations vulgaires. Quoique j'aie la conviction d'avoir beaucoup appris sur ce que j'appelais *les fièvres intermittentes*, j'ai acquis, par cette étude, la conviction non moins forte qu'il me reste encore à apprendre, sur le même sujet, plus que je n'ai appris et plus que je ne sais.

Cela dit, j'offre au public médical qui me fera l'honneur de me lire, je lui offre cette seconde édition d'une œuvre qui, en quelque sorte, n'en a pas eu de première. Je lui fais part surtout de mes impressions personnelles sur une étude de prédilection et d'assez longue haleine. Ne pouvant pas me livrer, comme il conviendrait de le faire, aux travaux d'érudition qui réclament une aptitude spéciale et des exigences de tout genre auxquelles je ne saurais satisfaire, je laisse à d'autres le soin de la compléter et de restituer à chacun ce que j'aurais pu lui prendre, sans le savoir. Si je ne parviens à intéresser ou à instruire qu'un petit nombre de mes confrères, je tiens au moins à ce qu'ils sachent tous que je n'ai rien négligé pour me rendre digne de leur indulgent et sympathique accueil.

Je les prie seulement de ne pas trop s'attacher aux incorrections de tout genre, et, ce qui est plus grave, aux erreurs de fond qui ont dû m'échapper en grand nombre dans la rédaction de ce travail. Je n'ai pu entreprendre cette tâche en effet qu'au milieu des préoccupations incessantes et des assujettissements journaliers qu'entraînent les devoirs professionnels. Aussi, puis-je dire à la lettre et sans la moindre affectation, que ce travail est le produit de longues veilles et de laborieuses recherches : telle est la première circonstance atténuante que j'invoquerai et qu'on voudra sans doute m'accorder.

Il en est une autre dont je me permettrai de revendiquer le bénéfice, quoiqu'elle ne soit guère de nature à excuser un imprudent auteur qui s'est aventuré dans des difficultés où il ne croyait pas s'engager, je veux parler de l'étendue même du sujet que je traite. La question de l'impaludisme, en effet, est une de celles qui touchent à toutes les branches de la pathologie, je dirai presque de la médecine tout entière. Elle exigerait donc, pour être traitée à fond, non-seulement des connaissances étendues et positives sur chacune de ces branches, mais encore sur les progrès sans nombre dont notre belle science s'enrichit chaque jour, et, certes, je ne sais que trop combien je resterai au-dessous d'une semblable tâche. S'il ne suffit pas à un homme, pour excuser sa témérité, de reconnaître son insuffisance, la sincérité dont il fait preuve lui vaudra du moins l'indulgence des juges les plus sévères, et je ne saurais mieux faire, pour m'en rendre digne, que de leur faire en terminant ce bien triste mais nécessaire aveu, et de me tenir toujours prêt à accueillir avec empressement les critiques consciencieuses dont ce travail pourra être l'objet.

DE L'IMPALUDISME

CHAPITRE PREMIER

ÉTIOLOGIE.

Il semblera peut-être singulier que je m'occupe de l'étiologie de l'intoxication *palustre*, avant de définir cette intoxication, avant de dire en quoi elle consiste. Mais, comme j'aurai à émettre sur le compte de cette *entité morbide* (on sait maintenant le sens précis que j'attache à ce terme) des propositions que je crois nouvelles, au moins sur bien des points, on me permettra de m'écarter de ce mode d'exposition qui convient seulement à une œuvre didactique. J'ai besoin de démontrer, sinon tous, au moins quelques-uns des termes de la définition que je crois pouvoir adopter; aussi la ferai-je figurer, comme conclusion, à la fin de mon travail. Je suivrai d'autant plus volontiers ce parti que l'idée que je me suis faite de l'infection paludéenne ne diffère pas *essentiellement* de l'idée générale qu'on s'en fait, comme on pourrait le supposer, d'après ce que je viens de dire. J'admets donc, comme tout le monde, que, sous certaines influences climatériques ou plutôt telluriques, on voit se développer, dans telle ou telle contrée, divers accidents d'intensité variable et se rattachant, malgré leurs différences apparentes, à une même cause inconnue que nous désignons sous le nom de *miasmes palustres*.

Ces désignations de *miasmes palustres*, *d'empoisonnement paludéen*, etc., reposent, il est vrai, sur une base à moitié hypothétique et peuvent, par conséquent, consacrer quelque erreur qui viendra sans doute à se dissiper tôt ou tard. Mais elles consacrent aussi une vérité, admise sans contestation par tous les médecins, c'est que la présence de *marais* ou de marécages dans un pays, suffit pour amener le développement d'un certain nombre d'états morbides et notamment de la *fièvre intermittente*. C'est là un fait d'expérience connu de tout le monde et que je ne m'amuserai pas à prouver. Ces deux choses, *marais* et *fièvre intermittente*, marchent toujours ensemble et se supposent l'une l'autre; à tel point, qu'on peut deviner la première, la seconde étant connue, et réciproquement.

Mais ce que l'on ne sait pas assez, ou du moins ce qui ne frappe pas assez, c'est que divers états morbides, de *nature palustre*, peuvent se montrer accidentellement dans des pays *non palustres* ou réputés vierges d'impaludisme. Et ces états palustres peuvent se révéler de de deux façons : après un empoisonnement contracté, tantôt sur place, tantôt à une source plus ou moins éloignée. « Non-seulement, dit M. Trousseau (1), ce germe de la fièvre palustre peut devenir silencieux pendant des mois, des années, après s'être manifesté une première fois, mais encore il arrive que des individus qui auront contracté ce germe dans des pays où les fièvres intermittentes sont endémiques, n'éprouvent les premiers symptômes apparents de l'intoxication palustre que longtemps après, et alors *qu'ils habitent des pays où ces fièvres ne règnent pas habituellement*. Les faits de ce genre ne sont pas rares, etc. »

Voici donc un premier point bien établi, à savoir que la *fièvre intermittente* ou toute autre affection de *même nature* peut récidiver ou même se montrer, pour la première fois, dans un pays tout à fait indemne d'impaludisme, loin du pays où le germe de cette fièvre a été puisé.

Je dis, en outre, que cette *fièvre* ou *tel autre accident palustre* peut prendre naissance dans une contrée où ne sévissent pas d'habitude les fièvres intermittentes. Ne peut-on pas concevoir, en effet, que des causes très-puissantes d'infection maremmatique puissent se montrer fortuitement et exercer leur funeste influence dans un rayon très-limité, frapper un quartier de ville ou une maison, par exemple, et, dans la maison, telle partie plus insalubre que les autres? Qu'on subisse l'influence d'un marais de dix lieues de surface ou d'un cloaque de quelques mètres carrés, on n'en conçoit pas moins qu'on puisse avoir la fièvre ou toute autre manifestation morbide de même nature.

A l'appui de cette assertion, je puis citer le fait de l'apparition de

(1) *Clin. méd. de l'Hôtel-Dieu de Paris*, t. II, p. 749, 1re édition.

fièvres intermittentes à Paris, à l'époque de la construction des fortifications et à celle plus récente où de grands bouleversements de terrains ont été opérés par le percement de rues nouvelles, de boulevards, etc. Je dirai même plus, c'est qu'en tout temps Paris renferme, dans ses murs, un certain nombre d'états *palustres* de toutes les nuances, et je n'en voudrais pour preuve que les quelques malades qui, à ma connaissance, ont consulté plusieurs notabilités médicales de cette ville, et que j'ai pu traiter dans la suite pour ces mêmes affections méconnues. Et, pour qu'on ne croie pas que c'est là de ma part une allégation purement gratuite, je citerai la phrase suivante, écrite par un homme dont personne ne voudra contester l'autorité (1) : « Je sais de science certaine que tous les ans, à Paris, quelques personnes sont victimes de maladies périodiques méconnues, qu'on aurait facilement guéries si on y avait pensé. » Je me rappelle encore avoir entendu signaler, au cours de M. le professeur Grisolle, l'existence de quelques fièvres pernicieuses *parisiennnes* qui passaient inaperçues aux yeux des meilleurs médecins.

Cette épithète, *palustres*, donnée à des fièvres ou autres affections morbides développées dans un pays *non palustre*, est sans doute ici détournée de son vrai sens et devient par conséquent impropre. Néanmoins, elle mérite, je crois, d'être conservée, en ce qu'elle fait voir la parenté de ces diverses influences restreintes et accidentelles avec celles des *marais* proprement dits. Les mots *paludéen, palustre*, etc., qui rappellent immédiatement à notre esprit, des indications thérapeutiques positives, sont alors autant de termes génériques qui en comprennent bien d'autres dont notre langue est dépourvue.

Je ne suis pas, d'ailleurs, le seul à signaler l'utilité pratique de cette acception un peu large, qu'il convient de donner à ces termes : *marais, palustre*, etc. « Au point de vue de l'hygiène, dit M. Tardieu (2), on doit comprendre, sous le nom de *marais*, non pas seulement ce que désigne le langage vulgaire, mais dans un sens plus général, toute portion du sol alternativement couverte et abandonnée par les eaux, et donnant lieu, sous l'influence du dessèchement et de la chaleur, au dégagement des miasmes qui engendrent la fièvre.

« Ainsi, marais, étangs, lacs, fleuves débordés, plages découvertes, embouchures des rivières, canaux, effondrations, défriche-

---

(1) *Traité prat. des maladies nerv.*, par C.-M.-S. Sandras, t. Ier, p. 138. Paris, 1851.

(2) *Dict. d'hyg. publ. et de salub*, t. II, p. 635, art. MARAIS.

ments, déboisements, fossés, mares, ruisseaux, réservoirs même, peuvent à titre égal, et malgré les conditions les plus diverses, devenir des foyers d'émanations miasmatiques où s'altèrent et se consument la santé et la constitution des individus qui y sont exposés, et trop souvent de populations entières. »

Je n'aurai donc pas entièrement perdu mon temps, si je parviens à convaincre chaque médecin de la nécessité qu'il y a pour lui à bien étudier les diverses manifestations de l'infection palustre, si je puis le convaincre de cette vérité qu'il aura tôt ou tard dans sa pratique quelque affection palustre à soigner, quelque affection à marche franche ou insidieuse, et cela dans presque tous les pays du monde. Il ne s'endormira peut-être plus dans cette sécurité trompeuse que lui donnait l'éloignement des marais Pontins, ou des marais de Rochefort, ou de la Sologne; loin de là, il se tiendra d'autant plus sur ses gardes, qu'il en sera plus éloigné. C'est donc pour lui, plus que pour tout autre, que je crois faire chose utile, en donnant au diagnostic de ces états morbides une plus grande précision. *Dans les pays à fièvres*, en effet, l'observateur est sans cesse en éveil, se méfie continuellement des formes insidieuses d'infection palustre qu'il peut rencontrer, tandis que, *dans les autres*, il ne songe pas à cet ennemi caché qu'il n'est pas habitué à combattre, et il s'exposera à le méconnaitre malgré l'attention la plus soutenue.

Si je mets tant d'insistance à combattre une erreur qui tient encore ici à un défaut de précision dans le langage, c'est que je l'ai partagée comme d'autres et que j'en ai été plus d'une fois victime. J'ai cru longtemps que la *fièvre intermittente*, en laquelle je faisais consister toute l'infection palustre, avait sa circonscription bien tracée par le mot *marais*, pris dans son acception la plus étroite; j'ai cru que là où l'on voyait des terres cultivées et de belles campagnes, il n'était pas permis de *songer à la fièvre* et qu'il fallait s'enfoncer jusqu'à mi-jambe dans un bourbier marécageux, pour avoir le droit de la supposer possible.

Cette conviction m'a fait croire longtemps à l'influence d'une cause restreinte et tout à fait locale, même dans un pays à fièvres. Je pensais que les *marais* ou ce qui s'en rapproche le plus, pouvaient seuls donner lieu au développement des affections palustres, ne songeant pas à d'autres causes qui, pour être moins apparentes, n'en agissaient pas moins activement.

C'est ce qui explique l'erreur où je suis tombé, de croire que nous devions les fièvres, dans notre pays, au seul voisinage d'une plaine inculte et offrant çà et là quelques marécages, moins étendus d'ailleurs que je ne le supposais.

Mais, pour mieux motiver mes convictions présentes, je crois devoir rapporter mes convictions passées; il n'y a d'ailleurs entre elles, comme on le verra, aucune contradiction flagrante, mais seulement des nuances ou une différence du plus au moins qu'on ne peut pas toujours apprécier du premier coup.

Voici donc ce que j'écrivais en 1860, sur l'étiologie des fièvres de notre pays :

J'ai eu occasion, pendant les cinq derniers mois de l'année dernière (1859), d'observer une épidémie de fièvres intermittentes sur lesquelles j'ai pu faire quelques remarques pratiques, que je me propose de consigner dans ce travail. Cette maladie est trop connue, pour que je songe à rapporter en détail tous les cas qui ont été soumis à mon observation. Ce serait reproduire sans profit ce qui se trouve dans tous les auteurs classiques, et, d'ailleurs, j'avoue que je ne serais pas en mesure de donner un tableau complet de tous ces faits, n'ayant pris des notes que sur *ceux* qui ont contribué plus particulièrement à m'édifier sur la valeur d'un signe de ces fièvres qui a frappé mon attention. Je me bornerai même dans le cours de ce travail à rapporter, sur ces derniers, les seuls détails propres à fournir la preuve des assertions que j'aurai à avancer.

J'avais besoin d'entrer dans cette explication pour échapper au reproche qui pourrait m'être fait de ne pas donner, dans tous les détails, les observations sur lesquelles je m'appuie.

Voici donc ce que j'ai observé durant l'espace qui s'est écoulé du 9 août 1859 au 25 décembre de la même année, pendant que j'exerçais à Saint-Castin, petite commune de l'arrondissement de Pau.

Je rappellerai auparavant la disposition des lieux. Les quelques villages où j'ai été appelé sont situées sur une série de collines dirigées du nord-ouest au sud-est, et bornant au nord une vaste plaine inculte et en partie marécageuse qu'on appelle le *Pont-Long*. Celle-ci, très-étendue dans la direction oriento-occidentale, est, au contraire, assez étroite du nord au midi; elle représente une lande de terrain mesurant une longueur d'environ 24 kilomètres sur une largeur moyenne de 5 kilomètres. La ville de Pau se trouve à 4 kilomètres environ au sud de la partie moyenne de cette plaine, presque en regard des villages où j'exerçais l'été dernier. La direction des vents dominants étant du sud-ouest au nord-est, la ville se trouve ainsi à l'abri des miasmes paludéens, et je ne sache pas qu'il y ait jamais eu une épidémie de fièvres intermittentes, comparable à celle qui a régné dans les villages de Buros, Montardon, Sauvagnon, Saint-Castin, etc., dont il était question tout à l'heure. Depuis mon séjour à Pau, j'ai toutefois observé chez les habitants du pays

un assez grand nombre de cas de fièvres intermittentes; mais ils
ont été loin de revêtir la gravité que quelques-uns m'ont offerte à la
campagne.

A l'influence délétère des miasmes paludéens venus du Pont-Long
s'ajoute celle d'autres petits foyers d'infection, qui, pour être moins
puissante peut-être, n'en exerce pas moins une action incontestable
sur le développement des fièvres. En visitant les localités que j'ai
parcourues, on pourrait se convaincre que ces foyers d'infection que
l'on trouve partout disséminés dans les campagnes, proviennent
d'une cause unique, le *défaut d'entretien des cours d'eau*. Ceux-ci,
n'étant guère alimentés que par les eaux pluviales, restent à sec
une grande partie de l'année. D'un autre côté, les rigoles plus ou
moins larges qu'ils parcourent ne sont l'objet d'aucun soin particulier. Presque partout, ces rigoles sont bordées par des arbres ou
autres végétaux dont les feuilles tombent et s'accumulent pendant plusieurs années successives dans les fossés ou rigoles. N'a-t-on
pas dans cette double circonstance, de la *dessiccation des cours d'eau*
et de *l'accumulation de matières végétales*, les conditions propres au
développement des miasmes paludéens? Sous l'influence des fortes
chaleurs de l'été et au moment où le lit des petits ruisseaux se trouve
desséché, il se produit, dans ces matières végétales, une sorte de
fermentation, une putréfaction qui doit nécessairement produire des
gaz infectants, que l'analogie permet de rattacher à la même origine
que ceux des marais proprement dits. On m'objectera que c'est là
une cause bien douteuse et surtout bien faible d'infection paludéenne. Mais, quelque faible qu'elle soit, cette influence ne saurait
être contestée, et elle devient plus puissante encore par l'incurie
générale que mettent les paysans dans les soins d'entretien des
fossés ou rigoles. En s'étendant à une large surface de pays, ces
causes minimes s'ajoutant peuvent exercer une action plus ou moins
fâcheuse sur les habitants. Cette explication, d'ailleurs, ne m'appartient pas; elle a été consacrée par l'expérience de médecins qui
font autorité dans la science, je ne fais que l'appliquer à l'état de la
localité où j'ai exercé. « Il est presque au pouvoir de l'homme, dit
M. Grisolle (1), d'empêcher le développement de ces maladies (les
fièvres intermittentes) ou du moins de les empêcher de régner épidé-
miquement, en desséchant les marais et en assainissant le pays.
M. Villermé a prouvé, par exemple, qu'autrefois on voyait presque
tous les ans, à Paris, des épidémies de fièvres d'accès, tandis qu'elles
ont cessé depuis que, par le pavage des rues, par leur pente mieux

(1) Voy. *Traité de path. int.*, t. 1ᵉʳ, p. 129.

calculée et l'écoulement facile des eaux, on a fait cesser les causes d'infection. »

Qu'on parcoure nos campagnes, et l'on verra si le grand nombre de fossés et de rigoles non entretenus ne peuvent pas contribuer à engendrer ces mêmes fièvres qu'une cause bien moins active faisait naître à Paris. Il y a plus, l'incurie des habitants de notre contrée ne se borne pas à ce défaut d'entretien des cours d'eau ; dans un but de spéculation assurément mal calculé, ils créent, autour de leurs propres habitations, des foyers d'infection rendus plus funestes par leur voisinage. Je veux parler de l'habitude, si répandue parmi les paysans, d'établir à quelques pas de leurs maisons des mares d'eau croupissante où ils puissent faire baigner les animaux de basse-cour pendant les fortes chaleurs de l'été. En soulevant la vase accumulée sous ces eaux à demi-évaporées, ces animaux ne font-ils pas dégager, par leurs mouvements désordonnés, des gaz ou des miasmes résultant de la putréfaction de matières végétales ou animales? A ceux qui trouveront ces détails oiseux ou ridicules, je répondrai que je ne base pas cette allégation sur une simple vue théorique, mais encore sur l'examen des faits qui ont passé sous mes yeux. Dans le relevé de mes observations, je pourrais citer tel cas où la gravité de la fièvre intermittente ne saurait être attribuée à une autre circonstance, cette affection ne s'étant montrée avec quelque caractère sérieux, dans les villages un peu éloignés du Pont-Long, que chez les paysans qui avaient établi ces mares d'eau autour de leurs habitations. Dans ces mêmes cas, j'ai pu observer des récidives de la fièvre, à des époques assez rapprochées, bien que la dose du remède anti-périodique ait été *plus forte*, toutes choses étant égales d'ailleurs, que chez d'autres malades du même village. Ainsi, pour citer deux exemples saillants, je dirai qu'à Bernadets, petit village où je n'ai eu à traiter que douze malades, je n'ai observé qu'un cas de fièvre pernicieuse, chez une femme d'une cinquantaine d'années, qui habitait une maison, véritable presqu'île entourée d'eaux stagnantes. L'eau s'infiltrait jusque dans sa chambre, où régnaient une humidité constante et une certaine odeur de moisissure. Le fils de cette malade, qui habitait la même maison, a eu une fièvre intermittente qui, sans revêtir une trop grande gravité, a récidivé trois fois dans l'espace de neuf mois. C'est à ce même jeune homme que j'ai dû pratiquer une autoplastie faciale pour remédier à une perte de substance considérable de la lèvre et du menton. Cette dernière observation a été communiquée à la Société de chirurgie, dans la séance du 4 de ce mois (juillet 1860).

A Saint-Castin, où je compte dix-sept cas de fièvre intermittente, je n'ai eu qu'un exemple de fièvre pernicieuse chez un homme d'environ 40 ans. Une grande mare d'eau stagnante se trouvait à une cinquantaine de mètres de la maison, et plusieurs petites flaques d'eau se trouvaient encore près des murs de l'habitation. Deux des enfants de cet homme ont eu presque en même temps une fièvre intermittente, il est vrai sans gravité. Ces enfants avaient de 8 à 10 ans. Dans le même village, un paysan de 45 ans environ, a été atteint d'une fièvre intermittente assez rebelle, puisqu'elle a dû être traitée à trois reprises, le sulfate de quinine amenant chaque fois une amélioration très-prompte, mais de courte durée. C'est pourtant le malade auquel j'ai donné la plus forte dose de ce médicament. Eh bien! encore dans ce cas, il existait à cinq ou six pas de la maison, sur le bord d'un chemin, une mare profonde dont les eaux, sans cesse renouvelées par l'eau retirée d'un puits voisin, ne conservaient leur niveau qu'à la faveur de la seule évaporation. Aucun courant ne permettait le renouvellement de l'eau, qui était bourbeuse et d'une coloration noirâtre.

Je crois donc avoir justifié, par ces quelques exemples, qu'il me serait facile de multiplier, la proposition que j'émettais un peu plus haut, à savoir qu'après l'influence de Pont-Long, la cause adjuvante d'infection paludéenne, et partout disséminée, réside dans le défaut d'*entretien des cours d'eau*.

Si je me suis étendu si longuement sur l'étiologie de la fièvre intermittente dans nos campagnes, c'est qu'il serait utile que l'autorité en fût instruite. J'ai vainement cherché à persuader aux paysans intéressés que telle était la cause de leur mal; mes conseils n'ont été écoutés de personne. Ils aimaient mieux, comme je le leur disais, faire travailler le médecin et le pharmacien, que d'assainir leurs habitations et d'établir des réservoirs à eau courante au prix de quelques minces sacrifices d'argent.

Je ne quitterai pas cette question d'étiologie sans exprimer ici un désir que des hommes plus compétents ont déjà manifesté. Des considérations qui précèdent et de celles qui vont suivre, résulte l'avantage qu'il y aurait à opérer le défrichement du Pont-Long. Outre que ces marais permanents portent une atteinte fâcheuse aux habitants de nos campagnes, ils donnent lieu, par les maladies qu'ils développent, à des dépenses que nul ne peut calculer, mais qui doivent être considérables. J'ai l'intime conviction que si les habitants des communes intéressées consacraient seulement quelques journées par an, au défrichement de ces landes, ils arriveraient avant peu d'années, à la même prospérité dont jouissent quelques-uns de leurs voisins du département. Car, qui peut calculer la perte énorme occasionnée par les soins médicaux et pharmaceutiques d'une part, et d'autre part par le chômage prolongé que nécessite pour les paysans vigoureux de tout âge, l'invasion d'une fièvre qui atteint une si grande partie de la population des campagnes?.

Le relevé suivant, bien qu'approximatif, fera connaître le chiffre considérable que doivent atteindre les dépenses occasionnées par les fièvres paludéennes. — Comme je n'ai pris pour toutes ces données qu'une évaluation *minimum*, il me paraît inattaquable. Mais, je le répète, il ne faut y voir qu'une évaluation bien éloignée des chiffres exacts que je ne prétendrais pas connaître.

Du 9 août 1859 au 25 décembre de la même année, j'ai eu 78 malades répartis de la manière suivante :

> Hommes. . . 30
> Femmes. . . . 34
> Enfants.. . . 14 dont 10 garçons et 4 filles.
>
> Total. . . 78

Dans cet intervalle de temps, ces 78 malades ont pris 689 grammes 40 centigr. de sulfate de quinine (je puis garantir l'exactitude de ce chiffre), ce qui fait une moyenne de 8 gr. 83 centigr. pour chacun d'eux.

Ayant pris des informations auprès de plusieurs pharmaciens de la localité, j'ai su qu'ils délivraient le sulfate de quinine aux malades, les uns, à raison de 1 franc le gramme, les autres de 2 fr., quelques-uns même de 2 fr. 50 à 3 francs, suivant la fortune des clients.

Je puis donc dire, sans crainte d'exagérer, que les 8 gr. 83 cent., pris par chaque malade, ont coûté au moins 10 francs.

Cherchons maintenant à établir séparément les dépenses faites par un homme, une femme et un enfant, pendant le cours de la maladie.

POUR UN HOMME :

1° Incapacité pour le travail pendant trois mois,
  perte évaluée à raison de 1 fr. par jour. . .   90 fr.
2° Prix du sulfate de quinine employé.   10
3° Soins du médecin.   10
4° Frais divers et autres médicaments..   25

Dépense totale nécessitée par la maladie. .   135 fr.

Remarques explicatives. — 1° On trouvera sans doute exagérée la durée de la fièvre que j'ai rapportée. — La durée moyenne du trai-

tement n'a été, en effet, que d'un mois. Mais, vu les habitudes que
j'ai pu observer chez les paysans, je crois pouvoir diviser cette
durée totale de trois mois en trois périodes :

(A) *Période qui a précédé le traitement*, — pendant laquelle l'homme
des campagnes, insensible aux admonestations de ses proches, continue à se livrer à ses travaux, dans le but assurément fort louable, de
venir en aide à sa famille, dont il est le principal soutien. Mais pourquoi, me dira-t-on, ne tenez-vous aucun compte de ce travail? c'est
que ce travail est nécessairement mal fait : le paysan malade laboure
son champ moins profond, ne peut pas toujours saisir le moment
opportun pour faire avec avantage les diverses opérations agricoles.
Il manque son but, en faisant mal un travail qu'il devrait confier
à un homme valide, et c'est à l'époque des récoltes que la perte se
fait sentir. La lenteur des progrès agricoles, du moins dans nos
contrées, ne doit pas, d'après cela, être attribuée au seul défaut
d'industrie des habitants; on peut voir que les maladies peuvent
encore y avoir leur part. Ce n'est donc pas exagérer que de considérer le travail de cette période comme nul. Tous les paysans n'a-
gissent pas de la sorte; mais, ce que je puis affirmer, c'est que la
plupart d'entre eux n'ont recours aux soins de l'homme de l'art
qu'aussi tard que possible; ce qui le prouve bien, c'est que, en ne
tenant compte que de mes propres observations, les cas les plus
graves et les plus rebelles de fièvre intermittente se sont montrés
chez les hommes. Il en est de même dans les autres maladies.

(B) *Période de traitement*, — qui est rendue nécessairement plus
longue, par suite de la négligence que le malade a mise à se soigner.

(C) *Période de convalescence*, — à laquelle peuvent s'appliquer les
mêmes remarques déjà faites au sujet de la première. Les paysans,
en effet, reprennent leurs travaux, avant d'avoir recouvré la plénitude de leur santé. Ils se maintiennent ainsi dans un état de faiblesse
créé par la maladie.

2° Rien de particulier à dire.

3° Je puis affirmer que, du moins dans la localité où j'ai exercé,
les honoraires du médecin de campagne n'atteignent pas encore la
moitié du chiffre que j'ai indiqué pour moyenne. — Mais ne voulant
pas affecter, au nom du corps médical, une abnégation qu'on ne doit
attendre de lui que dans des limites raisonnables, je crois ne pas donner un chiffre exagéré. S'il n'est pas exigé, il est du moins exi-
gible; pendant la durée totale du traitement, le médecin fait au moins
cinq ou six visites à chacun de ses clients, et toujours à la distance
de plusieurs kilomètres.

4° Sous le titre de *Frais divers*, etc., je comprends l'achat de certains médicaments toniques que le médecin est parfois obligé d'associer à la médication spécifique, et l'usage qu'il prescrit d'une alimentation plus réparatrice. D'un autre côté, le paysan, avant de recourir aux soins d'un médecin, se traite d'abord lui-même, en prenant pour base de son traitement l'emploi de copieuses libations alcooliques qu'il croit éminemment propres à soutenir ses forces affaiblies. La fièvre intermittente est à ce titre une cause de plus à ajouter à tant d'autres, des habitudes d'intempérance que quelques-uns d'entre eux finissent par contracter. Le second médecin n'est pas toujours celui qui vient de l'une des facultés de France, il est un intermédiaire presque obligé entre le malade et le *vrai médecin*, on devine le barbier de village qui retire aussi sa part de bénéfice. Pour toutes ces dépenses, la femme des campagnes, la fille ou la mère déploient toute la tendresse et le dévouement si ordinaires dans leur sexe; peut-être même quelquefois se mêle-t-il un peu de calcul à cette générosité. On peut remarquer, dans les campagnes, que le membre de la famille le plus actif et le plus utile est d'ordinaire l'objet des soins les plus assidus, lorsqu'il a pu consentir lui-même à se laisser soigner.

Je continue l'évaluation des dépenses exigées par la maladie :

POUR UNE FEMME :

1° Incapacité pour le travail pendant deux mois,
    perte évaluée à raison de 75 cent. par jour.   22 fr. 50 c.
2° Sulfate de quinine. . . . .   10 »
3° Soins du médecin. . . . .   10 »
4° Frais divers et autres médicaments. . . . . .   10 »

        Dépense totale. . . . .   52 fr. 50 c.

Remarques. — 1° Je fixe une durée moins longue pour la maladie, parce que cela résulte de l'examen de mes malades. On aura sans peine la raison de cette différence, si l'on songe que la femme offre une moindre résistance à l'action des maladies, et qu'elle succombe plus vite que l'homme dans la lutte qu'elle engage contre une souffrance plus vivement ressentie. Les soins qu'elle reçoit de meilleure heure la conduisent à une guérison plus prompte; le père et le mari ne profitent guère pourtant de cette observation qu'ils sont à même de faire tous les jours.

2° et 3°. Les chiffres indiqués, représentant une moyenne prise sur tous les cas, doivent rester les mêmes. Il n'en sera plus question.

4° Après ce qui a été dit pour l'homme, on devine que le chiffre de ces différents frais doive être moins élevé.

DÉPENSES POUR UN ENFANT :

1° Incapacité pour le travail pendant quinze jours, perte évaluée à raison de 25 cent. par jour.	3 fr. 75 c.
2° Sulfate de quinine.	10 »
3° Soins du médecin..	10 .»
4° Frais divers..	5 »
Dépense totale...	28 fr. 75 c.

1° On s'étonnera peut-être que je compte le prix d'une journée d'enfant. Mais ne sait-on pas qu'à la campagne on utilise l'enfant, dès son bas-âge, pour garder le bétail, etc.? Et si l'enfant tombe malade, un membre plus âgé de la famille doit le remplacer et doit ainsi retrancher une part du produit de sa propre journée. L'évaluation n'est certainement pas exagérée.

4° L'enfant est le membre de la famille pour lequel on se décide le plus vite à réclamer les soins d'un médecin. Cette sollicitude qu'inspire le jeune âge pousse les parents à ne rien négliger pour procurer au jeune malade tout ce qui peut le conduire à la guérison *citò et jucundè*. De là quelques petits sacrifices qu'on s'impose volontiers. Il est même à remarquer que l'affection des parents pour les enfants est encore plus vive et surtout plus commune à la campagne qu'à la ville. J'ai vu tels paysans à qualités morales rudimentaires, qui conservaient pourtant dans toute sa force ce penchant si naturel de l'affection paternelle, fussent-ils dans la plus profonde misère.

Afin de montrer la justesse de ces évaluations ou du moins leur défaut d'exagération, j'ai dû entrer dans des détails qui se rapportent peu à mon sujet. Mais je reprends le calcul déjà commencé.

Pour avoir la dépense totale de mes 78 malades, je n'ai qu'à mettre en regard les multiplications qui suivent :

Dépense des 30 hommes.	30 × 135 fr.	= 4,050 fr.
— des 34 femmes.	34 × 52 fr. 50 c.	= 1,785 fr.
— des 14 enfants.	14 × 28 fr. 75 c.	= 402 fr. 50 c.
Dépense des 78 malades.. . .		6,237 fr. 50 c.

Or, on se rappelle que ces malades ont été observés dans moins de la moitié de l'année et qu'ils ont pris 689 gr. 40 cent. de sulfate de quinine.

On serait donc bien au-dessous de la vérité en disant que, dans toute l'année, les fièvres intermittentes auraient exigé, dans les mêmes campagnes, une consommation de 1,000 *grammes* de sulfate de quinine et une dépense totale de 10,000 francs.

Ayant établi les données qui précèdent sur des chiffres aussi diminués que possible, il m'est bien permis de supposer que, pour une consommation de 1 kilogramme de sulfate de quinine, il se fait une dépense d'au moins 10,000 francs.

Prenant ces deux derniers nombres comme termes de comparaison, j'ai voulu savoir la quantité de sulfate de quinine délivrée annuellement par les pharmaciens de l'arrondissement de Pau. Par une proportion facile à établir, je devais avoir ainsi une évaluation approximative des dépenses occasionnées chaque année par les fièvres paludéennes.

Cette fois encore, j'ai voulu me tenir en garde contre toute exagération et j'ai prié expressément les pharmaciens de me donner un chiffre *minimum*, lorsqu'ils ne pourraient pas me donner le chiffre exact. Je me plais ici à les remercier de l'empressement qu'ils ont mis à me donner ces renseignements. Chez plusieurs de ces messieurs résidant à Pau, j'ai pu vérifier par moi-même, sur leurs livres de compte, l'exactitude des chiffres qui m'ont été indiqués. Ceux de l'arrondissement, à l'exception de quatre, ont eu la bonté de me transmettre par écrit les renseignements que je leur demandais.

Sur 17 pharmaciens que j'ai consultés, j'ai eu un total de 12,848 gr. de sulfate de quinine, dont 8,060 pour les seuls pharmaciens de Pau, au nombre de *neuf*.

La différence 4,848 est évidemment prise au minimum, puisque, dans une seule année, deux des pharmaciens résidant hors de Pau m'annoncent avoir délivré chacun 2,500 grammes. J'ai toujours pris le plus bas chiffre et j'arrive encore à 12,848 grammes, je puis dire 13 kilogrammes.

Je puis maintenant établir la proportion suivante :

1 kilog : 10,000 fr. : : 13 kil. : x d'où $x = 130,000$ fr.

Ce chiffre, qu'on pourrait facilement doubler en faisant des calculs moins rigides, est déjà suffisamment grand pour qu'il mérite de fixer l'attention de l'autorité supérieure sur le projet de défrichement du Pont-Long.

En maintenant ce chiffre annuel de 130,000 francs, il me sera facile de prouver que, dans *treize ans*, toute la valeur du Pont-Long se dissipe en pertes occasionnées par les maladies qu'il développe.

C'est ce qui ressortira, en effet, de la lecture du passage suivant, extrait d'une brochure que M. Bellemare vient de publier avec ce

titre : *le Crédit Foncier de France et le département des Basses-Pyrénées.*
Je croirais presque inutile d'ajouter que M. Bellemare (*nommé depuis
cette époque agent judiciaire du* CRÉDIT FONCIER DE FRANCE) a puisé ses
renseignements à des sources officielles.

« Aux portes même de Pau, dit M. Bellemare, page 14, règne
une vaste lande connue sous le nom de Pont-Long. Elle a 24 kilomètres de long sur 5 de large en moyenne. Quoique cette lande soit
traversée par divers cours d'eau, par deux routes impériales, par de
nombreux chemins de grande et de petite communication, et qu'elle
réunisse toutes les conditions géologiques nécessaires à la culture,
elle reste inculte, faute de capitaux encore plus que d'initiative.

« Sa mise en culture serait cependant une des meilleures opérations que l'on pût entreprendre; car, dans leur état actuel, les
4,781 hectares que contient cette lande (1) ne sont estimés qu'à
1,732,220 francs (soit environ 370 francs l'hectare); tandis que,
converties en terres arables et en prairies, comme elles peuvent
toutes facilement l'être, leur valeur vénale s'élèverait rapidement à
plus de 2,500 francs l'hectare. Ce serait une plus-value d'au moins
dix millions de francs.»

Telles sont les réflexions que m'avait suggérées l'étude de cette
question étiologique, et l'on voit que ma pensée dominante était que
la cause principale, sinon l'unique cause des fièvres de notre pays,
résidait dans les marécages du Pont-Long. Je suis loin de méconnaître encore aujourd'hui cette influence et je pourrais citer tel ou
tel village, avoisinant cette lande, où les états palustres sont plus
fréquents et plus graves que partout ailleurs, où l'on voit de temps à
autre quelques cas de cachexie avec hypertrophie considérable de la
rate, où l'on observe enfin par intervalles, sinon des épidémies bien
meurtrières, du moins un plus grand nombre de malades que partout ailleurs. A voir les habitants de ces campagnes, même des plus
maltraitées, on ne soupçonnerait guère cependant l'influence fâcheuse que je signale; car, là encore, je le répète, les cas de cachexie
sont rares et très-rares, si ce n'est en temps d'épidémie et à une période avancée d'une affection palustre méconnue. Nulle part, on ne
voit, dans notre pays, cette action rapidement meurtrière, signalée
dans d'autres pays, d'effluves miasmatiques pouvant saisir à l'improviste une personne bien portante. Bien que j'aie observé des formes
bien mauvaises de l'intoxication paludéenne, je suis encore à chercher aujourd'hui un seul cas d'*affection pernicieuse* pouvant se déve-

(1) M. Bellemare ajoute en note qu'au xII^e siècle cette contenance était
de 14,000 hectares.

lopper *d'emblée* et tuer le malade dans deux ou trois accès, sans avoir été précédé, pendant plus ou moins de temps, de symptômes propres à faire pressentir ou reconnaître l'existence du mal. Ce qui ne veut nullement dire qu'une foule d'états morbides négligés ou méconnus ne puissent conduire parfois à des accidents graves et précipités.

Ainsi donc, je persiste à croire encore aujourd'hui à une action malfaisante du Pont-Long et à une action *locale;* mais cette action locale n'a d'autre résultat que d'augmenter, dans le voisinage, le nombre des malades et d'amener parfois comme une sorte de recrudescence effluvienne qui donne lieu au développement de certains états pernicieux, mais toujours en nombre limité: Mais je ne crois plus que cette influence s'étende aussi loin que je l'avais pensé d'abord, ni qu'elle explique le développement, je ne dirai pas de la totalité, mais même de la majeure partie des états morbides palustres que nous observons. Elle peut s'ajouter à *d'autres influences*, moins puissantes peut-être, mais plus répandues et créer ainsi dans un même pays, tel ou tel foyer fébrile plus actif au milieu d'autres foyers d'origine et d'intensité différentes.

Je m'expliquerai plus loin sur la nature de ces *autres influences*, mais je tiens à montrer auparavant comment je les ai reconnues par l'*expérience médicale seule*, avant de recourir à d'autres données étrangères; je tiens surtout à rectifier ou à éclairer tout ce que j'ai pu dire d'inexact sur la question du Pont-Long.

Je dirai d'abord que je n'attache plus aujourd'hui la même importance qu'autrefois aux calculs minutieux auxquels je m'étais livré. Si je les ai reproduits ici, c'est uniquement pour montrer combien, dans une question complexe, il faut tenir compte d'une foule d'éléments qui, sans frapper de prime abord, jouent un rôle essentiel dans la production de certains phénomènes pathologiques. La plaine du Pont-Long, que je connais mieux aujourd'hui, n'offre çà et là que quelques *marécages* incapables d'exercer au loin leur influence miasmatique; dans presque toute l'étendue de cette lande, il n'y a que des terres incultes dont je comprends qu'on n'ait pas soupçonné l'action délétère. Il n'était donc pas juste, dans une évaluation générale, de mettre sur le compte des effluves du Pont-Long, toutes les fièvres ou autres états palustres développés dans l'arrondissement. Le sulfate de quinine employé n'avait donc pas servi en totalité, bien s'en faut, à combattre les fièvres tributaires du Pont-Long; peut-être même ces dernières n'en avaient-elles exigé qu'une faible partie. Dès lors, je renonce sans regret à cette conclusion que j'avais pourtant bien laborieusement préparée, à savoir, que la valeur du Pont-Long devait se dissiper, en *treize ans*, en pertes occasionnées par frais de maladies et de médicaments.

Ce n'est pas à dire pourtant qu'on doive s'arrêter dans la voie de progrès où l'administration vient de s'engager. Il a été déjà vendu, l'année dernière, 1,018 hectares de ce vaste terrain pour 695,000 fr., prix beaucoup plus élevé que le chiffre présumé que j'ai rapporté un peu plus haut. En admettant donc que toutes les autres causes d'erreurs eussent été écartées dans le calcul en question, il faudrait faire ici une nouvelle rectification : l'hectare s'étant vendu à peu près au prix de 650 francs, c'est vingt-deux ans au lieu de treize qu'aurait mis à se dissiper la valeur du Pont-Long.

Je ne doute pas, pour ma part, que, par la mise en culture d'une aussi vaste étendue de terrain, l'hygiène et la richesse agricole de notre pays ne subissent, avant longtemps, un changement marqué et favorable. Mais ce n'est là qu'une première étape vers le but à atteindre, et il appartient à l'initiative privée, non-seulement de seconder les efforts de l'administration, mais même de se substituer à elle dans l'exécution d'une tâche que tous les gouvernements du monde ne sauraient remplir en entier.

A l'époque où j'ai fait mon premier travail, en 1860, je croyais donc à une influence palustre toute locale, et ce qui me confirmait dans cette erreur, c'est que je n'avais encore observé à Pau que des états morbides d'une bénignité remarquable, eu égard à ceux que j'avais remarqués à la campagne. A peine voyais-je, à de rares intervalles, quelques cas devenir graves, bien plutôt par le défaut de soins ou la longue durée du mal, que par la nature pernicieuse de ces affections. La plupart de ces cas se sont offerts dans la classe indigente et quelques-uns seulement ont revêtu un caractère de gravité qui avait tout lieu de surprendre, si on avait égard à la bénignité des autres cas observés au même moment. Je suis certain de ne pas affaiblir la vérité, en disant que la moyenne de ces faits graves ne s'est pas élevée à plus de cinq ou six cas par an; ils suffisaient, toutefois, à retremper mon alarme et à me faire fuir cette sécurité où je voyais un certain nombre de mes confrères.

Comme je tiens, avant tout, à dire la vérité et que je veux la dire tout entière, je dois ajouter que dans les deux derniers mois de l'année dernière, 1865, et au mois de janvier de cette année j'ai observé, dans notre ville et aux environs, une véritable épidémie de fièvres intermittentes ou mieux d'états palustres. Quoique la plupart des cas aient cédé très-rapidement à des doses modérées de sulfate de quinine, j'en ai vu cinq ou six autres d'une gravité excessive et survenus presque tous au même moment, dont quelques-uns ont exigé des doses véritablement énormes de sel fébrifuge. C'est la première fois, depuis près de sept ans que j'exerce à Pau, que j'ai vu un aussi grand nombre de malades à la fois et je dois ajouter que cette épidémie n'a pas approché, comme gravité, de celle que j'avais observée en 1859, dans le voisinage du Pont-Long.

S'il est de bon goût de ne pas trop exalter son pays, de ne pas le faire surtout, quand on est grandement intéressé soi-même à sa prospérité, il est aussi du devoir d'un bon citoyen de le défendre contre les attaques injustes dont il pourrait être l'objet. On voudra donc m'excuser de revenir sur une question qu'il me répugne pourtant bien de traiter, par un sentiment de bienséance facile à comprendre. On me pardonnera surtout de vouloir, une fois pour toutes, faire justice d'accusations dont on me déclarerait l'auteur et qui ne sauraient porter la moindre atteinte à la réputation si méritée de notre climat. Je crois servir les intérêts de tous en proclamant la vérité, aussi bien les intérêts de mon pays que ceux des étrangers, et je compte bien en donner la preuve.

Il est donc utile que je revienne en quelques mots sur cette épidémie de 1865-66 qui nous offre, en quelque sorte, l'image agrandie de nos imperfections climatériques, puisque, je le répète, je n'ai jamais rien vu de pareil depuis bientôt sept ans que je suis dans cette ville. Or, voici ce qui en est de cette épidémie :

Je n'ai pas compté les cas que j'ai observés dans ces trois mois, et je les évaluerai à 80 tout au plus, en y comprenant ceux que j'ai été appelé à voir aux environs de Pau. Or, sur ces 80 cas, j'en ai vu *cinq ou six* seulement d'une gravité très-grande. Je dis *cinq ou six*, parce qu'il ne m'est encore bien prouvé que l'un de ces six cas fût une affection de nature palustre (voy. obs. LVII). Je porterai néanmoins à *six* mon contingent de cas graves.

Sur ces *six* cas, trois ont parfaitement guéri ; quant aux trois autres qui se sont terminés par la mort, je me bornerai à en donner ici l'exposé sommaire, me proposant de revenir en détail sur deux d'entre eux, ce que je ferai en temps et lieu.

OBSERVATION Ire. — Le premier se rapporte à une femme d'une soixantaine d'années, ayant déjà eu, quelques années auparavant, deux attaques d'hémorrhagie cérébrale. Je la vois pour la première fois le 3 janvier 1866, alors qu'elle avait depuis une huitaine de jours quelques accès légers, mais très-irréguliers et incomplets de fièvre palustre. Par suite de circonstances qu'il est inutile de rapporter, je ne puis commencer à la traiter que le 9 janvier, et, au moment où je lui fais prendre la première dose de quinine, je la trouve littéralement mourante ; elle a déjà le pouls intermittent, le *facies* cadavérique, etc. ; selon mes prévisions, elle n'a pas trois heures à vivre et au plus favorable, elle me semble pouvoir aller jusqu'à la fin de la journée. Or, notre malade, après avoir pris chaque jour une moyenne de 1 gr. 50 de sulfate de quinine, a vécu jusqu'au 18 janvier suivant, et, du 12 au 18 janvier, elle a lutté, presque avec succès, contre une double pneumonie hypostatique qui a paru et disparu, à diverses reprises, pendant les six derniers jours. Si cette pauvre malade avait pu s'alimenter, je ne doute pas qu'elle n'eût guéri ; mais, c'est tout au plus si on pouvait lui faire prendre, à de rares intervalles, quelques cuillerées de bouillon. Et, si j'avais pu la traiter depuis le 3 janvier, je suis aussi assuré qu'on peut l'être en médecine, qu'elle aurait probablement guéri, avec des doses de quinine bien plus faibles que celles qui ont dû être administrées dans la suite.

Le second malade, âgé de 52 ans (voy. obs. XXXII), a eu, pendant huit jours, ce que je croyais être une fièvre synoque, compliquée d'embarras gastrique. Je reconnais mon erreur au moment où il est pris d'une hématurie des plus graves et où il offre tous les signes d'une mort imminente. Après un traitement vigoureux, je le considère comme sauvé, je diminue les doses de sel fébrifuge pour des raisons que je rapporterai plus tard, et il succombe dans un accès dont je n'avais pas pu, dès le début, pressentir la gravité. Cet homme, quoique étranger à notre ville, s'y était fixé depuis plus de deux ans et avait toujours joui d'une excellente santé. Quelques jours avant de tomber malade, il était allé à Biarritz et avait eu la singulière idée de rester, une grande partie d'une nuit (nuit d'hiver), sur le bord de la plage, quoique grelotant de froid et vêtu très-légèrement. Se trouvant indisposé depuis ce moment, il rentre à Pau, s'alite peu de jours après et ne devient gravement malade que huit jours après s'être alité, douze jours environ après avoir commis la grave imprudence dont je viens de parler.

La troisième malade, âgée d'une vingtaine d'années (voy. obs. LVII), succombe très-rapidement à la suite de couches, et je n'ai songé à l'infection palustre pendant la vie que pour en rejeter l'idée, tant cette forme me paraissait insolite. Ce n'est qu'après coup et longtemps après que j'ai songé à cette interprétation pour la rejeter de nouveau en rapprochant l'observation en question de l'observation XLVII.

Tels sont donc *les trois faits* les plus graves (en y comprenant celui de l'observation LVII) que j'ai pu recueillir durant la plus mauvaise de nos épidémies, et je demande s'il y a là de quoi concevoir de bien grandes alarmes, en sachant surtout qu'on a toujours un excellent remède à son service, pourvu qu'on s'attache à perfectionner le diagnostic.

Je dois dire en outre que, depuis plus d'une année, on avait travaillé sans interruption et qu'on travaillait encore à la canalisation de toutes les rues de la ville, pour l'établissement d'un vaste service hydraulique qui fait le plus grand honneur à notre administration municipale et dont nous recueillons aujourd'hui les bienfaits. Ces grands bouleversements de terrain, joints à ceux nécessités par la construction de plusieurs maisons particulières, peuvent donc nous expliquer, jusqu'à un certain point, cette fréquence inaccoutumée des affections palustres. J'ajouterai que l'hiver de 1865-66 a été remarquablement beau et que je n'ai pas observé, pour ma part, la moindre petite fièvre chez les étrangers que j'ai été appelé à traiter. Je me trompe pourtant; j'ai vu un cas de fièvre tierce des plus simples, quoique un peu rebelle, chez un négociant belge, âgé d'une cinquantaine d'années, qui était fixé à Pau depuis trois ans, et chez lequel j'ai obtenu d'ailleurs une guérison des plus parfaites. Ce seul cas m'offusquant pour l'honneur de mon pays, je m'informe auprès du malade et j'apprends qu'il a eu, il y a quelques années, à la Havane, une fièvre tierce *pernicieuse* qui avait failli lui coûter la vie. Je le demande encore, est-ce là un fait de nature à jeter de la défaveur sur notre climat?

Une remarque que je ne saurais omettre, c'est que la mortalité, du moins à Pau, n'a pas été plus forte cette année que les années précédentes, et je n'ai pas vu un seul étranger qui ait eu la moindre inquiétude au moment où ces fièvres apparaissaient chez les habitants du pays. C'est là une circonstance dont chacun peut s'assurer et qui prouve sans réplique que nos plus mauvaises épidémies ne sont pas bien meurtrières, puisque celle-ci est passée pour ainsi dire inaperçue. Qu'on tâche donc de retenir des étrangers riches et soucieux de leur santé dans une ville infectée d'une grave épidémie quelconque, choléra, diphthérite ou autre, qu'on leur prodigue de beaux discours et de bonnes paroles, pour leur prouver qu'ils ont grandement tort de ne pas exposer leur vie pour notre bon plaisir, et l'on verra le cas qu'ils feront de tous nos arguments! Je ne saurais donc donner de meilleure preuve en faveur de notre climat que cette quiétude parfaite de nos hôtes d'hiver, durant tout le cours de l'épidémie en question.

On me dira peut-être que je ne donne et ne puis donner ici que les résultats de ma propre pratique. Sans aucun doute; et je ne puis et ne veux que parler en mon nom. Mais, la mortalité n'ayant pas sensiblement augmenté, cela prouve que l'épidémie n'a pas été bien grave, ou que mes confrères ont traité leurs malades avec un égal succès. Je dois ajouter d'ailleurs qu'un certain nombre d'entre eux (j'entends parler ici surtout de ceux qui sont le plus opposés à mes idées médicales sur l'impaludisme) voient des fièvres typhoïdes là où je vois des affections palustres. Or, comme beaucoup d'entre eux croient à l'efficacité de la quinine dans la fièvre typhoïde (opinion

qui a été soutenue par de très-habiles médecins, et que pour ma part
je ne saurais partager), ils donnent de la quinine comme moi, quoique à de moindres doses. Comme d'un autre côté la plupart des affections palustres de notre pays cèdent à des doses modérées de ce
remède, il me paraît résulter de là qu'il ne doit pas y avoir, entre
leur pratique et la mienne, des résultats très-différents. Quant à la
question de la fièvre typhoïde, j'y reviendrai avec quelques détails,
à propos du diagnostic.

Je viens de dire que les cas graves d'affections paludéennes ne
sont pas aussi communs dans notre pays qu'on pourrait le supposer,
d'après une étude superficielle de mes propres recherches; j'ajoute
qu'on n'y contracte pas vite, même les formes les plus bénignes de
l'impaludisme. Il faut le plus souvent un séjour de plusieurs années
pour y ressentir une première atteinte, et l'action des miasmes palustres ne s'y fait ressentir qu'à la suite d'absorptions, pour ainsi
dire additionnées. Est-ce à dire qu'une personne étrangère à notre
pays ne puisse pas y contracter la fièvre ou telle autre affection palustre, après un séjour de quelques années ou même de quelques
mois? Je n'oserais pas assurément le garantir, et je serais même
étonné que cela n'arrivât pas de temps à autre. Mais, ce que je puis
affirmer par expérience, c'est que je n'ai pas vu *un seul fait* de fièvre
grave développée chez les familles étrangères, aujourd'hui assez
nombreuses, qu'il m'a été donné de soigner. Je n'ai vu jusqu'à ce
jour, depuis sept ans que je suis à Pau, qu'une seule famille payer
son tribut à notre climat; c'est la famille d'un médecin que je connais depuis son arrivée dans notre ville, en avril 1860. Ce n'est
qu'en août 1861 que le père, alors âgé de 41 ans, fut pris de quelques accès des plus simples de fièvre intermittente, accès qui se sont
reproduits les deux années suivantes, vers la fin de l'été et qui ont
cédé très-vite, comme les premiers, à des doses très-modérées de sulfate de quinine. *Deux autres membres* de la famille ont été atteints à leur
tour, le *premier* presque en même temps que le père en 1861, d'accès
forts et bien tranchés, mais sans gravité, le second beaucoup plus
tard, en 1863 et 1864, de fièvres irrégulières, incomplètes et mal
caractérisées comme fièvres, mais cédant avec une rapidité extrème
aux préparations de quinquina. On voit donc, par ce seul exemple
que j'ai pu recueillir, qu'il n'y a guère lieu de concevoir, sous notre
beau ciel, de bien vives inquiétudes.

Mais, chose qu'on trouvera peut-être surprenante, j'ai vu bon
nombre d'étrangers, et de tous les pays, venir se débarrasser à Pau
de fièvres ou d'affections palustres qu'ils avaient contractées ailleurs,
et j'ose revendiquer quelque part dans ces guérisons, nullement

homœopathiques. Ma position médicale, dans une ville en quelque sorte cosmopolite, m'a permis de faire, pour ainsi dire, l'étude comparée de la pyrétologie palustre et de quelques autres points de pathologie, étrangers à notre sujet. Or, je suis arrivé à cette conclusion qu'il n'y a que des différences de degré et non de nature, dans l'expression symptomatique de ces états paludiques. Dans tel pays, les fièvres franchement intermittentes prédominent, et ce ne sont pas les meilleures, dans tel autre ce sont les fièvres dites larvées, les états palustres *mal connus*, je n'ose plus aujourd'hui les appeler insidieux, parce qu'il me paraît très-possible de les reconnaître, si on se donne la peine de les étudier.

J'ai vu venir à Pau des états palustres importés des divers coins de la France, je dirai même de plusieurs points de l'Europe. Je n'entends pas dire que j'aie beaucoup vu de ces cas ; mais je suis bien sûr du moins qu'aucun de ces états morbides auxquels je fais allusion ici n'a été contracté à Pau. Ce n'est pas, en effet, chez les malades phthisiques que j'ai vu de ces cas, mais bien sur quelques-uns de leurs parents ou de leurs domestiques qui me consultaient en passant pour divers troubles, *non périodiques*, qu'ils éprouvaient depuis longtemps, ce qui ne les empêchait en aucune façon de prendre part à la vie commune ou de vaquer à leurs occupations. Or, dans la plupart de ces faits, dont je possède au moins une douzaine d'exemples, j'ai pu provoquer le retour complet à la santé par quelques doses de quinine. J'ai pu apprendre surtout, de la bouche de ces malades de circonstance, bien des renseignements que j'ignorais sur les fièvres paludiques de divers pays, sur leurs formes ordinaires, leur plus ou moins grande gravité, ainsi que sur leurs allures symptomatiques. Or, je le répète, je n'ai trouvé chez ces divers malades que la reproduction exacte des symptômes que j'observais chez les habitants de nos contrées. J'ajouterai même que la plupart de ces cas étaient remarquables par leur bénignité, quoique les états morbides que j'observais eussent pris parfois naissance dans des pays à fièvres pernicieuses fréquentes ; et cette circonstance s'explique par l'hygiène irréprochable du plus grand nombre de ces malades.

Quoique je n'aie pas la prétention d'avoir acquis, par ces seules données, des notions bien précises ou bien approfondies sur les affections palustres des divers pays, je crois en avoir appris assez néanmoins pour comprendre le rang de gravité qu'il convient d'assigner à nos propres affections climatériques. D'un autre côté, par mes excursions fréquentes dans divers points de notre département, par des relations directes avec un grand nombre de médecins des départements voisins et aussi par mes lectures, j'ai pu voir que dans une même zone un peu étendue, l'intoxication palustre variait de gravité d'une localité à une localité voisine. J'ai pu m'assurer par exemple qu'entre deux départements voisins, il y avait la même différence que j'ai déjà signalée entre les affections palustres des communes immédiatement limitrophes de notre Pont-Long et celles qui peuvent se développer dans un périmètre peu étendu, autour de notre ville.

Il y a une différence énorme, par exemple, entre les fièvres de Rochefort, d'Avignon ou de Montpellier, et celles des départements des Landes ou de la Gironde; il y a la même différence entre celles des Landes et des Basses-Pyrénées, entre les nôtres et celles du Gers, etc., etc. A défaut d'un travail d'ensemble qui n'est pas près de se faire, nous n'avons qu'un moyen (*approximatif*, il est vrai), d'apprécier le degré d'intensité de ces affections dans les divers pays ou les diverses circonscriptions d'un même pays, c'est de mesurer l'étendue des *marais* ou *des terres incultes* dans chacun de ces pays. Il nous sera facile de voir ainsi que, là où les véritables *marais* prédominent, l'impaludisme est le plus fort et le plus souvent dangereux, et qu'à défaut de *marais*, les *terres incultes* largement réparties sur un même pays, peuvent encore y développer bon nombre d'états morbides, moins rapidement graves, il est vrai, mais pouvant à la longue et par défaut de soins, entraîner, dans quelques cas, une réelle gravité. Or, c'est dans cette dernière catégorie que nous devons ranger les fièvres de notre pays, lesquelles, j'en ai la conviction, peuvent toutes guérir et guérir radicalement, quand elles sont reconnues à temps et traitées de bonne heure. Aussi, est-ce dans notre pays que la quinine est un médicament spécifique par excellence; c'est ici qu'on peut, grâce à ce précieux médicament, non-seulement faire de vrais miracles, mais, ce qui vaut mieux, les prévenir. Je ne pense pas qu'il existe un milieu plus favorable et plus encourageant en même temps pour l'étude des affections palustres.

J'ai déjà dit que j'avais soigné bien des malades ayant contracté leur mal dans diverses parties de la France, ce qui nous permettrait d'établir *à priori* qu'il doit y avoir une grande étendue de terrains marécageux ou sans culture. Or, cette vue théorique répond trop bien à la réalité des choses, pour que je ne songe pas à reproduire ici le tableau dont j'ai déjà parlé (1) et dont chaque médecin pourra faire son profit pour l'étude des affections palustres de son pays.

(1) Tardieu, *loc. cit.*, art. MARAIS.

TABLEAU PRÉSENTANT PAR DÉPARTEMENTS : 1o LA CONTENANCE DES MARAIS APPARTE-
NANT A L'ÉTAT, AUX COMMUNES, AUX PARTICULIERS ; 2o LA CONTENANCE DES LANDES
ET AUTRES TERRAINS INCULTES APPARTENANT AUX COMMUNES.

Numéros d'ordre.	DÉPARTEMENTS.	CONTENANCE DES MARAIS APPARTENANT			TOTAL.	CONTENANCE des landes et autres terrains incultes appartenant aux communes.
		à l'État.	aux communes.	aux particuliers.		
		hect. a. c.	hect. a. c.	hect. a. c.	hect. a. c.	hect. a. c.
1	Ain	52 80 »	772 » 85	760 04 74	1,584 85 59	34,970 45 18
2	Aisne	4 59 50	3,478 65 72	2,317 54 52	5,800 79 74	9,314 91 73
3	Allier	» » »	» 0 »	» 51 20	» 51 20	5,551 49 30
4	Alpes (Basses-)	» » »	» » »	» » »	» » »	140,317 46 73
5	Alpes (Hautes-)	» » »	23 29 13	909 84 36	933 13 49	197,473 83 84
6	Ardèche	» » »	» » »	» » »	» » »	18,822 48 49
7	Ardennes	» 3 50	59 69 96	8 44 47	68 17 93	8,188 67 45
8	Ariège	» » »	» » »	» » »	» » »	50,359 03 16
9	Aube	» » »	72 40 29	295 51 88	367 92 17	13,102 34 07
10	Aude	4,878 03 77	» » »	873 76 40	5,751 80 17	106,847 42 15
11	Aveyron	» » »	» » »	» » »	» » »	40,814 37 51
12	Bouches-du-Rhône	2 85 »	755 24 50	14,511 94 22	15,270 03 72	38,188 54 54
13	Calvados	» » »	33 56 11	337 15 20	370 71 31	973 35 69
14	Cantal	» » »	» » »	» » »	» » »	68,058 79 91
15	Charente	» » »	15 92 80	707 13 85	723 06 65	1,269 71 08
16	Charente-Inférieure	» » »	2,661 03 61	27,870 24 39	30,531 28 »	2,292 38 74
17	Cher	» » »	11 35 30	6 13 45	17 48 75	12,901 91 86
18	Corrèze	» » »	» » »	» » »	» » »	48,714 42 45
19	Corse	» » »	77 83 69	1,176 03 08	1,253 86 77	95,000 » »
20	Côte-d'Or	47 72 »	60 58 03	172 65 58	283 67 33	24,534 50 08
21	Côtes-du-Nord	» » »	8 03 52	36 81 10	64 84 62	14,903 02 18
22	Creuse	» » »	» » »	» » »	» » »	81,502 67 73
23	Dordogne	» » »	» » »	» » »	» » »	2,255 03 99
24	Doubs	» » »	728 78 47	1,049 25 98	1,778 04 45	63,276 36 39
25	Drôme	» » »	13 51 87	513 02 55	526 54 42	39,332 51 32
26	Eure	» » »	135 70 44	229 71 71	365 42 15	4,330 68 92
27	Eure-et-Loir	» » »	» » »	» » »	» » »	725 11 14
28	Finistère	» » »	77 31 »	242 73 60	320 04 60	4,590 69 31
29	Gard	» » »	2,432 » »	8,893 » »	11,325 » »	38,657 33 41
30	Garonne (Haute-)	» » »	» » »	» » »	» » »	21,830 78 55
31	Gers	» » »	» » »	» » »	» » »	1,199 85 56
32	Gironde	42 92 »	1,539 81 85	9,002 04 28	10,584 78 13	40,039 75 28
33	Hérault	21 54 48	469 30 01	3,760 55 04	4,251 36 53	168,158 94 37
34	Ille-et-Vilaine	» » »	262 55 »	502 47 »	765 02 »	12,680 02 07
35	Indre	2 40 »	40 49 80	27 78 58	28 30 78	12,566 73 41
36	Indre-et-Loire	» » »	104 83 39	161 28 16	266 11 55	7,846 69 81
37	Isère	» » »	1,559 60 30	3,721 82 95	5,281 43 25	120,933 57 30
38	Jura	» » »	149 87 52	98 40 54	248 28 03	53,201 37 61
39	Landes	» » »	5,776 97 53	7,965 22 83	13,742 20 36	227,470 47 67
40	Loir-et-Cher	» » »	33 23 95	313 94 58	347 18 53	2,706 81 30
41	Loire	» » »	» » »	3 70 50	3 70 50	8,889 22 23
42	Loire (Haute-)	» » »	» » »	» » »	» » »	35,037 34 11
43	Loire-Inférieure	» » »	7,741 57 92	11,756 80 41	19,498 38 33	6,288 16 94
44	Loiret	» » »	153 10 35	748 48 41	901 58 76	2,198 61 38
45	Lot	» » »	26 68 10	107 » »	123 68 10	7,185 80 61
46	Lot-et-Garonne	» » »	14 24 50	53 91 60	68 16 10	520 25 06
47	Lozère	» » »	» » »	» » »	» » »	51,828 01 65
48	Maine-et-Loire	» » »	195 91 27	1,024 63 84	1,220 55 11	5,589 98 84
49	Manche	» » »	7,523 12 71	122 32 70	7,645 45 41	13,996 16 61
50	Marne	» » »	1,503 06 88	2,331 15 15	3,834 22 03	8,973 90 25

CHAPITRE PREMIER.

TABLEAU (*Suite*).

Numéros d'ordre	DÉPARTEMENTS.	CONTENANCE DES MARAIS APPARTENANT			TOTAL.	CONTENANCE des landes et autres terrains incultes appartenant aux communes.
		à l'État.	aux communes.	aux particuliers		
		hect. a. c.	hect. a. c.	hect. a. c.	hect. a. c.	hect. a. c.
31	Marne (Haute-). . .	» » »	32 72 33	21 » 24	53 72 57	15,557 58 39
32	Mayenne.	» » »	» » »	20 69 28	20 69 28	1,179 81 60
33	Meurthe, ...	» » »	» » »	» » »	» » »	6,640 21 38
34	Meuse.	» » »	65 16 55	» » »	65 16 55	7,572 82 21
35	Morbihan. . . .	» » »	984 75 77	2,606 43 26	3,591 19 03	23,558 20 61
36	Moselle. . . .	» » »	» » »	» » »	» » »	4,713 62 92
37	Nièvre. . . .	» » »	2 99 65	11 90 34	14 98 99	5,011 90 62
38	Nord.	» » »	862 » »	674 20 »	1,536 20 »	1,688 63 35
39	Oise.	» » »	4,021 98 57	2,890 16 45	6,152 15 02	6,605 » 36
40	Orne.	» » »	398 50 47	» » »	398 50 47	3,257 61 67
41	Pas-de-Calais. .	» » »	2,417 » »	3,654 » »	6,071 » »	5,684 26 37
42	Puy-de-Dôme. .	» » »	» » »	» » »	» » »	76,494 07 23
43	Pyrénées (Basses-).	» » »	286 92 61	717 64 74	1,004 57 35	161,049 81 03
44	Pyrénées (Hautes).	» » »	179 12 73	21 41 23	200 53 96	136,800 99 59
45	Pyrénées-Orientales.	50 » »	97 » »	94 » »	241 » »	76,201 31 91
46	Rhin (Bas-). .	» » 1	23 77 85	51 15 20	74 93 05	12,659 81 55
47	Rhin (Haut-). .	» » »	35 57 46	6 76 08	42 33 54	25,913 32 06
48	Rhône. . . .	» » »	» » »	» » »	» » »	1,600 24 99
49	Saône (Haute-) .	» » »	» 54 »	28 07 »	28 61 »	13,576 64 46
50	Saône-et-Loire.	» » »	» » »	» » »	» » »	1,716 17 15
51	Sarthe. . . .	» » »	» » »	» » »	» » »	777 43 78
52	Seine. . . .	» » »	» » »	» » »	» » »	39 42 76
53	Seine-Inférieure. .	» » »	461 77 10	750 70 80	1,212 47 90	6,029 32 68
54	Seine-et-Marne. .	» » »	» » »	38 28 18	38 28 18	1,412 53 09
55	Seine-et-Oise. .	» » »	109 04 90	240 62 93	349 67 83	932 64 20
56	Sèvres (Deux-).	» » »	1,053 95 40	1,637 79 37	2,691 74 77	2,631 85 98
57	Somme. . . .	1 43 73	7,974 63 »	954 86 35	8,930 98 08	8,425 80 52
58	Tarn.	» » »	» » »	» » »	» » »	10,270 37 41
59	Tarn-et-Garonne.	» » »	» 32 59	12 62 53	12 95 12	1,089 82 38
60	Var.	» » »	» » »	» » »	» » »	37,206 82 21
61	Vaucluse. . .	» » »	195 79 87	77 61 50	273 41 37	24,426 65 00
62	Vendée. . . .	» » »	420 » »	3,741 » »	4,161 » »	2,792 28 76
63	Vienne. . . .	» » »	167 96 60	748 58 20	916 54 80	1,558 27 57
64	Vienne (Haute-) .	» » »	» » »	» 94 40	» 94 40	11,927 07 47
65	Vosges	1 37 80	120 85 08	100 92 03	228 14 91	28,813 » 62
66	Yonne.	» » »	» » »	80 86 80	80 86 80	6,864 48 96
	TOTAL. .	5,061 02 90	58,383 83 90	122,015 44 73	185,460 31 53	2,706,672 24 78

Le tableau précédent donne la contenance exacte *des marais et terres incultes* de la France, pour l'année 1860. Il nous permet de voir, en même temps, l'influence que joue la grande étendue 'de terrains incultes dans la production des affections palustres; car notre département, qui n'est que le *vingt-cinquième* sous le rapport de la superficie des marais, est le *quatrième* pour l'étendue des *terres in-*

cultes. C'est donc à ces dernières que nous devons sans doute la fréquence des états morbides de cette nature et nous ne pouvons attribuer leur *peu de gravité rapide ou immédiate* qu'à une faible extension des marais proprement dits.

Mais ce tableau nous offre encore quelques points instructifs qu'on me permettra de faire ressortir. Si on dresse en effet successivement la liste des départements : 1° d'après l'étendue des *terrains marécageux*; 2° d'après celle des *terrains incultes*, on obtient deux groupes entièrement distincts et qui offrent chacun leurs enseignements, dont quelques-uns pouvaient être prévus jusqu'à un certain point. Afin d'épargner cette recherche au lecteur, je donne ici ces deux groupes :

PREMIER GROUPE	DEUXIÈME GROUPE
établi par ordre décroissant d'après l'étendue des terrains marécageux.	établi par ordre décroissant d'après l'étendue des terres incultes.
1 Charente-Inférieure.	1 Landes.
2 Loire-Inférieure.	2 Hautes-Alpes.
3 Bouches-du-Rhône.	3 Hérault.
4 Landes.	4 Basses-Pyrénées.
5 Gard.	5 Basses-Alpes.
6 Gironde.	6 Hautes-Pyrénées.
7 Somme.	7 Isère.
8 Manche.	8 Aude.
9 Oise.	9 Corse.
10 Pas-de-Calais.	10 Creuse.
11 Aisne.	11 Puy-de-Dôme.
12 Aude.	12 Pyrénées-Orientales
13 Isère.	13 Cantal.
14 Hérault.	14 Doubs.
15 Vendée.	15 Jura.
16 Marne.	16 Lozère.
17 Morbihan.	17 Ariége.
18 Deux-Sèvres.	18 Corrèze.
19 Doubs.	19 Aveyron.
20 Ain.	20 Gironde.
21 Nord.	21 Drôme.
22 Corse.	22 Gard.
23 Maine-et-Loire.	23 Bouches-du-Rhône.
24 Seine-Inférieure.	24 Var.
25 Basses-Pyrénées.	25 Haute-Loire.
26 Hautes-Alpes.	26 Ain.
27 Vienne.	27 Vosges.
28 Loiret.	28 Haut-Rhin.

29 Charente.	29 Côte-d'Or.
30 Drôme.	30 Vaucluse.
31 Orne.	31 Morbihan.
32 Calvados.	32 Haute-Garonne.
33 Aube.	33 Ardèche.
34 Eure.	34 Haute-Marne.
35 Seine-et-Oise.	35 Côtes-du-Nord.
36 Loir-et-Cher.	36 Manche.
37 Finistère.	37 Haute-Saône.
38 Vaucluse.	38 Aube.
39 Indre-et-Loire.	39 Cher.
40 Jura.	40 Ille-et-Vilaine.
41 Pyrénées-Orientales.	41 Bas-Rhin.
42 Côte-d'Or.	42 Indre.
43 Vosges.	43 Haute-Vienne.
44 Hautes-Pyrénées.	44 Tarn.
45 Lot.	45 Aisne.
46 Yonne.	46 Marne.
47 Ille-et-Vilaine.	47 Loire.
48 Bas-Rhin.	48 Somme.
49 Ardennes.	49 Ardennes.
50 Lot-et-Garonne.	50 Indre-et-Loire.
51 Meuse.	51 Meuse.
52 Côtes-du-Nord.	52 Lot.
53 Haute-Marne.	53 Yonne.
54 Haut-Rhin.	54 Meurthe.
55 Seine-et-Marne.	55 Oise.
56 Haute-Saône.	56 Loire-Inférieure.
57 Indre.	57 Seine-Inférieure.
58 Mayenne.	58 Pas-de-Calais.
59 Cher.	59 Maine-et-Loire.
60 Nièvre.	60 Allier.
61 Tarn-et-Garonne.	61 Nièvre.
62 Loire.	62 Finistère.
63 Haute-Vienne.	63 Moselle.
64 Allier.	64 Eure.
65 Basses-Alpes.	65 Orne.
66 Ardèche.	66 Vendée.
67 Ariége.	67 Loir-et-Cher.
68 Aveyron.	68 Deux-Sèvres.
69 Cantal.	69 Charente-Inférieure.
70 Corrèze.	70 Dordogne.

PREMIER GROUPE		DEUXIÈME GROUPE	
établi par ordre décroissant d'après l'étendue des terrains marécageux.		établi par ordre décroissant d'après l'étendue des terres incultes.	
71	Creuse.	71	Loiret.
72	Dordogne.	72	Saône-et-Loire.
73	Eure-et-Loir.	73	Nord.
74	Haute-Garonne.	74	Rhône.
75	Gers.	75	Vienne.
76	Haute-Loire.	76	Seine-et-Marne.
77	Lozère.	77	Charente.
78	Meurthe.	78	Gers.
79	Moselle.	79	Mayenne.
80	Puy-de-Dôme.	80	Tarn-et-Garonne.
81	Rhône.	81	Calvados.
82	Saône-et-Loire.	82	Seine-et-Oise.
83	Sarthe.	83	Sarthe.
84	Seine.	84	Eure-et-Loir.
85	Tarn.	85	Lot-et-Garonne.
86	Var.	86	Seine.

Si nous partageons le *premier groupe* en trois séries, nous voyons que la *dernière*, correspond surtout aux pays de montagnes, et que *la première* suit exclusivement les frontières, surtout les frontières maritimes de la France. Les départements compris dans cette *première* série sont massés en trois groupes distincts, lesquels correspondent aux trois mers qui baignent la France. Il y a plus, c'est que les départements les plus marécageux sont situés, pour la plupart, sur l'embouchure de nos grandes rivières. Qu'on prenne, par exemple, une carte de France et qu'on place sur les vingt-neuf premiers départements leurs numéros d'ordre, d'après l'étendue des terres marécageuses, et l'on verra que le N° 1 correspond à l'*embouchure de la Charente*, le N° 2 à celle de *la Loire*, les N°s 3 et 5 à l'embouchure *du Rhône*, le N° 6 à celle de *la Gironde*. Le N° 4 qui désigne le département *des Landes*, ne correspond à aucune embouchure de rivière; mais, on sait que ce département, en grande partie constitué par des plaines sablonneuses excessivement étendues, n'a aucun cours d'eau principal qui déverse les eaux dans la mer, et que dans la saison pluvieuse, ces plaines sont couvertes de vastes flaques d'eau, ne pouvant disparaître que par une lente évaporation.

J'ai déjà dit que les départements de *cette première série* avoisinent les côtes maritimes de la France; or, un seul se trouve au centre, c'est le département *du Loiret*. A quoi peut tenir cette singulière exception? Elle s'explique, je crois, par la configuration du sol et surtout par le changement brusque de direction qu'affecte la Loire en ce point. Cette rivière, après avoir suivi les monts du Morvan, rencontre une pointe de collines dépendant du plateau d'Orléans, d'où, après avoir coulé du sud-est au nord-ouest, elle se dirige brusquement du nord-est au sud-ouest. Il doit résulter de cette configuration que le *pays*, compris dans l'angle ainsi formé par cette rivière, se trouve exposé à des inondations fréquentes qui ont dû donner lieu à la longue à la formation de marécages, et ce pays n'est autre que *la Sologne*, renommée par ses fièvres d'accès. C'est l'anatomie du sol qui rend compte de sa physiologie, pour employer le langage médical, ou plutôt de sa physiologie pathologique. Il semblerait, d'après cela, que le meilleur moyen d'assainir le pays, consisterait à construire une digue d'environ une vingtaine de lieues sur la rive gauche de la Loire, en-deçà et au delà de cet angle, qui a pour sommet la ville d'Orléans. Mais, je ne livrerai ce plan que sous toutes réserves; il faudrait bien d'autres études pour formuler un jugement définitif.

Quant au *deuxième groupe*, il nous fournit encore quelques données précieuses, surtout pour nous, habitants du Midi. Si nous le partageons en *trois séries*, comme le groupe précédent, nous voyons que *la première série* se compose presque exclusivement de départements méridionaux. Ainsi, une ligne allant de Niort à Mâcon, laisse au-dessous d'elle, *vingt-quatre départements* (en excluant la Corse) et seulement *cinq* au-dessus.

Ne pouvons-nous pas attribuer ce premier résultat à l'infériorité relative de l'agriculture dans le midi de la France? S'il reste en effet beaucoup de terres incultes dans un pays, cela me paraît tenir à un défaut d'activité ou d'initiative, non-seulement dans l'exécution proprement dite des travaux, mais encore dans la forte impulsion à donner aux progrès agricoles. Ce qui pallie un peu notre faute, sans l'excuser entièrement, c'est la difficulté plus grande des travaux dans les pays de montagnes que dans les pays de plaines; car, avec la meilleure volonté du monde, on ne saurait parvenir à cultiver les cimes des Alpes ou des Pyrénées. Mais une pareille difficulté ne devrait nullement nous détourner des études agricoles qui sont, dans notre pays du moins, l'apanage de quelques privilégiés et n'ont pas encore pénétré dans la masse des agriculteurs de profession. Il serait vivement à désirer que, dans chaque centre, il vînt à s'établir de vrais et solides agriculteurs, hommes théoriques et pratiques qui, tout en vivant de leurs conseils comme les avocats ou les médecins, parviendraient, sans aucun doute, à régénérer ou mieux à fonder l'industrie agricole dans notre beau pays.

Ce qui prouve bien que nous pouvons atteindre, sous ce rapport, et peut-être même dépasser la richesse agricole des départements du Nord, c'est que nous avons dans notre proximité quelques départements qui se trouvent dans *la seconde*, quelques-uns même dans *la troisième série du deuxième groupe* que nous étudions. Ainsi, le *Lot-et-Garonne* précède immédiatement le département *de la Seine*, qui est le dernier sur ce tableau. Je n'en voudrais pas conclure qu'il fût le premier département agricole de la France; mais il doit certainement ce rang à diverses industries, alimentées par l'agriculture du pays, telles que l'exploitation du chêne-liége, l'exportation de certains fruits et la fabrication des eaux-de-vie. C'est encore à l'industrie viticole, sans aucun doute, que quelques départements qui l'avoisinent doivent leur prospérité, et celle-ci explique à son tour la culture des terres relativement plus avancée dans ce pays que dans le nôtre.

En parlant du rôle si actif qu'exercent les terres marécageuses et incultes dans la production des fièvres d'accès, j'ai fait allusion à d'*autres influences*, moins énergiques peut-être, mais plus répandues, et capables, par conséquent, d'engendrer les mêmes affections. Pour bien apprécier ces influences, je rappellerai en quelques mots l'opinion la plus accréditée sur le mode par lequel s'effectuerait la viciation de l'air, dans le voisinage des marais proprement dits. On admet, je l'ai déjà dit, les dégagements de *certains miasmes* provenant de la putréfaction de détritus organiques et animaux, pure hypothèse, si l'on veut, mais hypothèse utile, en ce qu'elle nous fait comprendre au moins un mode possible d'infection. Cette hypothèse, reposant d'ailleurs sur une analogie étroite avec les conditions bien connues de la putréfaction à l'air libre, on comprend qu'elle ait rallié l'opinion de la plupart des médecins.

On admet donc que les marais deviennent nuisibles par suite de la *stagnation de l'eau* sur des matières organiques dont la transformation s'opère lentement au contact de l'air; on admet encore que, sous certaines influences météorologiques, l'influence solaire, par exemple, les produits résultant de cette décomposition, viennent à se dégager avec plus d'intensité et communiquent à l'air ambiant une action délétère qui se propage plus ou moins loin, suivant l'*activité des miasmes*, la *direction des vents*, la *configuration du sol*, etc. Et, ce qui donne raison à ces idées théoriques, c'est *qu'en livrant la terre à la culture* et en donnant aux cours d'eau un libre et facile écoulement, *on diminue* d'une façon notable et le nombre des malades et la gravité des affections qu'on observait auparavant.

Je dis qu'on *diminue* seulement, par ce moyen, le nombre des affections sans les faire disparaître, et je fonde une pareille assertion sur l'*expérience directe*, bien plutôt que sur les vues théoriques que j'exposerai bientôt et auxquelles je n'ai songé qu'après coup. Il m'est arrivé bien des fois, en effet, d'être appelé dans diverses localités de notre département où l'agriculture paie de mine, sans employer les méthodes raffinées de la science moderne, où l'on ne voit nulle part des flaques d'eau stagnante ni des terres incultes; néanmoins, j'y ai vu bon nombre de *fièvres ou autres affections palustres*, celles-ci me paraissant avoir partout les mêmes caractères. J'ai recueilli, dans ces conditions, deux faits qui m'ont beaucoup frappé entre tous et m'ont surtout servi à me défaire de ce préjugé si fort enraciné dans l'esprit des médecins et que je partageais avec tout le monde, préjugé qui nous porte à exclure le développement *possible* d'une affection palustre dans un pays non palustre. Je me bornerai à donner une simple mention de ces deux faits. — En mars ou avril 1864, je suis appelé, dans les Hautes-Pyrénées, à une quinzaine de kilomètres de Tarbes, près d'un malade qui habitait depuis longues années un de ces beaux villages situés sur la rive droite de l'Adour, dans une vaste plaine riche et bien cultivée et où on ne voit, dans une étendue de plusieurs lieues, que de magnifiques prairies parfaitement irriguées. Cette fois, je m'attends bien à ne pas voir un cas d'affection palustre, et justement je tombe sur un cas de *fièvre double tierce* parfaitement caractérisée, fièvre dont le sulfate de quinine a fait promptement justice. — Deux ans et demi plus tard, le 20 septembre 1866, j'ai occasion de revenir dans ce même village, où l'on me fait voir une jeune femme presque mourante d'une fièvre pernicieuse pseudo-continue des mieux caractérisées, selon moi, et ce qui me confirme dans ce diagnostic c'est que, d'après le rapport des parents, le mal aurait débuté par des accès fébriles, nettement intermittents, qu'un médecin avait essayé de combattre par le sulfate de quinine. N'observant pas d'amélioration marquée, ce que j'attribue, pour ma part, à trop de parcimonie dans l'administration de ce remède, notre confrère, en proie sans doute à une hésitation bien naturelle, avait renoncé, depuis quatre jours, à cette médication, croyant à une fièvre typhoïde dont je ne puis constater, de mon côté, d'autre caractère qu'un léger *sub-delirium*, signe nullement pathognomonique de la fièvre typhoïde. Cette jeune femme est morte deux jours après; mais j'ai su que les parents n'ont pas administré, selon mes prescriptions, le sel fébrifuge dont ils avaient grandement peur et auquel ils attribuaient l'aggravation récente du mal. Or, cette jeune femme venait de perdre son mari, pendant qu'elle se trouvait elle-même alitée, et d'après le récit des parents, l'affection avait suivi la même marche dans les deux cas. La femme avait environ 28 ans et le mari 35. Au moment où j'ai observé cette dernière malade, j'étais assurément bien fixé sur la possibilité de voir des affections palustres graves se développer dans des pays dépourvus de marais, d'eau croupissante ou de terres incultes; mais, comme l'opinion contraire règne encore en souveraine, et règnera trop longtemps, je le crains, j'ai cru devoir rapporter ces deux faits qui m'ont paru être très-probants, malgré la mort de cette dernière malade; car je trouve encore une nouvelle preuve dans cet événement fâcheux, que j'avais parfaitement prévu, en voyant le peu d'empressement des parents à accepter la médication que je proposais.

C'est encore là, pour le dire en passant, une cause puissante d'incrédulité de la part de plusieurs de mes confrères, qui me déclarent *systématique incurable*, en me voyant aux prises avec des *fièvres*, dans des cas sans fièvre ou sans intermittence, et dans un pays bien cultivé *en apparence*, aussi dépourvu de marais ou de flaques d'eau, que de terres incultes. Je comprends assurément ces critiques et ne saurais m'en plaindre, puisqu'on voit bien d'autres accusations porter à faux, avec les raisons les mieux fondées *en apparence*. Mais, je le répète encore, pour juger une question médicale, il ne faut pas s'arrêter à l'*écorce* des phénomènes, on doit aller au fond des choses et surtout ne jamais condamner sans l'entendre, même un prétendu systématique. Or, on verra que j'ai trouvé, pour la plupart de ces faits, sinon pour tous, une explication qui est en harmonie, j'en ai du moins la croyance, avec les idées reçues sur le mode de production des fièvres d'accès.

On me permettra, pour le démontrer, de faire une très-courte excursion dans le domaine de l'agriculture. D'après nos principaux agronomes, et j'en ai relu quelques-uns tout exprès, les labours n'auraient pas seulement pour effet de détruire les mauvaises herbes ou de mélanger plus intimement la terre au fumier; ils auraient en même temps cette conséquence importante, d'*aérer le sol*, c'est-à-dire d'incorporer de l'air dans les divers éléments du sol, de diviser la terre arable de manière à fournir de l'oxygène à la graine, cet élément indispensable à toute germination. C'est-là, je le répète, une sorte d'axiome parfaitement établi en agriculture, et il n'est pas besoin d'être un agronome consommé pour le comprendre. Cette aération du sol sert d'ailleurs à la décomposition des matières organiques que doit s'assimiler la jeune plante; c'est encore là un point non bien moins établi que le premier.

On peut voir déjà la conséquence qui découle de ces premières données, c'est qu'il se fait dans l'épaisseur même de la couche arable, et à une profondeur variable, un travail de décomposition analogue à celui qui a lieu à la surface des marais ou des terres incultes; la présence de l'*oxygène* étant indispensable pour opérer cette décomposition, on aurait pu d'ailleurs, et par ce seul fait, deviner la présence de l'air atmosphérique dans l'épaisseur même de la couche arable. Pour que les produits de cette décomposition ne fussent jamais nuisibles, il faudrait que ces produits, *presque en totalité*, fussent absorbés par les racines des plantes et il faudrait, pour cela, que l'agriculteur fût assez habile pour donner à la terre *toute la quantité* de matières organiques nécessaire au développement de ses cultures, et *rien que cette quantité*. Il faudrait en outre que cette matière organique fût tellement disposée dans le sol, que les produits de décomposition qui en résultent fussent en entier placés dans la sphère d'attraction des spongioles des plantes. C'est là un beau rêve assurément, le même que nous poursuivons tous en thérapeutique médicale, quand nous voulons donner à nos malades *tout ce qui convient* à leur état, *rien* que ce qui convient et à *des doses exactement* appropriées aux différents cas de la pratique. Sans vouloir faire injure aux agriculteurs, je doute qu'ils parviennent plus que nous à réaliser leur idéal. Sans doute, dans les terres bien ameublies et longtemps travaillées, ils forcent les plantes à absorber le plus possible de cette matière organique décomposée, ils pourront même réduire à une quantité inappréciable pour la santé du plus grand nombre d'hommes, cet excès de décomposition intérieure du sol. Mais vienne à passer quelqu'un, homme, femme ou enfant, *vraie sensitive* pour les miasmes palustres (et l'on voit malheureusement de ces sensitives parmi nous), et ce quelqu'un, tôt ou tard, contractera la fièvre palustre ou une affection de même nature, comme cet autre la contracte après un séjour plus ou moins prolongé dans un pays réellement marécageux. Et, si l'on vient à remuer la terre, à soulever en partie la couche arable par des labours périodiques, on conçoit très-bien que certains miasmes puissent se dégager dans l'air et influencer ainsi un plus ou moins grand nombre de personnes.

Que faut-il donc faire pour détruire cet excès de produits organiques ou du moins pour l'empêcher de nuire? Il s'agit de lessiver le sol, de filtrer la couche arable, de la laver, aussi bien en profondeur qu'en surface. Si l'on voulait exprimer d'une éponge les impuretés qu'elle contient, on ne se bornerait pas sans doute, après l'avoir enfouie dans le sol, à jeter un baquet d'eau à la surface. On pourrait tout au plus, par ce moyen, chasser les impuretés d'une petite face de l'éponge; mais, pour les expulser entièrement, toujours en supposant qu'on l'eût enfoncée dans le sol, on devrait ménager un tuyau ou une conduite quelconque, partant de la face profonde de l'éponge et aboutissant à l'air libre sur une partie plus déclive du sol, après avoir parcouru ce dernier, dans une étendue plus ou moins grande. Nous avons vu déjà que, pour empêcher les détritus superficiels du sol de devenir nuisibles, il suffisait de ménager aux eaux pluviales ou autres un écoulement facile, d'empêcher partout à la surface du sol la stagnation de l'eau, et c'est là déjà un mode considérable d'assainissement, assez coûteux néanmoins, puisque les eaux entraînent ainsi, hors du champ de culture, une foule de principes utiles au développement des plantes. Mais, pour filtrer *le sol*, pour lessiver la terre en profondeur, il faut, de toute nécessité, ménager à l'eau qui tombe à la surface une conduite plus ou moins profonde, il faut lui ménager une issue, comme pour l'éponge dont nous venons de parler. Or, c'est le *drainage* qui nous offre ce moyen, et dans cette lessive particulière du sol, il doit y avoir moins de perte pour le propriétaire, qu'il ne doit y en avoir par l'irrigation pure et simple. Tandis que celle-ci entraîne, dans le ruisseau voisin, une quantité notable de produits organiques ou minéraux utiles, le drainage les répartit plus uniformément dans le sol, augmente par là l'épaisseur de la couche arable, la rend plus meuble et plus facile à travailler, permet ainsi aux racines des plantes d'aller puiser plus loin la nourriture, qu'à défaut de drainage elles trouvent en trop dans un point et en moins dans un autre. Le drainage transforme donc en matériaux utiles des matériaux nuisibles et demeurés improductifs, faute d'une répartition uniforme. Faut-il s'étonner d'après cela de la fertilité plus grande qu'acquièrent les terres drainées, de la vigueur inaccoutumée qu'y prennent les plantes qu'on leur confie?

Cette explication d'ailleurs ne m'appartient pas, et c'est pour cette raison que j'y tiens; car je dois déclarer mon incompétence complète en fait d'agriculture : « *L'aération du sol*, dit M. Barral (1) dans un ouvrage des plus consciencieux et des plus complets, est certainement le but principal des travaux de culture. Augmenter cette aération est un moyen énergique d'accroître la prospérité du sol, de le mettre en état de produire plus avec une masse d'engrais suffisante. On avait la conviction que le drainage activait fortement l'introduction de l'air dans le sol, mais on n'en avait pas de preuve directe,

(1) *Drainage, irrigations, engrais liquides*, t. IV, p. 648 et suiv. Paris, 1860.

lorsqu'en 1855, M. Eugène Risler a donné de ce fait une démonstration ingénieuse...» Et plus loin, page 651 : « Les drains n'agissent donc pas seulement lorsqu'ils débitent de l'eau. On peut dire qu'il y a :

« *Aération* chaque fois qu'il tombe de la pluie, qui chasse devant elle *l'air corrompu* séjournant dans le sol;

« Écoulement de l'eau chaque fois que les pluies donnent une quantité de liquide qui dépasse la faculté d'absorption du sol;

« *Nouvelle aération* chaque fois que l'eau s'égouttant peu à peu, laisse des vides que l'air remplit pour être chassé de nouveau après une pluie. »

Ainsi se trouvent justifiées les quelques vues théoriques que je viens d'exposer, ainsi s'explique un mode particulier de développement des affections palustres dans un pays dépourvu de terres incultes ou marécageuses. Mais, avant d'aller plus loin, je tiens à constater que, longtemps avant de trouver une explication plausible, j'avais constaté par expérience *et admis comme certain* le fait même de la production de fièvres d'accès dans les conditions que je signale. Si je mentionne cette particularité, c'est qu'elle me paraît avoir une extrême importance en médecine pratique. Il arrive trop souvent qu'on rejette un fait par cela seul qu'on n'en trouve pas une explication suffisante, il arrive surtout qu'on le rejette dans les cas où il ne s'accompagne pas de phénomènes bien tranchés. Assurément, la constatation de deux ou trois accès fébriles bien accentués et franchement intermittents, à type tierce ou quarte fera naître à l'esprit de tout médecin l'idée d'une infection palustre; il suffit de regarder sa montre, dans n'importe quel pays du monde, pour formuler un pareil diagnostic. Mais les accès sont-ils peu accentués, le type indécis, etc., etc., on inclinera volontiers à rejeter ou même à nier résolûment l'existence d'une infection de cette nature, si on observe ces accès loin d'un pays à fièvres. Je suis loin de blâmer le doute et la réserve dans les cas de ce genre, surtout après une expérience un peu courte. Mais, si une longue et patiente observation nous a appris que ces accès fébriles mal caractérisés peuvent se rattacher et se rattachent souvent à la même origine que d'autres accès parfaitement tranchés, que les premiers guérissent aussi vite et aussi bien que les derniers par la même médication spécifique, je dis qu'on peut et qu'on doit, jusqu'à plus ample informé, rester dans le doute sur l'explication *théorique* de ces faits. Mais, au point de vue *pratique*, il faut se comporter comme si cette origine n'était douteuse pour personne et tenait d'une manière certaine, à une influence miasmatique. Ne sait-on pas que, pour résoudre certains problèmes, on est obligé parfois de supposer connu ce qui est en question? Or, c'est précisément ce que j'ai fait, en me guidant d'ailleurs sur des données thérapeutiques que j'exposerai plus loin (voy. *Traitement*). Je suis arrivé de la sorte, et par la seule expérience clinique, à constater d'une manière positive l'existence de nombreuses *affections palustres* dans certaines localités dépourvues du plus petit marécage.

Ce premier point bien établi, j'ai longtemps cherché l'explication d'une semblable anomalie, et je dois dire que cette explication m'a échappé pendant plusieurs années. Fallait-il nier ces affections palustres et reconnaître que je m'étais trompé? Je m'en serais bien gardé. Trop heureux d'avoir acquis une première certitude, sachant d'ailleurs que deux vérités ne sauraient se contredire, je me guidais sans cesse sur cette première solution pour arriver à une solution plus complète. C'est ainsi, je le répète, que je suis arrivé par degrés à l'explication précédente, et je crois cette dernière aussi fondée que celle admise par tous les médecins sur le mode d'infection produite par les miasmes palustres.

On devrait donc se borner, en médecine clinique, à ajourner simplement l'explication de faits inconnus et à bien constater en attendant les caractères qui les distinguent, on doit se garder surtout de les nier, par cela seul qu'ils ne s'expliquent qu'incomplétement ou qu'ils paraissent même se refuser à toute explication plausible. Autant vaudrait, pour un médecin légiste, nier la présence de l'arsenic dans un breuvage, par la raison qu'il n'aurait pas saisi le coupable sur le fait. Un jury de cour d'assises serait-il bien satisfait, aurait-il une haute idée d'un chimiste ou médecin s'il l'entendait argumenter de la façon que voici? « Oui, Messieurs, dirait cet Esculape, le corps simple que je vous présente et que j'ai extrait de ce breuvage est bien un corps métallique, qui possède tous les caractères distinctifs de l'arsenic. Il les a tous, entendez-vous bien, tous, sans exception, et n'a que ceux de l'arsenic. Et pourtant, je me garderais bien d'affirmer que ce fût de l'arsenic et vous m'allez comprendre. Pour que j'eusse toute certitude à cet égard, il eût fallu, en effet, que ce scélérat, avant de commettre son crime, eût eu la précaution de me confier un peu de son poison. C'est alors que je serais bien édifié! Ayant vu mettre l'arsenic dans le potage, le voyant boire et le trouvant après, j'ose croire que le plus incrédule d'entre vous aurait foi dans mes recherches. Souffrez donc, mes chers amis, que je fasse mes réserves, comme il convient à tout homme sage, jusqu'à ce que, mieux éclairé, je puisse diriger votre conscience. »

Je déclare que, malgré l'excellence d'un pareil raisonnement, je n'ai jamais voulu tenir ce langage, non-seulement en cour d'as-

sises, mais encore auprès de mes contradicteurs. Je me contentais
de leur dire ce que je voyais, de leur montrer souvent des affections
palustres qu'ils ne voulaient pas voir, et, en attendant, je guéris-
sais mes malades par le quinquina. Quant à l'origine de ces affections, je la cherchais toujours, sans la trouver à point nommé, et
aujourd'hui qu'il m'a été donné de compléter ou du moins d'accroître mes connaissances sur ce point, j'espère qu'ils voudront bien
se rendre tôt ou tard à l'évidence des faits.

Après avoir donné, en faveur de la pratique du drainage, des
raisons théoriques que je crois décisives, il me reste à fournir des
preuves expérimentales, seule sanction à donner en médecine, aux
meilleures raisons théoriques. Or, on me permettra de fournir, à
cet égard, quelques citations détaillées :

« Le drainage, dit M. Tardieu (1), présente un intérêt capital pour
l'hygiène publique. Il n'est plus aujourd'hui permis de mettre en
doute son action efficace sur l'assainissement de l'air, et de nombreuses
contrées en réclament les bienfaits. Nous citerons en première
ligne ces sols si insalubres, où l'on ne découvre aucune apparence d'eaux stagnantes, mais dont le sous-sol imperméable et très-
rapproché de la surface, retient une couche liquide qui occasionne
incesssament ces alternatives d'évaporation et de condensation si
fâcheuses pour la santé. De nombreux faits observés viennent à
l'appui de l'assertion que nous venons de présenter. M. Drouyn de
Lhuys rappelle dans un rapport à la Société d'agriculture de Melun
que M. Cuthbert Johnson, qui a parcouru l'Angleterre en tous sens
pendant quarante ans, a constaté que les opérations de dessèchement
(*drainage*) ont changé, pour ainsi dire, le climat de cette contrée;
que dans le district marécageux de Lincolnshire les brouillards ont
diminué des *neuf dixièmes* en intensité, et que la santé des habitants
s'en trouve beaucoup fortifiée. M. Barré de Saint-Venant rapporte
que « dans le district de Kelso, en Écosse, depuis l'exécution des
« travaux d'égouttage, *la fièvre* et *l'hydropisie*, qui formaient près de la
« moitié des maladies, ont presque entièrement disparu. »

« L'application du drainage a pris depuis quelques années, en Angleterre, une extension extrème. Les grands propriétaires et les fermiers surtout ont rivalisé d'ardeur pour assainir les terres; mais le
gouvernement a fait beaucoup aussi de son côté en obtenant des
Chambres une somme de 3 millions de livres sterling (75 millions
de francs) qui seront employés en prêts propres à favoriser l'exécution des travaux. En France, où nous comptons trop sur la bonté

(1) *Loc. cit.*, art. DRAINAGE, t. I, p. 738.

de notre climat et de notre sol, nous ne sommes pas aussi avancés
que nos voisins. Cependant les progrès, quoique lents, se font sentir,
et notre agriculture commence à profiter des bienfaits que réalise le
drainage au double point de vue de la richesse et de l'hygiène publiques. »

Pour confirmer ce premier témoignage, déjà si imposant par lui-
même, on voudra bien m'excuser de rapporter une longue citation
de Graves dont la juste autorité est connue de tous les médecins.
« Il est certain, dit-il (1), que l'extension de l'agriculture et *du drainage* produit sur la santé générale des effets très-remarquables, aussi
bien en Irlande que dans d'autres contrées; et j'ai moi-même bien
souvent constaté l'amélioration qui en est résultée dans l'état sanitaire du pays. Les fièvres d'accès étaient anciennement très-communes dans certains cantons marécageux voisins de Dublin; aussi à
l'époque où je faisais mes études médicales, il y avait certainement
dans les hôpitaux des cas plus ou moins nombreux de fièvre intermittente, mais aujourd'hui les bas-fonds du sol ont été drainés, et
les fièvres maremmatiques ont entièrement disparu. S'il était besoin
de donner ici la preuve de leur fréquence primitive, il me suffirait
sans doute de rappeler qu'après la découverte du sulfate de quinine
en France, les propriétés fébrifuges de cette substance ont été vérifiées en Irlande, avant de l'être dans aucune autre partie de la
Grande-Bretagne. Le Dr Baker et moi, nous avons alors publié les
tableaux d'un grand nombre de fièvres guéries par le nouveau médicament, et même, si je suis bien renseigné, la première dose de
sulfate de quinine administrée en Irlande, l'a été par moi à l'hôpital
de Drumcondra, qui est destiné aux fébricitants.

« Il est généralement admis aujourd'hui que le drainage améliore
considérablement la santé publique, et cette opinion a été récemment confirmée par les recherches de M. Chadwick sur les conditions sanitaires des populations ouvrières. Je vais vous lire quelques
passages de son travail :

« L'examen des différentes circonstances d'hygiène extérieure qui
« influent sur la santé générale, l'étude des maladies prédominantes
« dans un pays, démontrent que le drainage généralisé a une im-
« portance qu'on n'aurait certes jamais soupçonnée, sans ces re-
« cherches spéciales. Cette importance est rendue manifeste, soit par
« *les déplorables conséquences qu'entraîne la négligence de cette pratique,*
« *soit au contraire par l'augmentation des produits, par l'amélioration*

(1) *Leç. de clin. méd.*, trad. de M. Jaccoud, professeur agrégé à la
Faculté de médecine de Paris, t. I, p. 109.

« *des conditions de salubrité; partout où cette opération est convenablement*
« *exécutée.* En voici un exemple extrait d'un rapport de M. John
« Marshall le jeune, secrétaire de l'*Union* (1) dans l'île d'Ely :

« On sait que l'île d'Ely fut pendant longtemps dans un état vé-
« ritablement déplorable; dépourvue de tous moyens de drainage,
« elle était sans cesse inondée par les eaux des hautes-terres; aussi
« les parties basses ne présentaient dans toute leur étendue que de
« vastes étangs stagnants, dont les vapeurs étaient pour l'atmos-
« phère une source intarissable de miasmes pestilentiels; aujourd'hui,
« par suite d'améliorations successives qui se sont faites principale-
« ment pendant les cinquante dernières années, une métamorphose
« a eu lieu qui tient vraiment du prodige. Par leur labeur, leur ac-
« tivité et leur courage, les habitants ont transformé ces plaines dé-
« solées en de gracieux et fertiles paturages, et ils ont vu leurs tra-
« vaux récompensés par d'abondantes moissons. *Drainage, remblais,*
« *machines, murs de clôture, tout a été mis en œuvre ; on a réussi à donner*
« *au sol qui est aussi riche que celui du delta d'Egypte, la stabilité néces-*
« *saire, à rendre à l'atmosphère la pureté qui lui manquait.* Ces change-
« ments si considérables ont causé de grandes dépenses, mais ils ont
« été doublement profitables; car ils ont rendu à la culture bien du
« terrain perdu, tout en améliorant le reste, et ils ont heureusement
« modifié la santé de la population. L'importation des produits de
« la civilisation moderne a complétement transformé ce pays, autre-
« fois abandonné. Beaucoup a été fait déjà, et pourtant beaucoup
« reste à faire à la génération actuelle. Nous ne pouvons calculer
« exactement ce qu'a rapporté ici le drainage; mais en voyant des
« champs d'avoine et de blé là où ne poussaient naguère que les
« carex et les joncs, nous sommes bien certain qu'il a été l'origine
« d'une richesse considérable.

« En examinant le chiffre des baptêmes, des mariages et des morts
« qui ont eu lieu à Wisbeach de 1796 à 1826, je trouve que dans les
« trois périodes décennales, dont 1801, 1811 et 1821 ont été les
« années moyennes, les baptèmes et les morts ont présenté les pro-
« portions suivantes :

	Baptêmes.	Morts.	Population.	
De 1796 à 1805....	1,627	1,535	4,710	(1801)
De 1806 à 1815....	1,654	1,313	5,209	(1811)
De 1816 à 1825....	2,165	1,390	6,515	(1821)

(1) On donne en Angleterre le nom d'*Union* aux administrations de
bienfaisance qui étendent leur patronage sur un certain nombre de
communes.   (*Note du traducteur.*)

« Ainsi, dans la première période, la mortalité a été de 1 sur 31 ;
« elle est descendue dans la deuxième de 1 sur 40, et s'est abaissée
« dans la troisième à la proportion de 1 sur 47. Ce dernier rapport
« est au-dessous de la moyenne qu'a donnée pendant les deux der-
« nières années la mortalité du royaume entier (*Voyez le second rap-
« port du Registre général. p. 4, édit. in-folio*). Ces résultats montrent
« clairement que la mortalité a notablement diminué depuis un demi-
« siècle, et l'on ne peut douter que l'assainissement produit par le
« drainage ne soit la cause principale de cette amélioration. »

« Bien des parties de l'Angleterre, continue Graves, pourraient
« fournir des preuves du même genre. Les rapports statistiques
« dressés en Écosse par les officiers communaux permettent de con-
« stater que le drainage a eu dans presque tous les comtés des effets
« très-heureux sur la santé générale ; ces résultats sont signalés dans
« des notes spéciales ; Sudherland, commune de Rogart : « saine,
« drainage très-répandu. » Far : « pas de maladie prédominante,
« emploi du drainage. » Ross et Cromarty-Alness : « santé bonne,
« terrain sec, climat amélioré par le drainage. » Vous voyez par là
« que de tous les progrès faits en agriculture, le drainage est celui
« qui paraît le plus intimément lié à l'amélioration de l'état sanitaire.
« A propos d'une autre commune de la même contrée Kilmuir,
« Wester et Suddy, les notes donnent ces indications : « saine,
« grandes améliorations, c'est à peine si un arpent est resté dans son
« état primitif. » Rosmarkie : « saine, agriculture très-perfection-
« née. » Elgin : « New-Spynie : « santé satisfaisante, beaucoup de
« terrain gagné, beaucoup de drainage. » Alves : « bonne santé,
« terrain sec, on se sert quelquefois de bois pour faire les drains. »
« Bauff-Deckford : « population bien portante, qui vit longtemps ;
« drainage très-usité. » Kincardine-Fordoum : « drainage si abon-
« dant qu'il n'y a plus de marais, fièvres intermittentes autrefois
« communes, inconnues aujourd'hui. » Angus Carmylie : « état sa-
« nitaire amélioré par le drainage. » Kinross-Kinross : « fièvres
« d'accès très-fréquentes il y a soixante ans, à cause de la présence
« de marais. Il n'y en a plus maintenant. » Oswell : « la fièvre inter-
« mittente a disparu depuis que les terrains sont drainés. » Perth-
« Methven : « le Nord a été fort amélioré par le drainage. » Redgor-
« ton : « saine, pas de maladie prédominante ; le drainage et la
« culture ont fait disparaître la fièvre de marais. » Moneydie : « santé
« bonne, grandes améliorations par le drainage. » Abernyte : « de-
« puis que le pays a été drainé, la scrofule est rare et la fièvre
« d'accès inconnue. » Monzie : « état sanitaire satisfaisant, beaucoup
« de terrain rendu à la culture. » Auchterarder : « beaucoup de drai-

« nage, beaucoup de terrain reconquis, climat sain. » Muckhart :
« grands progrès en agriculture, plus de fièvres intermittentes. »,
« Muthill : « bonne santé, extension du drainage et de la culture. »,
« Et des renseignements analogues sont donnés sur tous les districts
« ruraux du pays.

  «De toutes les maladies que produisent les contrées marécageuses,
« la fièvre intermittente est la plus importante, et *son extinction est la*
« *plus saisissante, la plus éloquente de toutes les modifications causées par*
« *le drainage;* aussi la voyons-nous souvent mentionnée dans les notes
« précédentes.»

  Pour mettre enfin hors de doute l'amélioration sanitaire produite
par le drainage, nous rapporterons encore la citation suivante extraite
de l'ouvrage de M. Barral, auquel nous ferons de si larges emprunts :

  «Dès que les labours, dit-il (1), s'effectuent plus facilement dans
les champs, il en résulte, pour le cultivateur attaché aux durs travaux de la terre, un soulagement qui lui permet de mieux répartir
ses peines. Mais une telle influence, attribuée au drainage, peut difficilement s'évaluer. Il n'en est pas de même de l'action qu'exercerait
sur l'état sanitaire d'une contrée le drainage de toutes les terres humides. Si l'assainissement général d'un pays au sous-sol argileux,
au sous-sol imperméable, s'effectuait tout d'un coup, nul doute qu'on
n'éprouvât presque instantanément une très-sensible diminution dans
les maladies endémiques de la contrée. En France, en Belgique, en
Allemagne, le drainage des terres arables ne s'est pas encore eff.ctué
sur une assez vaste échelle pour qu'il ait été possible d'y observer
rien de semblable. Mais les soulagements obtenus des dessèchements
des marais ne peuvent laisser aucun doute sur ce que produirait,
dans toute l'Europe, le drainage méthodique du sol. Cependant, si
quelques incrédules pouvaient prétendre qu'il n'appartient pas à
l'homme de modifier d'une manière grave le milieu dans lequel il
vit, et que les maladies sont un fléau qui frappe nécessairement les
populations pour des causes placées en dehors du domaine physique, nous citerons les faits bien observés en Angleterre à l'aide
d'enquêtes plusieurs fois renouvelées, soit par les comités d'hygiène
publique, soit par les commissions médicales du droit des pauvres, etc. Dans ces enquêtes, entourées de toutes les garanties ima-
ginables de fidélité, et où ont été entendus les médecins les plus
distingués, des philanthropes, véritables amis du progrès et du bien-
être des masses, on trouve constatés les effets suivants :

(1) *Loc. cit.*, t. IV, p. 126.

« Plus de rareté dans les brouillards, qui sont à la fois moins nom-
« breux, moins élevés et moins denses;

« *Diminution considérable dans l'action des fièvres rémittentes et inter-*
« *mittentes ;*

« Disparition presque complète des rhumatismes, si fréquents dans
« les contrées humides ;

« Amélioration notable de la santé générale des populations ru-
« rales.

. . . .

. . . .

« Nous ne citerons qu'un seul exemple emprunté à M. Pearson,
qui donne le relevé suivant des cas de fièvres et de dysentérie, observés, à une année de distance, dans une partie du district de
Woolton, où des opérations de drainage avaient été exécutées sur
une grande étendue de terrains :

Mois.	Cas de fièvre et de dysentérie.	
	1847.	1848.
Juillet.	25	»
Août	30	2
Septembre.	17	7
Octobre	9	4
Novembre	9	3
Décembre	12	»
Totaux. . .	102	16

« *Rien n'est plus éloquent que de pareils chiffres,* » dit en terminant
M. Barral. Et en effet, à moins de supposer qu'elle ait été inventée
à plaisir, ce qui ne viendra jamais à l'esprit d'un homme raisonnable, je ne vois pas ce qu'on pourrait opposer à une pareille statistique, qui nous montre jusqu'à la dernière évidence l'importance
extrême du drainage au point de vue hygiénique.

Quoiqu'il ne m'appartienne pas de montrer l'excellence de cette
pratique au point de vue agricole, je ne crois pas néanmoins qu'il
soit tout à fait inutile de rapporter à cet égard l'avis d'hommes compétents. Car, s'il est prouvé que le drainage contribue tout à la fois
au maintien de la santé générale et à l'accroissement de la richesse
publique, il y aurait plus que de l'incurie, il y aurait négligence
coupable à ne pas en généraliser l'emploi. Or, après avoir fait voir,
par quelques exemples, que le drainage a pu, dans certains cas,
donner des bénéfices vraiment prodigieux, rendre par exemple dans
deux ou trois ans, une seule année même, tous les frais pécuniaires
qu'il a occasionnés, M. Barral ajoute (1) : « Nous venons de montrer

7

quels sont les résultats financiers que l'on peut attendre du drainage.
On peut admettre que les sommes dépensées ne rapportent pas moins
de 8 p. 100, qu'en moyenne la rente est de 15 p. 100 et qu'elle
s'élève très souvent à 25 p. 100 et même au delà. En outre, il y a
cent à parier contre un qu'on ne rencontrera pas d'échec, que le
drainage réussira, enfin qu'il produira au delà de 8 p. 100. Comme
les expériences extrêmement nombreuses faites en Angleterre démontrent que les effets du drainage ont duré vingt ans, et que
8 p. 100 représentent à la fois l'intérêt à 3 p. 100 et l'amortissement
du capital engagé, on voit que nulle affaire ne présente autant de
certitude que celle que nous conseillons aux propriétaires et aux
agriculteurs dont les terres sont dans les conditions que nous avons
indiquées. Cela est d'autant plus vrai, qu'au bout de vingt ans le
drainage paraît devoir continuer à produire pour ainsi dire indéfiniment les mêmes effets. Le propriétaire d'un fonds drainé demeure
donc, après vingt ans, possesseur d'un revenu de 8 p. 100 d'un capital dans l'avance duquel il est complétement rentré. »

On trouvera peut-être que de pareils documents ne devraient pas
figurer dans un travail de médecine, et il semble en effet au premier
abord que des moyennes financières se trouvent déplacées dans une
œuvre de pathologie pure. Mais, d'un autre côté, rien de ce qui peut
servir n'est nulle part déplacé, et les plus petits détails ont pour nous
de l'intérêt quand nous avons à cœur de voir se réaliser dans la pratique ce qui doit, dans notre conviction, constituer un vrai bonheur
public, ce qui doit faire en premier lieu le bonheur de notre propre
pays. Aussi, tout en me restreignant le plus possible dans le domaine
médical proprement dit, je crois devoir faire appel à des connaissances étrangères, pour aplanir certaines difficultés que j'ai éprouvées
comme médecin et que d'autres pourraient éprouver comme moi,
difficultés extrinsèques qui se présentent surtout dans le sujet qui
nous occupe.

Il ne suffit pas de savoir en effet que le drainage est indispensable
à l'assainissement d'une contrée, il faut encore s'attacher à ne pas
l'appliquer à la légère, à ne pas le compromettre par une exécution
vicieuse des travaux. Je sais bien qu'on peut se renseigner dans tous
les pays du monde et que, dans le nôtre en particulier, les bons
agriculteurs ne manquent pas et ceux-là ont tous drainé leurs terres.
Mais, ce qui manque ici surtout, ce sont les vulgarisateurs de la
science et de la pratique agricoles ; je n'en connais qu'un pour la vi-
ticulture, c'est M. Dejernon qui a publié récemment un livre sur *la*

(1) *Loc. cit.*, t. IV, p. 54.

Vigne, aussi remarquablement écrit que bien pensé. En attendant donc que pareille bonne fortune nous arrive pour l'agriculture, je ne crois pas pouvoir mieux faire que de signaler à mes confrères les difficultés de tout genre qui s'opposent à l'extension du drainage. Je m'adresse aux médecins surtout, parce que naturellement portés à favoriser tous les progrès, ils seront les premiers à profiter des bienfaits d'une pratique dont on leur aura démontré les bons effets; ils chercheront encore à user de la juste influence qu'ils exercent parmi leurs clients, pour vaincre l'inertie des uns et stimuler l'ardeur des autres. Qu'ils se rassurent d'ailleurs; je ne viens pas leur faire un cours complet de drainage et ne connais que trop mon insuffisance à cet égard. Aussi ne dirai-je pas un mot de cette question, sans recourir à mon bréviaire agricole, au meilleur livre assurément qui, de l'aveu des hommes spéciaux, ait été publié sur le drainage, à l'ouvrage tant de fois cité de M. Barral.

Cela posé, quels sont donc les principaux obstacles à la propagation du drainage?

Le premier et le plus fort de tous, celui que je crois devoir faire passer avant le défaut de ressources pécuniaires, c'est l'ignorance où se trouvent la plupart des agriculteurs des avantages de tout genre que cette pratique peut leur procurer. Des notions positives, théoriques ou autres, donnent seules la confiance, et la confiance est l'âme des entreprises aussi bien que du crédit. La plupart des hommes, même parmi les riches, n'aventurent leur argent qu'à bon escient; il faut aux uns l'exemple, aux autres la raison, et à quelques-uns l'instinct ou le génie rural, à quelques autres l'imagination, cette aventurière par excellence, qui veut se substituer à la raison et qui crée plus de mécomptes qu'elle ne fait naître d'enthousiasmes. Nous avons donc tous, sur chaque point, une instruction à compléter ou à acquérir, et chacun de nous l'acquiert à sa façon. Il s'est élevé de tout temps sans aucun doute, mais surtout à notre époque, des aspirations généreuses vers les progrès de l'instruction et notamment de l'instruction des masses. Mais peut-être les moyens employés n'ont-ils pas toujours été des plus heureux. C'est très-bien de dire à un villageois qu'il doit faire usage de son intelligence aussi bien que de ses bras et de lui apprendre à cultiver son esprit en même temps que son froment. Mais il me paraît mieux de lui en faciliter les moyens, de lui donner l'instruction à *peu de frais,* l'instruction des yeux avant celle des livres. Or, cette instruction première, la plus utile de toutes, ne se donne que par l'exemple. Vous ne persuaderez jamais à quelqu'un, ignorant la physique ou même la sachant, qu'il peut plonger sa main dans du métal fondu, sans se faire du mal. Invoquez l'expérience et la logique, usez même d'éloquence et exhibez tous vos auteurs, et comptez après cela les audacieux. Avec beaucoup moins de science et d'éloquence, avec moins d'érudition, vous ferez quelques adeptes et encore pas beaucoup, si vous plongez le premier la main dans la lave incandescente, si vous la retirez saine et sauve devant votre public.

Tel est le genre d'instruction, après l'alphabet bien entendu, que je voudrais voir donner à nos paysans. Vous voulez leur persuader que le drainage est bon, qu'il donne des profits : drainez vos terres et faites-les venir. Montrez-leur jusqu'au dernier centime ce que vous dépensez, laissez-les contrôler sans cesse votre dire, faites-leur voir un peu plus tard la récolte en herbe, la récolte en gerbes et la récolte en grains, montrez-leur toutes ces choses par comparaison avec une autre terre pareille non drainée, et vous aurez plus fait pour le drainage que M. Barral lui-même, quoiqu'il ait beaucoup fait. C'est ainsi qu'ont été convaincus les fermiers d'Angleterre ; c'est après une telle instruction qu'ils ont tous réclamé à l'envi le drainage pour leurs fermes.

Un autre obstacle à l'extension du drainage résulte de la connaissance de quelques insuccès auxquels il a donné lieu. Le mal se sachant toujours plus vite que le bien, on conçoit que la connaissance d'un échec puisse jeter de la défiance sur la meilleure innovation. Mais on peut se convaincre que la plupart de ces insuccès tiennent à une mauvaise direction ou à une exécution vicieuse des travaux; les fautes commises, et qui sont d'ailleurs parfaitement connues, peuvent donc servir à en éviter d'autres et ne doivent en aucune façon éloigner de l'emploi d'un moyen qui donne presque toujours les meilleurs résultats. Au reste, ces insuccès sont en bien petit nombre, comme le prouve le passage suivant :

« En réalité, dit M. Barral (1), les insuccès constatés sont restés limités à quelques dizaines d'hectares, sur 900,000 hectares drainés en Angleterre et 110,000 hectares drainés en France à la fin de 1859. » Ces insuccès ne prouvent qu'une chose, c'est que, pour se montrer efficace, au double point de vue de l'hygiène et de l'agriculture, le drainage doit être bien fait, que le nombre, le calibre, la direction et la profondeur des drains doivent varier suivant diverses circonstances et que ces dernières ne peuvent être bien appréciées que par des hommes spéciaux, habitués à de semblables travaux, ou du moins à la direction de ces travaux.

D'autre part le drainage est coûteux, il exige, toujours d'après

(1) T. IV, p. 770.

notre auteur, une dépense moyenne de 200 à 300 francs par hectare, et l'on ne doit guère s'étonner que cette pratique se propage avec lenteur, les uns n'osant pas aventurer pareille somme, les autres ne le pouvant pas, du moins avec leurs ressources personnelles. Mais ce que beaucoup d'entre eux ne savent pas, c'est que tout propriétaire qui veut drainer ses terres peut contracter, à cet effet, un emprunt au Crédit Foncier, emprunt à longue échéance (25 ans) et dont il peut se libérer par anticipation; que les plus grandes garanties sont offertes à l'emprunteur pour la bonne exécution des travaux, et que notamment ces derniers doivent se faire sous la surveillance d'un ingénieur de l'État.

Je crois faire chose utile en rapportant ici les derniers articles d'un *décret portant règlement d'administration publique pour l'exécution des lois des 17 juillet 1856 et 28 mai 1858, en ce qui touche les prêts destinés à faciliter les opérations de drainage* (1).

TITRE Ier. — FORME ET INSTRUCTION DES DEMANDES DE PRÊTS.

ARE. 1er. — Tout propriétaire qui veut obtenir un prêt, par application des lois des 17 juillet 1856 et 28 mai 1858, adresse sa demande au ministre de l'agriculture, du commerce et des travaux publics.

Cette demande énonce :

1° La somme qu'il veut emprunter, et, s'il y a lieu, celle pour laquelle il entend concourir à la dépense ;

2° Les noms et prénoms des fermiers ou colons partiaires.

Il y est joint un extrait de la matrice et du plan cadastral, avec indication de la situation et de l'étendue des terrains à drainer.

ART. 2. — Les demandes de prêt, avec les pièces à l'appui, sont soumises à une commission formée près du ministre de l'agriculture, du commerce et des travaux publics, sous le titre de *Commission supérieure du drainage*.

Les membres de cette commission sont nommés par le ministre.

ART. 3. — Après la délibération de la commission, la demande de prêt est renvoyée, s'il y a lieu, à l'ingénieur chargé du service hydraulique dans le département de la situation des biens.

Dans la quinzaine qui suit l'envoi, l'ingénieur visite les terrains à drainer, procède aux opérations et vérifications nécessaires pour apprécier l'utilité de l'entreprise projetée, et donne son avis sur l'admissibilité de la demande de prêt.

Son rapport est adressé au préfet, qui le transmet, dans les dix jours, avec ses propositions, au Ministre de l'agriculture, du commerce et des travaux publics.

(1) Voir Barral, t. IV, p. 197 et suiv.

Art. 4. — Le ministre adresse, s'il y a lieu, les pièces à la Société du Crédit Foncier de France, afin qu'elle vérifie les titres de propriété et la situation hypothécaire du demandeur.

Si la Société juge que les garanties offertes par le demandeur sont suffisantes, le Ministre statue, après avis de la commission supérieure.

L'arrêté du Ministre, qui autorise le prêt, en détermine les conditions générales, et notamment les délais dans lesquels les travaux devront être commencés et achevés.

Art. 5. — Si la demande de prêt est formée par un syndicat, cette demande doit contenir, outre les indications prescrites par l'article 1er du présent règlement, la délibération des intéressés qui donne au syndicat pouvoir de contracter un emprunt soumis aux dispositions des lois des 17 juillet 1856 et 28 mai 1858.

Cette demande est inscrite comme il est dit aux articles 2, 3 et 4.

TITRE II.—CONDITIONS DES PRÊTS ET SURVEILLANCE DE L'ADMINISTRATION
SUR L'EXÉCUTION DES TRAVAUX.

Art. 6. — Les fonds prêtés ne peuvent être employés qu'aux travaux de drainage ; le Crédit Foncier doit s'assurer qu'ils reçoivent leur destination.

Art. 7. — Les travaux sont exécutés par l'emprunteur, sous la surveillance de l'administration.

Le montant du prêt est remis à l'emprunteur par à-compte successifs, aux époques fixées, et proportionnellement au degré d'avancement des travaux, constaté par l'ingénieur chargé de la surveillance, de manière que le solde ne soit versé qu'après leur exécution complète.

Art. 8. — L'ingénieur doit refuser le certificat nécessaire à l'emprunteur pour toucher tout ou partie du prêt, si les travaux sont mal exécutés.

En cas de réclamation contre le refus de l'ingénieur, il est statué par le préfet, qui suspend provisoirement, s'il y a lieu, le payement des termes de l'emprunt.

Si les travaux sont interrompus sans que l'emprunteur ait remboursé, le préfet peut autoriser la Société du Crédit Foncier à faire exécuter, en son lieu et place, les travaux nécessaires pour rendre productive la dépense déjà faite, jusqu'à concurrence des sommes à verser pour compléter le prêt.

Le tout sans préjudice des actions à intenter par la Société du Crédit Foncier devant les tribunaux civils, à raison de l'inexécution du contrat.

Art. 9. — L'entretien des travaux du drainage reste soumis au contrôle du Crédit Foncier, jusqu'à l'entière libération de l'emprunteur.

TITRE III. — DISPOSITIONS GÉNÉRALES.

Art. 10. — Le département de l'agriculture, du commerce et des travaux publics supporte les frais de l'instruction administrative des demandes de prêts et de surveillance des travaux.

Les frais de l'expertise mentionnée dans l'article 6 de la loi du 17 juillet 1856, ceux de l'acte de prêt, de l'inscription du privilége de l'hypothèque supplémentaire, dans le cas où elle a été requise ; enfin, le coût des main-levées et de la quittance sont seuls à la charge de l'emprunteur.

Le montant en est recouvré par le Crédit Foncier, dans le cas où il en aurait fait l'avance.

Art. 11. — Nos Ministres secrétaires d'État aux départements de l'agriculture, du commerce, des travaux publics et des finances sont chargés, chacun en ce qui le concerne, de l'exécution du présent décret.

Fait à Biarritz, le 23 septembre 1858.

NAPOLÉON.

Par l'Empereur :

Le Ministre secrétaire d'État au département de
l'agriculture, du commerce et des travaux publics.

E. Rouher.

L'article 10 du présent décret se rapportant à *l'article 6 de la loi du 17 juillet 1856*, je crois devoir aussi rapporter ce dernier article.

Art. 6. — Le Trésor public, les syndicats, les prêteurs et les entrepreneurs n'acquièrent le privilége (1) que sous la condition d'avoir préalablement fait dresser un procès-verbal, à l'effet de constater l'état de chacun des terrains à drainer, relativement aux travaux de drainage projetés, d'en déterminer le périmètre et d'en estimer la valeur actuelle d'après les produits.

Lorsqu'il s'agit d'un prêt demandé au Trésor public, le procès-verbal est dressé par un ingénieur ou un homme de l'art commis par le préfet, assisté d'un expert désigné par le juge de paix ; s'il y a désaccord entre l'ingénieur et l'expert, celui-ci fait consigner ses observations dans le procès-verbal.

Dans les autres cas, le procès-verbal est dressé par un expert désigné par le juge de paix du canton où sont situés les biens.

Les entrepreneurs qui ont exécuté des travaux pour des propriétaires non constitués en syndicat doivent, de plus, faire vérifier la valeur de leurs travaux, dans les deux mois de leur exécution, par un expert désigné par le juge de paix. Le montant du privilége ne peut excéder la valeur constatée par ce second procès-verbal.

(1) Le privilége auquel la loi fait allusion, prend rang immédiatement après celui des contributions publiques.

Je n'entends nullement, en rapportant ces divers articles, traiter de la législation relative au drainage, je n'entends pas davantage traiter à fond ce dernier point de la science agricole. Je n'ignore pas combien je suis loin en apparence de la question médicale qui m'occupe, et pourtant je ne pense pas qu'aucun homme pratique me reproche jamais de pareilles digressions qui se lient intimement à la question médicale. Tous ces détails sont parfaitement inutiles pour une contrée véritablement agricole; mais ils me paraissent indispensables à donner pour un pays comme le nôtre où, d'une manière générale, l'agriculture est presque dans l'enfance. Or, préconiser le drainage, sans montrer les écueils où peut conduire une application intempestive de ce merveilleux moyen de progrès, sans montrer surtout aux hommes de bonne volonté la marche à suivre pour atteindre le but, c'est se condamner d'avance à faire œuvre entièrement stérile, c'est se payer d'utopies et jeter du discrédit sur la méthode qu'on veut exalter. Le drainage n'est pas seulement une excellente opération agricole, il constitue encore, je crois l'avoir prouvé, *le meilleur de nos moyens thérapeutiques préventifs*, et, à ce dernier titre, il rentre dans le domaine médical. Je puis donc comme médecin, et sans faire un hors-d'œuvre, indiquer sommairement à mes confrères, sinon la meilleure manière de l'employer, ce qu'il ne m'appartient pas de dire, du moins la marche à suivre pour le faire exécuter en bonnes règles par des hommes compétents.

Il est regrettable sans doute, et je n'exprime pas seulement ici une opinion personnelle, que toutes ces lenteurs administratives portent une nouvelle entrave à la propagation du drainage, et il est à croire que les hommes vraiment soucieux du bien-être général chercheront de plus en plus à aplanir les difficultés et les obstacles. Mais, en attendant que les concessions de prêts puissent s'accorder avec toute la célérité désirable, pourquoi les propriétaires, habitués par état à une patience autrement grande et pour des choses indépendantes de tout pouvoir humain, ne sauraient-ils pas s'accommoder de ces lenteurs? Ils le feraient sans doute s'ils étaient mieux pénétrés de l'importance du drainage, s'ils avaient surtout à leurs côtés des hommes, non pas seulement instruits pour eux-mêmes, mais des hommes, officiels ou non, rompus à toutes les difficultés de la pratique et jouissant de cette autorité que donnent l'enseignement oral ou écrit, l'éclat des travaux personnels, et par dessus tout la fortune acquise par leurs conceptions agricoles.

Un autre vice, que je me permettrai de signaler dans la législation actuelle sur le drainage, consiste dans l'idée avantageuse qu'elle se fait de tous les cultivateurs de France. La loi suppose en effet le

propriétaire instruit, quand elle lui demande l'étendue et la situation des terres qu'*il veut drainer*. Car, tout homme sensé ne veut
drainer *que les terres susceptibles d'être drainées*, et, s'il ne connaît
pas *les indications du drainage*, s'il ne sait pas distinguer les terres
qui réclament cette amélioration de celles qui n'en ont aucun besoin, le voilà arrêté du premier coup par une question insoluble,
par une difficulté autrement grande que celle qui résulte de l'insuffisance des ressources pécuniaires. Il ne peut que se trouver flatté
d'être jugé si favorablement; mais, une fois son amour-propre
satisfait, il serait peut-être plus aise d'avoir été pris pour ce qu'il
est, pour un homme de bonne volonté sans doute, mais n'ayant pas
la science infuse, ne pouvant pas deviner, à lui tout seul, ce que
plusieurs savants ont fini par trouver, après bien de la peine et bien
du temps perdu. Avant donc de savoir si le gouvernement dont il
voit les bonnes dispositions, veut lui prêter certaine somme, il voudrait pouvoir lui demander si cette somme lui est utile. En voyant
surtout qu'il doit toujours en venir à déranger un ingénieur, il
voudrait pouvoir le déranger plus tôt et lui demander bien vite si tel
champ a ou non besoin d'être drainé; il serait surtout séduit par la
simplicité de ce moyen, en songeant qu'il épargnerait ainsi bien de
la besogne aux Messieurs de Paris. Et, comme il ne se lasserait jamais d'émettre quelque vœu, il aimerait bien mieux trouver, dans
le même homme, l'ingénieur et l'agronome réunis. Un élève de
Grignon qu'on lui prêterait pour quelques jours ferait bien mieux
son affaire, pourvu qu'il fût instruit, bien et dûment garanti par
brevets et parchemins. Il y aurait tout profit pour ce bon cultivateur et tout agrément pour cet élève, fût-il même lauréat, à ce que
l'État, chaque année, fît visiter par ce dernier nos contrées les plus
deshéritées.

Pour en finir avec cette question accessoire, je transcrirai ici,
d'après M. Barral (1), les signes extérieurs qui révèlent le besoin
de drainage :

« L'aspect du sol, dit-il, après les pluies ou pendant les grandes
chaleurs, le mode de culture et la nature de la végétation, sont des
caractères très-nets, à l'aide desquels il est facile de reconnaître si
un champ a besoin d'être drainé.

« Partout où, quelques heures après la pluie, on aperçoit de l'eau
qui séjourne dans les sillons;

« Partout où la terre est forte, grasse, où elle s'attache aux sou-
liers, où le pied, soit des hommes, soit des chevaux, laisse après son

(1) T. I, p. 109 et suiv.

passage des cavités dans lesquelles l'eau demeure comme dans de petites citernes;

« Partout où le bétail ne peut pénétrer après un temps pluvieux sans enfoncer dans une sorte de boue;

« Partout où le soleil forme sur la terre une croûte dure, légèrement fendillée, resserrant comme dans un étau les racines des plantes;

« Partout où l'on voit les dépressions du terrain notablement plus humides que le reste des pièces, trois ou quatre jours après les pluies;

« Partout où un bâton enfoncé dans le sol à une profondeur de 40 à 50 centimètres, forme un trou qui ressemble à une sorte de puits, au fond duquel l'eau stagnante s'aperçoit;

« Partout où la tradition a consacré comme avantageux l'usage de la culture en billons;

« On peut affirmer que le drainage produira de bons effets.

« Que l'eau soit stagnante à la surface après les pluies, ou bien qu'elle sourde du fond, du dessous, comme disent les cultivateurs, on doit regarder le drainage comme une des plus importantes améliorations foncières qu'on puisse exécuter.

« Dans tous ces cas, la végétation ne peut s'accomplir avec facilité; les récoltes sont maigres, souvent nulles, et des plantes spéciales, qui ont trouvé ces sortes de terres hospitalières, les signalent spontanément aux yeux du visiteur exercé. La prèle, le liseron des champs, les renoncules, les joncs, les laiches, les oseilles, le colchique d'automne, sont maîtres des champs humides ou frais, et très-souvent en chassent presque toute récolte productive; les sarclages ne peuvent les faire disparaître, mais le drainage leur ôtera l'humidité permanente nécessaire à leur existence. »

Si ces indices viennent à se rencontrer dans un pays de plaine, cela ne doit exclure en rien l'idée du drainage; car la pente des drains exige un *minimum* de 0,001 millimètre, et une moyenne de 3 millimètres par mètre (1), et si le terrain à drainer n'offre pas cette pente avec un écoulement facile de l'eau dans les fossés voisins, on peut encore pratiquer le drainage vertical ou le drainage ordinaire au moyen de puisards faciles à établir.

Quant à l'étendue des terrains à drainer, voici ce que dit notre auteur (2) :

(1) « La pente moyenne par mètre s'obtient en divisant la différence du niveau entre le point de départ et le point d'arrivée par la longueur qui sépare ces deux points. » BARRAL, t. II, p. 46.

(2) BARRAL, t. I, p. 105.

« Nous allons essayer une approximation en masse pour toute la France, en prévenant bien que nous pensons qu'il faudrait aller de champ en champ pour décider si le drainage de telle ou telle pièce doit être fructueusement entrepris. Notre but est seulement de déterminer la limite inférieure du nombre d'hectares qui, en France, pourraient recevoir cette amélioration foncière. De cette détermination résultera la démonstration de l'importance de la question du drainage pour notre pays.

« D'après les illustres auteurs de la carte géologique de France, MM. Dufrénoy et Élie de Beaumont, le sol de la France se partage ainsi :

	Hectares.
Terrain primitif...............	10,400,000
Terrains de transition........	5,200,000
Porphyres....................	222,000
Terrains carbonifères........	238,000
Terrains triasique et pénéen.	2,600,000
Terrain jurassique...........	10,400,000
Terrains crétacés............	6,400,000
Terrains tertiaires...........	15,500,000
Roches volcaniques..........	520,000
Terrains d'alluvion..........	520,000
Total........	52,000,000

« On peut dire en thèse générale :

« 1° Que les terrains primitifs, les terrains de transition, les porphyres, les terrains triasique et pénéen, les roches volcaniques sont de nature imperméable.

« 2° Que les terrains tertiaires sont en majorité imperméables ;

« 3° Que le terrain jurassique et les terrains crétacés sont en majorité perméables ;

« 4° Que les terrains carbonifères et les terrains d'alluvion sont de nature perméable.

« De là on conclut :

	Hectares.
Terrains qui, par leur nature géologique, sont susceptibles d'être drainés........	34,542,000
Terrains qui, par leur nature géologique, ne sont pas susceptibles d'être drainés..	17,458,000
Total..........	52,000,000

« Mais on sait, d'après les statistiques officielles, que, sur ces 52,000,000 d'hectares, il y en a seulement 30,000,000 en terres labourables et en prés, et que les 22,000,000 restants sont en bois, vignes, landes, rivières, etc. Il est certain que ces derniers terrains se trouvent en plus grande quantité parmi ceux de la première classe, de nature imperméable; mais ils n'y sont pas en totalité. Cependant admettons que nous devions les retrancher en entier de cette première classe, il nous restera, en nombres ronds, 12,000,000 d'hectares de terre qui doivent, en France, recevoir le bienfait du drainage, soit 20 pour 100 de la surface totale, et ce chiffre est certainement une limite inférieure. »

Je crois en avoir dit assez, sinon pour apprendre à quelques-uns de mes confrères la question du drainage que je ne sais pas moi-même, du moins pour leur épargner l'ennui de ces renseignements préliminaires que nécessite toute entreprise de ce genre. J'aurais peut-être pu, après m'être pénétré du sujet qui nous occupe, leur donner ces détails sous une forme plus concise; mais, j'ai mieux aimé recourir à de longues citations plutôt que de laisser supposer une fausse interprétation de ma part, et j'ai puisé toutes ces citations dans un auteur qui les résume tous, et passe, à juste titre, pour la première autorité en France, en fait de drainage.

On voudra bien m'excuser de m'être étendu si longuement sur l'étiologie des affections palustres et sur les conséquences qui en découlent. Celles-ci ont une importance telle, en effet, et beaucoup d'autres l'ont dit avant moi, qu'il est donné à l'homme de se soustraire entièrement à cette cause de destruction. Il nous est permis d'espérer que les médecins du xxve siècle ne connaîtront l'intoxication palustre que de nom, comme nous connaissons les pestes meurtrières du moyen âge par les seuls documents historiques. A beaucoup de nous qui vivons aujourd'hui, il sera peut-être donné, comme à l'illustre Graves, que j'ai déjà cité, de voir ces affections disparaître de notre beau pays, et, si nous devons jamais assister à l'accomplissement de nos vœux, ce ne peut-être qu'en unissant nos efforts dans le présent comme dans l'avenir, qu'en tenant toujours à honneur de compter, comme médecins, au premier rang des hommes de progrès.

A côté de cette grande question d'étiologie, et pour ne pas perdre de vue le terrain plus humble, mais toujours sûr, de la pratique journalière, je dois dire quelques mots de l'étiologie secondaire des affections palustres, de ces causes occasionnelles qui font naître ou revenir la fièvre chez un sujet prédisposé. Quoiqu'on ait fait, avant moi, beaucoup de remarques que je vais exposer, je dois prévenir toutefois que je n'entends relater ici que mes impressions personnelles, celles qui résultent de ma propre expérience.

Je n'ai rien de particulier à dire relativement à l'âge ou au sexe, si ce n'est que tout individu, homme, femme ou enfant peut contracter une affection palustre et que celle-ci peut se montrer à tous les âges, à l'extrême vieillesse et même pendant la vie intra-utérine. J'ai vu, vers la fin de 1863, une vieille femme de 91 ans contracter une fièvre double-tierce bien reconnaissable, parfaitement caractérisée surtout après l'administration de quelques doses de sulfate de quinine. La fièvre a parfaitement disparu par l'emploi soutenu du sel fébrifuge, et notre malade a pu goûter quelques semaines de bien-être. Mais les fonctions digestives restant languissantes, comme elles doivent l'être à cet âge, la mort est survenue deux mois environ après la première invasion du mal, véritable mort par inanition et non par affection palustre. J'ai vu bien d'autres vieillards moins âgés et chez lesquels un traitement convenable a amené une guérison aussi radicale qu'aux autres âges de la vie. J'ai eu le bonheur de compter parmi ces derniers ma grand'-mère qui vit encore et qui est très-bien portante, après avoir été prise, il y a quatre ans, à sa 77ᵉ année, d'une affection palustre comateuse, précédée de quelques mouvements fébriles irréguliers. Le coma, attaqué de bonne heure et vigoureusement, ne dura qu'un jour et fut combattu par le sulfate de quinine, à la dose de 0,75 centigrammes et 1 gramme par jour, dose donnée pendant plusieurs jours de suite.

Les faits de ce genre ne sont pas d'ailleurs très-rares et j'en ai découvert plusieurs dans Torti et entre autres celui d'une très-noble dame octogénaire (1) dont il parle et qui avait une fièvre tierce si peu accusée que les médecins appelés avant lui ne s'étaient pas doutés un seul instant de la nature du mal. L'observation me parait assez piquante pour que j'en donne ici une courte relation. Torti ne faisant d'abord que soupçonner cette fièvre d'après le retour périodique d'un sommeil profond joint à un léger refroidissement des extrémités, prescrit, en premier lieu, une nouvelle saignée; car il en avait été déjà pratiqué d'autres par les premiers consultants et Torti leur avait été adjoint, pour mettre un peu d'accord dans le conseil qui se trouvait partagé sur l'opportunité d'une nouvelle émission sanguine. Notre illustre arbitre penche pour la saignée et la fait pratiquer, mais le sommeil revient avec le même type et devient plus profond. C'est alors que, plus sûr de lui-même, éclairé d'ailleurs par les renseignements que lui donnent quelques assistants,

---

(1) *Therapeutice specialis ad febres periodicas perniciosas*, t. II, p. 98 lib. IV, cap. III. Leodii, 1821.

il propose d'administrer le quinquina. Mais, à ce seul mot, l'un des
deux médecins se récrie, avec une sorte d'horreur ; ce que voyant,
Torti n'aimant guère les disputes personnelles qu'il considérait
comme peu dignes de la gravité médicale (*ad evitandas fervidiores
altercationes*, dit-il, *quas semper dedecere duxi viros maturos gravemque
personam agentes, præsertim in praxi*), imagine un stratagème plaisant,
pour sauver les jours de sa malade.

Au lieu de s'acharner contre la fameuse pierre de bézoard que
proposait son contradicteur, Torti ne tarit pas d'éloges sur ce noble
remède (*velut remedium nobile, ut aiebat medicus curans*) et convient
qu'il fera merveille vers le septième jour de la maladie (on était
alors au cinquième). En attendant, ajoute-t-il, il vaut mieux arrêter
le prochain accès par un remède plus sûr et dont l'action se
rapproche de celle du quinquina. Et que propose-t-il ? De la poudre
de gannapéride qu'il avait vu indiquer, comme succédané du quinquina, dans un ouvrage de Luc Tozzi que notre donneur de bézoard
avait en grande estime. Pour cette fois, pas de réplique. Le *medicus
curans*, comme l'appelle Torti, de peur de paraître étranger à la
botanique, approuve des deux mains le choix de cette poudre qui
est en effet administrée et guérit notre octogénaire. Or, savez-vous
ce que c'était que cette plante ayant nom *gannapéride* ? Ce n'était
autre chose que le quinquina lui-même avec lequel Tozzi l'avait
confondue, sur la foi de Bartholin et de quelques autres. Torti, sachant cette méprise, en profite avec un tact et une malice remarquables, et a le double bonheur, en usant de ce stratagème, de rire
de son contradicteur et de guérir sa malade si gravement compromise, laquelle put vivre jusqu'à l'âge de 83 ans.

On voit d'autre part l'infection palustre se montrer à tous les
âges de la vie, même pendant la vie intrà-utérine. Je viens d'observer récemment, à la période fœtale, un exemple frappant de ce genre
d'affection :

OBS. II. — Le 5 octobre dernier (1866), je suis appelé à 8 kilomètres de Pau, auprès d'une femme d'une trentaine d'années, enceinte de six mois et demi environ. Quelques jours auparavant, elle
avait été prise, à la suite d'un refroidissement et de fatigues prolongées, d'une fièvre rémittente que je constate encore au moment de
mon arrivée. La fièvre, quoique continue, a des redoublements
marqués et très-irréguliers, et je ne puis constater avec cela aucune lésion organique propre à l'expliquer. Je donne 0,75 cent. de
sulfate de quinine chacun des deux premiers jours, et, voyant que
la fièvre ne change pas de caractère, je porte la dose à 1 gramme
le troisième jour (7 octobre). Cette dernière dose est continuée jus-

qu'au 9 inclusivement, et, comme j'observe ce jour-là une amélioration notable, je suspends la médication le lendemain et ne revois la malade que deux jours après. Or, le 9, j'avais ausculté notre malade et avais très-nettement constaté les battements de cœur du fœtus, comme les jours précédents; le 10 et le 11, je ne la revois pas, et le lendemain 12, je suis appelé près d'elle pour une recrudescence, ou mieux pour une réapparition de la fièvre. Ce même jour, je pratique de nouveau l'auscultation, sans pouvoir entendre, ni les battements du cœur fœtal, ni les mouvements actifs que j'avais très-distinctivement observés jusqu'au 9 octobre. Les jours suivants, la fièvre persiste, malgré l'administration journalière de la même dose de sel fébrifuge; seulement, elle est séparée par des intermissions plus franches et plus longues et revêt le type tierce parfaitement marqué. Sans offrir le moindre caractère de gravité, elle semble rebelle à la médication spécifique et je suis obligé, le 14 et le 15 octobre, de donner le quinquina en potion, toujours à la même dose, 1 gramme. Dans la nuit du 15 au 16, notre malade accouche d'un fœtus mort-né, du sexe masculin, portant sur quelques parties du corps, et notamment sur l'un des genoux des traces d'exfoliation épidermique. A ces altérations légères, on reconnaît parfaitement que la mort ne remonte pas au delà de quelques jours, et, en rapprochant cette circonstance des donnnées si précieuses fournies par l'auscultation, je puis exactement préciser la date de la mort du fœtus, que j'avais du reste annoncée d'avance; elle a eu lieu le 10 ou le 11 octobre, probablement le 11, et il est remarquable qu'elle ait juste coïncidé avec l'interruption du traitement de la veille et du jour même. Je n'ai pas pratiqué l'autopsie du fœtus et ne saurais affirmer par conséquent qu'il n'y ait eu chez lui aucune affection organique capable par elle-même d'amener la mort; mais il me paraît difficile de pouvoir attribuer celle-ci à autre chose qu'à la fièvre rémittente rebelle dont la mère a été atteinte et qui a dû se communiquer au fœtus par suite de l'étroite connexion sanguine qui unit les deux circulations fœtale et maternelle. Quant à la mère, après avoir accouché très-heureusement le 16 octobre, elle n'a pas tardé à se rétablir, le traitement ayant été continué pendant quelques semaines, d'après la méthode que j'indiquerai plus loin. (Voy. *Traitement*.)

Les autres causes occasionnelles des affections palustres sont toutes des causes d'affaiblissement général, et peuvent se résumer en disant que toute atteinte portée directement ou indirectement au système nerveux peut devenir une cause occasionnelle puissante de développement ou de reproduction des accidents paludiques. C'est à ce titre qu'agissent, à des degrés divers, les privations ou les excès, les émotions morales ou les chagrins, les purgations intempestives, les émissions sanguines accidentelles ou autres, *certaines affections* antérieures ayant produit ou produisant encore une notable déperdition des forces, les opérations chirurgicales, la grossesse et surtout l'état puerpéral, etc., etc. Arrêtons-nous quelques instants sur ces diverses causes, dont beaucoup de médecins ne tiennent pas, selon moi, un compte suffisant.

Si une émotion morale vive a pu produire une guérison rapide et inespérée, dans certains cas de fièvre intermittente rebelle, il est plus ordinaire de voir que les diverses causes d'ébranlement nerveux, misère, privations ou autres, créent une prédisposition trop réelle au développement ou aux rechutes des affections paludiques. Ce qui, pour moi, met ce fait hors de toute contestation, c'est que l'infection palustre est rare et très-rare dans la classe aisée, chez les personnes qui suivent une hygiène irréprochable, qui ont été assez heureuses ou assez habiles pour éviter cette succession de peines et de chagrins qui semblent être le triste apanage de notre vie humaine, qui se trouvent en un mot soustraits à ces secousses violentes qui ébranlent tôt ou tard le système nerveux le plus puissant. Les huit dixièmes des cas d'impaludisme que j'ai observés, je les ai vus dans la classe peu aisée ou misérable, et les quelques exemples que j'ai notés parmi les gens riches s'expliquent presque toujours par des imprudences hygiéniques, des excès de chagrin ou de travail, ou d'autres causes débilitantes qu'il est inutile d'énumérer.

J'ai vu bien des fois également le mal se développer ou s'aggraver à la suite de purgations ou de saignées, avec ou sans intervention médicale. On me permettra de citer à cette occasion un fait qui prouve, d'une manière frappante, l'influence des émissions sanguines sur le développement des fièvres ou autres affections palustres.

ORS. III. — En avril ou mai 1864, je suis appelé en toute hâte près d'une domestique d'une quarantaine d'années, qui, en rinçant une énorme bouteille, venait de s'ouvrir l'artère radiale gauche au devant du poignet. Le verre déjà fêlé s'étant cassé en son milieu, pendant les secousses violentes qu'exigeait l'opération, le fragment de la main droite vint s'implanter sur la face antérieure du poignet gauche et déterminer en ce point une section nette transversale, intéressant l'artère radiale que je juge être complétement coupée. Malgré toute la diligence que je puis mettre à me rendre près de la malade, je trouve celle-ci presque exsangue au moment de mon arrivée, dans un état voisin de la syncope; on me montre une cuvette ordinaire aux trois quarts remplie de sang et des linges en quantité, qu'elle avait inondés en peu d'instants. Me proposant de lier les deux bouts, et devant agir sans aide, je suis assez heureux pour saisir et lier le bout supérieur en me servant d'une simple pince à coulisse. Aussitôt ce bout lié, je vais à la recherche du bout inférieur, sans pouvoir le trouver, et, voyant que l'hémorrhagie s'arrête, je m'en tiens à cette seule ligature, *faisant de nécessité vertu*. Le sang ne reparait plus, et notre malade offre peu de jours après, cette bouffissure particulière de la face qui succède si souvent aux hémorrhagies abondantes. Mais, après une douzaine de jours d'attente, je suis surpris de voir les forces revenir si lentement, et même ne pas revenir du tout, chez une femme douée d'ailleurs d'une forte constitution. Interrogeant alors avec soin, j'apprends que, dès les premiers jours consécutifs à l'accident, elle a été prise de très-légers frissons revenant à heure fixe à peu près tous les jours, et suivis d'une chaleur fébrile bien manifeste, quoique peu accusée. Comme j'observe la malade à divers moments de la journée, je saisis moi-même un jour (c'était environ le douzième ou le quinzième) la chaleur fébrile sur le fait. Sur ce seul indice, j'examine la rate et j'y découvre à la pression une sensibilité des plus marquées, sans la moindre hypertrophie. Je suis dès lors fixé sur cette lenteur désespérante du retour à la santé, et je m'arrête, dès cet instant, au traitement par la quinine; je dois ajouter qu'à ce moment, je n'observais presque aucun cas de fièvre intermittente ou d'autre affection palustre. Pour avoir néanmoins l'observation complète, j'interroge la patiente sur ses maladies antérieures, et j'apprends qu'une vingtaine d'années auparavant, elle a eu des fièvres quartes assez rebelles, mais que, depuis cette époque, elle a toujours joui d'une santé excellente. Sachant déjà par expérience combien peut être long le sommeil de la diathèse palustre, j'inscris ce nouveau fait au nombre des *privilé-giées*, selon la belle expression de Bacon, et j'institue le traitement spécifique qui est suivi d'un succès des plus prompts. Or, j'ai pu apprécier dès ce jour, plus que je ne l'avais jamais fait, la fâcheuse influence des émissions sanguines sur les sujets en puissance de diathèse palustre. Au reste, bien avant cette époque, j'avais déjà remarqué cette désastreuse influence, et je l'ai souvent remarquée depuis; mais le fait que je viens de rapporter est de ceux qui la mettent le plus en évidence, qui la rendent incontestable. Pour en finir avec ce cas, je dirai que notre malade, soumise au traitement par le sulfate de quinine et à dose très-ordinaire (0,75 cent. par jour, pendant trois jours de suite, puis à deux, trois et quatre jours d'intervalle), a regagné bien vite le temps qui avait été perdu, a repris des forces à vue d'œil et a recouvré en peu de temps la plénitude de la santé. Je l'ai soignée l'année dernière pour une bronchite des plus simples et l'ai revue par hasard ces jours derniers (fin octobre 1866) pleine de vigueur et de santé.

Ce que je viens de dire des émissions sanguines nous explique peut-être la gravité relativement beaucoup plus grande des formes hémorrhagiques que revêt parfois l'impaludisme, formes heureusement assez rares, mais que le médecin ne doit jamais perdre de vue, sous peine d'éprouver de bien tristes mécomptes. Je rapporterai, en temps et lieu, quelques exemples de ces formes redoutables; mais je dois parler ici de l'influence des affections antérieures ou concomitantes sur le développement ou le réveil de la diathèse palustre. Je ne suis pas assurément en mesure d'indiquer, pour chacune d'elles, le degré d'influence qu'elle exerce sur la production d'accidents paludiques chez un sujet prédisposé; j'ai pu faire néanmoins, sur certaines d'entre elles, quelques remarques intéressantes que je mentionnerai.

Or, il m'est arrivé bien des fois de voir une affection palustre se développer à l'occasion de certaines affections tantôt légères et tantôt graves, telles que l'indigestion, l'éruption des dents chez les enfants, un simple refroidissement, le cancer, etc., etc. Ce dernier semble offrir, aux miasmes palustres, un terrain des plus favorables, et j'ai vu sept ou huit exemples de cancéreux cachectiques, être pris d'accidents paludiques dont le sel fébrifuge triomphe encore avec succès. Si ce n'était un devoir et une satisfaction pour le médecin de prolonger, autant qu'il est en lui, la vie de tous ses malades, de la prolonger de quelques jours, serait-ce même de quelques instants, je dirais presque (Dieu me pardonne cette impiété!) que, dans ces cas sans ressources, l'action salutaire et forcément passagère du sel quinique est un véritable malheur. Il semble en effet qu'il y ait de l'ironie à rendre à un désespéré quelques lueurs d'espérance, à voir renaître son courage, à le sentir revivre un couple de jours, pour le laisser retomber tout aussitôt dans son premier désespoir, pour le voir miner à petit feu par une lente agonie. Mais,

> Dieu fait bien ce qu'il fait
> . . . .
> En louant Dieu de toute chose
> Garo retourne à la maison,

a dit le bon Lafontaine, et estimons-nous encore heureux d'offrir un peu d'espoir aux malheureux qui l'ont perdu, d'alléger pour quelques instants le poids de leurs souffrances.

En voyant cette triste association des cachexies palustre et cancéreuse, il semblerait *à priori* que toute autre cachexie dût parfois compàtir, qu'on me passe cette expression, avec celle que nous étudions, ou du moins avec l'entité morbide dont celle-ci dépend. Il n'en est rien cependant et l'antagonisme de la phthisie pulmonaire ou de la fièvre typhoïde, par exemple, pour la diathèse palustre, antagonisme déjà signalé par M. Boudin, est un fait véritable; mais, il me parait nécessaire toutefois de comprendre cet antagonisme autrement que ne l'a fait M. Boudin. Par cette désignation, notre habile et regrettable confrère veut entendre que la phthisie pulmonaire ou la fièvre typhoïde ne saurait se montrer dans les pays à fièvres, que le germe ou le ferment de ces deux affections serait, pour ainsi dire, détruit par les miasmes palustres. Or, c'est là une opinion que je ne crois nullement fondée, si on la formule dans ces termes. Quoique la phthisie et la fièvre typhoïde soient excessivement rares chez les habitants de notre pays, j'en ai pourtant vu quelques exemples; je n'ai pas exactement compté le nombre des phthisiques, et je sais seulement que je n'en ai vu que très-peu d'exemples, une dizaine au plus, et je n'ai observé que *sept à huit* cas de vraies fièvres typhoïdes en sept ans.

Il semblerait, d'après ces chiffres, que l'opinion de M. Boudin fût véritablement fondée et je dois bien reconnaître que, si on la dégage de sa forme trop absolue, l'assertion qu'il a émise est généralement vraie. Mais l'antagonisme qui me paraît le plus frappant consiste dans l'exclusion, *chez le même sujet et au même moment*, de la phthisie pulmonaire ou de la fièvre typhoïde dans une forme grave de l'intoxication palustre. J'ai vu bien des phthisiques depuis que je suis à Pau, j'en ai vu de tous les pays et de tous les degrés, j'en ai vu qui venaient des pays à fièvres où ils avaient séjourné longtemps ou même toute leur vie. Or, je n'ai jamais constaté chez eux *que ces redoublements fébriles* propres à la phthisie et à d'autres cachexies, mais nullement palustres, et je n'ai jamais remarqué que, dans ces cas, le sel fébrifuge eût contre de pareils accès cette action souveraine qu'il exerce d'ordinaire contre les vrais accidents d'origine paludique. Je n'ai jamais vu d'autre part *une seule forme grave* d'infection paludéenne se montrer chez un phthisique quelconque, qu'il fût ou non arrivé à une période avancée de son mal. Il semblerait néanmoins que la débilité si grande qui accompagne la cachexie tuberculeuse dût, comme dans le cancer, favoriser le développement d'une affection palustre, ou du moins lui donner, à un moment donné, une gravité des plus grandes. Or, j'ai bien des fois essayé de traiter ou de ne pas traiter ces *accès intermittents* de la phthisie, et je n'ai jamais vu qu'ils eussent une marche sensiblement différente après que j'avais ou non fait usage du sulfate de quinine. Dans quelques cas, sans doute, l'intensité de la fièvre est un peu modérée; mais ce n'est plus là, cette spécificité d'action, si prompte et si merveilleuse qu'il produit chaque jour dans l'impaludisme proprement dit. Et je ferai remarquer ici, comme je l'ai déjà dit, que cette action spécifique s'observe cependant dans l'impaludisme compliqué de cachexie cancéreuse.

Le même antagonisme existe pour la fièvre typhoïde, et dans aucun des cas que j'ai observés, je n'ai vu aucune forme grave d'infection palustre, venir compliquer l'affection principale. Dans un des huit faits qu'il m'a été donné de voir, l'affection a commencé par des accès intermittents à type tierce, et cette particularité n'est pas propre à notre pays; car, je me rappelle très-bien en avoir vu quelques exemples dans les hôpitaux de Paris. Le sulfate de quinine, dans ces cas, peut bien enrayer les accès, ou du moins ceux-ci disparaissent par le seul fait de la marche de la dothiénentérie. Mais il n'y a jamais ici cette action spécifique des préparations de quinquina, comme dans les affections d'origine paludéenne. Dans ces cas encore, on ne voit jamais, si je m'en rapporte à cette petite expérience de huit cas, on ne voit pas *de fièvre pernicieuse* ou *d'autres formes graves d'impaludisme* venir compliquer l'affection principale.

Je rappellerai, à cette occasion, deux faits qui m'ont beaucoup frappé et que j'ai recueillis durant cette épidémie de 1859, dont j'ai déjà parlé, celle que j'ai observée au début de ma pratique. A l'époque où j'avais, dans le même village, à Moutardon, et jusqu'à chaque porte, des cas variés d'intoxication palustre et dont plusieurs pernicieux, j'ai soigné, dans la même famille et presque en même temps, deux cas de fièvre palustre grave et deux cas de fièvre typhoïde, à forme adynamique. Les deux premiers malades, le père et la mère, ont pris des doses très-fortes de sulfate de quinine et ont parfaitement guéri; des deux autres malades, (le fils et la fille, l'un âgé de 18 ans et l'autre de 16), le premier a pris une ou deux faibles doses de sulfate de quinine, alors que je pensais avoir sous les yeux une forme insidieuse d'impaludisme, et la seconde n'en a pas pris un atôme. Quoique très-gravement atteints, ces deux derniers malades ont encore guéri, et alors que, sur le déclin du mal ou à leur convalescence, ils étaient réduits à un grand état de faiblesse, ils n'ont jamais présenté le moindre accident qui pût se rapporter à l'épidémie régnante, épidémie dont pourtant le plus mauvais germe était dans la maison et même dans la chambre voisine. Il semble donc d'après ces faits, que je me borne à résumer, qu'il y ait antagonisme réel entre la fièvre typhoïde et l'infection palustre, et cet antagonisme est bien borné au moment actuel; car, cette année (1866), je viens de soigner d'une fièvre tierce très-simple et des plus franches ce même jeune homme, de 18 ans, qui a toujours habité le même village et que j'avais vu atteint, en 1859, de cette fièvre typhoïde adynamique.

On conçoit que je ne puisse pas, à propos d'une question d'étiologie déjà bien longue, donner la preuve détaillée de ce que j'avance. Je reviendrai d'ailleurs sur ces faits à propos du diagnostic, et je me bornerai à dire ici que je suis bien assuré de n'avoir pas fait erreur, d'avoir contrôlé mon diagnostic par l'observation de chaque jour, et d'avoir eu réellement affaire à deux cas simultanés de fièvre typhoïde et à deux autres d'impaludisme, chez deux sujets distincts des deux premiers.

Il est facile de comprendre, d'après ce qui précède, que l'infection palustre puisse se montrer, dans certains cas chez des sujets prédisposés et venant de subir une opération chirurgicale. Nous trouvons en effet chez beaucoup d'opérés la plupart des causes occasionnelles déjà énoncées, nous avons les émotions morales et le chagrin inséparables de toute idée d'opération, plus tard des émissions sanguines plus ou moins abondantes, et enfin la maladie par traumatisme, créée par le chirurgien ou par l'affection primitive, traumatique ou diathésique. Je ne dis pas, bien s'en faut, que des accidents palustres doivent se montrer le plus souvent après des opérations pratiquées dans des pays à fièvres ou sur des sujets prédisposés; j'en ai fait bon nombre pour ma part et parfois des plus graves, où rien de semblable n'a paru. Mais, je suis convaincu qu'un certain nombre d'opérés peuvent être pris d'accidents de cette nature, succomber même dans quelques cas, si la complication est méconnue; or, elle doit l'être souvent dans les cas, où ne revêtant pas la forme de *fièvre intermittente*, l'intoxication palustre vient à s'observer dans un pays sans marécages; car nous avons vu que, même dans ces conditions, la diathèse palustre peut encore se développer. Sans vouloir donner comme probants des souvenirs peu précis, je puis dire néanmoins que j'ai vu maintes fois, dans les hôpitaux de Paris, des cas de mort inexplicables par des causes ordinaires ou connues, et je ne verrais rien d'étonnant à ce que dans quelques-uns de ces cas, la mort eût été due à la cause que je signale. Aussi, trouverais-je utile qu'on s'enquît, dans bien des cas douteux, des antécédents du malade, et, dès la première apparition d'accidents graves insolites, je n'hésiterais pas à donner, même à Paris, quelques doses *suffisantes* de l'anti-périodique par excellence, pourvu que l'opéré eût eu des fièvres autrefois, ou qu'il eût longtemps habité un pays marécageux ou simplement mal cultivé. Je sais que, dans certaines contrées à fièvres, en Algérie et même à Montpellier, des chirurgiens très-estimés donnent souvent du sulfate de quinine à leurs opérés, le prescrivent même quelquefois pour prévenir des complications dont ils voient de si nombreux exemples.

Mais, pour qu'on ne croie pas que ce soit là de ma part une simple alarme imaginaire, que pareille conception me soit venue par pur amour de système, je crois devoir donner ici la relation succincte de certains faits de ma pratique.

Obs. IV. — Au mois de mai 1864, je suis appelé près d'un homme d'une quarantaine d'années qui venait d'avoir à la jambe gauche des dégâts considérables. En tombant d'une échelle élevée, il avait eu une fracture des deux os avec toute sorte de complications, sauf l'intégrité bien reconnue des principaux troncs artériels. Je n'ai pas à faire ici l'histoire détaillée de ces désordres, ni du traitement employé; il me suffira donc de dire qu'à travers une large plaie des téguments, faisait issue le fragment supérieur du tibia dont j'ai fait la résection; que j'ai immobilisé le membre dans une gouttière métallique; que malgré des craintes trop fondées, tout a marché pour le mieux, et qu'il m'a été donné d'éviter l'amputation. Mais, une semaine environ après l'accident, notre malade est pris de névralgie faciale à laquelle je ne prends pas garde, ne voyant d'ailleurs aucune inquiétude à concevoir. Cependant l'appétit se perd au bout de peu de jours, la névralgie persiste quoique offrant quelques rémissions sans périodicité réelle, le sommeil devient agité et pourtant aucun mouvement fébrile ne peut être constaté. Mais, sachant par expérience combien l'impaludisme sait varier ses allures, je donne deux ou trois doses de 0,75 centigrammes de sulfate de quinine à titre de médicament explorateur. Or, après le troisième ou le quatrième jour de ce traitement, la névralgie disparaît et fait place à un véritable accès de fièvre intermittente, lequel est suivi de deux autres, à type tierce bien marqué. Le traitement est continué et notre malade est guéri de la fièvre d'abord et beaucoup plus tard de sa fracture compliquée. Ici encore, notre blessé nous dit qu'il avait eu, à diverses reprises, des *fièvres réglées* dans sa jeunesse, et que la dernière de ces fièvres remontait à une quinzaine d'années.

Obs. V. — Quelques mois plus tard, en octobre 1864, j'opère une pauvre femme d'un névrôme cutané de la jambe qui la faisait beaucoup souffrir. L'opération est des plus simples, et le lendemain matin, vers onze heures, je suis surpris en la voyant, de constater un léger mouvement fébrile, peau chaude et pouls élevé. Quoique la réaction observée ne soit pas des plus fortes, je n'en avais jamais vu de pareille après si mince opération. Or j'apprends que, depuis trois jours, cette femme d'ailleurs bien portante en apparence et âgée de 30 à 35 ans, avait eu chaque jour à la même heure, vers dix heures du matin, un petit accès fébrile caractérisé par des frissons très-légers et un peu de chaleur se dissipant après quelques heures. Le jour où j'apprends tous ces détails, l'accès était revenu à la même heure, mais beaucoup plus fort que les précédents, et la malade l'attribuait à la seule opération, ne tenant aucun compte des accès antérieurs. Le sel fébrifuge est administré à la dose de 0,60 centigrammes, et aucun accès n'est revenu; néanmoins, le traitement est continué encore quelque temps, à des intervalles de plus en plus éloignés, et, tout en perdant son névrôme, notre opérée a recouvré plus de vigueur et de santé qu'elle n'en avait auparavant.

Obs. VI. — Presque à la même époque, au mois de septembre 1864, j'observe chez une femme que je venais d'opérer d'une fistule vésico-vaginale (1) une hémorrhagie utérine *intermittente* survenue le quatrième jour après l'opération, revenant à jour passé et dont je ne reconnais la véritable nature qu'après le cinquième accès, tant je suis loin de me douter de la vraie cause de ces hémorrhagies. Mon erreur n'a tenu cette fois qu'à ce que je ne constatais aucun indice de la plus petite réaction fébrile, et j'ai laissé marcher les accidents durant une semaine tout entière, sans me douter de la nature *palustre* de ces hémorrhagies, j'ai même compromis et, par le fait, détruit d'avance tout le fruit de mon opération, en enlevant prématurément les fils métalliques auxquels j'attribuais cet écoulement sanguin, ne songeant même pas à en chercher l'intermittence. Or, l'hémorrhagie s'arrête, dès qu'un traitement approprié est institué, et je n'oserais pas affirmer que cette femme ne fût pas morte, si je ne m'étais pas trouvé à même d'étudier les formes si variées et souvent si bizarres que peut revêtir l'intoxication palustre.

Obs. VII. — Le 17 septembre dernier (1866), je pratique, près de Nay, une opération de cataracte à l'œil gauche chez une femme de 68 ans, et j'emploie le procédé par abaissement sans la moindre difficulté. Comme cette femme était d'ailleurs atteinte depuis longues années d'une hypertrophie du cœur assez prononcée et qu'elle avait été très-souvent saignée, je pratique une petite saignée du bras immédiatement après l'opération. Rien de particulier à noter jusqu'à la nuit du 18 au 19 septembre, où elle se plaint de douleurs assez vives dans la région péri-orbitaire gauche; mais les douleurs disparaissent pour se reproduire la nuit suivante avec plus de violence et s'accompagner cette fois d'une réaction fébrile assez marquée, agitation, pouls élevé de 90 à 100, chaleur cutanée, etc. Les mêmes phénomènes persistent le 20 au matin, au moment où je lui fais ma première visite depuis l'opération; seulement, depuis une heure ou deux l'agitation était moins vive, la peau moins chaude et les douleurs péri-orbitaires un peu affaiblies. Je dois dire que ces douleurs, au moment de leur plus grande violence, s'irradiaient jusqu'aux régions frontale et même occipitale.

Après avoir défait le pansement et en examinant l'œil, je suis tout étonné de n'y trouver aucune trace d'inflammation, pas la plus petite rougeur qui me rende compte des douleurs et de la fièvre : les vaisseaux conjonctivaux ne sont nulle part engorgés, et c'est à peine si on aperçoit les traces de la piqûre de l'aiguille. Je dois ajouter que le champ pupillaire n'est plus libre comme après l'opération, ce que j'attribue à l'ascension qu'a dû accomplir le cristallin; ce qui me fait croire à ce mouvement, c'est que le champ de la pupille n'est obstrué qu'en partie, dans la moitié de son étendue

(1) Voir, pour plus de détails, le Mémoire que j'ai publié sur l'emploi d'un nouv. proc. autopl. ou à lambeaux d. l'opér. de la fist. vés. vag. Voy. *Mém. de la Société de chir. de Paris*, t. VI, p. 475.

environ, et qu'on voit très-bien la tache opaque se terminer par un
contour régulier, formant, avec la portion correspondante du cercle
de l'iris, un véritable croissant à concavité tournée du côté de la
tempe. La forme et la couleur de l'iris n'ont aucunement changé,
la pupille est régulière et contractile, dans un état de dilatation
moyenne; on ne voit à sa surface aucune trace d'exsudation plastique, pas plus qu'on ne remarque de liquide louche ou sanguino-
lent ni de dépôt fibrineux dans la chambre antérieure. On voudra
bien m'excuser de donner ici tous ces détails de chirurgie; car il
me faut absolument prouver que les névralgies et la fièvre surtout
n'ont pas eu dans ce cas, pour origine, une inflammation oculaire
quelconque. Il me faut cette preuve surtout pour motiver le diagnostic que j'ai cru devoir porter d'une complication fébrile de nature palustre, alors qu'il semblait si naturel d'attribuer les accidents à
l'opération elle-même. Quoi de plus ordinaire, en effet, que de voir
des névralgies péri-orbitaires se montrer après le procédé par abaissement? Quoi de plus rationnel que de chercher l'explication de la
fièvre dans l'inflammation si commune, en pareil cas, d'une ou plusieurs membranes de l'œil? Cependant, il n'y avait pas chez notre
malade la plus petite inflammation, et, quand on songe au peu de
réaction dont s'accompagnent parfois chez les vieillards les phlegmasies les plus étendues, celles qui ont pour siége un organe important, on voit de suite l'impossibilité d'expliquer la fièvre, observée
dans ce cas, par une iritis ou une choroïdite, dont le médecin traitant
ni moi-même n'avons trouvé le moindre indice. On ne saurait conserver quelque doute que pour la nature de la névralgie péri-orbitaire;
mais encore, en la voyant se produire avec une certaine intermittence, en la voyant suivre au second accès les oscillations d'intensité
de la fièvre elle-même, il n'y a nulle exagération à les supposer
liées à une commune origine. Tels sont les raisonnements qui nous
ont déterminés, M. Pomés et moi, à administrer, au moins sous
forme d'interrogation, une première dose de 0,60 centigrammes
de sulfate de quinine.

Or, nous n'avons pas tardé à voir nos prévisions se confirmer;
car, les jours suivants, l'infection palustre s'est réglée, comme il
arrive si souvent (ce que je montrerai plus tard), après les premières doses de sulfate de quinine. De véritables accès se sont produits avec le type double-tierce et ont exigé, pour disparaître, un
traitement assez long par le sel fébrifuge. Sans être grave, cette
fièvre s'est montrée assez rebelle, et c'est à peine si elle a disparu
après cinq ou six semaines d'un traitement des plus assidus. Et, ici,
je n'ai pas à craindre d'avoir été induit en erreur; car j'ai eu le
bonheur de me trouver en parfaite communauté d'idées sur l'intoxication paludéenne, avec le médecin traitant, M. Pomés qui, bien
avant mes recherches, maniait le sulfate de quinine avec une hardiesse dont il n'avait qu'à s'applaudir. Je dois ajouter d'ailleurs que,
jusqu'à présent du moins, l'opération de cataracte n'a pas rétabli la
vision; quant aux doses de sulfate de quinine employées dans ce
cas, nous avons tenu l'un et l'autre à les donner avec réserve, la
plus forte ayant été de 0,75 centigrammes, et cela en raison de
l'âge de la malade d'une part et du défaut de gravité de l'autre.

Ainsi s'explique sans doute la durée plus qu'ordinaire de ces accès fébriles dont nous avons fini néanmoins par triompher entièrement, et quand je dis *nous*, je me trompe; car je n'ai pas revu notre malade depuis le 6 octobre, et c'est M. Pomés qui a dirigé seul la suite du traitement.

J'ai appris tout récemment de la bouche de mon excellent confrère, M. Pomés, que cette pauvre femme a succombé dans les derniers jours de février 1867, aux suites de son affection du cœur; mais il n'y a eu dans cette mort aucun accident propre à faire soupçonner le moindre retour de l'intoxication palustre.

J'ai vu, dans une autre circonstance, des accès de fièvre intermittente tierce se montrer chez un homme que je venais d'opérer d'une fistule à l'anus et qui avait eu dans son pays, quelques années auparavant, les mêmes accès de fièvre tierce. Le cas a été des plus simples et n'a exigé que quelques doses de sulfate de quinine.

Je crois avoir vu encore une complication d'impaludisme survenir chez deux autres malades que je me bornerai à mentionner, parce que leur observation n'est pas suffisamment convaincante. Il s'agissait, chez l'un, d'une opération de hernie étranglée, laquelle a été suivie d'accidents inexplicables par une péritonite ou toute autre complication de nature inflammatoire. Chez le second malade, qui avait eu antérieurement une fièvre intermittente palustre parfaitement caractérisée, il est survenu, deux ans après, un violent lumbago par effort, lequel a été suivi de nouveaux accès intermittents; mais une foule de petites complications étant survenues, entérite, bronchite, dyspepsie, j'ai dû interrompre le traitement au sulfate de quinine qui avait pourtant donné des résultats favorables très-rapides, et j'ai combattu, par des moyens appropriés, les autres affections incidentes. Et comme ces dernières n'ont pas revêtu la moindre gravité, j'ai cru devoir m'abstenir de reprendre le traitement au sulfate de quinine qu'on aurait pu accuser de produire ces diverses complications. Dans ce dernier cas, du moins, l'infection palustre préventive avait été contractée bien loin de notre pays, dans un des départements du nord de la France.

Tels sont donc les seuls faits d'affections ou d'opérations chirurgicales où j'aie vu survenir des complications d'impaludisme, d'où l'on peut voir la rareté de semblables accidents, du moins dans un pays comme le nôtre et, à plus forte raison, dans tout autre pays dénué d'affections palustres. Mais je comprends sans peine qu'ils doivent être plus multipliés dans telle autre contrée où l'empoisonnement miasmatique est à la fois plus fréquent et plus rebelle. Je comprends encore qu'ils puissent se rencontrer dans tous les pays du monde, même à Paris, chez des sujets qui ont eu, dans d'autres

pays, une ou plusieurs atteintes de cette intoxication particulière.
Il est facile sans doute de dévoiler le mal, quand il revêt la forme
si connue de fièvre intermittente; mais il devient parfois bien difficile d'en discerner la nature, quand on a affaire à un de ces états
palustres dont nous parlerons dans la suite et dans lesquels on
n'observe ni fièvre, ni intermittence. C'est donc pour tenir les chirurgiens en garde contre une semblable méprise que j'ai donné un
aperçu des faits précédents; on m'excusera donc d'avoir rapporté
ceux-ci dans un travail purement médical.

Mais la question de l'impaludisme empiète un peu sur le domaine
médical tout entier, et pour épuiser tout ce qui a trait à cette étiologie secondaire, je dois dire quelques mots de l'influence de la
grossesse et de l'état puerpéral sur le développement ou le réveil de
l'infection paludéenne.

Quant au premier état, je n'ai pas observé qu'il créât, pour la
femme, une prédisposition particulière à contracter des affections
palustres. J'ai vu bon nombre de femmes enceintes être prises
comme d'autres d'accidents paludiques; mais ces cas ne m'ont paru
ni plus nombreux ni plus graves. Ici encore le sulfate de quinine
conserve sa merveilleuse efficacité et ne demande pas à être manié
avec plus de précaution que chez les autres femmes. Grâce à ce précieux médicament, on peut dans bien des cas, et à toutes les périodes, mener à bien une grossesse compromise par la cause morbide que nous étudions. J'en ai vu tout récemment un exemple
remarquable chez une jeune femme primipare dont je dois dire
quelques mots, en raison surtout de quelques particularités intéressantes dont nous tirerons parti par anticipation, pour éclairer le
diagnostic des cas obscurs et difficiles.

Obs. VIII. — Dans le courant de janvier et février de cette année (1866), j'ai eu occasion de voir souvent cette femme, âgée d'une
vingtaine d'années, pendant que je donnais des soins à un membre
de sa famille, qui restait aux environs de Pau. Or, pendant plus
d'un mois que je l'observe, à partir de la seconde moitié de janvier,
je constate chez elle un phénomène pathologique des plus bizarres,
lequel ne s'accompagne d'ailleurs d'aucun trouble notable de la
santé. Ce phénomène consiste dans la présence *d'un épais enduit jau-*
nâtre sur la langue, enduit entièrement semblable à celui de l'embarras gastrique, recouvrant presque toute la face supérieure de cet
organe, très-épais surtout à la base et au milieu, beaucoup plus
mince vers les bords. Ce qu'il y a de singulier, c'est que la santé
générale n'est aucunement troublée, et que les fonctions digestives
conservent toute leur intégrité, à part une constipation assez opiniâtre que cette jeune femme éprouvait d'ailleurs depuis longtemps.

Il y a plus, c'est que l'appétit est considérablement augmenté, et je ne constate d'ailleurs aucun signe de chlorose ; pas de pâleur de la face, ni de décoloration des lèvres ou des conjonctives, pas de palpitations cardiaques ni de bruit de souffle au cœur ou aux carotides. En même temps, cette jeune femme éprouve, depuis assez longtemps, une chaleur assez vive à la paume des mains, sans accuser aucun frisson ni la moindre élévation de température sur le reste du corps. La menstruation a toujours été régulière et les dernières règles ont apparu le 10 janvier, peu de jours avant que j'aie eu occasion de voir notre jeune malade.

Tels sont les seuls troubles que je puis constater et rien qu'à ces indices, je *soupçonne* l'existence d'une *affection palustre*. J'entends d'ici se récrier des cliniciens de tout rang et de toute nuance, je vois surtout l'air de triomphe de mes très-heureux contradicteurs, qui croient tenir déjà le *confitentem reum*. Or, qu'ils veuillent tous tre indulgents et ne pas trop tôt me condamner ; car, en médecine clinique, comme partout ailleurs, l'esprit de comparaison doit présider à toute conception nouvelle, et je crois n'avoir fait que suivre ici une règle bien élémentaire et bien connue.

Voici donc, pour ma part, d'où m'est venu pareil *soupçon*.

A l'époque où j'observais la jeune femme qui nous occupe, je voyais ou venais de voir un grand nombre de malades atteints des formes les plus variées de l'infection palustre, et chez presque tous, je remarquais le *même enduit de la langue*, avec tous les caractères que je viens de décrire.

Or, en voyant, dans ce cas, la persistance de ce phénomène morbide, j'étais tenté, malgré moi, d'établir un rapprochement que tout médecin aurait fait à ma place, et je songeais à donner de la quinine. Mais, de peur de compromettre une médication qui me rend tant de services, je n'ose me résoudre à l'employer qu'après quinze ou vingt jours d'attente, et encore ne le fais-je qu'avec une excessive réserve ; je me borne, en effet, à donner, deux jours de suite, une dose de 0,60 centigr., en tout, 1 gr. 20 centigr. N'obtenant aucun résultat appréciable, je renonce à poursuivre un essai dont je connais sans doute la parfaite innocuité, mais contre lequel semblent s'élever déjà les appréhensions de la famille.

Cet état se prolongeant jusqu'au 15 ou au 20 février, après avoir duré près de cinq semaines, je finis par croire que je m'étais trompé, je le crois surtout en voyant les règles manquer le 15 février et en n'observant pas de nouveaux troubles dans la santé générale. Cette suppression me fait penser à un commencement de grossesse, et je me demande si celle-ci ne serait pas antérieure à la suppression menstruelle en question et n'expliquerait pas ainsi l'apparition de cet enduit saburral et des troubles boulimiques qui avaient été notés.

Je me borne donc à observer, et je ne tarde pas à constater de

nouveaux signes de grossesse, tels que l'apparition de vomissements, de certains dégoûts alimentaires et d'autres troubles digestifs, etc., etc. Quant à l'enduit saburral de la langue, il disparaît
dès que ces nouveaux troubles viennent à se montrer.

Tout va pour le mieux jusqu'aux derniers jours d'avril dernier;
la grossesse, jusque là, avait suivi son cours régulier lorsque, sans
cause connue, sans aucune imprudence commise, cette jeune femme
est prise de tous les signes avant-coureurs, je dirai presque immi-
nents, d'une fausse couche : perte utérine assez abondante, douleurs lombaires et abdominales, principalement au bas-ventre, se
succédant à des intervalles de moins en moins éloignés, revêtant en
un mot tous les caractères des douleurs utérines, etc. Comme il n'est
pas possible de m'assurer de l'état du col, je ne saurais dire exactement à quel point la fausse couche a été menaçante; mais, si j'en
juge par les phénomènes extérieurs, l'abondance de la perte, l'intensité, le rapprochement et la durée des douleurs utérines, j'ose
pouvoir dire qu'il est peu d'avortements arrivés à ce degré qu'on
parvienne à arrêter. Quoi qu'il en soit, j'ai combattu ces accidents et
j'ai réussi à les conjurer par l'emploi des moyens ordinaires, repos
au lit pendant près de trois semaines, quarts de lavements lauda-
nisés (un par jour en moyenne pendant six jours, une fois deux, à
12 ou 15 gouttes de laudanum dans chacun).

Cette fois encore, je me suis demandé bien des fois si cette congestion interne qui avait failli provoquer l'avortement n'était pas
sous la dépendance d'un état palustre insolite, et l'on verra dans la
suite que je pouvais me poser cette question sans trop d'étrangeté.
Mais, ne constatant d'autre phénomène que cette même chaleur des
mains déjà signalée, qu'un peu d'insomnie et de rêvasserie, je n'ai
pas cru devoir m'arrêter plus longtemps à cette supposition, malgré
une certaine intermittence, peu marquée, il est vrai, que j'ai cru remarquer deux ou trois jours dans le retour des douleurs utérines.

Je ne donne donc pas la plus petite quantité de quinine, et la
grossesse continue sans le moindre accident jusque vers le milieu
de septembre. Du 15 au 22 de ce mois, notre malade est prise de
quelques frissons irréguliers suivis d'une chaleur générale, elle
éprouve une perte presque complète d'appétit, a des rêves pénibles
toutes les nuits, et ne jouit par intervalles que d'un sommeil fort
agité. Toutefois, ces phénomènes sont encore trop peu accusés,
pour qu'elle songe à m'appeler. Comme elle se trouve d'ailleurs à
une certaine distance de Pau, elle ne veut pas me déranger et supporte, sans se plaindre, tous ces troubles qu'elle attribue à son état
de grossesse et qu'elle prend pour autant de signes avant-coureurs
de l'accouchement dont l'époque lui paraît très-rapprochée. Ce n'est
donc que le 22 que je la vois pour ces nouveaux accidents, et, au
moment de ma visite, je constate déjà un commencement de travail,
effacement complet du col, contractions énergiques de la matrice, se
montrant à des intervalles de dix à quinze minutes et s'accompagnant de douleurs dans l'abdomen et dans les reins, apparition de
quelques glaires sanguinolentes, etc. Mais, en me guidant sur le
développement de l'utérus, sur l'apparition des dernières règles
(10 janvier) je juge que c'est là un travail prématuré et que la gros-

sesse doit être à peine arrivée à la fin du huitième mois. En voyant d'autre part une *fièvre rémittente* bien accusée, en constatant surtout cet état sur une femme chez laquelle j'avais cru à deux autres reprises, et pendant la même grossesse, à l'existence d'une affection palustre, j'attribue cette fois ce travail anticipé à l'action de cette cause. Je prescris donc un repos absolu, comme au troisième mois de la grossesse et j'administre 0,75 centigr. de sulfate de quinine en cinq pilules. — A prendre trois pilules de suite et les deux autres une heure après. Et pour qu'il n'y ait pas le moindre doute sur l'efficacité de cette médication, je l'administre seule, sans recourir aux quarts de lavement opiacés, dont j'avais fait usage antérieurement.

Sous l'influence de cette médication, continuée sans interruption pendant toute une semaine, je vois non-seulement le travail s'arrêter, mais encore le sommeil et l'appétit revenir, la fièvre disparaître avec les cauchemars; j'observe en un mot un changement des plus complets dans la santé générale. C'est au point que notre malade peut sortir le 3 octobre suivant, douze jours après l'apparition du travail d'accouchement dont j'ai déjà parlé.

A partir du 1er octobre, je n'ai plus donné que deux fois une dose de 0,60 centigr. à jour passé, puis une autre fois, la même dose, le 9 octobre, et j'ai discontinué le traitement, en raison d'une particularité que je n'ai jamais notée dans des circonstances semblables. Chaque fois que notre malade venait de prendre le sulfate de quinine, elle éprouvait, pendant une demi-heure ou un quart d'heure, quelques douleurs dans le bas-ventre, douleurs paraissant siéger dans l'utérus et s'accompagnant, surtout les premiers jours, de véritables contractions intermittentes de cet organe. Cet effet s'étant produit chaque fois que le sel fébrifuge était administré, je ne puis pas croire à une simple coïncidence; seulement, à mesure que cette jeune femme reprenait des forces, ces contractions avaient de moins en moins d'énergie et de durée. Quoique ces contractions ne m'aient paru avoir aucun caractère inquiétant, je n'ai pas cru devoir m'opposer à la cessation du traitement que réclamait notre malade.

La grossesse a continué, sans le moindre accident, jusqu'à la fin d'octobre, et l'accouchement n'a eu lieu que le 26 de ce mois, près de cinq semaines après le début de la fièvre rémittente. Pour compléter cette observation intéressante, je dirai que la fièvre rémittente a reparu dès le quatrième jour après l'accouchement et qu'elle a cédé cette fois radicalement à un traitement convenable qu'il me paraît inutile d'exposer ici en détail. Je dois ajouter que chaque jour l'abdomen a été exploré avec le plus grand soin et que je n'ai trouvé dans aucun des organes intrà-pelviens l'explication de cette fièvre. Or, pour cette fois, je n'ai été nullement surpris de la reproduction des accidents que j'avais annoncés même comme très-probables, en raison, d'une part, de l'interruption trop brusque du traitement antérieur, et, d'autre part, de l'aptitude toute spéciale que crée, pour la femme, l'état puerpéral.

Et ceci nous amène à traiter cette dernière question d'étiologie secondaire, celle relative à l'influence de l'état puerpéral sur le développement des affections palustres. Or, cette influence est des plus grandes, si j'en juge du moins par ma propre expérience; et elle ne doit nullement nous étonner, étant connue l'aggravation, si commune que subissent, chez une femme en couches, la plupart des autres affections.

Je crois inutile de rapporter des observations à l'appui, tant cette complication me paraît fréquente. Ce n'est pas assurément que la plupart des femmes qui ont déjà eu une ou plusieurs affections palustres soient fatalement reprises d'affections de même nature, alors même qu'elles habitent un pays comme le nôtre. Mais, j'ai bien vu, pour ma part, une vingtaine d'exemples où j'ai reconnu cette influence de l'état puerpéral, influence telle, qu'il n'aurait pas été permis de la méconnaître, et il faut que ces cas ne soient pas des plus rares, pour que j'en aie observé un si grand nombre.

Obs. IX. — Un des cas les plus saillants qu'il m'ait été donné de voir, m'a été fourni par une jeune femme de Buros, que j'ai observée en 1859, pendant que j'exerçais à Saint-Castin. Cette femme venait d'avoir, sans subir de traitement, trois ou quatre accès légers de fièvre tierce des mieux caractérisés, lorsqu'elle accouche dans un jour d'intermission. Le lendemain de l'accouchement, l'accès suivant reparaît à l'heure accoutumée, et cette fois avec tant de violence que le mari, très-inquiet, m'envoie chercher en toute hâte. Je constate en effet chez elle un accès fébrile très-fort et très-complet, un des mieux caractérisés qu'on puisse voir dans notre pays. J'administre donc le sulfate de quinine à haute dose (1 gr. 50) deux ou trois jours de suite et j'obtiens en peu de jours une guérison des plus radicales.

Ce fait m'a beaucoup servi, en raison des caractères si nets et si bien tranchés qu'il a présentés et que, depuis ce temps, je n'ai plus retrouvés dans aucun autre cas. Au reste, les faits de ce genre ne sont pas propres à notre pays et j'en ai observé un tout à fait semblable, à Paris même, ce pays si peu palustre.

Obs. X. — Pendant que j'étais interne à la Salpêtrière, on me fait appeler, à proximité, pour une femme d'une trentaine d'années, récemment accouchée, et qui venait d'avoir un second accès de fièvre intermittente tierce. Ce n'est pas pour avoir mon avis qu'elle me demandait, mais bien pour me donner le sien et me demander une ordonnance de quinine dont elle disait avoir besoin. Originaire de la Sologne, elle avait eu, dans son enfance, des fièvres d'accès assez rebelles et avait été reprise d'accès semblables après chacun de ses quatre accouchements; or, le premier accouchement seul avait eu lieu en Sologne et les trois autres à Paris, où cette femme était fixée depuis cinq ans. Sachant donc par expérience que la fièvre la reprenait après chaque accouchement, elle s'attendait encore cette fois à la voir revenir, et en rendant le médecin témoin de l'un de ces accès, elle comptait obtenir le traitement qui lui avait toujours réussi en pareil cas. Après toutes ces explications, j'explore avec grand soin les organes abdominaux, et ne trouvant dans aucun les indices d'un travail phlegmasique quelconque, j'administre le sulfate de quinine, d'après la méthode que j'avais apprise aux leçons de M. Trousseau, et cette femme n'a plus de nouveaux accès et prend quelque temps le fébrifuge, à des intervalles de plus en plus éloignés.

J'espère au moins, pour cette fois, qu'il ne viendra à l'idée de personne de m'accuser de système, et je n'avais guère de parti pris sur toutes les questions relatives à l'infection palustre. Or, j'ose affirmer encore aujourd'hui que je n'ai pas fait un pas, dans cette étude, sans me guider sur l'expérience, sans contrôler à chaque instant toute théorie nouvelle, que j'en fusse ou non l'auteur, par une attentive observation clinique, toujours impartiale et rigoureuse.

On voit donc, par ce qui précède, que l'état puerpéral crée, pour la femme, une prédisposition des plus marquées à contracter les affections palustres; qu'il aggrave en outre celles qui existaient avant l'accouchement, et, d'une manière générale, rend plus sérieuses les formes si variées que peuvent revêtir ces affections. Or, l'impaludisme pouvant offrir l'aspect des affections les plus diverses, des affections les plus *dissimilaires*, c'est-à-dire des plus différentes par nature, je ne serais nullement surpris d'apprendre qu'il dût parfois ressembler à la fièvre puerpérale, ou à bien d'autres affections qui frappent un certain nombre de femmes récemment accouchées. Et, en me rappelant que Beau, cet éminent observateur, croyait avoir obtenu quelques succès dans la fièvre puerpérale par l'emploi de hautes doses de sulfate de quinine, je me demande si le hasard ne l'aurait pas fait tomber sur une de ces formes insidieuses que peut revêtir l'infection paludéenne; je me demande s'il n'aurait pas confondu une *forme puerpérale* de cette intoxication avec la *vraie fièvre puerpérale* où la quinine ne fait rien. Je ne saurais absolument prouver cette supposition, car je n'ai pas pu me procurer les observations sur lesquelles s'appuyait ce regrettable et savant maître. Mais, je comprendrais d'autant mieux cette méprise, qu'il exerçait à Paris, dans un pays si peu propice à l'étude des formes si variées de l'impaludisme, dans ce même centre pourtant, sorte de gouffre pathologique, où l'on peut voir, en passant, et où l'on voit en effet les affections les plus rares de presque tous les pays du monde.

Quelles sont, dans l'état puerpéral, les conditions les plus propres

à favoriser l'éclosion de la diathèse palustre? On comprend que je
ne puisse pas prétendre à les faire connaître, au moins dans leur
ensemble. J'en vois deux toutefois qui me paraissent jouer un rôle
actif dans le développement des affections de cette nature; ce sont
l'*ébranlement nerveux*, la fatigue causée par le travail de la parturi-
tion et l'*hémorrhagie* plus ou moins forte, même physiologique, qui
suit toujours l'accomplissement de cette laborieuse fonction. Il est
facile de comprendre, d'après ce que nous avons dit précédemment,
que la seule réunion de ces deux causes doive contribuer puissamment tantôt à faire naître l'intoxication palustre, et tantôt à la réveiller ou à lui donner un cachet de gravité qu'elle n'avait pas
auparavant.

Ce que je viens de dire de l'état puerpéral succédant à l'accouchement s'applique encore *à fortiori* à cet état particulier qui se
rapproche de l'état puerpéral et qui suit un avortement plus ou
moins avancé. Et, je n'entends pas parler ici par simple voie d'induction, mais bien par expérience, seul *criterium* irrécusable dans
toute controverse clinique. Je ne saurais dire le nombre de femmes
que j'ai vues être atteintes d'affections palustres de tout genre après
une fausse couche, et j'appelle sur ces cas l'attention de tous les
praticiens, de ceux surtout qui exercent ou doivent exercer dans les
pays marécageux. On sait en effet que l'avortement peut plonger
bien des femmes dans un véritable état maladif, dans un état chloro-
anémique en particulier, et rien n'est plus naturel que de mettre
sur le compte de cet avortement, tout ce qui peut se rattacher à une
forme insidieuse de l'infection palustre. J'ai vu si souvent succéder
à cet état de vraies fièvres intermittentes ou d'autres affections palustres, que je crois pouvoir me dispenser d'en rapporter des exemples. Il n'y a pas encore un mois que j'en ai vu deux cas, l'un de
fièvre tierce et l'autre de fièvre rémittente, tous deux sans gravité.
Ici encore, je ne puis m'empêcher d'attribuer cette fréquence aux
abondantes hémorrhagies qui accompagnent la plupart des avortements.

Pour résumer en quelques mots les caractères spéciaux de l'impaludisme, dans les différentes phases que suit, chez la femme,
l'importante fonction de la génération, je dirai : 1° que cet impaludisme, *né sur place ou importé*, crée pour la femme enceinte, et à
toutes les périodes de la gestation, un danger de plus d'avortement
ou d'accouchement prématuré, danger que nous chercherons à
expliquer plus tard par les congestions qu'il provoque dans plusieurs organes et en particulier dans l'utérus; 2° que cette entité
morbide, sans être très-fréquente, dans notre pays du moins, pen-

dans toute la durée de la gestation, peut naître, se réveiller ou s'aggraver après l'accouchement naturel et après l'avortement; 3° que l'infection palustre est peut-être plus fréquente et moins grave après l'avortement, plus rare et plus sérieuse après l'accouchement, l'abondance de l'hémorrhagie me paraissant être la seule cause occasionnelle dans le premier cas, l'ébranlement nerveux de l'accouchement, et l'état puerpéral pouvant aggraver l'état de sfemmes dans le second cas.

On voudra bien m'excuser, en raison du puissant intérêt pratique qui s'y attache, d'avoir donné tant de développements à cette question étiologique, développements tels qu'ils paraîtront peut-être superflus aux critiques les mieux intentionnés. Mais, comme la connaissance des causes domine toute étude expérimentale et notamment toute étude médicale, comme cette connaissance d'ailleurs est beaucoup moins imparfaite, en fait d'impaludisme, que dans beaucoup d'autres questions médicales, j'ai mieux aimer pécher par excès que par défaut de développements. Si nous savions par avance le nombre et l'étendue des dangers que nous courons dans diverses circonstances, nous les éviterions presque à coup sûr, et, s'ils sont inévitables, nous chercherions du moins à nous prémunir contre les désordres qui en résultent et que nous n'aurions eu ni la force ni la volonté de prévenir. On voit par là que l'étiologie d'une affection doit toujours dominer, quand la chose est possible, dans toute étude médicale, et je crois avoir montré qu'à défaut *de la cause elle-même*, nous connaissons du moins les principales circonstances dans lesquelles agit *la cause morbide impaludique*. Telles sont les raisons qui me vaudront sans doute l'indulgence des plus impatients de mes lecteurs.

CHAPITRE II

J'ai déjà dit que je voulais me borner, dans ce travail, à donner le résultat de ma propre expérience, et, si je devais prendre à la lettre mon engagement, je ne risquerais rien de supprimer ce chapitre. Je dois déclarer en effet que mon expérience, sur ce point, est entièrement nulle, et un pareil aveu ne coûte guère à qui se propose uniquement de chercher et de dire la vérité. J'irai même plus loin et je dirai que je n'ai pratiqué *qu'une seule autopsie*, dans un cas, il est vrai, où je ne faisais que *supposer* l'existence de l'infection palustre, et l'examen nécroscopique a complétement donné tort à ma supposition.

Obs. XI. — Il s'agissait d'un homme d'une cinquantaine d'années que j'ai observé, il y a quatre ans, avec un de mes confrères. Après avoir observé ce malade pendant plusieurs jours, il me fut impossible d'assigner une cause à son mal, de formuler un diagnostic quelconque, malgré les apparences de gravité que revètait son état. Tout à coup cet homme tombe dans le coma, sans présenter le moindre phénomène de paralysie ni de congestion cérébrale proprement dite; c'est en cette occurrence que j'eus une consultation avec le confrère dont je parle, homme rompu depuis longtemps aux difficultés de la pratique et qui ne peut pas néanmoins, tant le cas se trouve obscur, mettre plus de précision dans le diagnostic. Je dois dire que, de mon côté, j'avais plusieurs fois exploré la rate sans le moindre résultat, sans y trouver trace d'hypertrophie ou même de douleur et j'attachais alors à ce dernier symptôme une importance des plus grandes. Et, pour qu'on ne croie pas que je mets du caprice dans mes convictions médicales, j'ajouterai que j'ai encore ce symptôme en grande estime; mais peut-être aussi, on le verra par la suite, ai-je appris à mieux l'interpréter, à lui assigner un rôle moins exclusif, bien assez grand du reste, dans la séméiologie des affections palustres. Quoi qu'il en soit, je savais déjà à cette époque que ce n'était pas là un signe pathognomonique, même dans les cas les plus graves, et j'arrivai, par exclusion, à l'idée d'une fièvre larvée comateuse; quant à l'intermittence qui nous manquait, je savais déjà qu'elle faisait défaut dans bien des cas d'impaludisme, et je considérais ce signe, ainsi que je persiste à le faire aujourd'hui, comme moins important que la douleur splénique. Sans partager mon avis sur la nature *possible* de cette affection (car j'avais eu soin de mon côté de faire mes réserves), mon confrère me laissa administrer le sulfate de quinine, et il pouvait le faire, sans le moindre scrupule, vu l'état désespéré de notre malade. Je donne donc une potion à 1 gramme de sulfate de quinine et ne parviens pas à en faire prendre une seconde le lendemain matin, tant le coma était profond. Ce pauvre homme succomba environ 36 heures après le début de ce sommeil, et nous trouvons, à l'autopsie, les altérations les plus évidentes d'une maladie de Bright très-avancée. L'affection siége dans les deux reins, et ceux-ci n'ont plus que la moitié ou le tiers de leur volume habituel, n'offrent plus trace qu'en quelques points de leur structure normale, tant le tissu en est désorganisé par des dépôts plastiques très-anciens d'une néphrite albumineuse. Quant à ces lésions que tout le monde connaît, je crois pouvoir me dispenser de les décrire ici en détail.

Comme nous trouvons dans la vessie une certaine quantité d'urine (mon confrère et moi faisons l'autopsie en commun), nous les soumettons, séance tenante, à la double épreuve de la chaleur et de l'acide nitrique, et nous trouvons, dans les deux examens, un précipité albumineux des plus abondants. Je le répète d'ailleurs, les lésions caractéristiques d'une maladie de Bright très-avancée sont tellement évidentes, que ce serait perdre son temps que d'en faire ici la description.

Ce qui nous avait trompés pendant la vie, c'était l'absence complète de toute hydropisie, du moindre œdème sur n'importe quelle partie du corps. Je dois ajouter, au reste, que l'autopsie ne nous a permis de trouver ni la moindre infiltration séreuse, ni le plus petit épanchement dans aucun des principaux viscères ou dans les grandes cavités splanchniques, pas même dans les ventricules cérébraux. Nous avions, dès lors, l'explication toute naturelle de ce coma singulier et de la mort qui s'en est suivie; et, pour ma part, j'ai eu la conscience bien tranquille, pour avoir administré mon sulfate de quinine.

On s'étonnera peut-être que je n'aie pratiqué qu'une seule autopsie en sept ans, et l'on se demandera sans doute si j'ai réellement observé des affections palustres pernicieuses, ou si, les ayant observées, je n'ai pas mis quelque négligence à contrôler mon diagnostic après la mort. Car, j'ose croire qu'on ne voudra pas me supposer la prétention de guérir tous les cas de fièvres pernicieuses *indistinctement*. Non assurément, je n'ai pas cette prétention, et je crois même que, dans quelques pays, si j'en juge du moins par les descriptions de certaines épidémies, les hommes les plus vigilants et les plus habiles peuvent échouer dans bien des cas. Mais j'acquiers aussi chaque jour cette conviction bien consolante, qu'il n'y a pas un seul cas d'affection palustre, dans notre pays, qui ne puisse guérir radicalement, quand elle est reconnue de bonne heure et traitée convena-

blement; que la plupart même des plus graves, pour ne pas dire
toutes, doivent se terminer heureusement, quand on peut administrer le spécifique quelques heures seulement avant le moment présumé de la mort.

Si cette proposition est fondée, il doit arriver nécessairement que
l'habitude d'observer ces affections, ainsi que la hardiesse et la
promptitude dans l'emploi du fébrifuge me donnent de plus en plus
de succès, à mesure que j'amasse une plus grande somme d'expérience, et c'est ce qui m'arrive en effet, j'ose le dire sans présomption. Il en résulte que les cas de mort doivent aller en diminuant, en admettant même la persistance de la cause morbide,
c'est-à-dire des miasmes palustres. Or, c'est à grand'peine si je puis,
en sept ans, réunir huit ou dix cas malheureux (chiffre déjà trop
considérable), sur quelques milliers d'affections palustres, deux ou
trois mille au moins, en comptant bien entendu les rechutes ayant
lieu chez le même malade.

D'un autre côté, n'ayant pas l'avantage d'être médecin d'hôpital,
j'ai dû prendre toutes mes observations chez les malades de ma clientèle, et tous les praticiens savent s'il est commode d'obtenir une
autopsie dans les familles où ils ont été appelés. Et, ces difficultés
que tout médecin éprouve, je les ai eues pour ma part au suprême
degré, en raison de la position toute particulière qui m'est faite par
le manque d'appui d'un grand nombre de mes confrères. Je me
borne ici à constater un fait dont je suis loin de me plaindre, car
j'accepte hautement toute la responsabilité de mes actes, celui qui
fait de son mieux n'ayant à redouter aucun contrôle. Mais je puis
dire que chaque insuccès que j'ai eu m'a aliéné une ou plusieurs
familles; je n'aurais donc pas osé demander une autopsie à ceux qui
me prenaient pour un empoisonneur, ou tout au moins pour un
homme téméraire à l'excès, et l'on verra plus tard ce qu'il faut penser de ma témérité. J'ai voulu tenter l'épreuve cependant dans deux
circonstances où je croyais avoir quelque droit à le faire, et l'examen nécroscopique de mes malades m'a été refusé. Le seul cas où
on me l'ait accordé, a été celui de cet homme dont je viens de parler, cas dans lequel j'avais l'appui moral d'un confrère autorisé.

Si je n'ai pas pratiqué des autopsies, ce n'est donc pas que le
zèle scientifique m'ait manqué; mais il est rare, je le répète, surtout
dans les circonstances particulières où je me suis trouvé, qu'en
dehors de la pratique d'hôpital, on puisse recourir à cette source
précieuse d'instruction. Nous ne pouvons que gémir de pareils préjugés et combattre de toutes nos forces l'ignorance qui les engendre.
Triste exemple en effet d'inconséquence et d'égoïsme que nous

offrent certaines gens qui réclament partout des médecins instruits et ne leur permettent pas d'acquérir le complément de lumières qui leur manque, d'agrandir leurs connaissances au prix de tant de sacrifices et de dégoûts, et de profiter, pour le bien du plus grand nombre, du malheur de quelques-uns!

Mais, bien que je n'aie pas d'expérience personnelle sur les lésions produites par l'impaludisme, je crois pouvoir néanmoins présenter quelques remarques sur ce point; car j'ai beaucoup lu de descriptions anatomo-pathologiques dans nos meilleurs auteurs classiques. Or, ces lectures m'ont permis de me convaincre une fois de plus de l'utilité de certaines notions générales que je n'ai fait qu'ébaucher dans mon introduction. Les considérations que j'aurai à présenter sur ce sujet feront même ressortir, j'en ai du moins le ferme espoir, l'esprit qui doit présider à toute recherche d'anatomie pathologique, et en particulier à la recherche et au classement des diverses lésions impaludiques. Il ne suffit pas en effet d'enregistrer purement et simplement des altérations cadavériques, il faut encore leur assigner la place qu'elles occupent dans la série d'affections engendrées par une même cause morbide.

Or, un premier fait nous frappe dans l'examen des lésions produites par l'infection paludéenne, c'est qu'aucune d'elles n'est *constante*, que toutes même peuvent venir à manquer. Je pourrais fournir à l'appui bon nombre de citations, mais je me bornerai aux deux suivantes : « Quelques auteurs, disent MM. Monneret et Fleury (1), soutiennent que les fièvres pernicieuses ne sont que des intermittentes compliquées, ou des intermittentes dans lesquelles les congestions encéphalique, rachidienne, pulmonaire, gastro-intestinale, hépatique, splénique, ne se dissipent qu'imparfaitement après l'accès et déterminent la mort au paroxysme suivant. Quelques faits ne sont pas en faveur de cette opinion. *On a vu la mort survenir rapidement, sans qu'on ait pu découvrir la moindre lésion sur les cadavres.* »

Voici, d'autre part, ce que dit Chomel sur ce même point (2) : « L'anatomie pathologique n'a rien appris de satisfaisant sur ces maladies (les fièvres pernicieuses). Dans le cours de l'épidémie de fièvres intermittentes qui a régné à Pantin, un grand nombre de malades ont été traités à l'hôpital de la Charité. Je tiens de M. le professeur Fouquier, *qu'on n'a rencontré aucune lésion appréciable* dans le cadavre de deux individus qui ont succombé à des symptômes pernicieux développés soudainement. *Je n'ai également rencontré au-*

---

(1) *Comp. de méd. pat.*, t. V, p. **341**.
(2) *Des fièvres et des mal. pest.*, p. 378. Paris, 1821.

cune lésion chez une femme fort âgée, morte d'une fièvre intermittente qui tout à coup était devenue comateuse. »

Cette seule donnée suffit à nous montrer que nous ne connaissons, sur l'impaludisme, que des *lésions secondaires*, et que la *lésion
primitive* nous échappe complétement. Nous avons vu, en effet, que
celle-ci a pour caractère essentiel d'être *constante*, tandis que les lésions secondaires, qui peuvent être plus ou moins fréquentes, ne
sont pas *absolument nécessaires*. C'est donc là une raison à ajouter à
tant d'autres, pour admettre que la *lésion primitive* de l'impaludisme
réside dans une altération du sang; c'est là qu'il faut la chercher et
la chercher sans relâche. Et je ferai observer ici que la lésion primitive diffère essentiellement de l'agent morbide proprement dit. Il
se peut donc qu'on vienne à découvrir tôt ou tard l'agent délétère
des marais, sans que l'on connaisse pour cela l'altération sanguine
qu'il produit; c'est ainsi que nous connaissons le plomb, l'arsenic,
l'atropine et la strychine comme autant d'agents toxiques, et nous
n'en ignorons pas moins les lésions primitives qu'ils déterminent
dans les divers éléments de la masse sanguine.

Mais voyons en quoi consistent les *lésions secondaires* connues.

La plupart des auteurs qui ont traité de l'impaludisme ne voient
dans ces *lésions* que des degrés divers d'une congestion sanguine,
et celle-ci peut siéger dans les différents viscères et principalement
dans la rate et le foie. Nous chercherons à étudier plus tard le mode
de production de ces diverses congestions. Bornons-nous donc pour
le moment à enregistrer la constatation si générale de ce fait, à
savoir que l'infection palustre se traduit le plus souvent par des
congestions viscérales multiples, et notamment par la congestion
splénique si connue.

Pour bien apprécier, dans les différents viscères, les effets réels
ou seulement possibles de cet afflux sanguin, observons-les dans la
rate où ils sont le plus fréquents, et où, par suite, ils ont été mieux
étudiés que dans tout autre organe. Or, que signale-t-on dans l'organe splénique? 1° Une hypertrophie plus ou moins grande, ou,
pour mieux dire, une augmentation de volume qui n'a d'autre limite que l'extensibilité variable de la membrane enveloppante;
2° une induration de tissu dans quelques cas; 3° un ramollissement
dans quelques autres, une friabilité plus ou moins marquée, pouvant aller jusqu'à la désorganisation complète de la pulpe splénique;
4° des épanchements sanguins résultant des désordres précédents et
même une rupture de l'organe lui-même. Il est inutile d'insister sur
le mode de production de ces altérations diverses; elles s'expliquent
toutes par la force et la durée variables de la congestion sanguine,

par ses apparitions plus ou moins fréquentes, et aussi par certaines résistances de tissu, variables dans chaque organisme.

On comprend sans peine que *la même congestion sanguine* doive produire des effets bien différents dans tel ou tel organe, et il n'est besoin, pour s'en convaincre, que de se rappeler les différences de texture, de résistance, etc., qu'offrent chacun de nos viscères. Mais si les altérations produites se rattachent dans tous à *cette même hyperémie*, ce que je crois pour ma part, nous devons trouver un air de parenté, une certaine ressemblance dans les altérations dont ils peuvent être le siége. Voyons donc si les désordres observés sur la rate peuvent se produire dans tout autre organe, dans le cerveau par exemple, qui offre avec elle de si notables différences. Supposons donc, pour un instant, que la même congestion sanguine vienne à siéger dans le cerveau et voyons, en suivant le même ordre, si nous trouvons dans cet organe les mêmes altérations que dans la rate.

1° *Peut-il y avoir, dans cette supposition, une augmentation de volume du cerveau ?*

On ne s'attend pas sans doute à ce que je prétende donner de cette hypertrophie cérébrale une démonstration positive; mais peut-être arriverons-nous à la fournir par voie indirecte, en mettant les effets physiologiques à la place des désordres matériels, en signalant les troubles fonctionnels qui doivent être la conséquence nécessaire des lésions matérielles. En admettant donc que la congestion qui nous occupe tende à produire une augmentation de volume du cerveau, celle-ci sera évidemment limitée, comme dans la rate, par l'extensibilité des enveloppes cérébrales. Or la dure-mère d'une part, la boîte crânienne de l'autre constituent, pour l'encéphale, une double enveloppe absolument inextensible. On conçoit pourtant qu'il y ait possibilité pour cet organe de s'hypertrophier quelque peu, sans atteindre cette muraille de fer. Le liquide céphalo-rachidien peut s'écouler dans le canal vertébral et laisser ainsi un petit vide dans la boîte crânienne, vide que peut remplir l'encéphale légèrement hypertrophié. Mais il semble, au moins théoriquement, que la place ainsi faite doive être bien petite, et pour peu que la congestion soit active ou qu'elle se prolonge, l'expansion cérébrale doit être bien vite arrêtée par un obstacle infranchissable. Ne pouvant plus s'étendre, que doit faire le cerveau ? Il doit évidemment se tasser, se comprimer lui-même, s'étrangler presque, s'il veut aller trop loin. Or, on connaît parfaitement les effets de la compression cérébrale, et ces effets ne sauraient varier, que la compresion soit *concentrique* comme elle l'est le plus souvent pour des causes va-

riées, ou qu'elle soit *excentrique*, comme dans le cas qui nous occupe. La compression cérébrale, c'est là un fait bien connu, amène
le sommeil et un sommeil d'autant plus fort qu'elle-même est plus
violente. J'ai vu mon excellent maître, M. Richet, donner de ce
fait une démonstration expérimentale chez un jeune enfant destiné
à périr sous peu de jours, et atteint d'un spina-bifida avec tumeur
considérable des enveloppes de la moelle. Si on venait à comprimer
cette tumeur remplie de liquide céphalo-rachidien, l'enfant tombait
immédiatement dans le sommeil le plus profond, par suite de la
compression qu'exerçait ce liquide sur la masse encéphalique.
Comme contre-épreuve, l'enfant s'éveillait aussitôt, dès qu'on ne
comprimait plus la tumeur rachidienne. Le coma, propre à certains
cas d'infection palustre, peut donc s'expliquer par cette compression
que subit le cerveau de dedans en dehors, compression due sans
doute au défaut complet d'extensibilité de la boîte crânienne. Quant
à la *main* qui comprime, elle n'est autre, dans ce cas, que le ventri-
cule gauche du cœur dont l'impulsion n'est plus équilibrée par une
résistance suffisante des capillaires cérébraux.

2° et 3° *Trouve-t-on dans cette même forme comateuse des affections
palustres, de l'induration ou un ramollissement de la pulpe cérébrale?*

Je donnerai, comme réponse, l'extrait suivant de l'ouvrage si
complet de MM. Monneret et Fleury (1): «Sur cent trente cadavres
ouverts à Groningue en 1826, disent ces auteurs en décrivant les
lésions de la fièvre pernicieuse *soporeuse*, on trouva vingt-quatre fois
une congestion méningique ou cérébrale, et une coloration plus
brune dans la substance corticale, *dont la densité était augmentée.*
Dans les fièvres pernicieuses, le parenchyme médullaire était sablé,
et du sang noir extravasé et coagulé à la surface du cerveau. (Tour-
dès, *Thèse inaugurale*, p. 101, *Strasbourg*, 1832). A Rio-Janeiro, après
une comateuse hémiplégique, les vaisseaux cérébraux étaient engorgés, le *parenchyme ramolli*, la tente du cervel et ecchymosée.......

« ..... M. Maillot a trouvé, sur les cadavres de quelques sujets
morts de fièvre comateuse, le tissu de la pie-mère et les vaisseaux
de la périphérie du cerveau injectés : sur un sujet, la pie-mère rachidienne injectée et vermeille; la substance grise, injectée dans
l'étendue de deux pouces environ, à la région cervicale, et de six ou
sept lignes au niveau des dernières vertèbres dorsales (obs. XXVIII).
Sur un second malade, une injection fine et vermeille de la pie-
mère; la substance médullaire généralement injectée, et, comme
celle du cerveau, légèrement ramollie; enfin un ramollissement

_____

(1) *Loc. cit.*, t. V, p. 335.

blanc, fluide, de six à huit lignes, à la hauteur des dernières vertèbres dorsales (obs. XXXIX; *voy*. aussi les obs. III, XI, XIV).

« Il résulte de l'examen que nous venons de faire et des observations publiées par différents médecins : 1° Qu'il n'existe aucun accord entre les résultats nécroscopiques auxquels ils sont parvenus;
que les lésions les plus fréquentes sont la congestion sanguine des
membranes, le piqueté du cerveau et l'exhalation de sérosité dans
les cavités cérébrales; on est fondé à dire que ce sont-là les seules
lésions qui appartiennent en propre à la fièvre pernicieuse. On doit
même se demander si elles sont bien la cause des symptômes et de
la mort, puisqu'elles ont manqué complétement dans plusieurs cas,
notamment dans deux observés par M. Nepple. On est en droit de
soutenir que la congestion des méninges et du cerveau est un effet
de l'intermittence fébrile, comme les congestions splénique et hépatique en sont d'autres effets. Ces même observations permettent
enfin de supposer que, dans les cas où l'*on a trouvé des hémorrhagies
dans les méninges ou dans la pulpe cérébrale*, des adhérences entre les
deux feuillets de l'arachnoïde, *des ramollissements et d'autres altérations de la surface cérébrale*, ces désordres tenaient à une complication qui a pu marcher rapidement vers une terminaison funeste,
sous l'influence de l'intermittence fébrile. »

Bien que les auteurs précédents ne croient pas devoir rattacher
aux lésions propres de l'impaludisme les diverses altérations signalées dans le cerveau, et notamment l'*induration* et le *ramollissement*,
j'ai rapporté cette longue citation, pour prouver uniquement que
ces altérations ont été notées. Mais, pour ma part, et malgré la
haute autorité de ces savants médecins, je crois pouvoir adopter
une interprétation contraire, d'après les raisons que je viens d'exposer.

Dans son traité des fièvres pernicieuses, Alibert cite également,
page 170, une autopsie dans un cas de fièvre pernicieuse, « où le
cerveau était sain et de *consistance assez grande*. »

4° *Quant à l'épanchement de sang dans l'épaisseur de la masse cérébrale*, il est inutile d'insister sur la preuve de son existence, puisque
cet accident a fait donner le nom d'*apoplectique* à une forme décrite
des fièvres pernicieuses. On en a encore la preuve d'ailleurs dans la
citation précédente.

On voit donc, par cette analyse, que la congestion sanguine, dépendant de l'infection palustre, produit, *dans le cerveau comme dans
la rate*, les mêmes désordres anatomiques, et que ces altérations
peuvent varier, ou même manquer entièrement, suivant la force et
la durée variables de la congestion sanguine.

Supposons ces mêmes lésions dans les poumons, et nous aurons tantôt l'induration du parenchyme pulmonaire qui s'annoncera, comme dans la pneumonie franche, par de la matité et du souffle tubaire, tantôt le *ramollissement,* d'où les râles crépitants observés, depuis les plus fins jusqu'à ceux à grosses bulles, tantôt enfin, *une véritable apoplexie pulmonaire.* Supposons-les bornés à la muqueuse bronchique, ce que j'ai vu pour ma part dans deux circonstances, et nous aurons *la toux et l'hémoptysie* simulant les débuts d'une tuberculisation pulmonaire, phthisie dont quelques grains de quinine font justice aussi bien que de la fièvre intermittente la plus bénigne.

Je ne dis pas qu'on s'explique de la sorte tous les symptômes si variés que revêt l'impaludisme; mais, j'ose affirmer qu'on se rend compte du plus grand nombre, par les effets divers de cette hyperémie sanguine, et j'ai la conviction que les formes les plus obscures finiront par s'expliquer de la même manière, après les progrès toujours croissants de la physiologie. On voit par là que, pour être vraiment profitables, les données fournies par l'anatomie pathologique, demandent à être confrontées à chaque instant avec les données de la physiologie ou de la clinique proprement dite.

Nous venons de voir que l'altération la plus fréquente, produite par l'absorption des miasmes palustres, celle qui a frappé du moins l'attention des observateurs de tous les temps, consiste dans une *augmentation de volume de la rate,* dans une *hypertrophie* parfaitement appréciable pendant la vie, pour peu qu'elle soit poussée à certaines limites. Mais voyons maintenant si cette hypertrophie est *constante,* si elle mérite le nom de *lésion primitive,* dans le sens que nous attachons à ce mot.

Avant d'exprimer sur ce point mon propre sentiment, je donnerai ici l'opinion de médecins dont personne ne voudra contester la juste autorité.

« L'engorgement de la rate, dit M. Grisolle (1), est un des effets les plus ordinaires de la fièvre; mais il n'est pas exact de dire que l'organe splénique augmente de volume dans *tous les cas de fièvre intermittente,* car on trouve à ce sujet quelques exceptions. »

Et plus loin, page 130 :

« Deux médecins militaires, MM. Jacquot et Sourier, ont cité quelques cas de fièvres intermittentes pernicieuses, mortelles au premier, au deuxième ou au troisième accès, sans que l'autopsie ait révélé aucune altération dans l'organe splénique. »

_____

(1) *Loc. cit.,* t. I, 5e édit., p. 123.

Voici ce que disent à cet égard les auteurs du *Compendium* (1) :
« Nous avons reçu de plusieurs chirurgiens militaires actuellement
en Afrique, des documents précieux parmi lesquels figure l'exploration attentive du volume de la rate. Ils assurent que cet organe
leur a paru conserver *ses dimensions normales dans un grand nombre
de cas.*

Je trouve enfin ces résultats confirmés dans un ouvrage récent, em-
preint d'un remarquable talent d'observation, quoique inspiré par une
philosophie médicale bien différente de celle qui nous a dirigé dans
ces recherches. « Une des localisations les plus ordinaires de l'affection paludéenne, dit M. Guinier, professeur agrégé à Montpellier (2), est l'organe splénique, et la science possède des faits nombreux d'hypertrophies, d'ulcérations, de lésions de tout genre de la
rate, dont la coexistence avec la fièvre intermittente ne laisse aucun
doute à cet égard. Le service de la clinique médicale de l'Hôtel-Dieu
de Montpellier nous en a fourni de nombreux exemples à nous-
même. Ce n'est pas, comme on l'a si souvent répété, que cette altération organique soit la cause des accès. Ce n'est pas même que
cette lésion splénique soit *constante ;* que de fois, sous notre scalpel
investigateur, c'est le foie ou le mésentère, quelquefois les deux
ensemble, qui se sont montrés malades, à *l'exclusion de la rate, restée
petite ou normale;* et cela, dans les cas les plus favorables à l'*hypersplénotrophie,* chez des sujets épuisés, *après de longs mois,* par cette
cachexie paludéenne dont notre voisinage de l'Afrique et du littoral
marécageux de la Méditerranée, nous offre de si fréquentes et si
complètes observations ! Mais il n'en est pas moins vrai que le siége
de *prédilection,* sinon le siége *constant* de l'affection effluvienne, est
dans la rate; qu'il y a entre l'altération de la rate et l'affection palustre un rapport que l'on ne saurait nier. »

Il ressort clairement de ces diverses citations que l'augmentation
de volume de la rate est loin d'être un fait constant dans les fièvres
intermittentes ou dans toute autre affection de nature paludique. J'insiste sur cette circonstance dont on ne me paraît pas tenir un compte
suffisant dans les cas douteux et difficiles, et à laquelle je n'ai pas
pris garde moi-même avant d'avoir entrepris ces recherches. Sans
vouloir entrer ici dans des considérations étendues qui se rattachent

(1) *Loc. cit.*, t. V, p. 274.
(2) *Essai de path. et de clin. méd.* Paris, 1866. — Je ferai remarquer
ici, pour éviter toute équivoque, que M. Guinier désigne sous le nom
d'affection paludéenne ou *effluvienne,* ce que nous appelons *impaludisme,
infection* ou *intoxication palustre.*

principalement à l'étude des signes diagnostiques, je ferai remarquer qu'en se fiant uniquement à une opinion contraire, on entrevoit déjà la possibilité de certaines erreurs, par suite d'une confiance trop exclusive dans cette hypertrophie splénique. Qu'on suppose en effet, et cette supposition ne se réalise que trop souvent dans la pratique, qu'on suppose un de ces faits où les symptômes fébriles soient peu accusés ou même absents, un de ces faits dans lesquels l'intermittence fasse défaut ou n'ait pas été remarquée par un malade peu attentif, que fait le médecin, sur le simple soupçon d'une affection palustre? Il examine la rate, à l'effet de savoir si cet organe se trouve ou non augmenté de volume. Trouve-t-il une hypertrophie réelle, à n'importe quel degré, le voilà confirmé ou du moins bien enhardi dans ses premières vues; la voit-il manquer au contraire, non-seulement il hésite dans presque tous les cas (je parle surtout des médecins non habitués à observer de semblables affections) mais même il rejette souvent l'idée qui l'avait une première fois si justement frappé. Et comme une affection quelconque, une *affection palustre surtout* , a toujours quelques points de ressemblance avec une autre *affection dissimilaire*, il se rejette sur celle-ci, sans jamais plus songer à la première ; il est porté malgré lui à ne tenir aucun compte des données nécroscopiques précédentes. Il ne peut pas se faire à l'idée d'une affection paludéenne sans retentissement splénique, ou plutôt sans une hypertrophie de la rate, si faible qu'elle soit. C'est ainsi qu'a dû se perpétuer cette erreur si funeste et si accréditée, qui veut que toute forme d'impaludisme, toute forme grave surtout, donne lieu à une augmentation de volume de cet organe. C'est ainsi également que, pour la plupart des médecins, se trouve en réalité rétréci le cadre déjà si grand des affections de cette nature, c'est ainsi que ces dernières ont été réparties dans le domaine d'une foule d'entités morbides entièrement disparates. Telle est la genèse de ces *monstres* pathologiques dont j'ai parlé dans mon introduction, de ces fièvres typhoïdes de fantaisie qui n'ont que les dehors de la vraie fièvre typhoïde.

J'avais besoin de tous ces éclaircissements pour exprimer à mon tour le résultat de ma pratique, pour chiffrer celle-ci sans faire crier au paradoxe. Or, je dois dire qu'après sept années d'observation, après avoir vu avec le plus grand soin, sinon des milliers, du moins *des centaines d'affections palustres* de tout genre, je dois dire, dussé-je attirer sur moi un sourire général d'incrédulité, que je n'ai certainement pas vu plus DE TRENTE CAS où cette hypertrophie splénique fût portée à de très-grandes limites, évidentes pour tous, que je n'en ai pas vu plus de CINQUANTE où elle fût médiocrement prononcée ou simplement douteuse; *dans tous les autres cas* (je parle de ceux où je me suis livré à l'examen le plus minutieux, à tous les exercices de percussion, et j'ai fait cette recherche chez PLUSIEURS CENTAINES DE MALADES, UN MILLIER PEUT-ÊTRE), il m'a été impossible de constater la plus petite augmentation de volume de la rate. Il est vrai de dire que j'ai rarement employé le plessimètre; mais beaucoup de praticiens font exactement comme moi, ils vantent cet instrument et ne s'en servent pas. On ne saurait donc m'imputer cette erreur, *par défaut* ou *par vice de forme*, on ne pourrait qu'accuser mon peu d'habileté, et j'accorde sur ce point tout ce qu'on voudra, pourvu qu'on ne me mette pas seul au rang des malhabiles.

Telle est sans doute, pour le dire en passant, une des grandes raisons qui m'ont valu une si forte opposition. Et, je dois bien le reconnaître, mes confrères avaient pour eux toutes les apparences du bon droit, étant admis qu'ils ne dussent pas se donner quelque mal pour contrôler mes recherches, le même mal que j'avais eu à m'y livrer moi-même; ils avaient contre moi, et ils ont encore à l'heure qu'il est la tradition classique, les opinions les plus recommandables. Ils avaient au moins le droit et le devoir de douter, quand je leur montrais des affections palustres, *sans fièvre et sans intermittence, sans le moindre engorgement splénique;* le seul tort qu'ils ont eu, c'est de douter quand même, de ne croire, comme bien d'autres, qu'aux vérités exportées de nos grands centres scientifiques. Ils auraient dû pourtant se piquer d'amour-propre; car ils sont provinciaux au même titre que moi, mot dur que nous adressent certains messieurs de *la Ville,* mais non pas les meilleurs. Pour les bons esprits, en effet, la science et l'art n'ont aucune patrie, et sont, à des degrés divers, l'apanage de tous les travailleurs. C'est bien mal servir sa propre cause que de jeter ainsi le ridicule sur ceux qui font quelques efforts, loin des grands centres scientifiques. Nous devrions plutôt nous unir, non pour lutter contre nos maîtres, mais pour leur offrir quelque butin en échange des travaux dont ils nous font profiter chaque jour. Des idées et non des bons mots, voilà ce que nous devons échanger avec tous ceux qui travaillent dans le monde médical.

Mais, pour revenir à notre sujet, je dirai que j'aurais été effrayé moi-même de l'étonnant paradoxe auquel j'ai été conduit, si je n'avais toujours cherché à me guider sur une observation impartiale et rigoureuse. Pour notre pays, du moins, je regarde comme extrêmement rare l'engorgement splénique, *qui parait être ailleurs infiniment plus fréquent. Romæ scribo et in aëre romano*, disait Baglivi , et si je ne puis en dire autant, ni avec la même autorité, je crois être en droit de conclure néanmoins que la diversité de sol ou de climat imprime aux affections palustres des divers pays un cachet des plus variables. Je le crois surtout, en voyant l'unanimité des médecins proclamer la fréquence des engorgements spléniques dont nous ne voyons ici que de rares exemples. De mon côté, j'ai observé, dans les hôpitaux de Paris, un certain nombre de fébricitants venus des divers coins de la France ou de l'Algérie, et, chez presque tous, j'ai constaté, sans plessimètre, un volume exagéré de la rate, un véritable gâteau splénique, saillant à tous les yeux, incontestable pour tous, pour l'observateur le moins exercé. Je me suis donc demandé si l'hypertrophie de la rate n'était pas plus fréquente dans certains pays marécageux que dans d'autres, et j'ai fini par le croire, en voyant les descriptions si bien faites qui nous ont été données par les plus habiles médecins, en songeant surtout à la sagacité avec laquelle ils ont su démêler les formes les plus insidieuses de l'infection palustre, à la méfiance continuelle dont ils se sont entourés dans ces recherches difficiles. Je suis donc arrivé à cette conclusion que, dans certains pays, les *engorgements spléniques* prédominent (ce sont les plus mauvais pays à fièvres); que dans certains autres, dans le nôtre, par exemple, ils sont au contraire très-rares, et c'est pour cette raison, sans doute, que nous observons ici les plus merveilleux effets du sulfate de quinine, que nous finirons même, je n'en doute pas, par ne plus les observer, quand nous aurons appris à discerner de bonne heure les diverses affections palustres. A l'appui de cette conclusion, je donnerai d'ailleurs, à l'article *Nature*, des considérations puisées à un autre ordre d'idées.

Indépendamment de ces diverses lésions secondaires que je viens d'étudier, et qui se rattachent toutes à une hyperémie des organes ou de certains tissus, l'impaludisme produit encore une *lésion secondaire* d'un autre genre. Celle-ci siége véritablement dans le sang et consiste dans la prédominance des globules blancs du sang ou *leucocythes*, c'est la *leucémie* ou *leucocythémie;* je l'appelle *secondaire* parce-qu'elle n'est pas constante, comme le prouve la citation suivante : « La leucémie, ou la prédominance des leucocythes, des globules blancs, dit M. Monneret (1), *n'arrive que dans la période déjà avancée de l'impaludisme;* elle ne provoque, pendant longtemps, que les signes ordinaires de l'anémie; il est inutile de les rappeler. Disons seulement que trois ordres de symptômes ne tardent pas à s'y ajouter et à faire reconnaitre cette forme de cachexie. » Comme je dois revenir

(1) *Traité élém. de path. int.*, t. III, p. 244. Paris, 1866.

un peu plus tard sur les symptômes propres à cette altération sanguine, je crois devoir m'abstenir de reproduire ici les caractères
qu'en donne le savant professeur.

Je me bornerai à mentionner simplement l'*albuminurie* et la *défibrination* du sang comme autant de lésions *secondaires* qu'on a parfois notées dans l'infection palustre, lésions entièrement compara-
bles à la *leucémie*, n'apparaissant comme elle que dans une période
avancée de la cachexie paludéenne.

Pour résumer, en quelques mots, les notions actuelles que nous
fournit l'Anatomie pathologique dans l'étude qui nous occupe, nous
dirons : 1° que la *lésion primitive*, unique ou multiple de l'impaludisme nous échappe complétement; 2° que des *lésions secondaires*
multiples et diversement associées se produisent dans les différents
organes ou tissus, et que toutes ces lésions secondaires, dont le type
le mieux caractérisé et le plus fréquent nous est fourni par l'*hypersplénotrophie*, sont la conséquence d'une HYPERÉMIE ancienne ou
récente, forte ou faible, durable ou passagère, laquelle hyperémie
est soumise à des exacerbations rémittentes ou intermittentes;
3° que l'engorgement de la rate, très-fréquent dans certains pays à
fièvres, est *excessivement rare* dans le nôtre; 4° que *d'autres lésions
secondaires* ont été signalées dans certains éléments du sang; ce sont
la *leucémie* ou *leucoythémie*, l'*albuminurie*, la défibrination du sang
amenant tôt ou tard des hydropisies partielles ou générales.

CHAPITRE III

SYMPTOMATOLOGIE.

Il est à peu près impossible, en pathologie générale, de toucher à une définition sans en remanier bien d'autres, et, de la manière dont nous avons envisagé la *maladie*, l'*affection* et l'*entité morbides*, résulte pour nous la nécessité de définir encore ce qu'on doit entendre par *symptôme*, d'adapter cette nouvelle définition à celles que nous avons données ailleurs. (Voir Introd., p. xxiv et suiv.) On se tromperait fort, si on voyait dans cette recherche le désir ambitieux de formuler des opinions nouvelles sur des questions controversées. J'ose dire qu'un mobile pareil ne m'a jamais guidé et que je n'ai aucune prétention à devenir un pédagogue, encore moins un chef d'école. Je cherche tout simplement à mettre un peu de précision dans les mots pour éviter la confusion des choses, et si c'est là un système, je m'avoue bien haut systématique.

On verra la preuve de cette nécessité dans la définition que donne du *symptôme* un des maîtres les plus justement estimés en médecine, un de ceux dont on doit révérer le plus la mémoire et les travaux. Chomel (1) appelle symptôme : « tout changement appréciable aux sens, survenu dans quelque organe ou dans quelque fonction, et lié à l'existence d'une maladie. »

Or, une pareille définition n'a pas de sens dans l'acception que nous avons donnée au terme : *maladie*. Le symptôme, en effet, n'aurait aucune fixité avec une *maladie essentiellement variable*, tandis qu'il acquiert une véritable utilité pratique et revêt une portée scientifique réelle dès qu'on le fait dépendre d'une *affection* ou d'une *entité morbide toujours une dans ses manifestations*. Je ne veux pas dire assurément que, dans l'esprit de Chomel, cette distinction n'ait pas été faite, au moins tacitement, mais, il y a confusion dans les termes, dès qu'il prend l'une pour l'autre, la maladie (*entité morbide fixe*) et la maladie (*association de troubles fonctionnels variables*). Le symptôme perd toute son importance, s'il ne permet pas de remonter à l'*affection morbide*, de l'*affection morbide* à l'*entité morbide* et de celle-ci à une *cause spécifique* qui domine un groupe déterminé de phénomènes pathologiques.

(1) *Loc. cit.*, p. 109.

Cette définition de Chomel est loin d'ailleurs d'être irréprochable.

Car, d'une part, elle confond la *lésion* avec le *symptôme*. Quand nous lions l'extrémité d'un vaisseau à la surface d'une plaie, nous avons, dans cette section artérielle, un changement appréciable à nos sens, et pourtant cette ouverture est si peu un symptôme que nous ne l'aurions jamais soupçonnée, si l'artère avait été oblitérée au moment de la lésion. Ce qui est le *symptôme*, c'est l'écoulement de sang, ce qui constitue le symptôme d'une ouverture *artérielle*, c'est le *jet saccadé du sang*.

D'autre part, cette définition consacre une erreur; car la migraine de mon voisin, qui peut être un symptôme, n'est nullement un phénomène appréciable à mes sens. Si j'ai confiance en mon voisin, j'admettrai volontiers la réalité de sa migraine; s'il est intéressé à me tromper, au contraire, je serai porté à en rejeter l'existence, ou tout au moins à la suspecter. La constatation des symptômes exige donc, tantôt l'exercice de nos sens et tantôt celui de notre intelligence, par foismême du jugement le plus consommé.

Cette définition pèche enfin par défaut; car en bornant l'idée de symptôme « à un changement survenu *dans quelque organe ou dans quelque fonction* » elle ne comprend pas certains changements qui peuvent se montrer dans des produits excrétés. La présence de l'albumine dans l'urine, par exemple, se révèle à nous par un *changement appréciable à nos sens*, après l'emploi de réactifs connus, et cette seule constatation de l'albumine nous fournit parfois *le seul symptôme* d'une maladie de Bright.

Mais ce qui est plus juste, c'est cette distinction que Chomel établit, avec tous les médecins, entre les *symptômes* et les *signes*, ceux-ci ne devenant tels que par un effort intellectuel souvent des plus pénibles, tandis que les premiers n'en exigent souvent aucun ou qu'un médiocre d'ordinaire.

Pour revenir à notre définition, il me semble bien préférable d'adopter celle que donnent MM. Hardy et Béhier. « Le mot symptôme, disent ces auteurs (1), n'a donc pas d'autre signification que celle-ci : *phénomène anormal survenu dans l'économie.* »

Elle n'a que le défaut d'être un peu laconique; nous dirions donc volontiers qu'on doit donner le nom de SYMPTÔME *à tout phénomène anormal lié à une entité morbide et considéré dans les différentes formes et aux diverses périodes de cette entité morbide.*

Je suis loin de regarder toutefois cette définition comme inattaquable, et je ne l'adopte que faute d'en connaître une meilleure.

(1) *Tr. élém. de path. int.*, t. I, p. 100.

On pourrait en effet lui adresser la même objection que je faisais tout à l'heure à celle de Chomel, de confondre la lésion et le symptôme, deux choses entièrement distinctes. Ce qui prouve en effet cette différence, c'est que certains blessés continuent à se battre et ne sont avertis de leur blessure que par un écoulement de sang. C'est le symptôme *hémorrhagie*, à défaut du symptôme *douleur*, qui leur fait découvrir la lésion traumatique récemment produite.

Ainsi donc, quoique *la lésion* puisse servir de *symptôme*, elle en diffère néanmoins, comme elle diffère de l'*affection morbide* que nous avons étudiée plus haut.

On peut voir, d'après les considérations précédentes, qu'il est utile de maintenir cette distinction admise par tous les nosologistes, des symptômes *physiques*, appréciables à nos sens, et des symptômes *fonctionnels*, constatés seulement par un travail de jugement. Je ferai observer toutefois, que cette distinction a été établie pour les *signes* plutôt que pour les *symptômes* proprement dits.

Je regrette d'avoir dû entrer dans une digression aussi longue; mais j'ai montré qu'elle nous était absolument nécessaire pour relier entre elles des notions inséparables de pathologie générale, et je compte d'ailleurs qu'elle ne sera pas complétement inutile pour aborder l'étude des symptômes propres à l'infection palustre.

Une pareille étude suppose cette entité morbide parfaitement connue. Car, comment comprendre qu'on puisse lui rapporter tel ou tel symptôme, si on n'a eu soin auparavant de différencier cette entité morbide de toutes les autres, d'en signaler les fausses ressemblances? L'étude du diagnostic devrait donc précéder celle des symptômes et, d'un autre côté, toute étude diagnostique repose sur la connaissance approfondie des symptômes propres aux diverses entités morbides. C'est là un cercle vicieux, très-commun en médecine, et auquel on ne saurait se soustraire; il faudrait, pour le tourner, écrire ou lire plusieurs chapitres à la fois, ce qui est encore à découvrir.

Je m'écarterai donc, pour cette fois, de la règle de rigueur à suivre dans un point controversé ou controversable, règle par laquelle on doit donner sur-le-champ les preuves de toute assertion nouvelle. Comme ces preuves se verront, je l'espère du moins, dans les chapitres suivants, et notamment dans celui relatif au diagnostic, je supposerai connus pour le moment les symptômes propres à l'intoxication paludéenne, et je décrirai ces symptômes *ex professo*. Je préviens toutefois que, tout en me bornant à parler surtout de mon expérience personnelle, j'indiquerai, au fur et à mesure, ce qui peut faire quelques doutes dans mon esprit.

Si on envisage, dans les entités morbides les plus connues, les affections quelquefois fort nombreuses qui en dépendent, on peut voir que ces dernières, qu'on pourrait d'ailleurs multiplier à l'infini, se groupent dans un certain ordre naturel, par classes parfaitement distinctes. Et ces mêmes affections, en les supposant peu variées, reçoivent encore un cachet particulier dans telle ou telle région, dans tel organe ou tel tissu. Sans vouloir entrer à ce sujet dans des considérations trop étendues, je dirai, par exemple, que le traumatisme, suivant la nature, la force ou le siége d'application de l'agent vulnérant, etc., etc., produit tantôt des *fractures* ou des *luxations*, tantôt des *déchirures* ou de *simples contusions*, des *plaies*, etc.; ce sont là autant de groupes naturels d'affections traumatiques qui gagnent à être envisagés séparément et se distinguent les uns des autres par des caractères bien tranchés, se révélant surtout par des symptômes bien différents. Il en est de même de la *syphilis*, qui tient sous sa dépendance une foule d'*affections syphilitiques* des plus disparates, et ces affections gagnent à être groupées en catégories distinctes, en affections *primitives, secondaires et tertiaires,* par exemple, pourvu qu'on ne s'attende pas à trouver, dans la pratique, cette distinction absolue, cette rigueur et cet ordre que nous nous efforçons de mettre dans toute classification. Quel est le praticien en effet qui n'est pas souvent embarrassé pour dire si cette affection syphilitique est secondaire ou tertiaire, pour faire la part dans un traumatisme compliqué, de ce qui appartient à une contusion ou à une fracture?

Dans l'exemple du traumatisme, on divise les affections qui en dépendent d'après *la nature de l'agent vulnérant, d'après la région affectée ou le système organique principalement lésé,* etc. Dans l'exemple de la syphilis, on prend pour base de classification, tantôt l'*époque d'apparition des accidents* (*affections primitives, secondaires, tertiaires*), tantôt le système qui nous offre des lésions secondaires (*système cutané, syphilides*), (*système muqueux, plaques muqueuses*), (*système osseux, exostoses*), etc., etc.

Il serait sans doute possible, dès à présent, et je le montrerai plus tard (voy. *Nature*) d'établir la classification des affections palustres sur les divisions naturelles du système *lésé* secondairement, ou du moins souffrant par impaludisme. Mais comme il ne s'agit en somme que de séparer les affections palustres par groupes naturels, peu importe la base qu'on donne à cette classification; et je donnerai à celle qui va suivre, une base purement symptomatique. Je choisirai donc, comme éléments de distinction : 1° la fièvre; 2° le mode d'apparition des accidents paludiques, ce qu'on appelle *le type;*

3° *le plus ou moins d'ancienneté ou de gravité* de l'intoxication maremmatique.

D'après ces considérations, je crois pouvoir diviser l'*impaludisme* ou l'*intoxication palustre* en trois degrés, comme on le voit dans le tableau suivant :

IMPALUDISME. (Les affections des trois degrés pouvant exister à l'état *simple* ou à l'état *pernicieux*.)

1er DEGRÉ — Caractérisé par de la FIÈVRE et de l'INTERMITTENCE, quel que soit le type observé.
- Fièvre quotidienne.
- — tierce.
- — double-tierce.
- — quarte.
- — double-quarte.
- etc., etc.

2e DEGRÉ — Caractérisé : 1° par de la FIÈVRE sans intermittence, 2° par de l'INTERMITTENCE sans fièvre.
- Fièvre rémittente.
- — pseudo-continue.
- — larvée.

3e DEGRÉ — Caractérisé par les accidents les plus variés pouvant se rapporter tous à des TROUBLES NERVEUX GRAVES OU INSOLITES, SANS FIÈVRE, ni INTERMITTENCE, ces troubles nerveux ne pouvant s'expliquer par l'existence de quelque autre *entité morbide* et guérissant par le quinquina, comme les affections palustres du premier et du second degré.

Désignation tirée du SYMPTÔME *prédominant*, à laquelle on ajoute l'épithète : *palustre*.

Avant d'aborder l'étude des diverses affections palustres en particulier, je dirai que, d'une manière générale, l'ordre que j'ai suivi dans ce tableau indique le *degré d'ancienneté* de l'empoisonnement effluvien. J'ai vu en effet la très-grande généralité des malades être atteints à diverses périodes de leur vie et souvent à de très-longs intervalles, d'affections du premier, du deuxième et du troisième degré. J'ai observé toutefois quelques exceptions dont je parlerai ailleurs.

Ce même ordre me paraît encore utile, au point de vue pratique, en ce qu'il indique le degré de gravité respective des diverses affections palustres, celles du deuxième et du troisième degré étant en général plus sérieuses que celle du premier degré; on observe cependant, à cet égard, d'assez nombreuses exceptions. Mais la raison principale qui rend compte de cette différence de gravité, c'est que les affections du deuxième degré sont assez souvent méconnues, et que celles du troisième le sont presque toujours, pour ne pas dire toujours. Je crois être le premier en effet à signaler celles du dernier groupe dont je n'ai vu la description nulle part; elles ont été confondues, jusqu'à ce jour, avec d'autres affections *dissimilaires* dont elles revêtent parfois les plus trompeuses apparences.

Ces diverses affections palustres se succèdent, chez le même sujet, de la façon la plus capricieuse, tantôt à de longs intervalles et tantôt dans quelques jours. Ainsi, une fièvre intermittente franche peut se transformer en fièvre larvée, celle-ci peut passer au troisième degré, et ces transformations s'opèrent quelquefois avec une rapidité incroyable. Toutefois, l'évolution de la diathèse palustre se montre d'ordinaire dans l'ordre que j'ai indiqué sur le tableau précédent. Le plus souvent, l'impaludisme produit, à une première atteinte, les fièvres intermittentes de différents types; longtemps après et souvent après plusieurs rechutes d'accès périodiques, il donne lieu aux affections du second degré, et beaucoup plus tard à celles du troisième degré. D'autres fois enfin, les affections du second et du troisième groupe se succèdent sur le même sujet, dans le cours de la même maladie, se confondent entre elles et ne se distinguent souvent que par des nuances insensibles. Mais, ce que je crois pouvoir affirmer par expérience, c'est que les affections du troisième degré et surtout du deuxième, sont loin d'être rares dans notre pays. Il me serait impossible, pour ma part, d'évaluer avec précision le nombre de cas que j'en ai observés, mais j'en ai vu certainement plusieurs centaines d'exemples, et je parle de ceux où le diagnostic ne saurait faire pour moi l'objet du moindre doute.

Il résulte de ces associations multiples, ainsi que de cette succession rapide que, dans la pratique, les symptômes d'impaludisme sont on ne peut plus variés. C'est ici que la distinction précise que nous avons établie entre *l'entité morbide, l'affection morbide et la maladie* nous rend les plus grands services, en nous faisant reconnaître au milieu d'un chaos inextricable de symptômes. En songeant à la *fixité des deux premières* et *à la variabilité de la dernière*, on ne sera guère étonné de voir que *des maladies palustres innombrables* correspondent *à un petit nombre seulement* d'affections de même nature. Aussi, *l'entité morbide* est-elle bien vite dévoilée, dès qu'on voit apparaître nettement *l'une quelconque* de ces affections effluviennes.

Il est rare cependant, dans le cours *d'une même maladie*, de voir une affection du troisième degré s'accompagner d'accès fébriles intermittents. Cela n'a guère lieu qu'après un traitement plus ou moins prolongé; il semble, dans ces cas, que l'impaludisme *rétrograde* et passe, avant de guérir, du deuxième ou du troisième degré au premier degré, c'est-à-dire à la fièvre intermittente. Je reviendrai d'ailleurs sur cette importante question à propos du traitement.

Livré à lui-même, l'impaludisme tertiaire peut rester ce qu'il est
pendant des mois et même des années entières et prend le masque
d'un très-grand nombre d'entités morbides ; il constitue la fièvre
larvée par excellence, la plus insidieuse sans contredit, la *double* ou
triple larvée.

Les affections des trois groupes cependant ont ce grand caractère
commun, de procéder par soubresauts, d'offrir des exacerbations
plus ou moins marquées, qu'on retrouve rarement dans les autres
entités morbides. L'impaludisme est essentiellement capricieux de
sa nature, arrive brusquement et semble vous quitter de même ;
mais il reparaît tôt ou tard, élit domicile chez les uns et visite les
autres ouvertement ou en cachette, tantôt à jour fixe et tantôt aux
intervalles les plus irréguliers. C'est en un mot un protée que l'on
croit très-bien connaître et qui peut échapper au plus habile. La
syphilis n'en approche pas, par ses allures si variées, pas même par
sa ténacité. Ces deux êtres morbides semblent défier le médecin et
prendre à tâche de le dérouter ; l'impaludisme surtout est ourdi de
trahison, paraît ici bénin, pour mieux frapper sa victime et se montre ailleurs menaçant, sans être bien terrible. Il va vite en besogne
ou sommeille parfois, laissant un long répit à son ennemi, et, s'il
ne peut le tuer, l'agace de son mieux, jusqu'au moment où on le
terrasse et où l'on vient à le poursuivre avec non moins d'acharne-
ment qu'il sait en mettre lui-même dans ses attaques si variées.

Plus il est sûr de sa force, plus il frappe ouvertement, et plus il se
sent faible, plus il agit de ruse. Sa première tactique est pour les
contrées marécageuses, et sa seconde il la réserve pour les pays
comme le nôtre. Aussi voyons-nous ici bien rarement les accès
classiques de la fièvre intermittente, ce long frisson suivi de chaleur
et de sueur ; nous observons plutôt de petits accès incomplets, avec
une intermittence réelle au début, mais une intermittence souvent
fort difficile à reconnaître. Et, si dans la patrie des grandes fièvres,
on voit moins d'affections du deuxième et du troisième degré, c'est
que les malades n'ont guère le temps d'y arriver, beaucoup d'entre
eux succombent dès leur première atteinte.

Telles sont les mœurs de l'impaludisme, telles sont du moins celles
que j'ai cru reconnaître après bien d'autres, et je ne me flatte pas de
les connaître toutes, tant j'ai appris à me méfier de ce traître
ennemi.

Après avoir décrit les caractères généraux de l'entité morbide
que nous étudions, il nous resterait à passer en revue les diverses
affections morbides qui en dépendent, les formes variées qu'elle
peut revêtir. Mais un pareil travail ne nous avancerait guère pour

l'étude des affections des deux premiers degrés que tous les méde-cins connaissent. Tout le monde sait que les fièvres intermittentes de tous les types, ou que les fièvres larvées proprement dites réclament l'emploi d'un même traitement spécifique ; on reconnaît d'ailleurs ces affections avec la plus grande facilité, quand elles ont une intermittence bien franche, et je crois mieux faire en étudiant plus particulièrement les affections du troisième degré. Celles-ci bien connues, il deviendra facile de distinguer les plus obscures du second groupe.

Mais, auparavant, je crois devoir signaler en passant une question relative à la symptomatologie en général. L'usage a prévalu de décrire à propos du *traitement*, les diverses modifications que subissent les entités morbides sous l'influence de nos différents moyens thérapeutiques. Or, c'est là une marche qui paraît peu philosophique, et dont le vice devient plus frappant, à mesure qu'on se fait une idée plus claire de la marche invariable de ces entités morbides. Il semblerait plus logique de suivre l'exemple des chimistes qui étudient les réactions des corps les uns sur les autres, avant d'en faire une application pratique. Telle substance, disent-ils, a, avec telle ou telle autre, une réaction déterminée, toujours la même dans certaines conditions données. De même devrions-nous dire par exemple, à propos de la symptomatologie, en décrivant les caractères distinctifs d'une entité morbide, que celle-ci se comporte différemment en présence de tel agent hygiénique, pharmaceutique, chirurgical ou tout autre. Et, pour avoir une étude scientifique complète de chaque entité morbide, il faudrait soumettre celle-ci à la réaction des divers agents thérapeutiques. Ce n'est pas à dire, à Dieu ne plaise, que je veuille pousser les médecins dans une voie d'expérimentation frivole, qui a ses règles, elle aussi, et doit toujours se concilier avec nos devoirs d'humanité. Mais ce que le médecin ne peut pas faire, le hasard le fait parfois, et nous devons profiter de toutes les circonstances favorables pour étendre à cet égard l'horizon symptomatique. En tout cas, ce que nous savons déjà de ces diverses réactions serait mieux placé à côté des symptômes, ou si on le veut, du diagnostic. Quant au traitement, il ne doit jamais être qu'un corollaire, qu'une sorte de résultante dépendant de solutions complexes, et celles-ci se trouvent dans l'enseignement général de la pathologie. Toute étude pathologique appartient à la science médicale, le traitement seul répond à l'art de guérir et ne doit enregistrer que les moyens curateurs, leur mode d'application, etc., etc.

Je pourrais donc ajouter ici que l'impaludisme a pour caractère de céder à l'administration du quinquina, ce qui ne veut nullement dire que toute affection qui guérit ou semble guérir par l'emploi de ce remède soit une affection palustre. Mais, lorsqu'on a déjà découvert, chez un malade, quelques caractères saillants d'impaludisme, la guérison par le quinquina, la guérison rapide et sûre dans une affection grave, constitue pour nous un symptôme d'impaludisme, un symptôme aussi bon que la fièvre ou que l'intermittence.

Mais, comme je tiens, avant tout, à donner à ce travail un cachet des plus pratiques, je suivrai la tradition, d'autant mieux que je n'aurais rien à dire de nouveau sur ces réactions thérapeutiques de l'intoxication palustre.

J'arrive donc à la description du troisième degré ou, pour parler plus justement, à la description sommaire des symptômes variés que cette forme peut offrir. Il me serait encore impossible de tracer le tableau complet de ces affections, de le donner surtout avec la même précision que l'on a mise à décrire la fièvre intermittente. Quoique je croie la chose possible, dans un avenir peut-être prochain, je ne le tenterai pas néanmoins et me contenterai d'exposer, dans un ordre physiologique, les troubles survenus dans nos diverses fonctions; je n'aurai, pour le faire, qu'à suivre une table de physiologie, seul procédé qui permette de ne rien oublier. Nous verrons plus tard (voyez NATURE) qu'il y a peut-être un lien qui rattache ces symptômes disparates, un lien qui permette de les découvrir, malgré la diversité si grande qu'ils nous offrent.

Voici donc les symptômes d'impaludisme qu'il m'a été donné d'observer dans les divers organes ou appareils d'organes, ainsi que dans les fonctions qui s'y rapportent :

APPAREIL DIGESTIF.

Cavité buccale. — L'état de la langue est ce qu'il y a de plus important à considérer; il nous fournit en effet des indices précieux, surtout dans les cas graves. Il est rare que l'aspect de cet organe soit notablement modifié dans les cas légers, ou qu'il le soit du moins d'une manière permanente. A peine observe-t-on alors un peu de sécheresse et une coloration moins rosée; j'ai même vu des cas où cet organe conservait tous ses caractères normaux. Mais, dès que cette sécheresse est un peu prononcée, dès qu'elle augmente surtout avec une certaine rapidité, dans l'espace de deux à quatre jours, j'ai toujours remarqué qu'il y avait lieu de redouter une aggravation prochaine de l'affection palustre. Dans un grand nombre de cas graves, la langue est comme parcheminée (langue rôtie);

d'autres fois, tout en ayant la même sécheresse, elle est noire, couleur de suie, même peu d'instants après qu'elle vient d'être humectée. C'est là un indice de gravité qui trompe rarement, et dont il faut tenir grand compte pour le pronostic et surtout le traitement. Cet état peut persister néanmoins pendant plusieurs jours, ou deux ou trois semaines dans quelques cas ; il se montre, dès les premiers jours, dans certaines *formes typhoïdes* de l'infection palustre, tandis qu'il survient beaucoup plus tard, dans la vraie fièvre typhoïde. Chez d'autres malades, la langue est recouverte d'un enduit saburral, très-épais et blanchâtre ou d'un gris sale, enduit tout à fait semblable à celui qui se montre dans l'embarras gastrique, très-épais vers la base ou sur le milieu de la face supérieure de l'organe, beaucoup plus mince sur les bords ou vers la pointe. J'ai observé notamment cet état saburral dans l'épidémie de 1865, dont j'ai déjà parlé (p. 72 et suiv.); il est bien peu de malades chez lesquels je ne l'aie pas rencontré. Dans l'épidémie de 1859, au contraire, celle dont j'ai été témoin à Saint-Castin, la langue devenait plutôt sèche et parcheminée, et rarement saburrale. Or, dès que, par un traitement approprié, on commence à obtenir un léger degré d'amélioration, celui-ci se voit immédiatement dans l'état de la langue. Cet organe devient large et humide, se dépouille peu à peu de cet enduit noirâtre ou saburral ; des filaments visqueux et parfois très-abondants se détachent de la surface, font coller la langue au palais et se répandent sur toute la cavité buccale. Tel est le premier indice d'un retour prochain à la santé.

Dans quelques cas très-rares, j'ai observé, chez des enfants, à la face inférieure ou sur les bords latéraux de la langue, quelques plaques peu étendues d'ulcérations couenneuses, tout à fait semblables aux ulcérations de la stomatite ulcéro-membraneuse. Or, comme cette variété de stomatite est assez commune chez les enfants, je suis porté à croire que c'est là une simple complication, une affection intercurrente et non un symptôme propre à l'impaludisme. Toujours est-il que ces ulcérations disparaissent assez vite, avec ou sans collutoires ou autres topiques, dès que l'enfant reprend des forces et se trouve débarrassé de l'affection principale.

L'estomac est parfois le siége, rarement toutefois, de douleurs vives et exacerbantes, tout à fait semblables aux douleurs gastralgiques. J'ai traité plusieurs de mes malades pour de prétendues gastralgies qui résistaient obstinément aux moyens thérapeutiques ordinaires et finissaient par céder, comme par enchantement, aux préparations de quinquina, alors qu'ayant découvert de nouveaux indices de diagnostic, j'apercevais plus clairement la nature palu-

dique de ces affections. J'ai cru remarquer que ce genre de gastralgie s'accompagne de douleurs plus ou moins vives à la pression,
ce qui n'a pas lieu, du moins au même degré, dans les gastralgies
ordinaires.

L'*appétit* est non-seulement perdu dans les formes graves de l'intoxication palustre, mais il s'y joint parfois une répugnance extrême
pour toute sorte d'aliments; il se relève pourtant très-vite, après
un traitement approprié, surtout chez les enfants et les jeunes gens;
il tarde au contraire à se montrer chez les vieillards ou chez les
sujets épuisés par d'autres causes morbides. Dans certains cas, j'ai
vu l'appétit se soutenir et même être augmenté ou perverti; on a
affaire alors à des formes insolites et plutôt insidieuses que graves
du second et du troisième degré.

Le *vomissement* est rare, du moins dans notre pays; cependant,
j'en ai vu quelques exemples probants et se rattachant bien certainement à l'entité morbide que nous étudions. Et, chose bizarre, tel
malade qui rejette en abondance soit toute sorte d'aliments, soit des
matières bilieuses ou formées d'un liquide incolore, tolère très-bien
d'ordinaire, mais non toujours, le sulfate de quinine en solution,
lorsque surtout on associe ce sel à de faibles doses d'opium.

Je crois avoir vu deux exemples de vomissements de sang pur ou
mélangé à des boissons ingérées dans l'estomac; mais quoique je
croie que l'hématémèse puisse parfaitement dépendre de l'impaludisme, je n'oserais pas donner ces exemples comme bien probants.
A l'époque où je les ai observés, en effet, j'étais loin d'être fixé
comme je crois l'être aujourd'hui sur la signification de certaines
hémorrhagies, et n'ayant pas observé, dans ces cas, des indices suffisamment clairs d'une intoxication palustre, je n'ai pas osé instituer le traitement spécifique qui m'inspirait alors des craintes sérieuses. En voyant guérir ces malades sans quinine, j'ai cru m'être
trompé et aujourd'hui je pense, sans pouvoir le prouver, que le vomissement de sang pouvait bien tenir à cette cause, au moins chez
l'un des malades qui avait eu à diverses reprises et bien avant cet
accident, des fièvres intermittentes parfaitement caractérisées. Je
suis sûr en effet d'avoir vu bon nombre de guérisons spontanées
dans les formes les plus diverses de l'infection paludéenne.

Il est un autre genre de *vomissement* que j'ai observé deux fois, et
qui se rattache certainement à notre entité morbide. Ce vomissement,
que j'ai regardé dans les deux cas comme d'un bon augure, survient
tardivement, alors que le traitement a déjà produit une certaine
amélioration, pas assez grande toutefois pour qu'on puisse encore
compter sur un succès définitif. C'est un vomissement de matières

glaireuses ou de mucosités venues de la gorge, mucosités filantes qui indiquent simplement dans l'arrière-gorge, un travail de dépouillement semblable à celui qui se fait sur la langue. Je donnerai plus loin le résumé de ces deux observations. (Voy. obs. LIV et LV.)

Du côté des *intestins*, on observe ordinairement une *constipation* plus ou moins opiniâtre, parfois des plus rebelles. Dans une circonstance, j'ai guéri, par de faibles doses de sel quinique, une de ces formes opiniâtres qui avait résisté à plusieurs purgatifs énergiques; je dois ajouter que je dirigeais cette médication, non contre la constipation elle-même, mais contre un impaludisme des plus évidents, se traduisant par une fièvre tierce réelle, quoique peu accentuée. Le plus souvent, cette forme de constipation cède à la longue, pour ne plus reparaître, ou du moins pour diminuer, après l'emploi d'un traitement convenable et suffisamment prolongé.

La *diarrhée* est infiniment plus rare, et je n'en ai trouvé que cinq ou six exemples probants dont l'un surtout a été très-remarquable, (voir obs. XXXVIII); j'ai vu deux fois cet accident se montrer avec le type tierce. L'un de ces cas a pour nous cet intérêt de plus, que l'affection a été contractée loin de notre pays.

Obs. XII. — Il s'agissait d'une petite fille d'une douzaine d'années qui a toujours habité le département de la Haute-Garonne, dans un petit endroit assez fiévreux dont je ne me rappelle pas le nom. Cette petite part de chez elle vers le milieu du mois de mai dernier (1866) et avait déjà la diarrhée depuis plusieurs jours, au moment de son départ. Le dévoiement persiste lors de son arrivée à Pau, et j'essaye en vain de le combattre par les moyens usuels, déjà employés du reste par le médecin ordinaire de notre petite malade. Boissons délayantes, astringents, diète et repos au lit, bismuth et diascordium, opiacés, *etc.*, rien n'arrête les selles diarrhéiques d'ailleurs peu fréquentes; il n'y en avait jamais eu plus de trois ou quatre par jour. J'allais me disposer à administrer un purgatif salin, lorsque la mère me fait observer que, *de deux jours l'un*, la diarrhée semble plus forte, et en revenant sur ce que j'avais vu moi-même, je reconnais en effet la justesse de cette observation; je dois ajouter que depuis dix jours environ que je soignais cette enfant, je n'avais jamais noté le moindre mouvement fébrile. Sur le seul indice de cette intermittence, je donne, 0,30 centig. par jour de sulfate de quinine, et, dès le second jour, je constate un amendement des plus notables; en moins d'une semaine, la guérison complète est obtenue, et le traitement est continué pendant quelque temps encore, à des intervalles de plus en plus éloignés.

Je ferai observer que cette petite fille venait à Pau pour la première fois, et que je n'observais pas en ce moment le plus léger cas d'infection palustre. En général, je l'ai déjà dit, les affections de cette nature s'observent de préférence dans notre pays, vers la fin de l'automne ou au commencement du printemps.

La diarrhée de cette nature cède donc, comme la constipation, aux préparations de quinquina, et nous verrons plus tard l'explication de cette similitude d'effets dans des états si opposés (voir NATURE). Je n'ai pas besoin d'ajouter sans doute que nous observons ici, comme dans tous les pays, des diarrhées et des constipations de nature bien différente, accidents qui ne touchent en rien à l'impaludisme et guérissent très-bien sans quinine; je n'ai donc jamais été tenté d'y recourir dans les cas de ce genre.

La diarrhée m'a paru revêtir, dans quelques circonstances, une forme *dysentérique*, c'est-à-dire qu'elle s'accompagne de coliques violentes et donne lieu à des garde-robes sanguinolentes et glaireuses. Seulement cette diarrhée diffère par *l'abondance des matières* rendues de la vraie dysenterie qui donne lieu, comme on sait, à du ténesme rectal et provoque l'expulsion d'une très-petite quantité de matières.

Dans d'autres cas, j'ai vu une forme de *diarrhée typhoïde*, donnant lieu à des selles fréquentes et fétides. J'en rapporterai un cas des plus probants (voir obs. XXXVIII).

J'ai observé un cas des mieux caractérisés d'*hémorrhagie intestinale* liée à la diathèse palustre (voir obs. XXIV). J'ai une tendance à croire que certaines formes d'entéralgie peuvent se rattacher à la même cause; mais je n'ai pu recueillir aucun fait probant; je base pourtant cette croyance sur certaines analogies dont je parlerai ailleurs (voir NATURE).

Quant aux *hémorrhoïdes*, j'ai la conviction qu'elles peuvent parfois dépendre d'une infection palustre; mais je ne saurais en donner la preuve, n'ayant pas observé de fait où il y ait eu une relation *certaine* de cause à effet entre cette infection et la présence de tumeurs ou de flux hémorrhoïdaires. On voit, au moins par cet exemple et par beaucoup d'autres, que j'exprime mes incertitudes et mes doutes aussi bien que mes convictions les plus fortes.

ANNEXES DU TUBE DIGESTIF.

Rate. — J'ai déjà parlé, en traitant de l'anatomie pathologique, des lésions qui se montrent si souvent dans cet organe sous l'influence de l'impaludisme. Or, ces lésions se traduisent, sur le vivant, par des symptômes qui ont fixé de tout temps l'attention des médecins. On me permettra donc, en raison de l'extrême importance qui s'y attache, d'accorder à cette question tous les développements qu'elle comporte. C'est en me guidant sur ces symptômes, que j'ai pu donner au diagnostic de l'infection palustre, une précision qui lui manquait, je parle seulement des cas où la fièvre et l'intermittence venaient à manquer, ces deux guides si sûrs, mais nullement constants. Je ne crois pas, pour cela, que les lésions de la rate soient cause de la fièvre intermittente ou des troubles si variés auxquels donne lieu l'impaludisme, et je m'expliquerai plus loin sur le vrai rôle à assigner aux symptômes spléniques. Mais, je pense que ces derniers, sans être pathognomoniques, constituent les meilleurs signes à invoquer dans le diagnostic de cette entité morbide.

Je me bornerai à signaler l'*hypersplénotrophie* que tout le monde connaît et sur laquelle je n'aurai rien à dire de nouveau, si ce n'est que, dans notre pays du moins, elle manque le plus souvent, même dans les cas les plus graves et qu'on ne doit pas rejeter l'existence d'une affection palustre, sur le seul fait de l'absence de ce signe. Il est toujours bon, indispensable même, de rechercher ce symptôme (car on ne saurait trop chercher à s'éclairer dans les cas obscurs ou difficiles); mais il ne faut pas oublier qu'il peut manquer et manque en effet très-souvent. Sans vouloir m'appesantir sur les moyens d'exploration à employer, je dirai que ce symptôme se constate à l'aide de l'inspection directe, de la palpation et de la percussion méthodique, cette dernière donnant des résultats plus nets et plus probants avec le plessimètre.

J'arrive à un autre symptôme qui me paraît avoir bien plus d'importance, non-seulement que l'augmentation de volume de la rate, mais encore que la fièvre et l'intermittence elles-mêmes, je veux parler de *la douleur splénique*.

Avant de parler de ses caractères et des moyens propres à la faire reconnaître, je crois devoir rapporter ici, ou mieux transcrire la première observation où le hasard m'a permis de constater ce symptôme.

* Obs. XIII. — Peu de jours après mon arrivée à Saint-Castin, le 15 août 1859, j'ai été appelé auprès d'une femme d'un village voisin, âgée d'environ 55 ans, et qui était malade depuis une quinzaine de jours. On notait chez elle un teint jaunâtre, cachectique, un amaigrissement considérable, les yeux hagards et les traits décomposés. Elle était en proie, depuis deux ou trois jours, à un délire tranquille, et se livrait à un mouvement automatique continuel des mains; la langue était complétement noire, desséchée, les forces anéanties, en un mot, l'état général était des plus alarmants. Après avoir cherché inutilement dans une affection de l'un des principaux organes, l'explication de cet état général grave, j'ai pensé à l'exis-

tence d'une fièvre larvée, *bien qu'il n'existât pas la moindre trace du plus léger mouvement fébrile et que les parents n'eussent remarqué rien de semblable les jours précédents.* J'ai voulu à cet effet constater le volume de la rate, et là percussion de la région splénique n'a décélé qu'une matité bornée à 0,03 ou à 0,04 centimètres d'étendue dans tous les sens. Mais cette percussion, quoique pratiquée par des chocs *sans violence*, causait à la malade *une douleur très-vive.* Songeant alors à la proximité du Pont-Long, qui touchait au village de Serres-Castet où se trouvait la malade, et, à défaut d'autre indication, j'ai pensé que cette douleur pouvait être sous la dépendance d'une intoxication paludéenne. En présence des accidents graves que j'avais à combattre, je n'ai pas hésité à donner une dose assez élevée de sulfate de quinine, 1 gr. 50 c. dans une potion. La malade était tellement exténuée que, malgré la confiance que m'inspirait cette médication, je m'attendais à une mort prochaine; et j'ai été agréablement surpris de la trouver en vie le lendemain. J'ai renouvelé la même dose pendant quatre jours consécutifs, et je n'ai pas tardé à voir une amélioration notable se produire.

Dès le second jour, des sueurs copieuses se déclarèrent, un véritable accès fébrile s'est montré et a laissé dans son déclin un peu de calme à la malade. Le lendemain les sueurs ont persisté, sans être précédées des stades de frisson et de chaleur, et le délire a cessé brusquement. La langue, de racornie, noire et desséchée qu'elle était, est devenue large et humide; des pellicules noirâtres s'en sont détachées. Les fonctions digestives se sont peu à peu rétablies, la malade a pu goûter un sommeil réparateur, et, au bout de cinq semaines, elle était complétement guérie; elle avait pris en tout 16 grammes de sulfate de quinine. J'avais eu soin de donner des doses graduellement décroissantes et d'éloigner les jours d'administration du remède jusqu'à la guérison complète. A mesure que les symptômes graves s'amendaient, et que les forces revenaient, je notais une *diminution de plus en plus sensible de la douleur splénique.* Vers les derniers jours et même vers le milieu du traitement, la simple percussion ne suffisait plus pour la provoquer; je ne la faisais naître *qu'en comprimant avec une certaine force l'hypochondre gauche,* au-dessous du rebord des fausses côtes. Et enfin, après la guérison complète, toute pression mécanique ne réveillait pas la moindre sensibilité splénique.

Un des grands avantages que nous ayons en province, c'est de pouvoir suivre nos malades, de savoir ce qu'ils deviennent. Or, cette femme vit encore, parfaitement portante, et a toujours joui d'une excellente santé, depuis plus de sept ans qu'elle a été en proie à la grande affection dont je viens de parler.

Le 1er octobre dernier (1866), j'ai vu sa fille qui m'a donné tous ces détails; mais je les connaissais déjà par diverses informations que je prenais de temps en temps. On comprend en effet tout l'intérêt que je porte à une malade qui m'en a fait sauver tant d'autres et dont le cas m'a permis de donner une direction toute nouvelle à mes études sur les fièvres.

Ce fait me paraît bien propre à justifier l'aphorisme si connu de l'*occasio præceps ;* car, depuis plus de sept ans que j'exerce dans notre pays, je n'ai pas trouvé plus de trois ou quatre exemples où la *douleur splénique* se soit offerte ainsi d'elle-même, où elle eût pu se révéler à la simple percussion. Si j'étais donc tombé sur un cas ordinaire ou que je n'eusse pas profité de cette précieuse rareté, c'en était fait de mes recherches et de beaucoup de mes malades. Et je ne prétends pas en cela avoir eu grand mérite ; car ce symptôme était *des plus frappants,* tellement clair que personne n'aurait pu le méconnaître, et, cette fois du moins, ce n'est pas par esprit de système que je m'en suis servi.

Sans vouloir empiéter ici sur la partie *diagnostique* de mon travail, je dirai néanmoins que *la douleur splénique* constitue, selon moi, *le meilleur signe de l'infection palustre, le signe le plus fréquent et le plus sûr, dans les formes pernicieuses surtout, quoiqu'il puisse manquer, même dans ces dernières.*

Mais, pour que ce symptôme puisse fournir des indications quelque peu sûres, la constatation demande à en être faite avec certaines règles que j'examinerai tout à l'heure. Le symptôme *douleur,* en effet, envisagé au point de vue de sa valeur séméiologique, est loin d'avoir pour le médecin la même importance que pour les malades. Tous les praticiens savent combien il est difficile d'en apprécier les nuances véritables, au milieu de la diversité de caractères qu'il revêt. Essentiellement variable, suivant les causes qui la provoquent, suivant le siége de l'organe malade, soumise à tous les caprices d'une sensibilité générale qui forme autant de types que d'individus, cachée par les uns, simulée ou exagérée par les autres, la douleur demande, pour être bien interprétée, une attention soutenue de la part du médecin et une connaissance approfondie de la pathologie. Les Stoïciens avaient beau jeu à nier la douleur ; allez prouver qu'il souffre à quelqu'un qui affirme ne pas souffrir, et réciproquement. Si les médecins ne sont pas tenus de pousser si loin le scepticisme, ils n'en doivent pas moins se montrer très-circonspects pour admettre comme vraie la souffrance manifestée par certains malades. Ils doivent surtout chercher à en faire ressortir tous les caractères, lorsqu'ils veulent baser sur elle une indication thérapeutique de quelque importance.

C'est pour répondre à l'objection qu'on pourrait me faire, d'accorder une si grande valeur à un symptôme d'une constatation aussi difficile, que j'ai tenu à signaler moi-même les écarts où peut conduire un examen superficiel. Aussi, certaines précautions m'ont-elles paru indispensables pour constater l'existence *de la douleur splénique.* Aujourd'hui néanmoins, j'ajouterai volontiers que j'attache à ces

précautions une moindre importance, du moins à quelques-unes.
Car, pour éviter toute contestation, je crois qu'il convient de n'accorder de prix à ce symptôme qu'autant qu'il est bien *manifeste*, et
il l'est presque toujours dans les cas *pernicieux*, il l'est encore dans
bien d'autres où nul danger ne menace.

Les seules précautions à prendre consistent donc à se prémunir,
dans cette recherche, contre tout *esprit de système* qu'on n'est pas
toujours maître d'éviter, mais dont on se défait pourtant, quand les
échos les plus sonores vous assourdissent de ce mot. Je crois donc
rompre avec tout système, si jamais j'en ai suivi, en disant qu'on ne
doit se fier qu'à *la douleur splénique bien évidente*, que celle-ci soit
spontanée ou provoquée. J'ose affirmer qu'à aucune époque, je n'ai
voulu en faire, Dieu merci, un signe pathognomonique de l'infection palustre, que je n'ai pas usé davantage du procédé d'acupunc-
ture pour trouver de gré ou de force la douleur qu'il me fallait.

Il me suffit, pour le prouver, de rappeler les précautions minutieuses que je donnais dans mon premier travail, et que je n'ai jamais cessé de prendre.

1° Je me sers tantôt du pouce, tantôt des quatre derniers doigts de
la main (plus souvent du pouce), que j'applique avec une pression
graduée et par secousses successives, au-dessous du rebord des
fausses côtes gauches et sur toute l'étendue de l'hypochondre
gauche.

2° J'ai reconnu depuis longtemps la nécessité de pratiquer la
même exploration du côté opposé, c'est-à-dire sur l'hypochondre
droit, pour mieux apprécier, *par comparaison*, l'existence de la sensibilité splénique quand elle est faible.

3° Je me sers de la main droite pour l'exploration de l'hypochondre gauche, et *vice versâ*. Je commence par l'examen de l'hypochondre droit, ne voulant pas laisser pressentir à mes malades que
c'est du côté opposé que je m'attends à trouver de la douleur.

4° Autant que possible, le même degré de pression est exercé sur
chacun des hypochondres.

5° Dans les questions adressées au malade, pendant cet examen,
je m'efforce de n'influencer nullement sur sa manière de répondre,
et je lui demande si la pression réveille de la douleur dans l'un des
hypochondres ou dans les deux. Si la réponse est affirmative, je demande *de quel côté*, sans dire lequel.

6° Enfin, *dans les cas douleux*, ce double examen est fait *à nu sur
les téguments* ou simplement à travers la chemise, la présence des
vêtements suffisant quelquefois pour faire méconnaître l'existence
de cette douleur. J'ajouterai même que, toutes les fois qu'il est pos-

sible, chez les hommes, par exemple, cet examen doit être fait à nu.

Or, voici les résultats auxquels j'ai été conduit par une expérience déjà assez longue :

1° *La douleur splénique* se montre, à des degrés divers, dans près des huit dixièmes des cas d'impaludisme, aux trois degrés de cette entité morbide ;

2° Elle est, en général, d'autant plus vive que le cas est plus grave, quelle que soit l'ancienneté de la diathèse palustre ; mais on observe à cet égard un petit nombre d'exceptions ;

3° Dans quelques cas exceptionnels, du moins dans notre pays, elle est ressentie spontanément et accusée par le malade ; mais le plus souvent, elle ne se révèle qu'à une pression méthodique de l'hypochondre gauche ;

4° Qu'elle soit spontanée ou provoquée, elle est *exacerbante*, c'est-à-dire qu'elle varie souvent en intensité à de courts intervalles, qu'elle paraît et disparaît avec un certain caprice, et ne devient continue que dans les cas graves, et encore pas toujours. De là la nécessité de la rechercher souvent chez le même sujet, non-seulement dans le cours de la même maladie, mais même à différents jours ou à différentes heures de la même journée. C'est à ces variations que j'attribue les résultats négatifs constatés par plusieurs de mes confrères, même les mieux intentionnés ;

5° Elle manque assez souvent dans les cas légers, rarement, mais quelquefois dans les cas pernicieux, dans certaines formes cérébrales notamment ;

6° On ne doit en tenir aucun compte chez les malades trop endurants ou impressionnables à l'excès, chez les enfants, par exemple ;

7° Chaque fois qu'elle manque dans un cas présumé pernicieux, on doit redoubler de vigilance et soupçonner une erreur de diagnostic, on doit rechercher avec grand soin une lésion organique latente ;

8° En raison des exacerbations qu'elle présente si souvent, la douleur splénique ne saurait fixer nullement sur les progrès réels de l'amélioration, ni sur la durée qu'on doit donner à la période du traitement.

La preuve de mes assertions se verra dans tout le cours de mon travail. Je me borne donc ici à donner ces propositions sous forme aphoristique, ayant le ferme espoir qu'elles se trouveront confirmées par l'exposé pur et simple de mes observations. Je puis dire seulement que j'ai cru prendre toutes les précautions voulues pour être sûr du moins d'avoir su éviter les erreurs les plus grossières et qu'il est bon nombre de malades chez lesquels je n'ai pas voulu, de

D.   11

propos délibéré, rechercher la douleur splénique, tant il m'a paru difficile, avec ou sans examen, d'arriver chez eux à une conclusion tant soit peu rigoureuse. Je me rappelle avoir entendu citer, par Gerdy, le fait du général Lafayette qui, ayant une fracture du membre inférieur, supporta sans se plaindre, et plusieurs jours de suite, un appareil trop serré qui avait ulcéré la peau en différents points du membre et mis a nu le grand trochanter. « *Vous ne souffriez donc pas ?* » lui demanda son chirurgien (je ne sais si c'était Desgenettes ou quelque autre). « *Je souffrais sans le dire, comme doit faire un bon soldat*», répondit le général. C'était pousser bien loin l'héroïsme militaire ! Mais, cet exemple nous prouve que certains malades ne se plaignent jamais pour des douleurs faibles ou supportables; ce serait donc perdre son temps que de rechercher chez eux une sensibilité splénique qu'ils n'accuseraient jamais, à moins de supposer à celle-ci une acuité exceptionnelle. D'autres au contraire sont portés à exagérer leurs souffrances, et on doit, dans l'appréciation que l'on porte, tenir compte de cette tendance naturelle à un grand nombre de malades.

Foie. — Cet organe est, après la rate, celui qui se ressent le plus de l'intoxication palustre, celui qui en décèle le mieux la fâcheuse influence. Ici encore, l'examen des lésions anatomiques et des caractères cliniques nous démontre que les désordres observés sont produits par une congestion sanguine, et celle-ci peut donner lieu à une augmentation de volume, à une induration ou à un ramollissement du parenchyme de cet organe. Tout le monde connaît l'engorgement du foie consécutif à l'infection palustre, et, pour ma part, j'en ai vu quelques exemples, quoique cet engorgement soit beaucoup plus rare que celui de la rate, et n'ait pas autant fixé mon attention.

Le foie est également le siége fréquent d'une douleur tout à fait semblable à celle qu'on trouve dans la rate, et cette douleur s'offre, à l'intensité près, qui est ici beaucoup moindre, avec les mêmes caractères que la douleur splénique elle-même. J'ai noté bien des fois la co-existence des deux sensibilités splénique et hépatique, dans les cas simples ou pernicieux; j'ai même vu huit ou dix cas où la douleur hépatique existait manifestement, à l'exclusion de la splénique. J'ai cité un de ces faits dans mon premier travail, fait que je rapporterai plus loin (*voy.* Obs. XXV), et qui est d'autant plus remarquable que je n'avais pas, à l'époque où je l'ai pris, les mêmes idées qu'aujourd'hui sur la nature des diverses affections paludiques.

Cette douleur, qui peut être spontanée ou qui se révèle à la pression, comme dans la rate, peut faire croire à certaines affections du foie tout à fait indépendantes de l'impaludisme, et l'erreur n'est pas toujours facile à éviter. C'est par l'examen comparatif des divers phénomènes morbides, par la connaissance des antécédents, etc., qu'on peut arriver au diagnostic différentiel.

OBS. XIV. — Vers la fin de l'année 1862, il y a juste quatre ans, j'ai observé un fait de ce genre où l'analyse attentive des symptômes m'avait porté à soupçonner l'existence d'une diathèse palustre; or, dans ce cas, le symptôme prédominant était une sensibilité assez vive à la pression dans la région du foie, sans augmentation appréciable du volume de cet organe. Il s'agissait d'un ancien militaire, âgé de 55 ans environ, et chez lequel je n'avais pu découvrir les symptômes ni d'une colique hépatique, ni d'un cancer ou de toute autre tumeur du foie, pas plus que d'abcès symptomatique d'une infection purulente; je ne parle pas de l'hépatite qu'on ne contracte pas dans nos climats tempérés. En assistant au dépérissement rapide de ce malade, en voyant un teint jaunâtre cachectique, sans trace aucune de cancer hépatique, appréciable du moins à l'investigation la plus minutieuse, en songeant que cet homme, dans sa carrière militaire, avait passé plusieurs années à Rochefort et à Rome, pays fiévreux par excellence, qu'il avait contracté d'ailleurs dans ces pays des fièvres très-rebelles qu'on avait eu bien du mal à couper, j'avoue que j'aurais recouru volontiers à la médication par le quinquina, et je l'aurais fait d'autant mieux que, dans toute autre supposition, ce malheureux me paraissait être irrévocablement perdu. Mais je n'étais que médecin consultant et n'ai pas eu le bonheur de voir mon avis partagé par deux de mes confrères qui ne pouvaient douter un seul instant de l'existence d'*une maladie du foie*. Il se peut sans doute que ces messieurs aient eu raison; car le cas n'était pas des plus clairs et je ne saurais absolument m'élever contre leur manière de voir. Mais ce que je leur reprochais le plus et ce que je leur reproche encore, c'est de n'avoir pas mis plus de précision dans leur diagnostic. Dire qu'un homme est atteint d'*une maladie du foie*, sans désigner laquelle, sans en montrer surtout les caractères cliniques, c'est s'y prendre bien mal pour convaincre quelqu'un qu'on croit systématique. Je crois inutile de rapporter ici les détails de l'observation; mais je les résumerai en disant que je n'ai pu découvrir dans le foie qu'une sensibilité assez vive à la pression, sans la moindre apparence de tumeur ou d'hypertrophie. Je ne voyais donc rien que de très-rationnel à rattacher cette douleur hépatique à une diathèse palustre dont les antécédents nous permettaient de présumer l'existence. Quoi qu'il en fût, et dans toute supposition, cet homme paraissait atteint trop gravement pour qu'on pût conserver quelque espoir de guérison, même avec la quinine; mais, on ne saurait du moins imputer la mort à ce remède, puisqu'il n'en a pas été administré le plus petit atôme.

APPAREIL RESPIRATOIRE.

Cavité nasale. — Le seul symptôme important que j'aie à signaler, consiste dans une épistaxis plus ou moins abondante, pouvant aller jusqu'au point de faire naître des inquiétudes sérieuses, et cette épistaxis, comme tout phénomène morbide de nature palustre, cesse brusquement pour revenir à l'improviste, sans qu'il soit possible d'expliquer ces hémorrhagies par une lésion appréciable de la cavité nasale. Je n'ai vu que quatre cas bien probants d'épistaxis de cette nature, et je les rapporterai ailleurs (*voir* obs. XXXII, XXXIII, XXXIV et XXXVIII), en raison des particularités intéressantes qu'ils présentent.

J'ai observé, dans un cas, *la respiration* suspirieuse, dans un accès qui a été suivi de mort, malgré l'amélioration des plus réelles qui avait précédé cet accès (*voir* obs. XXXII).

La toux est un symptôme qui se montre dans certaines formes exceptionnelles d'impaludisme, et j'en ai vu pour ma part une douzaine d'exemples incontestables, et ce symptôme s'est offert à mon observation par petites séries de trois ou quatre cas simultanés. Dans le courant d'octobre et de novembre derniers (1866), par exemple, j'ai vu quatre faits de ce genre. La toux, dans ces cas, est forte, sonore, stridente et comme caverneuse; elle vient par quintes d'une grande violence apparente, et il semble, à entendre les malades, qu'on doit trouver des désordres considérables dans la poitrine. Telle est du moins l'impression que j'ai reçue, en entendant cette toux pour la première fois, il y a sept ans, chez un de mes malades. Or, j'ai été tout étonné de trouver, à l'auscultation, tous les caractères d'une respiration normale. J'avais affaire, dans ce cas, à une fièvre intermittente franche, et j'ai été non moins surpris de voir cette toux céder, avec une merveilleuse rapidité, à quelques doses de sulfate de quinine. Il m'est impossible d'exprimer par des mots ce timbre particulier que l'oreille perçoit, mais je puis dire qu'il suffit de l'entendre une fois pour être sûr plus tard de ne pas le méconnaître.

Obs. XV. — Je citerai à ce propos un fait des plus singuliers et qui m'a beaucoup frappé. Me trouvant un jour par hasard, chez un de mes amis (il y a quatre ou cinq ans), j'entends tout à coup sortir de la chambre voisine trois ou quatre sons secs et saccadés de cette toux vibrante et caverneuse : « *Voilà une toux à quinine,* dis-je au père, *quel est donc ce malade ? C'est mon fils aîné,* me répondit-il, *qui tousse ainsi depuis quelques jours et, en le voyant si bien portant, je n'avais pas songé à vous le dire.* » Or, comme je jouissais, dans cette fa-

mille, de la confiance la plus absolue, qu'on savait d'ailleurs, à n'en
pas douter, que je ne me livrais jamais à des essais aventureux,
j'obtiens sans difficulté et moyennant quelques bons mots dont je
me laisse accabler, qu'on administre *mon sulfate*, comme je l'entends faire et aux doses que je veux. L'enfant, qui avait 12 ans,
prend donc une première dose de 0,40 centigr. en quatre pilules, et
la toux disparaît comme par enchantement. Je donne la même dose
deux ou trois jours de suite seulement; car il n'y a plus eu la plus
petite quinte. Il ne m'a pas fallu vingt-quatre heures pour avoir
justice de cette toux et ajouter un petit succès de plus à ceux autrement grands que l'on obtient chaque jour par ce précieux remède.

Dans deux autres circonstances (c'était chez deux enfants), la
toux a présenté un caractère convulsif que je n'avais nulle tendance
au début à rattacher à une infection palustre. Dans l'un des cas, la
toux venait par quintes assez rapprochées et ressemblait à celles de
la coqueluche, avec cette particularité que l'inspiration sifflante initiale faisait complétement défaut. Dans l'autre cas (voyez obs. XLIII),
elle s'accompagnait d'une vraie cyanose de la peau et simulait, à s'y
méprendre, les angoisses produites par l'œdème de la glotte.

Ce *symptôme* peut encore s'accompagner de phénomènes stéthoscopiques propres à la pneumonie ou à la congestion pulmonaire, et
je n'ai observé que deux exemples de cette forme insidieuse d'intoxication effluvienne. L'hépatisation pulmonaire est-elle due, dans
ces cas, à l'impaludisme proprement dit, ou à une pneumonie gref-
fée sur une diathèse palustre? On conçoit que je ne puisse pas donner à cette question une solution précise, la congestion initiale pouvant survenir sous la double influence du froid et d'une action
paludique, comme dans le cas suivant:

Obs. XVI. — Il s'agit d'une femme de 38 à 40 ans, que j'avais
déjà soignée à plusieurs reprises pour de vraies fièvres intermittentes et qui me fait appeler le 7 novembre dernier (1866). Elle
avait, depuis une quinzaine de jours, une bronchite des plus simples, lorsqu'après s'être exposée à de nouvelles causes de refroidissement, elle est prise tout à coup, dans l'après-midi du 7 novembre,
d'un violent frisson avec claquement des dents, point de côté et
fièvre consécutive. Son médecin ordinaire, craignant un accès pernicieux, veut avoir mon avis. Or, avant de voir la malade, je crois
pouvoir le rassurer sur ce point, en me guidant sur la rareté excessive des accès de cette violence, dans nos affections palustres. Je
constate, en effet, un léger frottement pleural à la base du poumon
droit, et je dois dire que mon confrère avait déjà constaté un peu
avant quelques bulles fines de râle crépitant. Nous faisons en ce
point une application de 10 sangsues et prescrivons une potion avec
0,30 centigr. de kermès.

Le lendemain, nous trouvons une matité croissante à la partie inférieure de la fosse sus-épineuse droite, ainsi que des râles crépitants fins avec une légère résonnance de la voix. Le pouls est à 120, la fièvre continue, quoiqu'il y ait sur le soir un redoublement assez marqué, comme il arrive dans la plupart des phlegmasies. — Nous continuons l'usage de la potion kermétisée et appliquons, *loco dolenti*, un large vésicatoire volant.

Le 8 novembre, la pneumonie est des plus franches, matité, râles crépitants fins, souffle tubaire et bronchophonie, crachats jus de pruneau, aucun symptôme ne manque, la peau est toujours chaude, le pouls à 120 ; il n'y a pas eu de nouveaux frissons. C'est alors que nous prescrivons la potion suivante :

Tartre stibié.	0 gr. 30 centigr.
Sirop diacodé.	30 — »
Infusion béchique.	150 — »

F. s. a. une potion. — à prendre par cuillerées à bouche d'heure en heure.

La première cuillerée est administrée vers onze heures seulement, et il s'opère très-vite une sorte de détente, une diminution notable de la chaleur fébrile ; le tartre stibié est d'ailleurs absorbé avec la plus parfaite tolérance. Mais, vers quatre heures du soir, il se déclare tout à coup des douleurs d'une violence inouïe du côté des deux fosses iliaques et dans la région sacrée ; la malade, qui venait de prendre la cinquième cuillerée de la potion, se plaint très-vivement et s'agite dans tous les sens. Elle compare ses souffrances aux douleurs de l'enfantement, et comme elle avait cessé d'être réglée, depuis trois mois, elle s'imagine qu'elle va faire une fausse couche. Appelé sur-le-champ, je ne puis, en raison de l'éloignement de notre malade, je ne puis me rendre chez elle qu'à six heures, et au moment de mon arrivée, les douleurs semblent avoir redoublé d'intensité. Comme il n'y a eu ni vomissement, ni garde-robes, je me demande un instant si le tartre stibié n'a pas causé ces accidents et je m'assure d'ailleurs qu'il n'existe aucun indice de fausse couche, pas même d'augmentation de volume du globe utérin. Quant au poumon droit, il se trouve dégagé comme par enchantement, la respiration s'entend parfaitement libre dans toute l'étendue de la poitrine, sans mélange de souffle ni de râle crépitant : le pouls reste toujours agité, mais la peau n'est plus brûlante. Nous admettons dès lors l'existence d'une double congestion ovarienne et croyons avoir affaire à une de ces métastases qu'on observe parfois et qui aurait été provoquée, dans ce cas, par une révulsion puissante de la potion émétisée. — Nous prescrivons un julep diacodé et un quart de lavement avec 12 gouttes de laudanum de Sydenham.

Ces douleurs vives se calment vers huit heures du soir, les règles apparaissent dans la nuit, et notre malade goûte quelques heures d'un sommeil tranquille.

Le 9 novembre, la matinée est bonne, presque sans fièvre, la respiration reste toujours libre, à part quelques bruits de frottement pleural qui s'entendent à la base ; toute médication active est suspendue. Mais vers quatre heures du soir, la chaleur de la peau devient plus forte, le pouls revient à 120, et quelques bulles de râle crépitant fin reparaissent au-dessous de l'épine de l'omoplate. — Potion avec 2 grammes d'oxyde blanc d'antimoine.

Le 10. Même marche que la veille; amélioration dans la matinée, tant du côté de l'état général que de l'état local et le soir, à peu près à la même heure, nouvelle recrudescence, avec apparition d'un léger souffle bronchique et retour d'un mouvement fébrile encore plus marqué que le précédent. En voyant cette intermittence et en sachant d'ailleurs la tendance qu'avait notre malade à contracter des affections palustres, nous nous décidons à prescrire une faible dose de sulfate de quinine (0,60 centigr. en pilules); seulement, nous attendons encore à demain matin, avant de les administrer.

Le 11, au matin, en constatant encore le même amendement local et général, nous faisons prendre les pilules en deux fois et à une heure d'intervalle.

Or, à partir de ce jour, le redoublement fébrile n'a plus eu lieu que durant deux ou trois jours, et encore a-t-il été de moins en moins marqué. Les phénomènes stéthoscopiques ont disparu, pour ne plus se montrer; une convalescence franche s'est établie, une alimentation graduellement plus forte a été supportée, et la guérison ne s'est pas un instant démentie. Le 14 novembre, notre malade a pu déjà quitter le lit et les forces n'ont pas tardé à revenir. Quant au traitement, il a été suivi chaque jour sans interruption jusqu'au 16 novembre, et à dose toujours croissante jusqu'au maximum de 1 gramme, auquel je me suis arrêté. A partir du 16, j'ai donné la même dose à jour passé, pendant trois fois, puis, en raison de quelques bourdonnements d'oreilles, je n'ai plus donné que 0,75 centigrammes à des intervalles de plus en plus éloignés, tous les trois, quatre, cinq et six jours, etc. Notre malade a été ainsi maintenue en traitement jusqu'à la fin de décembre suivant.

J'ai la conviction que nous avons eu affaire, dans ce cas, à une véritable pneumonie qui a été modifiée, dans sa marche et sa terminaison, par cette tendance de la diathèse palustre à produire des congestions, et ce serait le tartre stibié, en produisant une dérivation active, qui aurait déterminé un afflux sanguin du côté des ovaires. C'est alors seulement que se serait réveillée cette diathèse palustre qui aurait entraîné ces accès fébriles consécutifs avec une sorte de manifestation congestive du côté du poumon primitivement affecté. Tel est du moins l'enchaînement qui me paraît résider dans ces phénomènes complexes. Quoi qu'il en soit, les symptômes pulmonaires du déclin ont été bien manifestement dépendants d'un état morbide de nature paludéenne, et la toux, qui reparaissait à chaque accès, indiquait encore ici l'action d'une cause effluvienne.

J'ai vu une malade chez laquelle l'hémoptysie s'est montrée dans le cours d'une fièvre rémittente non traitée. L'affection semblait marcher vers une guérison spontanée; mais c'était une de ces guérisons lentes et indécises, que viennent entraver à chaque instant des rechutes plus ou moins marquées. L'*hémoptysie* continuait toujours à se montrer, et avait déjà inspiré des inquiétudes sérieuses au médecin qui m'avait précédé et à moi-même; or cet accident, qui durait depuis plusieurs semaines et ne s'était jamais accompagné de phénomènes stéthoscopiques appréciables, cet accident disparaît en deux jours, après une dose quotidienne de 0,60 centigrammes de sel quinique. Dans ce cas encore, la guérison a marché d'un pas ferme et s'est bien vite consolidée par la continuation du même traitement. Notre malade a recouvré en quelques semaines les forces qu'elle sentait décliner depuis plus d'une année. N'oublions pas de dire, en passant, qu'elle avait habité pendant longtemps un pays des plus fiévreux (du côté de Rochefort), et qu'elle séjournait plusieurs mois de l'année dans ce même pays, renommé par ses fièvres d'accès.

Quant à certains autres symptômes, liés à l'acte respiratoire, tels que les *bâillements*, le *hoquet*, le *ronflement*, on les observe parfois dans l'intoxication palustre. Tout le monde sait que les accès de fièvre intermittente débutent très-souvent par des *bâillements* et des *pandiculations*, et qu'un *hoquet opiniâtre* se montre dans certaines formes d'affections palustres. J'ai vu, pour ma part, une douzaine d'exemples où ce dernier symptôme était prédominant, et j'ai toujours remarqué qu'il accompagnait d'ordinaire les formes pernicieuses ou tendant à s'aggraver. Mais, ce que tout le monde ne sait pas, c'est que le *ronflement* accompagne certaines formes cérébrales et notamment la forme comateuse, dont je n'ai vu que trois exemples. Je rapporterai un peu plus loin (*voir* obs. XXVII) un cas des plus remarquables où ce symptôme était le seul indice d'une affection maremmatique des plus réelles.

Je dirai enfin que, dans quelques cas assez rares, on voit une *expectoration abondante* dans le cours d'une affection de cette nature, et cette expectoration abondante se montre surtout dans les cas graves, après que le traitement a déjà produit une amélioration notable. C'est donc là un signe de bon augure, si je m'en rapporte du moins à ma propre expérience. L'abondance des produits excrétés, qu'on observe parfois, nous fait penser sans trop de dédain à cette humeur peccante des anciens, à la matière morbifique que je ne voudrais pas faire revivre; mais il semble en vérité que les sécrétions de tout genre redoublent d'activité, dès que la vie revient dans un corps qu'on aurait pu croire inanimé quelques jours auparavant (*voir* obs XXXVIII).

APPAREIL CIRCULATOIRE.

Du côté *du cœur*, je signalerai d'une part l'accélération si connue des battements de cet organe dans les formes fébriles de l'infection palustre, d'autre part l'*arrêt* plus ou moins prolongé de ces battements qui peut produire la forme dite syncopale des fièvres pernicieuses. J'ai observé quatre ou cinq exemples de cette forme, et, dans un cas, la mort a été presque instantanée (*voir* obs. LI). Je crois avoir observé un autre cas de ce genre, terminé également par la mort, après une infection paludéenne remontant à plusieurs années. Mais je ne puis qu'élever des doutes sur ce dernier fait, les phénomènes d'impaludisme ne m'ayant pas paru suffisamment clairs dans les derniers temps de la vie. Mais je suis assuré du moins d'avoir guéri deux malades atteints d'une affection palustre syncopale parfaitement caractérisée (*voyez* obs. LIII et LVI).

Quant aux gros vaisseaux artériels ou veineux, je n'ai rien de particulier à en dire. Je dirai seulement que le *pouls* n'est accéléré que dans les formes fébriles du premier ou du second degré. Comme, pour la généralité des médecins, la *fièvre* personnifie, pour ainsi dire, l'intoxication effluvienne, on s'attend à trouver presque toujours une élévation considérable du pouls, jointe à une chaleur fébrile plus ou moins accusée. Or, c'est là une très-grande erreur, et j'ai recueilli bon nombre d'observations où l'existence de l'impaludisme était incontestable, sans qu'il y eût pour cela la moindre altération dans les caractères normaux du pouls. J'ai même vu certains cas où le pouls était manifestement ralenti et où la chaleur cutanée était des plus normales, au moins au seul contact des mains. Je rapporterai un cas de ce genre des plus remarquables (*voir* obs. LII); dans le plus fort de la maladie, le nombre de pulsations artérielles ne s'est pas élevé à plus de 52 par minute, tandis qu'il était de 80 à 84 à l'état de santé. Il s'agissait dans ce cas d'une forme comateuse très-grave et tout le monde sait que, dans certaines affections cérébrales, le pouls présente parfois un ralentissement notable; c'est même cette lenteur (dans la méningite tuberculeuse, par exemple) qui lui a fait donner le nom de *pouls cérébral*. Cette remarque n'avait pas échappé à Torti qui, dans son admirable description des fièvres pernicieuses signale cette rareté du pouls dans la forme comateuse. « In eâ siquidem (febre lethargicâ), dit-il (1), non parvitas aut imbecillitas pulsûs, sed potius turgentia quædam,

_____

(1) *Loc. cit.*, t. Ier, p. 393.

ictûsque validitas, qualis in essentiali apoplexiâ solet percipi, persentiscitur *cum aliquâ nonnunquam raritate potiùs*, quàm cum insigni frequentiâ conjunctâ. »

J'ai observé quelquefois de l'*intermittence dans le pouls*, et ce caractère m'a toujours semblé du plus fâcheux augure; et, néanmoins, il ne faut pas encore désespérer de la guérison, quelque imminent que puisse paraître le danger.

Quant au *système capillaire*, il me paraît être le siége de congestions fréquentes, mais nullement constantes, dans les diverses formes de l'infection palustre, dans les formes les plus bénignes aussi bien que dans les formes les plus pernicieuses. Seulement, ces congestions varient quant à leur étendue, à leur durée, à leur retour plus ou moins rapide, à leur acuité, ou à leur chronicité. On comprend que les effets produits par ces congestions varient à l'infini, suivant toutes ces circonstances, suivant la ténuité ou la résistance des vaisseaux capillaires engorgés, ou la texture des tissus hyperémiés, suivant les fonctions des organes qui sont le siége de cet afflux sanguin. On comprend dès lors qu'on puisse trouver ces congestions partout où il y a des réseaux capillaires très-riches, sur les muqueuses nasale, intestinale, vésicale ou utérine, dans la trame même de certains organes et en particulier de la rate. Je crois avoir observé un cas de congestion de la choroïde (*voyez* obs. L). On conçoit que si ces diverses congestions se prolongent, elles puissent amener une infiltration séreuse consécutive à la stase sanguine, et que si elles sont poussées assez loin, elles puissent donner lieu à des hémorrhagies interstitielles, ou à des hémorrhagies à la surface des muqueuses pourvues de riches réseaux capillaires, d'où certaines formes d'épistaxis, d'hématurie, de crachement de sang, de métrorrhagie, etc., etc.

La chaleur de la peau, dans un accès fébrile, ne doit-elle pas dépendre elle-même d'une congestion sanguine du derme? Et cette chaleur ne s'étend pas *toujours* à tout le tégument externe, comme on le croit trop généralement. J'ai vu, et d'autres ont vu comme moi, un certain nombre de cas dans lesquels la peau était à une température normale dans une région, brûlante dans une autre, et presque glacée dans d'autres (*voyez* obs. XXXVIII); ces congestions partielles cutanées constituent ce qu'on appelle un accès incomplet ou irrégulier. Mais je me trompe en attribuant tous ces effets, le refroidissement de la peau, par exemple, à une congestion des vaisseaux capillaires; nous chercherons plus tard à donner une explication de ces divers phénomènes, en étudiant le mécanisme de cette congestion sanguine (*voir* NATURE).

DES DIVERSES SÉCRÉTIONS.

Je ne puis donner, à ce sujet, qu'un simple aperçu des modifications possibles des produits sécrétés par les glandes. Qu'on transporte en effet dans ces dernières l'hyperémie dont nous venons de parler, et l'on comprendra très-bien que diverses sécrétions soient exagérées dans le foie, l'intestin, les reins, etc. Et il peut y avoir à cet égard un certain antagonisme entre ces différentes sécrétions, exagération dans l'une, par exemple, et diminution dans l'autre ; tout dépend de la direction que prend la congestion sanguine des glandes, que celle-ci affecte principalement. On s'explique de la sorte les flux dont parle M. Trousseau (1), et qui accompagnent les fièvres larvées ou d'autres affections palustres ; on se rend ainsi compte des vomissements, de la diarrhée, des crachats abondants, des sueurs copieuses, ou de la profusion d'urine même qu'on observe isolément ou simultanément.

Je viens de parler d'une *sécrétion urinaire exagérée*, et je suis sûr en effet d'avoir rencontré quelques cas où les urines étaient plus abondantes ou tout au moins aussi abondantes qu'à l'état normal. Si je mentionne cette particularité, c'est que beaucoup de médecins, ne pouvant pas s'imaginer une affection palustre sans l'existence de la fièvre, s'attendent à toujours trouver les urines rouges ou sédimenteuses, rares et briquetées. Elles ont en effet ce caractère dans bon nombre de cas, surtout dans les formes fébriles ; mais, il est bien d'autres malades chez lesquels les urines conservent leurs caractères normaux, dans beaucoup d'affections du deuxième degré, par exemple, et dans la plupart de celles du troisième degré.

D'autres fois, je l'ai déjà dit, les urines peuvent être sanglantes, que le sang soit fourni par les reins ou par la vessie. J'ai vu un cas de ce genre des mieux caractérisés (voir obs. XXXII) et un autre cas douteux où le seul phénomène morbide consistait dans une de ces hématuries dites essentielles, sans lésions organiques et sans calcul vésical. Je dis que ce fait m'inspire quelques doutes, parce que le traitement que j'ai institué pendant deux semaines environ n'a produit qu'une légère amélioration ; mais notre malade avait déjà eu dans son pays (Puy-de-Dôme), une fièvre intermittente pernicieuse, qui avait exigé des doses considérables de sulfate de quinine. Cette fièvre pernicieuse remontait déjà à une huitaine d'années, et ce n'est qu'après coup que j'ai songé, par exclusion,

(1) *Loc. cit.*, t. II, p. 766.

à voir dans cette hématurie un symptôme d'impaludisme tertiaire.
Or, en concevant ce soupçon pour la première fois, j'ignorais les
antécédents de ce malade qui jouit, depuis plus de six mois,
malgré la persistance de cette hématurie, de toutes les apparences
d'une santé assez satisfaisante. Je dois ajouter que, dans ce cas,
j'ai pratiqué le cathétérisme avec grand soin, et n'ai pas pu découvrir la moindre pierre vésicale.

HABITUDE EXTÉRIEURE.

Tout le monde connaît le teint cachectique particulier que développe parfois la diathèse palustre et qui constitue en quelque sorte
le caractère saillant de la cachexie de ce nom. L'idée qui domine
dans l'esprit de la plupart des médecins et que j'ai partagée avec
tout le monde, avant d'avoir observé par moi-même, c'est que,
dans tout pays à fièvres endémiques, la cachexie palustre doit im-
primer son cachet à la population tout entière, que le miasme marécageux doit se lire sur le visage des passants et qu'on ne doit
trouver partout que gens malingres et misérables. Et, pour qu'on
ne croie pas que j'exagère à dessein l'opinion générale sur ce point,
je choisis entre bien d'autres, la citation suivante :

« Les habitants des marais, dit M. Tardieu (1), ont une physionomie caractéristique et portent en quelque sorte la marque des
tristes conditions au milieu desquelles ils vivent; sans parler de la
misère qui les accable, leur constitution est, dès les premiers temps
de leur naissance, profondément altérée par une cachexie spécifique caractérisée par une taille très-petite, un teint blafard, une
mollesse particulière et une sorte de bouffissure des tissus, l'appauvrissement du sang, le développement exagéré du ventre, l'engorgement du foie et de la rate, la tendance aux hydropisies, l'état de
langueur et de paresse de l'intelligence, et du système nerveux tout
entier. Puvis a tracé un portrait saisissant de ces pauvres petits
pâtres de la Dombes qui passent les nuits à garder leurs troupeaux,
exposés sans résistance à toute l'activité des miasmes. »

Et plus loin, page 645 :

« On le voit, les effluves des marais, portant la mort sur leur passage, déciment les enfants et les hommes, dépeuplent les cités et ré-
duisent dans une proportion effrayante la durée moyenne de la vie
humaine. »

Ce tableau qui peut être vrai pour certains pays, serait complète-

(1) *Loc. cit.*, t. II, p. 643, art. MARAIS.

ment faux pour le nôtre, et sans vouloir faire tourner la tête à mes compatriotes sur leurs avantages ou qualités physiques, je puis leur assurer du moins que je ne les ai jamais pris pour une race d'avortons. Si j'avais dû me donner tant de mal pour aboutir à cette injure, je me serais contenté de les plaindre en silence et les aurais soignés de mon mieux, en leur laissant au moins un levain d'illusion, le seul bonheur qui reste encore aux déshérités de ce monde. Mais, fort heureusement, je n'ai pas éprouvé ce cruel embarras. Je les crois bien doués de tous points et propres aux meilleurs emplois, et, s'ils avaient le bon esprit de toujours rehausser par le travail l'intelligence fine et malicieuse dont le ciel les a doués, je les tiendrais pour les meilleures gens du monde. Ce n'est donc pas en calomniant mon pays que j'édifie mes symptômes, comme l'ont pensé sans doute mes nombreux contradicteurs, et j'ose espérer qu'à l'avenir ils voudront bien me juger avec plus d'indulgence. Je m'explique pourtant leur indignation patriotique en songeant aux énormités qu'ils me prêtaient par un abus d'induction dont eux seuls se sont rendus coupables. Je compte en effet parmi eux trop de beaux hommes, sains de corps et d'esprit, pour qu'ils n'aient pas dû être affligés du portrait si pitoyable que je leur semblais faire de notre beau pays et de leurs plus chers concitoyens.

J'ai déjà dit ailleurs et je ne cesserai de répéter que les cas de cachexie palustre sont rares et très-rares dans notre contrée, ce qui n'empêche nullement qu'on ne puisse y voir les affections les plus bénignes devenir graves à la longue, si on néglige de les combattre par un traitement approprié. Aussi voit-on parfois, sinon communément, de semblables affections être masquées sous les dehors d'une santé des plus florissantes, sauf quelques symptômes bizarres ou inexpliqués qui font donner le nom d'hypochondriaques à ceux qui les accusent. Il y a même plus, c'est qu'on ne doit pas toujours se croire à l'abri de tout danger, par cela seul que le malade a le teint rose et frais, qu'il continue à jouir du même embonpoint et ne présente pas encore des troubles de nutrition appréciables (voir obs. XXXVIII). Quand je n'aurais fait que signaler cette seule vérité, je croirais encore avoir fait chose utile et n'avoir pas perdu mon temps. Et je n'entends pas pour cela contester la réalité de ce sombre tableau qu'on a donné des fièvres de divers autres pays. Loin de là, je crois trouver dans mes recherches la preuve de cette distinction que j'ai cru devoir établir un peu plus haut sur les différences de gravité que peut offrir l'impaludisme, suivant l'activité plus ou moins grande des miasmes effluviens.

J'ai vu toutefois quelques cas très-rares de cachexie palustre avec teint jaunâtre des téguments, bouffissure de la face, œdème partiel, intumescence de la rate, etc.

Mais, le plus ordinairement, la cachexie qu'on observe dans nos pays revêt le caractère de la chlorose, peut-être même s'agit-il dans ces cas d'une vraie anémie globulaire consécutive à la diathèse palustre, et, ce qui me porte à le croire, c'est que j'ai constaté bon nombre de fois un souffle anémique dans les carotides. Ce n'est pas là pourtant la chloro-anémie classique; car les préparations ferrugineuses sont sans action ou à peu près contre les troubles qui résultent de cet appauvrissement particulier des globules rouges du sang. Il m'est arrivé souvent d'essayer le quinquina, après avoir administré sans le moindre succès les préparations ferrugineuses, et j'ai obtenu de la sorte, et en très-peu de jours, des guérisons tout à fait inespérées. Par contre, j'ai observé un très-grand nombre de malades chlorotiques chez lesquels les préparations martiales amenaient une amélioration des plus rapides; c'est ainsi que les effets thérapeutiques nous fournissent parfois des données bien précieuses pour la confirmation du diagnostic.

Il m'est arrivé, dans une circonstance (il s'agissait d'un enfant très-jeune, de 8 ou 10 mois à peine), de soupçonner l'existence d'une affection palustre, d'après le seul indice d'un dépérissement graduel de notre petit malade, en l'absence de toute lésion organique appréciable. Je n'avais d'autres symptômes palustres, dans ce cas, qu'une pâleur remarquable des téguments, avec apparition soudaine par instants d'une légère coloration des joues et d'un peu de sueur sur le front. J'ai obtenu en quelques jours une véritable résurrection de cet enfant qu'on considérait déjà comme perdu. — Une autre fois, on m'apporte un petit enfant de quelques mois, chétif et maigre, ridé comme un petit vieillard, ayant à peine un souffle de vie. N'observant aucune trace de coryza syphilitique, ni de plaques muqueuses ou autres éruptions cutanées du même genre à l'entour des orifices naturels, j'éloigne l'idée d'une syphilis dont tout me porte d'ailleurs à écarter le soupçon. J'administre quelques grains de sulfate de quinine, et je vois en peu de jours cet enfant revenir à la vie, prendre le sein de sa nourrice qu'il rejetait auparavant, ressembler enfin au commun des enfants.

Quant à la température de la peau, je n'ai pas fait des recherches thermométriques. dans le but de constater cette élévation de température signalée par M. Robert de Latour (1). A ne s'en rapporter qu'aux seules impressions tactiles, il est bien évident que cette aug-

---

(1) Voir l'Union médicale, nos des 13 et 15 février 1862.

mentation de chaleur est très-réelle dans les formes fébriles de l'impaludisme; mais, je suis bien convaincu, pour ma part, que dans beaucoup d'affections du second degré et dans presque toutes celles du troisième degré, il ne doit pas y avoir une bien grande élévation thermométrique, s'il y en a, la chaleur cutanée m'ayant paru tout à fait normale au toucher dans presque tous ces cas.

Je ne ferai que signaler en passant *le frisson* si connu des fièvres intermittentes, frisson qu'on observe également dans les fièvres rémittentes, quoiqu'à un moindre degré et à des intervalles irréguliers. J'ai vu également bon nombre de malades n'éprouver cette sensation de froid que dans un ou plusieurs membres, ou dans telle autre région limitée. Il en est de même de la chaleur et de la sueur qui s'observent parfois dans une région du corps très-peu étendue. J'ai observé également dans quelques cas une *éruption furonculaire* liée manifestement à la diathèse palustre. J'ai vu, dans une circonstance, des bulles de pemphigus disparaître chez un enfant de 2 ans, atteint de fièvre intermittente assez rebelle; cette éruption siégeait à la partie inférieure des jambes.

Je mentionnerai enfin comme propre à l'infection palustre une hébétude particulière de la physionomie, sorte de *stupeur typhoïde* plus ou moins prononcée, et qui peut parfois en imposer pour une vraie fièvre typhoïde; mais ces cas sont fort rares, si je m'en rapporte du moins à mon expérience personnelle.

Obs. XVII. — J'ai vu dans un cas cette demi-stupeur s'accompagner d'une certaine démarche vacillante, ce qui m'avait fait croire dès l'abord à un véritable état d'ivresse. Il s'agissait d'un ouvrier terrassier, d'origine italienne, âgé de 40 ou 45 ans, et qui était employé depuis quelques mois (il y a quatre ou cinq ans) au terrassements de notre chemin de fer. En le voyant entrer chancelant dans mon cabinet, en observant son regard hébété, je ne doute pas qu'il ne soit ivre, et pour en être plus sûr, je m'approche de lui, de manière à pouvoir recueillir les fumées alcooliques, qu'on découvre d'ordinaire sans trop les rechercher. Ne trouvant rien de semblable, je m'approche davantage, lorsque le malade, qui remarqua mon idée, fait la moitié du chemin, pour mieux me mettre à même de savoir la vérité, et me dit, en dirigeant de mon côté son haleine irréprochable : « *Mon Dieu, Monsieur, je savais d'avance que vous me prendriez pour un homme ivre, et, pourtant, depuis cinq jours que je me trouve dans cet état, je n'ai pas bu une goutte de vin, ni de liqueur alcoolique quelconque. Je ne souffre de rien ; mais, je dois être bien malade, pour avoir ainsi toutes les apparences de l'ivresse.* » Et cet homme me raconte qu'il ne peut pas passer dans la rue sans être insulté et poursuivi par des gamins; c'est donc pour me prier de remédier à cet état, si la chose est possible, qu'il vient réclamer mes conseils. Je di-

rige en conséquence toute mon attention vers la recherche d'une affection cérébrale, et n'en trouve aucune bien caractérisée; pas de troubles de la sensibilité, ni de la motilité, etc., etc. Je songe dès lors à
explorer la rate, et ne tarde pas à découvrir par la pression une
sensibilité des plus manifestes de cet organe, sans aucune augmentation de volume appréciable. Interrogeant alors notre malade sur ses
antécédents, j'apprends qu'il a eu des fièvres intermittentes à diverses
reprises, et qu'il les a contractées dans son pays dont je ne me rappelle pas le nom, mais où les fièvres d'accès seraient endémiques.
J'institue dès lors un traitement explorateur au sulfate de quinine
(0,75 centigrammes par jour pendant deux jours), et cette fausse
ivresse ne tarde pas à se dissiper; c'est au point que le malade lui-
même vient, au bout de deux jours, me demander d'autres pilules,
tant il s'était trouvé bien de cette médication. Je ne l'ai plus revu
et ne sais ce qu'il est devenu; mais, j'ai tout lieu de croire qu'il serait
revenu, comme il en avait pris de lui-même l'engagement, s'il avait
éprouvé la moindre des rechutes.

SYSTÈME NERVEUX.

§ 1er. Système nerveux central.

Je me bornerai à dire quelques mots sur les phénomènes pathologiques dont la *moelle épinière* peut être le siége, et qui sont en bien
petit nombre, si je m'en rapporte du moins à ma propre pratique.
Je n'ai observé en effet qu'un seul cas où cet organe m'ait paru être
le siége, je ne dirai pas d'altérations anatomiques, puisque je n'ai
pas pratiqué l'autopsie, mais bien de phénomènes de paralysie
d'origine palustre (voir obs. XX).

Les symptômes morbides qu'on peut rapporter aux *fonctions céré-*
brales sont au contraire très-nombreux, et sans prétendre à les énumérer tous, je mentionnerai du moins les principaux.

Je signalerai en premier lieu, et comme un symptôme très-fréquent, une *anxiété* plus ou moins vive, souvent portée très-loin,
anxiété morale qui porte les malades à s'inquiéter sérieusement de
leur mal. J'ai observé cette anxiété avec toutes les formes, mais surtout avec les formes graves (voy. obs. XXXII), et par contre, je l'ai
vu manquer, mais rarement, dans certains cas pernicieux. Il est
même remarquable de voir l'inquiétude de certains malades, dans
les cas où nulle gravité ne saurait la motiver; à moins d'une observation très attentive, on pourrait prendre beaucoup d'entre eux pour
des hypochondriaques. La phthisie nous offre à cet égard un contraste bien frappant avec l'impaludisme; tout le monde sait en effet
combien les malheureux phthisiques d'ordinaire se font illusion sur
leur état, comment ils font encore des projets la veille ou le jour
même de leur mort. Dans l'impaludisme, au contraire, le malade

semble avoir conscience des troubles graves qui se passent en lui, ou même de ceux qui se préparent. C'est cette seule donnée qui m'a guidé, ou du moins mis sur la voie, dans un cas des plus obscurs, où je crois néanmoins m'être montré utile, avoir conjuré peut-être des accidents sérieux (voir obs. XXVIII).

Le *sommeil* nous fournit souvent des indications précieuses, et je dirai, pour suivre une division adoptée pour la description de la plupart des phénomènes pathologiques, qu'il peut être *diminué, augmenté* ou *perverti*.

L'*insomnie* s'observe très-souvent, surtout dans les formes pernicieuses ou tendant à s'aggraver; c'est là un signe d'une très-grande importance au point de vue du pronostic, et j'ai presque toujours vu que le retour du sommeil, dans ces cas, constitue un des meilleurs signes d'amélioration, après l'emploi d'un traitement approprié.

Le *coma*, au contraire, est infiniment plus rare et ne s'observe guère que dans certaines formes pernicieuses (forme comateuse), chez les vieillards principalement. Le sommeil peut être plus ou moins profond et s'accompagner parfois d'une respiration stertoreuse, de ce ronflement si commun dans les congestions cérébrales proprement dites. Je rapporterai un cas des plus remarquables de cette forme comateuse (*voir* obs. LII).

Les *rêves* constituent un symptôme des plus communs dans les diverses formes que peut revêtir l'impaludisme, dans les formes bénignes aussi bien que dans les formes pernicieuses, et ces rêves sont empreints de ce caractère de tristesse qui domine dans l'état de veille. Ce ne sont que rêves pénibles, réveils en sursaut, sommeil agité ou cauchemars; en général, ces rêves sont d'autant plus pénibles qu'ils se montrent dans une forme pernicieuse.

L'*épilepsie*, sans être commune, s'observe parfois dans l'infection palustre, et j'en ai vu pour ma part une douzaine d'exemples. Ce qu'il y a de bien remarquable, c'est que tous ces cas, à l'exception de trois, ont été observés chez des individus habitant dans le voisinage du Pont-Long. Mais je dois faire remarquer que j'entends parler ici de *la fausse épilepsie*, de cette épilepsie incomplète qui avertit les malades de l'invasion d'un accès ou leur laisse le souvenir de ce qui s'est passé durant l'attaque, qui peut même ne pas entraîner la perte de connaissance. Quant à l'*épilepsie vraie*, je l'ai déjà dit ailleurs, elle n'a rien de commun avec l'intoxication palustre et ne se modifie en aucune façon par les préparations de quinquina.

Le *délire* m'a paru un peu plus rare que l'épilepsie, plus commun cependant que le *coma*. Deux fois, j'ai eu affaire à un délire

D. 12

furieux, et, chez l'un de mes malades, il y avait en même temps une fièvre tierce des mieux caractérisées; le délire se montrait pendant l'accès et avait une durée de trois ou quatre heures, et le malade a parfaitement guéri. Quant à l'autre malade, il était en proie à une cachexie autrement grave que l'impaludisme, lequel n'existait ici qu'à titre de complication (*voir* obs. XL). Six autres fois, il s'est agi d'un délire *tranquille* (*voir* obs XIII et XLI); dans l'un de ces faits, il s'y joignait de véritables hallucinations de la vue.

La *folie*, sous ses différents aspects, n'étant autre chose qu'un *délire* chronique, il ne serait pas impossible d'observer certains cas de folie (manie, monomanie, etc.) dûs à une origine palustre. Car, presque tous les symptômes d'impaludisme peuvent revêtir la forme *chronique*, et je ne vois pas pourquoi le délire ferait exception. Mais je ne puis émettre que des conjectures à cet égard; c'est aux médecins aliénistes qu'il appartient de vérifier cette question importante, par la recherche de faits positifs.

J'ai observé deux fois une *perte complète de la mémoire*, et j'ai obtenu, dans les deux cas, un retour complet de cette faculté. J'ai trouvé d'ailleurs, dans l'admirable ouvrage de Torti, plusieurs exemples de ce genre, suivis également de succès par l'emploi du quinquina, et, par succès, j'entends parler non-seulement de la guérison, mais encore du rétablissement de la mémoire. Je rapporterai plus loin un des faits qui me sont personnels (*voir* obs. LII) et je donnerai, par comparaison, le résumé d'une observation remarquable de Torti.

D'après tout ce que j'ai dit des hyperémies propres à l'impaludisme, on comprend que la *congestion cérébrale* doive dépendre parfois de l'absorption des miasmes palustres. Il reste donc à faire le triage de ces différents cas, et je me borne à appeler sur ce point l'attention des observateurs. Je n'ai vu, pour ma part, que trois ou quatre faits de cette nature, et ces faits ne suffisent pas pour qu'on puisse être édifié sur la fréquence réelle des accidents de ce genre.

Je n'ai vu qu'une seule fois la forme *apoplectique*, avec hémiplégie, et je crois aujourd'hui, bien que j'aie adopté autrefois une autre interprétation, qu'il y a eu, dans ce cas, une rupture des vaisseaux cérébraux et un épanchement sanguin dans l'épaisseur de la masse encéphalique (*voir* obs. XXI).

J'ai vu un cas de *paralysie* de la vessie qui a nécessité le cathétérisme, et, quoique je ne rattache pas cette paralysie locale à un défaut d'action cérébrale, je mentionne ici le fait, me préoccupant plus d'être complet que méthodiste irréprochable (*voir* obs. XXXII). Dans deux autres circonstances, j'ai noté l'*émission involontaire* des urinés, que je crois devoir attribuer cette fois à un défaut d'incitation des centres nerveux.

J'ai également observé trois ou quatre exemples de *convulsions* produites sous l'influence de l'impaludisme, la forme *tonique*, dans la variété épileptique déjà étudiée (bien que dans ces fausses épilepsies je n'aie pas toujours vu la contraction permanente des muscles de la vie de relation), et la forme *clonique* dans les affections *convulsives* proprement dites (voir un exemple de cette dernière variété dans obs. XXI, *suite*). Une seule fois, j'ai observé des *convulsions partielles de forme tonique;* il s'agissait d'un *trismus* des mâchoires très-prononcé, que j'ai noté chez une jeune fille atteinte d'une fièvre tierce des mieux caractérisées. Ce trismus se montrait pendant les accès et a fini par céder à de fortes doses de sulfate de quinine; c'est pendant l'épidémie de 1859 que j'ai observé ce fait, dans le village de Serres-Castet.

§ II. *Système nerveux périphérique.*

1° *Nerfs de la sensibilité générale.* — Rien n'est plus commun que de voir l'impaludisme se traduire par des névralgies plus ou moins violentes ayant leur siége dans les nerfs de la sensibilité générale. Et ces névralgies, comme toutes les autres affections palustres, peuvent ou non revêtir le type intermittent, exister seules ou s'associer aux formes si diverses que revêt l'intoxication palustre.

Je ne prétends pas assurément que toutes les névralgies que l'on observe dans un pays à fièvres soient des *névralgies palustres, guérissables par le quinquina* et, pour ma part, j'en ai vu un bon nombre se rattachant à des causes bien différentes. Mais elles sont très-communes dans ces contrées et peuvent s'observer aussi dans les pays dépourvus de miasmes effluviens. Je me rattache donc complétement à l'opinion suivante de MM. Trousseau et Pidoux :

« D'un autre côté, disent-ils (1), il est des névralgies, et nous en avons rencontré de ce genre, qui, irrégulières dans leur type, presque continues, et se montrant quatre, cinq fois par jour, par des paroxysmes inégaux et inattendus, se modifiaient sous l'influence de la quinine plus aisément que celles dont le type était le plus régulier...........

« ......D'où le précepte thérapeutique que nous avons souvent exprimé dans nos leçons cliniques, que l'on doit tenter par le quinquina la guérison des névralgies, quelque siége qu'elles occupent,

_____

(1) Voy. *Traité de Thér.,* et de *Mat. méd.* T. II, p. 342.

quelque type qu'elles affectent. Cette médication ne peut avoir aucun inconvénient, et il suffit qu'elle soit souvent utile, pour que ce soit un devoir de l'essayer. »

Les névralgies d'origine palustre que j'ai observées dans ce pays, sont par ordre de fréquence : les névralgies *faciale, sciatique, sous-occipitale ou de la deuxième paire cervicale, et la névralgie intercostale.*

Je me bornerai à dire quelques mots de ces diverses formes :

Un grand nombre de *névralgies faciales*, comme chacun sait, ont pour point de départ une ou plusieurs dents cariées, et j'exclus ce premier groupe dans lequel pourtant se glissent certaines névralgies paludiques, et j'en ai vu bien des exemples *probants*. Néanmoins, le traitement principal, dans ces cas, doit consister dans l'avulsion, le plombage ou l'aurification de ces dents, suivant les cas; l'emploi du quinquina ne doit venir qu'en seconde ligne et après l'échec bien constaté de ces opérations préalables.

Quant à la plupart des autres névralgies de la face, je puis dire que j'avais à leur sujet des idées systématiques tout à fait opposées à l'emploi du quinquina. J'avais vu employer à Paris, et avec le plus grand succès, les préparations de belladone, que Sandras regardait presque comme spécifiques dans ces sortes de névralgies. J'ai donc cherché, dès le début de ma pratique, à combattre par la belladone un grand nombre de névralgies faciales que je rencontrais, et j'ai été étonné de voir le peu d'efficacité de ce médicament; c'est à peine si j'ai réussi *deux fois sur dix* environ. Or, en voyant les affections palustres se multiplier, au fur et à mesure que je me familiarisais avec leur étude, j'ai été conduit à employer le sulfate de quinine dont j'ai obtenu encore ici des effets merveilleux. C'est cinq ou six fois sur dix, dans ces cas, qu'on l'administre avec succès.

J'ai vu très-souvent la diathèse palustre se manifester par des névralgies sciatiques, tantôt seules, tantôt associées à de véritables fièvres intermittentes, et ici encore, je crois utile de dire comment j'ai été conduit à découvrir cette relation.

OBS. XVIII. — Peu de temps après mon arrivée à Saint-Castin, vers les premiers jours de septembre 1859, je suis appelé près d'une femme qui éprouvait des douleurs atroces par suite d'une névralgie sciatique des mieux caractérisées et d'une névralgie à peu près continue depuis plusieurs semaines, soumise seulement à des exacerbations irrégulières, sans intermittence. J'épuise sans succès, chez cette malade, tout un arsenal thérapeutique : liniments calmants, vésicatoires multipliés, saupoudrés avec du chlorhydrate de morphine, etc., et n'osant pas employer les injections de sulfate d'atropine dont on commençait à parler, j'abandonne cette pauvre femme à son malheureux sort, ne parvenant pas à lui procurer le moindre soulagement. Or, je viens à soigner quelques semaines plus tard, un malade d'un village voisin, pour une fièvre intermittente grave, dont je finis pourtant par triompher, et, au moment où je crois avoir obtenu une guérison à peu près complète, je vois survenir une névralgie sciatique des plus violentes et nullement intermittente. Apercevant ici une relation possible entre la fièvre intermittente du début et la névralgie sciatique consécutive, j'ai recours au sulfate de quinine dont j'avais trop tôt cessé l'emploi, et en quelques jours, je vois avec bonheur cette névralgie disparaître et le malade recouvrer une santé parfaite.

C'est alors que je songe à employer le sulfate de quinine chez ma première malade, que je voyais de temps en temps et trouvais toujours aussi souffrante ; ce nouveau traitement est donc employé et me permet d'obtenir une guérison des plus rapides et des plus inespérées. Dès les premières doses, j'observe un soulagement parfaitement appréciable, et en très-peu de temps, je parviens à délivrer cette pauvre femme des douleurs horribles qu'elle ne cessait de ressentir depuis le premier jour où je l'avais traitée.

Le souvenir de ces deux faits m'a été fort utile dans la suite et m'a permis de triompher d'un grand nombre de névralgies sciatiques rebelles, qu'il m'a été donné d'observer. Je ne veux pas dire qu'on guérisse de cette façon toutes les névralgies sciatiques ; mais, dans les deux tiers des cas au moins, on obtient, du moins dans ce pays, un résultat favorable et plus ou moins rapide, et cette proportion est déjà bien grande, si l'on songe aux cas si nombreux où cette forme particulière de névralgie résiste aux efforts thérapeutiques les plus soutenus. C'est à la névralgie sciatique que doit se rapporter sans doute une forme bizarre de névralgie que j'ai observée et que je rapporterai plus loin.

Si j'avais toujours écouté mes seules inspirations, j'aurais, dans tous les cas de névralgies sciatiques, institué, dès le début, le traitement par le sulfate de quinine, et je l'ai fait bien des fois au grand avantage des malades. Mais, comme je ne voulais pas déprécier un si merveilleux remède, par l'abus que j'aurais paru en faire, je n'ai osé y recourir dans bien des circonstances, qu'après avoir déjà employé sans succès les moyens les plus ordinairement recommandés. Or, il m'est arrivé chez beaucoup de mes malades ce qui m'est déjà advenu pour la femme dont je viens de relater l'observation succincte.

J'ai observé cinq ou six cas de *névralgies sous-occipitales* parfaitement caractérisées, névralgies qui étaient bien évidemment, dans ces cas, sous la dépendance d'un véritable état palustre (voir obs. XXI). Je suppose que c'est de cette névralgie sous-occipitale que veut parler M. Littré, dans l'argumentation critique si savante et si vraie, dont il fait précéder l'étude des *Épidémies d'Hippocrate*, quand il dit: (1) «*Cette douleur du cou* (décrite ailleurs par Twining) ne manque pas non plus aux observations d'Hippocrate»; suit l'indication de ce symptôme dans *sept observations* du Traité des épidémies.

Quant à la névralgie *intercostale*, elle m'a paru se rattacher plus souvent à une chloro-aménie pure et simple qu'à la diathèse paludique; aussi la voit-on se modifier plus ordinairement par le fer que par le quinquina.

Il est d'*autres douleurs* qui se rapportent souvent à l'impaludisme, sans qu'elles aient le caractère des douleurs névralgiques proprement dites; telles sont la *céphalalgie* et la *douleur lombaire*. La douleur de tête, et notamment du front, accompagne fréquemment les affections palustres de tout genre; il en est de même de la douleur lombaire, de celle bien entendu qui ne peut s'expliquer par une affection traumatique ou de toute autre nature.

Toutes ces douleurs enfin, névralgiques ou autres, subissent souvent en temps d'orage des exacerbations marquées. C'est là sans doute un caractère qui n'appartient pas en propre aux affections effluviennes; mais, il est néanmoins assez fréquent dans ces dernières, pour que je croie devoir le signaler.

2° *Nerfs de la sensibilité spéciale.*

Odorat. — Je crois avoir vu un cas dans lequel l'odorat fût affecté sous l'influence d'une cause palustre. Voici le résumé suivant de ce fait

OBS. XIX. — En mars ou avril de l'année dernière (1865), je suis consulté par une jeune fille de 18 à 20 ans, qui se plaignait, depuis plusieurs semaines, d'une odeur insupportable et fétide, odeur qu'elle attribuait à une affection de l'intérieur du nez. J'examine avec grand soin la cavité nasale, et ne tarde pas à y découvrir une destruction assez étendue de la cloison médiane et d'une partie des cornets; il n'y avait d'ailleurs par le nez aucun écoulement fétide de mucus ou de sang. L'idée d'un ozène me venant immédiatement à l'esprit, je cherche à constater par moi-même l'existence d'une haleine fétide, et ne trouve rien d'anormal; la mère qui me conduit cette jeune fille n'a de son côté rien remarqué de semblable.

Mais elle m'apprend qu'il y a une dizaine d'années, sa fille a eu,

(1) *Œuvres complètes d'Hippocrate.* Trad. nouvelle. T. II, p. 557 Paris, 1840.

par le nez, un écoulement très-fétide, et qu'elle a rendu, en se mouchant, des détritus sanguinolents mêlés à de petits fragments osseux; à cette époque, il y avait pour tous ceux qui soignaient ou approchaient cette enfant, une odeur des plus repoussantes.

C'est cette même odeur que ressent aujourd'hui notre jeune fille, sans qu'il me soit possible toutefois d'apercevoir la moindre ulcération sur la muqueuse nasale. Mais, connaissant ses antécédents, je ne puis pas douter de l'existence antérieure d'une affection de nature scrofuleuse, et je m'imagine que cette affection tend à se reproduire, depuis quelques semaines. Je prescris donc de l'eau de feuilles de noyer à renifler plusieurs fois par jour, et une cuillerée à bouche de sirop d'iodure de fer à prendre chaque matin, dans une tasse d'infusion de houblon. Je dois ajouter que rien ne permettait de soupçonner, dans ce cas, l'existence d'une affection syphilitique.

Ce traitement est suivi scrupuleusement pendant une vingtaine de jours, et, après ce laps de temps, je vois revenir cette jeune personne, affligée de cette même fétidité qu'elle seule perçoit. Je cherche encore à constater quelque indice de l'affection scrofuleuse ancienne, et ne parviens pas à en découvrir. Songeant alors aux formes insidieuses de l'impaludisme, dont je suis toujours à me méfier, j'interroge notre malade avec soin, c'est-à-dire sans parti pris, et j'apprends qu'elle éprouve parfois des frissons irréguliers, une céphalalgie passagère et assez vive, une sorte de fatigue générale, de l'insomnie ou des rêves pénibles, j'apprends aussi qu'étant très-jeune, elle avait eu des fièvres d'accès. D'après ces seuls indices, je prescris 1 gramme 20 cent. de sulfate de quinine en huit pilules, à prendre en deux jours.

Ces deux premières doses prises, cette jeune personne revient et me signale d'elle-même l'amélioration frappante qu'elle a constatée; elle ressent bien encore cette même odeur fétide, mais celle-ci est bien moins forte et disparaît pendant des heures entières. La santé générale est d'ailleurs plus satisfaisante, la tristesse a disparu avec le retour de la confiance, il y a, en un mot, un mieux des plus réels et des plus prononcés. Je donne encore la même dose (0.60 cent.) deux ou trois jours de suite, et cette fétidité cesse d'être perçue par la malade qui réclame elle-même une prolongation de traitement que j'étais d'ailleurs bien disposé à lui conseiller. J'ai donc administré la même dose à jour passé d'abord, puis à un intervalle de deux, trois, quatre jours, etc., et cette sensation pénible de fétidité a complétement disparu.

Je crois, pour ma part, que cette fétidité était due à une pure sensation nerveuse, à une sorte d'hallucination ou peut-être d'exaltation de l'odorat, et que l'impaludisme avait revêtu dans ce cas, cette forme bizarre, en raison de l'affection antérieure dont la cavité nasale avait été le siége.

J'ai tenu à signaler les circonstances principales de ce fait, pour qu'on pût être édifié sur la valeur réelle de mon interprétation, ainsi que sur la marche que j'ai coutume de suivre dans les cas obscurs ou difficiles. C'eût été folie de ma part que de songer, dès le principe, à une affection palustre; mais, après l'insuccès complet du premier traitement, après l'absence de caractères positifs d'une scrofulide du nez, je pouvais me demander s'il n'y avait pas, dans ce cas, une simple perversion de l'odorat. Or, on a vu que l'événement n'a pas tardé à me donner raison, ou il faut admettre que le hasard me comble de ses faveurs.

Je rapprocherai de ce fait celui de l'observation XXIX, dans lequel nous voyons le malade se plaindre de *sentir le mort*. Je n'attachais à ce *propos* qu'une très-médiocre importance, lorsque, quelques jours plus tard, et bien avant la mort de ce malade, j'ai été frappé, à mon tour d'une véritable *odeur cadavéreuse* qui s'exhalait de son corps et se répandait jusque dans la chambre voisine. Je me demande donc si, par suite d'une exaltation de l'odorat, ce jeune homme n'a pas réellement perçu cette même odeur qui est devenue parfaitement appréciable pour moi quelques jours plus tard. Je suis d'autant plus porté à adopter cette interprétation, que j'ai été maintes fois frappé de cette *odeur cadavéreuse*, près des malades gravement atteints et se débattant dans les angoisses d'une lente agonie. C'est une odeur *sui generis* qu'il me serait impossible de définir par des mots; mais je suis bien sûr de l'avoir perçue un grand nombre de fois. Chez le malade de l'observation LII notamment, elle a été très-manifeste pendant plusieurs jours, ce qui n'a pas empêché ce malade de guérir.

Vision. — Je crois avoir observé deux cas de congestion de la choroïde dépendant de l impaludisme; mais, quoique la diathèse palustre me parût évidente dans ces deux faits, je dois faire les plus grandes réserves sur le diagnostic local. Je n'ai pas pratiqué en effet l'examen ophthalmoscopique de l'œil, et je suis au reste trop peu familier au maniement de cet instrument pour que j'eusse pu en tirer quelque induction légitime, s'il avait été fait. D'un autre côté, les troubles de la vision que j'ai notés dans ces deux cas ont disparu spontanément, après une très-longue durée toutefois, et je n'ai pas songé à administrer le sulfate de quinine, à une époque où je n'avais pas, sur la nature de l'impaludisme, les idées que j'ai pu acquérir dans la suite. C'est après coup que j'ai pensé à cette interprétation, en voyant se développer plus tard, chez ces mêmes malades, de nouvelles affections paludiques.

J'ai observé un cas d'*hallucination* de la vue qui dépendait bien manifestement de la cause que nous étudions ici (voir obs. XLI). On a décrit au reste une forme particulière de fièvre pernicieuse se traduisant par des troubles amaurotiques, et voici ce que je trouve dans l'ouvrage d'Ozanam (1) : « *Fièvre intermittente amauroséique*. — L'illustre professeur de Pise, M. Vacca-Berlinghierri, dans son ouvrage intitulé : *Saggio intorno alle principali e più frequenti malattie del corpe umano*, donne l'observation d'une double-tierce pernicieuse dont l'amaurose signalait les accès, et disparaissait dans le paroxysme. Morand l'observa aussi en 1729. »

Je rapporterai d'ailleurs un peu plus loin un fait qui n'a pas été pris par esprit de système (obs. de Lallemand), et où l'amaurose s'est montrée dans les derniers jours de la vie; je chercherai à prouver auparavant que ce fait, qui ne m'est pas personnel, doit être rattaché à l'infection paludéenne.

Goût. — J'ai noté, bon nombre de fois, une perversion du goût ou un émoussement presque complet de ce sens, que ce symptôme ait tenu à un simple trouble nerveux ou à la présence d'un enduit saburral de la langue. On remarque ce symptôme surtout chez les malades gravement atteints qui prennent sans répugnance le sulfate de quinine. Or, dès qu'une certaine amélioration s'est produite, et que, par suite, les sensations gustatives reviennent à leur état normal, ils sont impressionnés vivement par l'amertume de ce sel qu'on a souvent bien de la peine à leur faire accepter. Je signalerai encore comme propre aux affections paludiques, et notamment aux plus graves, une aversion complète pour toute sorte d'aliments.

Ouïe. — Les troubles de l'audition, sans être fréquents, ne sont pas extrêmement rares, et je compte bien aujourd'hui une vingtaine d'exemples dans lesquels ces troubles se sont montrés à des degrés divers, et bien évidemment sous l'influence de la diathèse palustre. Je rapporterai un peu plus loin (voir obs. XXXVIII), un fait de ce genre extrêmement remarquable, et je ferai ressortir, en temps et lieu, l'importance que mérite ce symptôme, au point de vue thérapeutique.

Mais, je crois devoir rappeler ici la manière dont j'ai découvert ce trouble nerveux. Ayant coutume de prévenir la plupart de mes malades des troubles de l'audition que pourrait leur causer le sulfate de quinine, j'en ai trouvé un certain nombre (et je suis bien au-dessous de la vérité, en portant ce chiffre à une vingtaine) qui répondaient avoir éprouvé déjà ou éprouver encore, soit des bourdonnements d'oreille plus ou moins forts, soit une surdité assez prononcée. Je persistais néanmoins à leur conseiller le sel quinique, en les avertissant seulement de l'augmentation probable de ces troubles. Or, à mon grand étonnement, ces malades me revenaient guéris

(1) *Loc. cit.* T. II, p. 90.

de ces bourdennements, quoique certains en fussent affectés depuis longtemps et au point d'en être fortement incommodés. Je puis donc dire que, dans ces cas, les troubles de l'audition tenaient à la même cause générale qui avait produit d'autres troubles dans différents organes, puisque *tous* disparaissaient rapidement sous l'influence de la même médication.

Ces troubles de l'audition sont loin d'être suffisamment connus, et, pour ma part, je les ignorais complétement, avant d'avoir recueilli les faits auxquels je viens de faire allusion. J'en ai trouvé pourtant quelques exemples dans différents auteurs, et je me bornerai à citer le suivant, recueilli par un homme de génie dont on aime toujours à rappeler les écrits, quand on veut s'occuper avec fruit de la pyrétologie palustre.

Or, voici ce que dit Torti, en exposant sa propre observation, qui se rapporte à un cas des plus graves de fièvre diaphorétique (1) :

« Itaque post unam intermissionis diem rediit accessio similis,
« quæ tamen hoc unum habuit peculiare symptoma, ut durante toto
« tempore augmenti et principio statûs, *planè obsurduerim*, quod ni-
« hilominùs symptoma cum febre facilè evanescente facilè pariter
« evanuit..,...

« .....Alterâ autem die tertius de more rediit accessus, in cujus
« principio potiùs quàm in augmento, quamdam pariter *sed levio-*
« *rem, atque breviorem passus sum surditatem*. »

Quant au sens du *tact*, je n'ai rien de particulier à en dire, n'ayant observé aucun fait propre à dénoter quelques troubles dans l'accomplissement des fonctions qui lui sont dévolues.

3° *Nerfs moteurs.* — J'ai déjà parlé (page 179) des *convulsions partielles ou générales, toniques ou cloniques*, auxquelles pouvait donner lieu l'excitation cérébrale, et cette dernière ne peut se transmettre que par le système nerveux moteur.

Je mentionnerai encore le *tremblement musculaire* qui se produit si souvent dans le premier stade des fièvres d'accès (frisson), et parfois aussi dans certaines affections palustres du deuxième et du troisième degrés.

Il reste enfin à signaler certaines *paralysies locales* qui peuvent se produire en dehors de toute influence directe du cerveau, et dont j'ai vu un exemple remarquable auquel j'ai déjà fait allusion; il s'agit de cette *paralysie de la vessie* qui a exigé le cathétérisme (voir obs. XXXII).

Je chercherai plus tard (voir *Nature*) à découvrir un lien entre

(1) *Loc. cit.* T. II, p. 32.

ces différents phénomènes morbides dont le système nerveux moteur peut être le siége ou simplement l'agent de transmission. Je me bornerai donc à dire, pour le moment, que ces phénomènes consistent tantôt dans *une contraction* permanente ou passagère, générale ou partielle du système musculaire, tantôt dans un *engourdissement* fugace ou permanent de la fibre musculaire, d'autres fois enfin dans une paralysie véritable de cette même fibre musculaire. Quant aux *convulsions générales* qu'on observe si souvent dans la première enfance, j'ai de la tendance à croire qu'elles se rattachent parfois à la cause morbide que nous étudions; mais, comme les convulsions chez les enfants naissent à propos des causes les plus variées, comme je n'ai aucun fait d'ailleurs où elles se soient montrées avec une périodicité réelle, je ne puis que me borner à attirer sur ce point l'attention des observateurs.

FONCTIONS UTÉRINES.

Comme dans beaucoup d'autres fonctions que nous venons de passer en revue, l'impaludisme produit, dans les fonctions utérines, les troubles les plus opposés. Sans vouloir revenir ici sur l'influence qu'il exerce sur les femmes enceintes ou récemment accouchées, je me bornerai à mentionner les symptômes auxquels il peut donner lieu du côté de l'utérus, en dehors de l'état de gestation. Le symptôme le plus fréquent, et dont j'ai vu, pour ma part, un très-grand nombre d'exemples, consiste *dans un retard ou une suspension* plus ou moins longue des fonctions cataméniales. J'ai vu bien des fois les règles revenir rapidement après quelques doses seulement de sulfate de quinine, alors qu'elles avaient subi un retard de quelques jours, de quelques semaines, ou même de plusieurs mois.

Ce qu'il y a de bien remarquable, c'est que le même médicament qui constitue dans ces cas un emménagogue des plus puissants, agit à la façon d'un hémostatique véritable dans certaines *métrorrhagies* d'origine palustre. Toutefois, cette forme particulière de métrorrhagie est extrêmement rare, si j'en juge du moins par ce que j'ai observé, et je n'en ai vu que trois exemples bien probants, entre autres celui de cette opérée de fistule vésico-vaginale, dont j'ai déjà fait mention (obs. VI).

Nous chercherons plus tard l'explication (voir NATURE) de cette diversité apparente des effets produits par le sulfate de quinine, de cette sorte de contradiction thérapeutique, plus apparente que réelle.

Je ne ferai que mentionner ici l'*engorgement utérin* consécutif à

l'infection palustre, dont je n'ai vu que deux exemples bien probants; cet engorgement tout à fait semblable à l'engorgement de
la rate et du foie tient, sans aucun doute, à la même cause; c'est-à-
dire à une congestion sanguine plus ou moins forte. Dans l'un de
ces cas (voir obs. XXXV), j'ai constaté tous les symptômes d'un
phlegmon péri-utérin, symptômes que j'avais rapportés à un cancer
de l'utérus. Dans l'autre, où l'impaludisme a été bien moins évident et surtout sans gravité, le symptôme prédominant a consisté
dans un simple *ramollissement du col*, tout à fait semblable à celui
que l'on constate chez une femme parvenue aux derniers mois d'une
grossesse. Dans ce dernier cas, ce ramollissement, qui avait duré
des années entières et n'avait pu être rapporté à aucune affection
utérine bien caractérisée, a diminué très-rapidement, sous l'influence
de quelques doses très-faibles de sulfate de quinine.

Dans ces deux cas, j'ai noté une *douleur utérine*, provoquée par
le toucher vaginal, douleur que je crois entièrement semblable à la
douleur splénique que j'ai mentionnée précédemment et dont je chercherai plus tard à étudier le véritable caractère.

Tels sont à peu près les symptômes d'impaludisme que j'ai cru
constater, et, quel qu'en soit le nombre, je ne prétends pas assurément les avoir tous nommés. Mais je crois en avoir dit assez néanmoins pour qu'on puisse comprendre la variété innombrable de
troubles morbides auxquels peut donner lieu l'intoxication palustre.
Je ferai remarquer, en terminant, que chacun de ces symptômes
peut tour à tour prédominer dans tel ou tel cas, s'associer ou non à
d'autres symptômes congénères, ce qui permet de voir combien seraient illusoires tous les essais de classification complète sur les
fièvres pernicieuses. Toute affection palustre peut devenir pernicieuse plus ou moins vite, suivant le pays et toute affection de cette
nature peut revêtir un aspect qui lui soit propre, aspect nouveau ou
inconnu, qui peut dérouter l'observateur le plus attentif.

On m'objectera peut-être que les symptômes si variés que je viens
de passer en revue, appartiennent à la pathologie tout entière, et
qu'il n'est pas un seul malade chez lequel on ne puisse trouver
un ou plusieurs de ces symptômes, chez lequel on ne doive admettre par conséquent l'entité palustre que je me plais à imaginer.
Il semble qu'on arrive ainsi, et sans autre examen préalable, à démontrer par l'absurde la fausseté des opinions singulières qui ont
pu naître dans mon esprit, à l'occasion des affections palustres.
Mais j'espère prouver que c'est là une objection qui repose uniquement sur une critique superficielle, sur des données bien imparfaites de pathologie générale. Ce n'est pas connaître une entité

morbide en effet que d'en énumérer les symptômes, que d'aligner ceux-ci au cordeau, pour être bien sûr de n'en oublier aucun, ou tout au moins d'en oublier le moins possible. De tous les troubles morbides que je viens d'étudier, il n'en est pas un seul qui soit vraiment pathognomonique de l'infection palustre, je n'en excepte pas même l'*intermittence*, dont l'utilité diagnostique est connue de tous les médecins, ni la douleur splénique à laquelle j'attache, pour ma part, une si grande importance.

Pour qu'ils puissent caractériser une entité morbide, les symptômes doivent se grouper d'une certaine façon; ils doivent concorder parfaitement dans tel ou tel cadre que l'expérience nous apprend à connaître. La synthèse doit venir en aide à l'analyse dans le problème clinique le plus simple, et ce n'est pas trop, pour établir les différents groupes pathologiques, que de faire appel, à chaque instant, aux notions de tout genre que nous avons pu acquérir sur une entité morbide déterminée.

Mais ce groupement des symptômes, cette distinction des formes que revêt une entité morbide, appartient à l'étude diagnostique qui fera l'objet du chapitre suivant.

Pour justifier en attendant, cette diversité des symptômes, que j'ai cru devoir assigner à l'intoxication palustre, on me permettra de rappeler ici la citation suivante, qui ne s'applique pourtant qu'à une seule des divisions que nous avons admises un peu plus haut : « Il n'est en effet, dit Chomel(1), presque aucune maladie dont elles (les fièvres larvées) ne puissent prendre l'apparence, *si l'on excepte celles qui ont pour symptôme des changements dans la texture et la situation des parties.* » Et encore, ce dernier membre de phrase ne doit-il pas être pris à la lettre; car nous avons vu que l'intoxication paludéenne peut donner lieu à diverses congestions d'organe et par suite *à ces changements de texture* dont parle cet auteur recommandable.

(1) *Des Fièvres et des Malad. pest.*, p. 412. Paris, 1821.

CHAPITRE IV

DIAGNOSTIC.

« *Toute médecine rationnelle est fondée sur le diagnostic*, a dit Ros-tan (1); *il ne peut en exister d'autres.* » C'est assez dire combien est important, pour le médecin, l'étude du diagnostic, et je ne cher-cherai pas à montrer tout l'intérêt qui s'y rapporte, tant cette vé-rité est devenue banale et se trouve à l'abri de toute contestation. Aussi me suis-je attaché, dans tout le cours de ces recherches, à baser les plus petites assertions nouvelles sur cette précision du diagnostic qui est le fondement « *de toute médecine rationnelle.* » Je serais trop heureux de pouvoir justifier à la fois le choix de l'épi-graphe précédente, et de montrer combien est féconde et vraie l'idée exprimée, dans cette courte phrase, par notre si regrettable maître.

Si nous connaissions à fond toutes les entités morbides qui peu-vent affliger l'humanité, si nous savions apprécier, avec la même certitude, les affections innombrables qui en dépendent, le diagnos-tic resterait encore chose fort difficile à faire; on concevrait néan-moins qu'il pût être donné, dans presque tous les cas, avec une suf-fisante précision. Mais, quels que soient les progrès qu'ait ac-compli à cet égard et que poursuive encore avec succès la science médicale, il s'en faut de beaucoup que nous ayons sur ce point des connaissances suffisantes. Il ne saurait donc résulter de ces notions imparfaites qu'une obscurité beaucoup plus grande dans l'établisse-ment du diagnostic, que des difficultés parfois insurmontables au lit des malades.

Quoique le but à poursuivre soit toujours le même dans toute recherche diagnostique, les difficultés cliniques à surmonter peuvent varier et varient en effet, suivant les circonstances; elles consistent à deviner tantôt le symptôme ou la lésion, tantôt la forme particu-lière d'affection, d'autres fois enfin l'entité morbide elle-même. Quel que soit le malade à examiner, on cherche à distinguer ces divers éléments, en s'appuyant toujours sur les notions de patholo-gie générale et spéciale; c'est un petit cadre à introduire dans un

_____

(1) *Cours de méd. clin.*, t. I, p. 71.

cadre beaucoup plus vaste, une construction nosologique à faire dans tout son ensemble. Tout travail de diagnostic est donc une œuvre de patience et d'attention, où nous cherchons, dans une multitude de combinaisons, à trouver l'inconnu par le connu, où nous marchons en tâtonnant ou d'un pas ferme, suivant le degré d'avancement de la science, et aussi de l'observateur lui-même.

Quoiqu'il n'y ait pour une question quelconque qu'une seule solution vraie, il n'est donc pas surprenant qu'on arrive sur bien des points à des opinions contradictoires, la pathologie étant trop vaste pour pouvoir être embrassée dans son entier par un seul homme, ou par tous également. Il y a en effet bien des groupements à faire et à défaire, avant d'avoir construit ce petit cadre d'une façon irréprochable, et, il arrive bien des fois que l'artiste se rebute ou se fatigue, qu'il s'arrête même en chemin en voyant son impuissance. S'il avait encore le bon esprit de s'arrêter et de savoir qu'il n'y voit plus, il n'y aurait que moitié mal, et, comme dit Gaubius,

Melius est sistere gradum quàm progredi per tenebras.

Mais il n'est pas donné à chacun de nous de connaitre sa propre ignorance, et je me garderais bien de faire ici la moindre allusion blessante; car, je ne prétends pas avoir le secret de cette science difficile. Combien d'observateurs (et je parle des meilleurs) ne s'arrêtent-ils pas à une de ces solutions séduisantes qui sont loin d'exprimer cependant le vrai rapport des choses! Et, pour revenir au sujet médical qui nous occupe, combien n'y a-t-il pas d'affections *dissimilaires* qui se *ressemblent!* Je citerai, entre bien d'autres, le furoncle et la pustule maligne, la fièvre synoque et la fièvre typhoïde, les diverses formes d'angines couenneuses, les angines pultacée, diphthéritique, scarlatineuse, syphilitique, le coryza simple et le coryza prodromique de la rougeole, les fractures de l'extrémité inférieure du radius qui ont été prises, jusqu'à Dupuytren, pour des luxations du poignet, etc., etc. Le médecin qui, à l'aide des symptômes, veut faire un diagnostic, ressemble au chimiste qui, après avoir fait l'analyse d'un corps et y avoir trouvé tel poids de différents éléments, cherche à trouver la formule chimique de ce corps. L'un associe des symptômes et l'autre des atomes ou des équivalents, et si le premier découvre *un défaut de ressemblance dans des affections similaires*, l'autre trouve des réactions différentes dans des substances isomères, *et vice versâ.* Il arrive au médecin ou au chirurgien de déplacer telle ou telle affection, de la mettre sous la dépendance d'une toute autre entité morbide, comme il arrive au chi miste, quoique plus rarement, de refaire la synthèse d'un corps, de lui donner une formule chimique différente.

Or, c'est un travail de ce genre que j'ai été conduit à faire pour l'infection palustre; et, j'ai la ferme conviction de m'être guidé sur l'expérience, pour arriver, par un simple remaniement des symptômes, à une formule nouvelle des diverses affections paludiques. Le cercle de ces affections se trouve ainsi agrandi aux dépens d'une foule d'autres *affections dissimilaires* avec lesquelles les premières ont été confondues. Ce n'est pas, comme on me le fait dire, que toutes ces affections soient des *fièvres intermittentes*, mais bien des affections ressemblant aux *fièvres intermittentes*, quant à leur nature, quant à la cause qui les engendre, et en différant complétement, quant à leur expression symptomatique.

Où est l'esprit de système dans une pareille assertion? Est-ce que j'ai jamais songé à nier les entités morbides décrites ou à décrire, pour proclamer l'existence d'une seule entité morbide? Ou bien, trouverait-on impossible, *à priori*, que l'intoxication paludéenne, qui sait revêtir des formes si diverses, pût en revêtir d'autres inconnues? Pour ma part, je ne vois rien qui choque ma raison dans l'admission d'un fait nouveau dont la pratique journalière nous démontre l'existence. Mais, je ne veux plus m'arrêter à de pareilles objections qui reviennent trop souvent sous ma plume, parce qu'elles sont venues plus souvent encore bourdonner à mes oreilles. Qu'on veuille donc me prouver que je suis systématique et qu'on me le dise un peu moins; il y aurait plus de profit et moins de désagrément pour tous, pour moi tout le premier; car je serai toujours heureux d'abandonner une erreur.

Je me trompe néanmoins; car, il m'a bien fallu suivre un système pour apprendre quelque chose en médecine; j'ai dû, comme tout le monde, m'astreindre à certaines règles élémentaires que je résumerai en quelques mots.

Partant de ce principe, que l'autorité forme la base de toutes nos connaissances, des plus élevées comme des plus humbles, j'ai commencé par admettre comme vraies les notions généralement reconnues pour telles, au sujet de la question médicale qui nous occupe. Et ce respect de l'autorité se concilie parfaitement avec l'indépendance d'esprit la plus complète; car, en matière scientifique, il ne saurait y avoir de foi aveugle. On accepte une opinion toute faite, faute d'en avoir une soi-même, et le meilleur moyen, ce me semble, d'arriver à une conviction personnelle, c'est d'accepter en premier lieu les convictions d'autrui, sauf à les rectifier, s'il y a lieu, après mûre vérification.

Or, je l'ai déjà dit, avant d'avoir étudié l'infection palustre par moi-même, je ne me croyais que trop savant en pareille matière, puisque je désespérais de rien apprendre de nouveau sur ce point.

Je savais par exemple (et je prie le lecteur de m'excuser si je suis obligé de parler si souvent au singulier, ayant besoin de prouver que j'ai toujours cherché à me prémunir contre mes propres illusions), je savais que l'intoxication palustre se révélait à nous sous une multitude d'aspects et revêtait ordinairement, MAIS PAS TOUJOURS, le type intermittent; qu'elle se développait spécialement dans certains pays, sous certaines influences bien connues, d'où j'avais la hardiesse de conclure du particulier au général, en disant, que, si je voyais naître, dans telle contrée, un certain nombre d'affections palustres en peu de temps, je pouvais et devais en voir d'autres, différentes dès premières. *Je savais en outre* (et cette idée systématique que j'ai eu le bonheur de m'assimiler, je la tenais surtout de M. Trousseau), que la diathèse, créée par l'impaludisme, était parfois une diathèse tenace, prête à se réveiller sous le moindre prétexte, sommeillant parfois des années entières, sans perdre droit de domicile et qu'elle n'était pas toujours une dans ses manifestations successives. Je connaissais enfin l'action merveilleuse du quinquina contre les diverses affections paludiques, action qui pouvait servir de guide diagnostique dans les cas difficiles, je connaissais encore l'espèce d'influence élective qu'avait le miasme palustre sur l'organe splénique, influence telle, qu'il était permis d'en tirer des indications précieuses au point de vue du diagnostic , etc., etc.

Avec ces diverses notions, se contrôlant les unes par les autres, il devenait possible d'aborder, sinon de résoudre, les difficultés de la clinique, et cette tâche m'a été singulièrement facilitée par la découverte d'un signe que je devais à un pur hasard, lequel signe était déjà connu, bien qu'il ne le fût pas pour moi, mais n'avait pas été, pour ainsi dire exploité, au point de vue pratique. Ce signe nous est fourni par *la douleur plus ou moins vive*, que l'on provoque en comprimant la région splénique, et, ce qui lui donne une plus grande valeur, c'est qu'il a été signalé, bien avant moi, dans les *fièvres intermittentes régulières* et même *dans les fièvres pernicieuses*.

Voici ce que je trouve en effet dans l'ouvrage de Pathologie de M. Grisolle (1) : « M. Piorry qui, dans ces derniers temps, s'est beaucoup occupé de l'exploration de la rate dans la fièvre intermittente, a noté que la moitié des malades environ (82 sur 171) accu-

(1) *Traité prat. et élém. de path. int.* T. I, p. 123.

saient *une douleur ou un sentiment de pesanteur* dans l'hypochondre gauche. Cette douleur ne se manifeste souvent que dans le premier stade; d'autres fois on ne la réveille qu'en *palpant* ou en *percutant* la région splénique. » Je souligne ces mots à dessein, et dans le chapitre que M. Grisolle consacre aux fièvres larvées, il n'est plus question de *cette douleur*.

Voici ce qu'on lit d'autre part dans le *Compendium de médecine*, de MM. Monneret et Fleury (1) : « Là (à Rome) des hommes, sous le poids d'un accès de fièvre pernicieuse, soporeuse ou carotique, étant palpés, ne manifestaient le sentiment d'une douleur quelconque qu'autant qu'on explorait l'*hypochondre gauche*. Alors, quoique privés de connaissance, ils éloignaient la main de l'explorateur, et leur physionomie même annonçait que *leur plus grande souffrance était là.* »

Je ne reviendrai plus sur les précautions à prendre pour le constater, ni sur les caractères qu'il présente, ayant déjà exposé toutes ces choses pages 160 et suivantes. Je dirai pourtant que ce signe, auquel j'attache toujours une très-grande valeur diagnostique, m'a servi de moins en moins, à mesure que j'ai mieux étudié les différents symptômes de l'intoxication palustre. Mais je m'en sers encore, avec le plus grand profit, dans les cas où les autres symptômes impaludiques sont peu nombreux ou peu tranchés, ou que leur groupement accidentel vient à simuler une affection dissimilaire quelconque. Sans être pathognomonique, ce signe vaut mieux que la fièvre et que l'intermittence, et il est infiniment plus fréquent que l'engorgement proprement dit de la rate.

D'où je déduirai cette règle pratique que, *dans tous les cas douteux, il faut explorer la rate, la constatation de la douleur splénique constituant, à elle seule, un signe de la plus grande valeur, le meilleur que l'on possède.*

On verra, dans la plupart de nos observations, l'importance de cette règle pratique; mais cherchons à justifier auparavant, la division que nous avons cru devoir établir dans les diverses formes de l'intoxication paludéenne. Nous avons vu que ces affections pouvaient se répartir en trois groupes (Voy. p. 148), et il nous paraît bien inutile d'accorder de longs développements au diagnostic des affections *des deux premiers groupes*, ces affections étant déjà connues de presque tous les médecins. Je me bornerai à dire que l'*intermittence* est loin d'être toujours franchement accusée et qu'il faut parfois la plus grande attention pour pouvoir la dévoiler. Il est en

(1) T. V, p. 327.

outre certaines affections du second degré dont le diagnostic est souvent fort difficile. Mais, comme la marche à suivre ne varie pas, qu'on ait à déterminer une affection du second ou du troisième degré, je me contenterai d'accorder quelques développements au seul diagnostic des affections du troisième degré.

Je ferai remarquer, en premier lieu, que ces affections, où l'on ne trouve ni *fièvre*, ni *intermittence*, s'annoncent tantôt par un ou plusieurs symptômes dominants, inexplicables par une affection décrite, et tantôt par des symptômes groupés de telle façon qu'ils puissent simuler, au moins pour quelque temps, une affection parfaitement connue. C'est dans les cas de ce genre surtout, qu'il faut redoubler de vigilance, pour ne pas se laisser induire en erreur; ce qui doit nous éclairer ici, c'est la marche connue des affections dissimilaires avec lesquelles les premières ont parfois des liens étroits de ressemblance.

Je n'irai pas donner le diagnostic différentiel de ces innombrables affections palustres avec les affections de toute autre nature qu'elles peuvent simuler. Il faudrait, pour le faire, passer en revue la pathologie tout entière, et cette comparaison d'affections si disparates ne me semblerait offrir aucun avantage sérieux. Je chercherai néanmoins à distinguer avec soin la fièvre typhoïde de la fièvre rémittente ou pseudo-continue qu'on a très-souvent confondues dans la pratique. Mais pour ne pas nous perdre dans des généralités, montrons auparavant, par quelques observations qui me sont propres, l'aspect si variable que peut revêtir l'intoxication palustre, et j'entends parler surtout des affections du troisième degré.

Obs. XX. — Le 24 avril 1862, j'ai été consulté par un paysan des environs de Thèze (à une vingtaine de kilomètres de Pau), pour une impossibilité de marcher, dont il était affecté depuis trois ans. Cet homme, alors âgé de 37 ans, avait vu son mal débuter par une gène dans la marche qui avait été en progressant jusqu'à ce jour; mais la faiblesse musculaire était bornée aux membres inférieurs, ce qui m'empêchait d'admettre une paralysie générale progressive.

Il n'y avait pas cependant une véritable paralysie; car la sensibilité cutanée, explorée avec le plus grand soin, me paraissait intacte aux deux membres inférieurs. Il n'y avait qu'un affaiblissement extrême de la motilité avec amaigrissement considérable des masses musculaires. Mais le malade pouvait encore accomplir les divers mouvements qu'on lui demandait d'exécuter; il était capable même, avec de grands efforts, il est vrai, de se soutenir avec deux béquilles dans l'angle d'une croisée où il se sentait maintenu des deux côtés. Cette position toutefois était des plus pénibles, et n'aurait pas pu être supportée au delà de quelques minutes. Il n'y avait jamais eu de paralysie de la vessie, mais seulement une constipation opiniâtre

qu'il était encore possible de combattre avec des lavements fréquents.

Je cherche en vain, dans une cause locale, l'explication de tous
ces troubles; pas de douleur fixe le long de la colonne vertébrale,
pas de production morbide appréciable dans les vertèbres. Je ne
parviens pas davantage à me rendre compte des symptômes observés par une myélite, une congestion ordinaire de la moelle ou une
ataxie locomotrice, ni par une affection organique quelconque, etc.

Le diagnostic en un mot est des plus obscurs, et un pareil défaut
de précision ne me surprend guère du reste, en raison des difficultés
sans nombre qui s'opposent d'ordinaire à la détermination clinique
des affections médullaires.

Mais, avant de me déclarer vaincu dans cette recherche diagnostique, j'interroge avec soin les antécédents du malade, et j'acquiers
ainsi la certitude qu'il n'y a jamais eu d'infection syphilitique. En
songeant alors à la diversité si grande que peut revêtir l'impaludisme, je dirige mes questions dans ce sens, en ayant soin toutefois
de faire parler le malade et de ne pas lui dicter les réponses. Or,
j'apprends de la sorte qu'à l'âge de 16 ou 17 ans, il a eu des fièvres
tierces très-rebelles, fièvres qui se sont montrées de nouveau en
1856, et ont exigé, chaque fois, un traitement par le sulfate de quinine. Quant à l'affection récente qui nous occupe, elle ne s'est jamais accompagnée de fièvre proprement dite, mais vers le début du
mal, il y a trois ans, la gêne des mouvements des membres inférieurs était plus forte à jour passé, et elle n'est devenue continue et
progressive qu'au bout de quelques mois. Depuis que cette continuité
s'est établie, il y a bien eu des exacerbations marquées dans la
marche des troubles fonctionnels, surtout pendant les temps ora-
geux; mais aucune intermittence n'a pu être appréciée dans le retour de ces recrudescences.

Ne voulant pas me fier à ces seuls renseignements, quoiqu'ils
soient bien explicites, j'explore la rate avec le plus grand soin, et
ne trouve à cet organe aucune augmentation de volume appréciable.
Mais en comprimant la région splénique, *et en la comprimant modérément*, je découvre, en ce point, *une sensibilité* des plus manifestes.

A défaut d'indications plus précises, et en ayant égard aux antécédents du malade, et après cette constatation de la douleur splénique,
j'institue un traitement *explorateur* par le sulfate de quinine, et,
pour pouvoir tirer quelque profit de cette exploration, j'emploie
de prime abord des doses assez fortes (1 gr. 50 centigrammes par jour
en potion). Or, après trois jours de ce traitement, il se produit une
amélioration des plus notables; quoique les jambes soient encore
loin de pouvoir soutenir le poids du tronc, elles sont pourtant beaucoup plus déliées et obéissent plus vite et plus sûrement à l'impulsion de la volonté.

La meilleure preuve que je puisse donner de cet amendement,
c'est que le malade revient, au bout de peu de jours, réclamer de
lui-même la continuation du traitement, le seul dont il ait retiré un
peu de soulagement depuis trois ans, et qu'il vient louer une chambre à Pau, pour se mettre plus complétement à ma disposition.

C'est le 6 mai (1862) que je reprends le traitement, à la dose de

1 gr. 30 cent. et je le poursuis jusqu'au 16 inclusivement, en laissant, durant cet intervalle, trois jours de repos, et en augmentant de 10 cent. par jour, la dose de sel quinique que j'administre les autres jours. Du 6 au 16 mai, notre malade avait pris 12 grammes de ce médicament, ce qui fait à peine un peu plus de 1 gramme par jour. Or, j'ai obtenu déjà une amélioration des plus marquées, tant sous le rapport de la force des jambes, que de celui de la santé générale. J'ai conservé, jour par jour, toutes les notes qui concernent ce malade, et voici ce que je trouve à la date du 17 mai : « Ce matin, le malade a parcouru, *devant moi et sans béquilles*, une galerie de 6 à 8 mètres, qui se trouve contiguë à sa chambre. Appétit dévorant, teint meilleur. »

Du 18 au 22 mai, j'interromps l'emploi de la quinine, pour donner une solution arsénicale, préparée d'après la formule de M. Boudin, que j'avais eu la précaution seulement d'étendre sous un volume de liquide 10 fois plus considérable, la solution que j'ai employée contenant 0,001 milligramme d'acide arsénieux par 10 grammes de liquide.

Le 18, je donne donc 30 grammes de cette solution, c'est-à-dire, 0,003 milligrammes d'acide arsénieux, et j'augmente chaque jour de 0,001 milligramme, en observant une tolérance parfaite. Le 22, notre malade prend donc 0,007 milligrammes, et, quoique je n'aie pas observé le moindre accident, je crois prudent d'interrompre cette médication pour reprendre le sulfate de quinine. Du 23 mai au 1er juin, je donne chaque jour, en moyenne, une dose de 0,80 centigrammes de ce sel, et le 2 juin, c'est-à-dire après moins d'un mois de traitement, notre malade rentre chez lui, pouvant marcher assez facilement, en s'aidant d'une simple canne.

Cette amélioration non-seulement se maintient, mais paraît même augmenter jusqu'au 20 juin. Le 21 (je transcris tous ces détails sur une longue paperasse de notes), il est pris, à 6 heures du matin, d'un véritable accès de fièvre intermittente, *avec frisson suivi de chaleur et de sueur*. Cette fièvre se reproduit à la même heure et avec le type tierce, les 23, 25 et 27 juin, et chaque accès, en y comprenant les trois stades complets, dure environ 10 heures ; les jours où la fièvre se montre, la faiblesse des jambes est notablement augmentée. A partir du 27 juin, il n'y a plus de nouvel accès, et notre malade éprouve, à partir de ce moment, une plus grande gène, un peu plus de roideur dans les membres inférieurs; toutefois il continue à marcher avec un seul bâton, quoique se trouvant moins agile.

Le 3 juillet, il revient à Pau, pour se confier de nouveau à mes soins, et je le traite pendant le courant de juillet, à peu près comme je l'ai fait au mois de mai précédent. Seulement, quoique je n'emploie pas de plus fortes doses, j'observe, durant le cours de ce traitement, une action plus manifeste de la quinine, en ce sens qu'elle cause quelques bourdonnements d'oreille qui n'avaient pas été ressentis précédemment. J'ai noté en même temps, des sueurs souvent très-abondantes succédant à l'emploi de ce remède. Quant à l'amélioration, elle a encore été en progressant, mais avec bien plus de lenteur qu'à la première période du traitement. Le 30 juillet, notre malade quitte Pau, se trouvant un peu plus agile, en état de faire à

la rigueur une centaine de pas sans le moindre soutien ; mais en se
servant d'une canne, il peut faire quelques courses en ville et rentrer
chez lui, enchanté de son sort. Il n'avait pris dans tout le
mois que 9 gr. 70 cent. de sulfate de quinine ; la solution arsenicale
a fait la base principale de la médication, et, en partant de 0.003 milligrammes d'acide arsénieux (le 8 juillet), tout en augmentant peu
à peu les doses et les fragmentant chaque fois, à divers intervalles
de la journée, je suis arrivé à administrer et à faire tolérer parfaitement 0.12 milligr. de ce médicament.

Notre malade se soutient ainsi, pendant près d'un an, pouvant
vaquer à ses affaires, marchant avec une canne et abusant même de
ses forces. Mais, vers la fin de juin 1863, il sent augmenter la faiblesse des jambes, et vient me demander à se remettre en traitement. Du 3 au 20 juillet, il prend 17 gr. 40 cent. de sulfate de quinine, 1 gramme par jour en moyenne, et quelques faibles doses
d'acide arsénieux. J'ai obtenu cette fois encore une amélioration des
plus réelles, mais pas au même degré toutefois que l'année précédente. Aussi, ai-je conseillé au malade d'aller passer une saison aux
eaux de Baréges, et je sais qu'il y a recouvré quelques forces ; car,
il me l'a dit lui-même, à son retour des eaux, vers la fin de septembre.

J'ignore complétement ce qui s'est passé depuis cette époque, ou
plutôt je ne saurais le dire par moi-même ; mais, j'ai appris par le
neveu du malade, que ce dernier a succombé en novembre ou décembre suivant, aux suites d'une affection aiguë des poumons, probablement une *pneumonie*. C'est ainsi du reste qu'a été qualifiée cette
affection par le médecin traitant, et, ce qui me fait supposer qu'elle
n'avait aucune relation avec l'affection de la moelle, c'est que notre
malade, a été pris d'un refroidissement en allant à un marché voisin,
où il est resté exposé à une forte pluie, durant une grande partie de la
journée. Il a dû s'aliter en rentrant et a succombé en huit jours ; toutes
circonstances qui rendent au moins très-probable le diagnostic porté
par le médecin.

RÉFLEXIONS. — Quoique je ne doute pas, pour ma part, que cette
affection de la moelle n'ait dû son origine à une véritable intoxication palustre, je dois convenir néanmoins que je ne serais pas en
mesure d'établir le diagnostic différentel précis de cette affection
avec celles dont la moelle épinière peut être le siége. Or, le diagnostic complet ne consiste pas seulement à définir la nature d'une
affection, mais à exposer les raisons pour lesquelles les symptômes
qui la constituent ne peuvent pas se rapporter à telle autre affection d'une nature différente. C'est en voyant les effets du traitement,
et en les observant toujours les mêmes chez notre malade, que j'ai
pu rattacher à l'action de l'impaludisme une affection aussi obscure.

Mais, ce qui m'a déterminé à placer cette observation en première ligne; malgré les quelques lacunes que je signale, c'est la netteté avec laquelle on distingue chez ce malade l'*évolution complète de la diathèse palustre*. Cette dernière, en effet, est passée par les diverses phases successives qu'elle peut parcourir.

Ainsi, cet homme a eu, pour la première fois, à l'âge de 16 ans, des *fièvres intermittentes* qui se sont reproduites quinze années plus tard. Au bout de trois ans, l'infection palustre est passée au second degré (*intermittence sans fièvre*), et s'est maintenue dans cet état pendant plusieurs mois pour arriver au troisième degré (*paraplégie incomplète sans fièvre ni intermittence*). Comme indice d'impaludisme, nous trouvons encore une *douleur des plus manifestes* à la pression de la région splénique, douleur qui constitue un des meilleurs signes, sinon le meilleur de cette forme d'intoxication. Aujourd'hui, je dirais volontiers que ce symptôme n'était pas absolument nécessaire pour instituer le traitement spécifique ; car, nous avions, dans la connaissance des antécédents, un motif suffisant de détermination.

Nous avons enfin, un peu plus tard, pour confirmer ce diagnostic, l'action rapide et bienfaisante du sulfate de quinine, action incomplète si l'on veut, mais qui ne doit guère nous surprendre, si nous songeons à l'ancienneté de la diathèse palustre et à la production probable de lésions consécutives de la moelle, d'un *ramollissement* sans doute. Et, comme pour nous fournir un type complet des allures de l'entité morbide effluvienne, ce cas nous offre encore une rechute, trois semaines après l'interruption du traitement. Mais cette fois, la rechute se montre, sous l'aspect d'*une fièvre intermittente tierce*, forme tout à fait semblable à celle qui s'était montrée, lors des premiers accidents, plus de trente années auparavant. Cette forme particulière de rechute nous prouve que, sous l'influence du traitement, l'impaludisme a rétrogradé, qu'il revient à la fièvre intermittente, *manifestation très-générale, pour ne pas dire constante, d'une première atteinte*. Puis, les accidents passent brusquement *du premier au troisième degré*, et le traitement amène encore une amélioration marquée. Si la guérison complète n'a pas été obtenue, cela doit tenir, je l'ai déjà dit, à la production des lésions médullaires.

Je n'ai jamais recueilli d'observation plus complète que la précédente, je n'ai jamais vu un type aussi bien accentué des diverses manifestations successives de l'infection palustre ; mais j'ai observé des résultats bien plus satisfaisants, des guérisons parfaites, après un traitement moins prolongé. Il m'est difficile de croire qu'il puisse se trouver quelqu'un d'assez sceptique pour contester, dans ce cas, la valeur de la médication, et encore moins pour attribuer la mort de notre malade aux doses considérables de quinine qu'il avait absor-

bées. Je n'en jurerais pas pourtant; car, j'en suis venu au point de ne
plus m'étonner d'aucune objection. Que faire en pareil cas, sinon
d'en appeler au jugement des hommes impartiaux qui, Dieu merci,
ne manquent pas parmi les médecins? « Ridebit fortassè quispiam, »
disait Torti en pareille circonstance (1), « quòd inter prœclara cor-
« ticis facinora reponam sequentem historiam » (ici la précédente);
« plaudet tamen et cortici, et mihi, qui æquâ lance cuncta pensitans,
« vim exindè medicaninis eximiam, et candorem insimul meum
« dignoscet. »

Après cette observation, j'en rapporterai une autre non moins remarquable, et que que j'ai recueillie dans les premiers temps de ma
pratique. Comme je tiens à reproduire ici textuellement, ou à peu
près, la relation que j'en avais déjà donnée dans mon premier travail, on ne sera pas surpris des hésitations que j'exprime, hésitations que je n'aurais certainement pas aujourd'hui, du moins au
même degré.

* OBS. XXI (2). — Ce fait se rapporte à une jeune fille de 18 à
20 ans, auprès de laquelle j'ai été appelé le 20 mai 1860. Douée
d'une assez bonne constitution, elle n'a jamais eu de maladie sérieuse; depuis quelques semaines seulement, elle se plaignait de céphalalgies fréquentes, et accusait une lassitude générale assez prononcée, ce qui ne l'empêchait pas de se livrer à ses occupations
habituelles. A la suite d'une émotion morale assez vive, elle avait
été tout à coup frappée, l'avant-veille (vendredi 18 mai), d'une hémiplégie de la moitié latérale gauche du corps. Secourue à temps
par les personnes qui l'entouraient, elle s'est affaissée, sans toutefois perdre connaissance, et elle a pu être transportée dans son domicile, qui était à peu de distance du théâtre de l'accident. Quelques
heures après l'attaque, elle a accusé dans la région sous-occipitale
une douleur supportable au début, et qui s'est graduellement ac-
crue jusqu'à ce jour. Hier, dans la journée, elle a été prise d'un
sommeil qui ne l'a pas encore quittée, et qui est devenu de plus en
plus profond.
Voici l'état de cette jeune fille au moment de ma première visite,
le 20 mai : Je la trouve couchée sur le dos, légèrement inclinée sur

(1) *Loc. cit.* T. II, p. 102.
(2) Les observations précédées de ce signe (*) sont extraites de mon
premier travail. Je n'avais donc pas, à l'époque où je les ai recueillies,
l'expérience que j'ai pu acquérir dans la suite ; mais, je tiens néanmoins à les reproduire ici, sinon toutes textuellement, du moins dans le
même esprit où elles ont été conçues et rédigées. J'aurai soin seulement
d'expliquer en note les interprétations nouvelles que je croirai devoir
adopter.

le côté droit, la tête fortement renversée en arrière, conservant toujours la même immobilité, et dans l'attitude d'une personne qui dort profondément. On observe un calme parfait et un peu de lenteur dans la respiration ; une pâleur extrême est répandue sur la face : la conversation bruyante de plusieurs personnes qui l'entourent ne peut la retirer de cet état.

Si on vient à soulever le bras gauche à une certaine hauteur, elle le laisse retomber comme une masse inerte, et ne paraît pas se douter de l'examen qu'on vient de faire. Les piqûres légères, et même un peu plus fortes, pratiquées à l'aide d'une épingle, ne sont pas perçues. Il faut traverser toute l'épaisseur du derme, *piquer jusqu'au sang,* pour faire accomplir au bras un très-léger mouvement, qui ne devient appréciable que lorsqu'on cherche à immobiliser ce membre. Il faut opposer une certaine résistance, pour en empêcher la flexion incomplète, et d'ailleurs, la malade n'a pas conscience du mouvement qu'elle accomplit. Le même phénomène se produit d'une manière plus sensible, lorsqu'au lieu de se servir d'une épingle, on vient à pincer fortement un point quelconque du membre thoracique. Il faut opposer une plus grande résistance au mouvement involontaire de flexion.

Soit que la résistance qu'elle oppose à son insu détermine un léger effort et par suite une contraction des muscles de la partie postérieure du cou, soit que certains mouvements passifs se communiquent à cette région, la malade se plaint assez vivement pendant qu'on la pince, elle accuse une douleur vive dans le cou. Si on cherche à lui faire préciser le lieu de la douleur, on voit qu'elle siége dans la région sous-occipitale, et qu'elle a son maximum d'intensité aux points d'émergence des nerfs sous-occipitaux : mais elle ne se doute pas qu'on lui a piqué ou pincé le bras. « *Que me faites-vous,* dit-elle, *vous me faites mal au cou?* » La même douleur se manifeste encore avec plus de force quand on imprime des mouvements au tronc et surtout à la tête. Pendant toute la durée de cette exploration, elle conserve la même attitude et ne se réveille par instants que pour pousser quelques plaintes sans ouvrir les yeux. Aussitôt l'excitation passée, elle reprend le même calme et retombe dans le même sommeil. Par des questions pressantes adressées à la malade, on apprend encore qu'elle ressent une douleur obtuse sur la région pariétale droite.

Le membre inférieur gauche examiné avec la même attention, est frappé d'une résolution complète. Même impossibilité d'accomplir le moindre mouvement. Insensibilité aussi grande qu'au membre supérieur, seulement ici les piqûres ne provoquant pas la moindre résistance, même involontaire, la jambe entièrement inerte retombe lorsqu'on la soulève. La jeune fille ne se plaint, durant cet examen, que lorsque les mouvements imprimés au membre inférieur paraissent se communiquer au tronc et à la tête.

Les membres supérieur et inférieur droits ont conservé l'intégrité parfaite de la sensibilité et du mouvement.

Tandis qu'il existe une paralysie complète de la moitié latérale gauche du corps, on n'observe qu'une légère hémiplégie faciale; il faut la rechercher avec soin pour la trouver, il n'existe qu'une déviation à peine appréciable des traits de la face. C'est le nerf facial du côté gauche qui est semi-paralysé, la commissure labiale droite est un peu déviée vers la joue correspondante.

On remarque encore un léger strabisme interne de l'œil droit, sans dilatation de la pupille; et en excitant fortement la volonté, on voit que la jeune malade peut relever la paupière supérieure de l'œil droit.

L'intelligence est d'ailleurs conservée, quoique lente. Si on excite vivement la malade, elle répond avec à-propos aux questions qu'on lui adresse; mais ce n'est pas sans manifester beaucoup de mauvaise humeur; elle demande à reprendre son sommeil.

A cette hémiplégie se joignent les symptômes suivants : une extrême prostration, une pâleur générale répandue sur la surface cutanée, conservation des formes arrondies des membres et du tronc, nulle trace d'œdème; petitesse extrême, lenteur et régularité du pouls, pas d'écume à la bouche, respiration s'accomplissant sans bruit.

Ne parvenant pas à me rendre compte de cet état singulier, j'attends et je prescris une potion insignifiante, un julep gommeux simple.

Le lendemain, 21 mai, même état, si ce n'est une déviation un peu plus prononcée des traits de la face. Même attitude, même sommeil, etc. Il n'y a pas eu de changement depuis hier, à aucun moment de la journée, ni de la nuit.

J'explore la région de la rate; je comprime même avec force l'hypochondre gauche, à l'effet de rechercher mon signe, et je ne détermine pas la moindre sensibilité. La même exploration est faite sur l'hypochondre droit sans donner lieu à plus de douleur, je ne pense pas à pratiquer la percussion de la rate, pas plus les jours suivants que ce jour-là.

Je prescris la potion suivante :

Sulfate de quinine.	1 gram.
Eau.	100 —
Acide sulfurique alcoolisé, quelques gouttes.	
Sirop de sucre.	} āā 20 gram.
Sirop diacode.	

A prendre en deux fois à une heure d'intervalle.

22 mai. On m'apprend qu'hier au soir, à la suite de quelques bâillements, il y a eu une chaleur assez forte de la peau, un peu d'agitation; la malade avait achevé de prendre la potion à onze heures du matin. Aujourd'hui, apyrexie complète, température normale de la peau, 80 pulsations.

Le soir, à cinq heures, un médecin de Pau qui avait eu l'obligeance de m'adresser la malade, M. Noguès, la revoit et m'apprend que la potion a été prise à neuf et à dix heures. Il note 90 pulsations. Une chaleur incommode, précédée de quelques frissons, s'est déclarée vers midi et a persisté toute la journée; le soir, elle était encore plus forte. M. Noguès, qui revoit la malade à neuf heures du soir, note 112 pulsations. Le corps était en moiteur.

Le 23. Je note 84 pulsations; pas de chaleur anormale de la peau. L'assoupissement qui a toujours persisté, me paraît moins fort. Même violence de la névralgie sous-occipitale. Je prescris, pour ce matin, 1 gr. 30 centigr. de sulfate de quinine, et je recommande aux parents d'administrer une autre potion de 1 gr. 30 centigr. demain matin de très-bonne heure, avant que je voie la malade.

Le 24. *Dix heures du matin.* La malade a pris sa dernière potion ce matin à trois et quatre heures. Hier, apyrexie complète. Au moment où je vois la malade, elle a, en ma présence, des bâillements fréquents, la peau est froide, les extrémités surtout sont glacées. Il n'y a pas de surdité, ni gastralgie, ni vomissements. Je prescris, pour l'après-midi, 1 gr. 40 centigr. de sulfate de quinine; toujours même dose de vin de quinquina.

Le 25. Peu d'instants après que j'ai eu quitté la malade hier, une chaleur intense a succédé au froid que j'avais observé. Il y a eu des sueurs abondantes. Même état d'ailleurs, si ce n'est un peu moins de coma et une moindre violence de la douleur sous-occipitale. — Je prescris 1 gr. 50 centigr. de sulfate de quinine.

Le 29. J'ai augmenté chaque jour la dose de sulfate de quinine; hier, elle a pris 2 gr. 50 centigr. Je note aujourd'hui une très-grande diminution dans la névralgie sous-occipitale. La jeune fille n'accuse plus qu'une douleur supportable, elle cause assez volontiers, malgré la tendance au sommeil qui persiste. La sensibilité revient un peu à la main et au bras, et surtout à la jambe. La malade peut prendre une plus forte alimentation; plusieurs potages sont pris dans la journée et sont bien supportés. *Je comprime fortement la région splénique, et aujourd'hui je détermine une douleur assez vive.* Elle est assez manifeste pour qu'on ne puisse pas s'y méprendre; j'exerce, pour la réveiller, des pressions moins fortes que le second jour où j'ai vu la malade. A partir du 26 mai, on n'a plus noté le retour d'accès fébriles. Aujourd'hui, je suspens l'administration du sulfate de quinine.

Le 30. Hier, vers deux ou trois heures de l'après-midi, un nouvel accès de fièvre intermittente s'est montré. Il était encore mieux caractérisé que ceux des premiers jours; frisson suivi de chaleur et d'abondantes sueurs. Je retrouve ma douleur splénique aussi forte qu'hier. Aujourd'hui, pour la première fois, il me vient à l'idée de percuter la rate, et je lui trouve un développement considérable. Il y a une matité de 0,10 à 0,11 cent. dans le sens vertical. Je reprends le fébrifuge, et je prescris une dose de 2 gr. 50 centigr. pour aujourd'hui.

4 juin. Le bien-être a continué, les symptômes se sont amendés. Il n'y a plus de tendance à l'assoupissement; la névralgie sous-occipitale a disparu. La sensibilité revient aux membres, et le pied peut accomplir quelques mouvements. J'ai continué chaque jour l'administration de doses croissantes de sulfate de quinine. Hier, seulement, je n'en ai pas donné, et vers deux heures, un nouvel accès s'est montré parfaitement caractérisé comme celui du 29 mai. Il y a longtemps que j'avais fait aux parents la recommandation d'assainir l'habitation qui était on ne peut plus insalubre. La petite maison qu'ils habitent, et où ils tiennent auberge, se compose: 1° d'un rez-de-

chaussée où se trouvent la cuisine et une grande salle, où sont reçus les paysans pour prendre leurs repas; 2° d'un unique étage divisé en trois pièces, une plus grande que les deux autres ensemble. Dans ces trois chambres étaient encombrés dix-huit lits, et quatre fenêtres étroites avaient jour sur ces chambres. Les lits, qui étaient très-grands, laissaient, sur le milieu de chaque chambre, à peine assez de place pour le passage de deux personnes de front; ils étaient espacés d'à peine 50 centimètres l'un de l'autre. En entrant dans ces chambres, on était pour ainsi dire suffoqué par une odeur urineuse, et je ne cessais de signaler aux maîtres de la maison l'insalubrité rare de leur habitation. Aujourd'hui, je finis par obtenir une réforme radicale, au moins pour les deux petites chambres contiguës; c'est dans l'une d'elles qu'était couchée la malade. Je ne fais laisser qu'un lit dans chacune de ces chambres, je recommande de blanchir les murs à la chaux, de cirer le plancher, de faire disparaître tous les meubles, de se servir de couvertures neuves pour le lit de la malade et enfin de laisser le plus longtemps possible les fenêtres ouvertes. Pour la grande chambre, je n'obtiens qu'une chose, c'est qu'on fera laver toutes les couvertures des onze lits qu'elle contient. Alors, je reprends le sulfate de quinine à la dose de 2 grammes.

A partir de ce jour, je puis diminuer graduellement les doses; je note une amélioration toujours croissante, le retour progressif de la sensibilité et du mouvement, à la jambe, en premier lieu, puis au bras. La chambre de la malade et la chambre voisine étaient méconnaissables; on avait ponctuellement mis à exécution les conseils que j'avais donnés.

Vers les premiers jours de juillet, la malade, qui marchait à grands pas vers la convalescence, a vu apparaître un œdème des membres inférieurs, qui a été en augmentant pendant une quinzaine de jours, et s'est étendu à l'abdomen et même à la face. J'ai revu la malade le 20 juillet, et cet anasarque a beaucoup diminué; il reste cependant un peu de bouffissure de la face. La jeune fille peut marcher quoique traînant la jambe; elle peut porter son bras sur la tête et serrer les objets avec une certaine force; mais elle est loin d'avoir recouvré l'intégrité complète de la sensibilité et du mouvement. L'état général est des plus satisfaisants, l'appétit bon, et les fonctions digestives s'accomplissent avec toute la régularité désirable.

Depuis le 20 mai jusqu'au 24 juillet, elle a pris la dose impossible de 47 gr. 60 cent. de *sulfate de quinine*, et la *douleur*, réveillée par la pression de la région *splénique*, après s'être maintenue avec le même degré d'intensité pendant plus de dix jours, a *graduellement diminué* jusqu'aux premiers jours de juillet, ou j'ai cessé de la rechercher; elle était alors très-faible. En même temps, le volume de la rate a suivi une *décroissance graduelle*, en *rapport* avec la *diminution de la douleur*.

Réflexions. — Après les développements qui précèdent, cette observation me paraît avoir une extrême importance, pour établir sans réplique la valeur du signe sur lequel je veux appeler l'attention. J'ai cherché à en donner un tableau aussi complet que possible, afin que chacun puisse y trouver tel élément de conviction qu'il voudra. De toutes les observations qu'il m'a été donné de prendre, il n'en est pas une, je le répète, qui soit plus propre à mettre en relief l'importance clinique de ce signe, et pourtant il m'a fait défaut au moment où il eût été le plus utile à constater.

Et d'abord je ne crois pas inutile de dire, ce qui ressortira d'ailleurs suffisamment des détails de l'observation, que j'ai institué le traitement spécifique, l'esprit dégagé de toute prévention.

Malgré soi, on se livre plus volontiers au courant d'une idée favorite, la prévention est un écueil qu'on n'ose pas se promettre de savoir toujours éviter. Ici, je n'ai même pas à me défendre d'y être tombé; loin de rechercher, chez ma malade, un signe qui m'inspirait alors la plus grande confiance, je n'ai même pas songé, lors de ma première visite, à la possibilité d'une fièvre larvée. Je puis dire que je me suis livré à l'examen le plus attentif et le plus minutieux, et mon incertitude augmentait à mesure que j'avançais dans cette exploration. Ne parvenant pas à me rendre compte de cet état singulier, et malgré la gravité que les symptômes généraux et locaux me révélaient, je n'ai pas osé m'aventurer dans une médication incertaine. Plutôt que d'agir au hasard et de m'exposer à nuire, je me suis abstenu.

J'avoue que le lendemain, à ma seconde visite, j'ai été bien heureux de penser à l'existence possible d'une infection paludéenne. Je me rappelais avoir lu la description *de la forme apoplectique des fièvres larvées*, et, bien que ma mémoire n'en eût conservé qu'un vague souvenir, j'étais sûr au moins que cette affection s'était offerte à d'autres observateurs. La jeune fille que j'avais sous les yeux habitait le faubourg de Pau, le plus voisin de Pont-Long. Et d'ailleurs qu'avais-je à faire de cette proximité ? Il existait, dans la maison, un *marais suffisant* pour produire ces désordres ; on se rappelle la description que j'ai faite de l'habitation de la jeune malade. C'est alors que je songe, pour la première fois, à *explorer la rate*, et, cette fois, je m'en acquitte avec l'idée bien arrêtée que j'allais trouver ce signe. Je me soumets d'abord avec rigueur aux règles que je m'étais tracées, et je ne trouve nul vestige de la douleur splénique. Puis je me permets de les violer, je comprime de *plus fort en plus fort*, dans toute l'étendue de l'hypochondre gauche, et je ne parviens pas à réveiller la moindre sensibilité. Le désappointement que j'ai éprouvé a dû me causer de bien fortes préoccupations, puisque je n'ai pas songé, selon mon habitude, à pratiquer la percussion de la rate. C'est une faute que je me suis reprochée, car le volume exagéré que j'ai constaté quelques jours plus tard dans cet organe devait exister en ce moment, et si je l'eusse trouvé, j'aurais évité bien des tâtonnements.

Retombant alors dans ma première incertitude et regrettant de me voir réduit à une inaction qui pouvait devenir funeste à la malade, j'ai procédé à une nouvelle analyse des symptômes, sans savoir où je serais conduit. En les considérant dans leur ensemble, je ne voyais là aucune affection cérébrale bien caractérisée, je n'apercevais que des signes contradictoires.

Comment concilier, en effet, cette lenteur et cette petitesse du pouls, cette anémie profonde, etc., avec l'hypothèse d'une congestion ou d'une hémorrhagie cérébrale ?

Pouvait-on songer davantage à une méningite ou à une encéphalite ? Outre que ces affections ne débutent pas aussi brusquement, elles s'accompagnent, surtout au début, de phénomènes d'excitation qui faisaient ici complétement défaut. Avec l'une ou l'autre de ces maladies, il y aurait eu de la fièvre, l'animation du visage, du délire, etc.

La supposition d'une méningite tuberculeuse ou d'un ramollissement du cerveau, était encore moins plausible, et il n'eût pas été raisonnable de penser un seul instant à quelque tumeur du cerveau ou des parois crâniennes, qui aurait occasionné antérieurement des troubles plus ou moins accusés. Or, jusqu'au jour de l'attaque, la santé générale de la jeune fille avait été excellente. Je crois qu'on peut négliger de tenir compte des violentes douleurs de tête et de la lassitude générale qu'elle avait éprouvées, aucun de ces symptômes ne se rattachant, d'une manière exclusive, à la présence d'une tumeur de ce genre.

Il était peut-être plus rationnel de songer à une hémiplégie hystérique ; cette hypothèse était plus en harmonie avec les troubles chloro-anémiques observés. Mais les paralysies de cette nature, qui sont d'ailleurs assez rares, peuvent-elles survenir aussi brusquement et s'accompagnent-elles quelquefois d'un sommeil aussi profond, d'une névralgie intense ou de tout autre trouble nerveux du même genre? C'est ce que j'ignorais, l'expérience personnelle me faisant défaut à ce sujet. Je n'avais vu que deux ou trois cas de paralysie hystérique, et j'étais bien sûr de ne pas m'être trouvé en présence d'un de ces symptômes effrayants; dans ces cas, du moins, la paralysie avait été lente à s'établir. En songeant alors à la soudaineté des accès pernicieux et à l'extrême variabilité qu'ils peuvent offrir, ne devais-je pas arriver, par exclusion, au diagnostic d'*une fièvre pernicieuse*? C'est à ce dernier que je me suis arrêté, malgré les obscurités dont il était enveloppé. C'était le premier cas de cette nature que j'observais, *et la douleur splénique me faisait défaut.*

Ce travail d'analyse accompli, restait à faire la synthèse; je devais grouper, autour de ce diagnostic, tous les symptômes offerts par la malade. Or, chacun des phénomènes observés, *céphalalgies antérieures, faiblesse générale, paralysie, coma, névralgie, teinte anémique, etc.*, venaient donner une certaine force à cette supposition. Il n'y avait pas jusqu'à l'*absence de la douleur splénique* qui ne pût se concilier avec cette hypothèse; je dis plus, elle venait la confirmer. La rate, en effet, comme tous les viscères intérieurs animés par le grand sympathique, peut bien, dans certains cas pathologiques, devenir douloureuse. Mais, pour que la douleur soit perçue, ne faut-il pas l'intégrité du *sensorium commune*? Or, dans ce cas, l'hémisphère droit du cerveau était paralysé; dès lors il n'était plus surprenant de voir manquer la douleur splénique.

D'après ces nouvelles considérations, j'ai eu recours, sans hésitation et avec confiance, au traitement antipériodique, et j'ai pu *prévoir le retour de la douleur splénique*, vers l'époque où l'amélioration que j'attendais se ferait sentir. C'est ce pronostic qui m'a fait rechercher de nouveau la douleur en question, et l'on a vu que cette fois je n'ai pas été trompé dans mon attente. Que prouve ce retour de la douleur, si ce n'est un amendement comparable à celui qui s'est accompli dans les membres par exemple? Il fait voir que l'hémisphère malade commence à reprendre ses fonctions et que l'infection paludéenne, qui détermine une sensibilité anormale de la rate est encore loin d'être guérie. J'avais donc retrouvé, dans cette douleur, ce que j'appellerais volontiers un vrai thermomètre pathologique.

Et ce fait ne permet-il pas de soulever, sinon de résoudre, une petite question de physiologie que je ne sache pas avoir été éclairée par d'autres observations pathologiques? On peut se demander quels sont les nerfs du plexus splénique qui sont chargés de transmettre au cerveau l'excitation produite dans la rate par certaines causes pathologiques ou un agent extérieur. On sait que ces nerfs proviennent tous du plexus solaire, et que ce dernier est constitué par l'entre-croisement *des nerfs splanchniques, de quelques branches de nerfs diaphragmatiques* et de la *branche terminale du seul nerf pneumogastrique droit.*

Si c'est par l'intermédiaire des nerfs splanchniques que peut être perçue une impression douloureuse venue de la rate, comme ces nerfs ont des connexions avec les deux cordons latéraux de la moelle, l'excitation sera transmise aux deux hémisphères cérébraux,

et dans le cas de notre jeune fille, la pression de la région splénique aurait déterminé une douleur perçue par l'hémisphère sain.
Cette douleur aurait été affaiblie, mais elle aurait existé.

Le même raisonnement peut être appliqué pour les nerfs phré-
niques, qui sont d'ailleurs moteurs et ne s'anastomosent avec aucun nerf sensitif (1).

Il ne me reste donc plus, pour transmettre cette excitation, que
les filets du pneumogastrique droit, qui vont se rendre dans le
plexus solaire, et de là, mêler leurs fibres à celles de tous les plexus
secondaires de l'abdomen.

Ce fait tendrait encore à prouver que le nerf pneumogastrique
serait sous la dépendance de l'hémisphère cérébral correspondant.
La démonstration serait complète, si on voyait la *douleur splénique*
persister, dans un cas où l'apoplexie nerveuse aurait frappé l'hémisphère gauche.

Je ne quitterai pas cette observation intéressante sans dire quelques mots de sa nature; j'ai prononcé le mot d'*apoplexie nerveuse*, je
trouve, en effet, chez notre jeune fille, quelques-uns des caractères
assignés par M. Sandras à cette maladie. « Un individu nerveux,
dit-il (2), ou violemment et longtemps tourmenté, est frappé brusquement de perte plus ou moins complète de connaissance, la parole lui devient impossible ou difficile ; il y a paralysie du
mouvement et du sentiment d'un des côtés du corps ou d'un
seul membre; la paralysie dure des semaines, des mois; à tous
ces caractères réunis, il me semble impossible de refuser le nom
d'apoplexie. Eh bien! dans ces cas, il arrivera peut-être ou que le
malade guérira complétement, et j'en connais des preuves vivantes,
ou que le malade succombant, on ne trouve, dans son cerveau, aucun vestige d'une lésion matérielle. »

J'ai de la tendance à croire que nous avons eu affaire ici à un cas
de ce genre, c'est-à-dire à une *apoplexie nerveuse* sans lésion appréciable, parce qu'il me paraît difficile d'admettre qu'une hémorrhagie cérébrale ait pu se produire avec le cortége de symptômes qui
s'est présenté.

Qu'une hémorrhagie cérébrale se produise, en effet, on ne contes-
tera pas que les vaisseaux sanguins aient pu être préalablement disten-
dus, qu'un tel état congestif ait précédé le moment où s'est faite cette
hémorrhagie, et, à cause des connexions anastomotiques des vaisseaux
extérieurs et intérieurs du crâne, un état congestif du cerveau se

(1) Voy. *Traité d'anat. descript.*, par M. Sappey. T. II, p. 326.
(2) *Tr. prat. des mal. nerv.*, t. I, p. 326.

serait accompagné d'une congestion semblable de la face. Or, on se souvient que celle-ci était remarquable par sa teinte anémique. Les symptômes observés seraient donc le résultat d'une sorte de sidération nerveuse, plutôt que d'une hémorrhagie cérébrale; car, en dehors de cette dernière, il serait difficile de voir une autre cause à ces accidents si brusques.

On sait pourtant que certaines formes de l'infection paludéenne se traduisent par l'extravasation du sang au milieu des organes; il n'est pas rare de voir une sorte de dysentérie, un mélœna accompagner la fièvre intermittente régulière ou anormale, et on ne voit pas pourquoi le cerveau serait à l'abri de ces hémorrhagies. A défaut d'autopsie, je ne puis donc émettre que des conjectures, et j'ai déjà donné les raisons qui me font admettre de préférence l'existence d'une apoplexie nerveuse; c'est là un point de recherches qu'il serait aisé de résoudre dans les hôpitaux établis près des centres marécageux.

Telles sont les réflexions dont je faisais suivre, il y a cinq ans, les détails de cette longue observation, et je n'aurais rien à y ajouter aujourd'hui sur les considérations propres à fixer le diagnostic, si ce n'est que je trouverais, dans la seule discordance des symptômes, un motif suffisant de détermination. L'hémorrhagie cérébrale ordinaire, en effet, dont nous sommes d'ailleurs bien loin de connaître tous les modes de génération, l'hémorrhagie cérébrale classique ne s'accompagne pas de ce cortége de symptômes disparates, et ces allures désordonnées, au contraire, constituent le caractère distinctif de l'intoxication palustre.

J'inclinerais seulement à adopter, pour ce qui concerne la cause de l'hémiplégie, une interprétation tout opposée à celle qui vient d'être exposée, et je croirais volontiers que cette cause ait résidé dans une hémorrhagie cérébrale, plutôt que dans l'apoplexie nerveuse que j'invoquais en premier lieu. Mais je sais très-bien que je ne fais que remplacer ainsi une conjecture par une autre, et quelque confiance que m'inspire cette nouvelle interprétation des phénomènes, je n'ignore pas qu'il est encore sage de faire des réserves, à l'occasion d'un fait dont il n'a pas été possible d'établir l'existence *de visu*.

Je ferai remarquer en terminant que cette première atteinte d'impaludisme s'est révélée par des *accidents du troisième degré*, et qu'à aucune époque, notre jeune malade n'avait été affectée de fièvres intermittentes. Mais c'est là un fait rare dont j'ai vu d'ailleurs d'autres exemples, et je m'expliquerai plus loin sur ces faits exceptionnels, qui ne sauraient en rien détruire l'ordre si général d'apparition

D. 14

que j'ai dit être suivi par les diverses affections paludiques. Je ne
ferai que mentionner les accès périodiques qui se sont montrés dans
ce cas après les premières doses de sulfate de quinine; ces accès
nous font voir encore un mouvement rétrograde de l'entité morbide
qui les engendre, et qui a engendré précédemment les accidents si
graves dont cette jeune fille a été atteinte.

Quoique je connusse déjà, à cette époque, la fréquence des rechutes des affections palustres, j'étais loin de me doúter néanmoins
de la ténacité que peut offrir la diathèse palustre. Or, je n'ai pas
tardé à voir, par l'exemple de cette pauvre malade, combien longtemps l'organisme, une première fois atteint sérieusement, se trouve
être exposé à l'influence de cette diathèse impitoyable. Je donnerai
donc encore cette fois la relation des accidents consécutifs, telle que
je l'avais déjà consignée dans mon premier travail.

* Obs. XXI (*suite*). — J'avais suivi, avec le plus vif intérêt, la
jeune fille qui fait le sujet de cette observation, et j'avais pu observer l'amélioration notable qui se produisait tous les jours dans sa
santé. Les mouvements, lents à se rétablir dans les membres para-
lysés, avaient pourtant reparu, sinon dans leur intégrité parfaite, au moins à un degré tel que la marche et les travaux habituels
de la vie étaient devenus possibles.

Vers les premiers jours de janvier 1861, recevant sur le compte
de cette jeune fille les nouvelles les plus rassurantes, j'engageais
pourtant le père à ne pas se tenir dans une trop grande sécurité, et
je lui recommandais, par prudence, de recourir prochainement à un
traitement fébrifuge préventif. Comme il arrive souvent, en pareil
cas, mes conseils ne furent pas suivis, et, de mon côté, je ne pensais pas qu'il fût urgent d'en surveiller l'exécution, le père me donnant l'assurance qu'il y veillerait lui-même.

Le 18 janvier 1861, à onze heures du soir, on me fait appeler auprès de la jeune fille qui, depuis deux heures, avait été prise brusquement d'une attaque, persistant au moment de mon arrivée, avec
les mêmes caractères. On m'assure que pendant les jours précédents,
et même le jour de l'attaque, cette jeune personne n'avait accusé
aucun trouble prodromique qui eût été de nature à éveiller l'attention de ses parents. A sept heures du soir, elle avait soupé comme
d'habitude, et n'avait pris aucun aliment en excès ou de mauvaise
qualité, qui eût pu hâter l'invasion de ces accidents. Douée d'un caractère très-gai, elle avait même donné, au repas de famille, de
nombreuses marques de sa jovialité ordinaire, et aucune émotion
morale n'était venue troubler sa bonne humeur.

Elle était à peine couchée depuis un quart d'heure, lorsque, à neuf
heures du soir, une de ses sœurs, qui couchait dans un lit voisin et
n'était pas encore endormie, entend un râle bruyant et continu, que
ses interpellations ne peuvent pas faire cesser. L'attaque dont j'ai
été témoin quelques heures plus tard avait déjà commencé.

Voici dans quel état j'ai trouvé la jeune fille à minuit :

Perte complète de connaissance, décubitus dorsal, respiration bruyante et stertoreuse, faible quantité d'une salive écumeuse, chassée à chaque mouvement respiratoire; tête légèrement renversée en arrière, teinte rosée et nullement congestive ou violacée de la face et de toute la surface cutanée, chaleur très-vive et uniformément répandue sur tout le corps; corps complétement baigné de sueur, de telle manière qu'on ne pouvait le découvrir en un de ses points, sans qu'un nuage de vapeur sudorale s'échappât de sa surface.

Mais les désordres les plus apparents résidaient dans le système musculaire qui était en proie à un mélange de convulsions toniques et cloniques. Tandis que les yeux étaient fortement convulsés en haut et en dedans, que le tronc et la tête restaient dans un état permanent d'opisthotonos, qu'un violent trismus des mâchoires opposait un obstacle irrésistible à leur écartement, les membres supérieurs étaient agités de mouvements incessants de flexion et d'extension que rien ne pouvait arrêter; si on les soulevait alternativement, ils retombaient sur le lit comme une masse inerte, et les mouvements cloniques reparaissaient. Les membres inférieurs, sans être agités par ces mêmes mouvements, étaient dans la résolution la plus complète. Si on venait à pincer ou à piquer fortement un point quelconque de la surface cutanée, la jeune fille ne manifestait aucune souffrance; mais les mouvements convulsifs des membres supérieurs se montraient avec plus d'intensité pendant toute la durée de l'excitation; il en était de même, si on venait à comprimer fortement la région splénique. La percussion a décelé dans cette région une matité assez étendue, sans qu'il ait été possible d'en préciser exactement les limites.—Au souvenir de mes longues hésitations d'autrefois, et de la connaissance précise que je croyais m'être faite de la nature des désordres antérieurs, le diagnostic, cette fois, ne pouvait pas être douteux. J'avais sous les yeux une attaque de fièvre pernicieuse, encore mieux caractérisée, s'il était possible, que celle du 18 mai 1860. Et, comme pour ôter toute prise au moindre doute, la nature nous offrait ici, sur le même sujet, l'assemblage de trois formes de fièvres pernicieuses, que les pathologistes ont dû considérer et décrire isolément : la *forme épileptique*, quant au mode d'invasion et à quelques symptômes, tels que : perte de connaissance, écume à la bouche, etc., la *forme tétanique*, se révélant dans certains groupes du système musculaire, et la forme *convulsive*, se manifestant ailleurs, et dans ce cas prédominante.

Malgré son apparence de simplicité, la question de traitement était assez complexe. Avant mon arrivée, on avait déjà employé les révulsifs sans résultat; les sinapismes avaient été promenés sur les membres inférieurs. Les émissions sanguines locales ou générales me semblaient devoir être nuisibles, à cause des fâcheux effets que j'en avais retirés dans d'autres circonstances. Cependant, on pouvait se demander si quelques sangsues appliquées sur les apophyses mastoïdes n'auraient pas momentanément calmé les désordres cérébraux qui eussent été plus aisés à combattre dans la suite à l'aide de préparations de quinquina. Je me suis posé la question avant d'agir, et je l'ai résolue par la négative. J'ai mieux aimé recourir sans retard à la médication fébrifuge, que de céder au vain désir d'éclairer une question douteuse.

Restait le choix du mode d'administration, et il n'était pas sans difficultés.

En donnant par la bouche une potion au sulfate de quinine, j'eusse craint d'en faire perdre une notable quantité, à cause de l'impossibilité d'écartement des mâchoires. Et, d'autre part, si les muscles du pharynx et du larynx participaient, comme il était à croire, aux désordres convulsifs dont les autres muscles étaient le siége, n'y avait-il pas lieu de se demander ce que deviendrait le liquide ingéré ? Une quantité plus ou moins notable aurait pu s'introduire dans l'orifice supérieur du larynx, causer par sa présence une gène plus grande de la respiration, ou tout au moins provoquer des efforts de toux propres à réveiller ou à entretenir les troubles déjà existants.

La méthode endermique était plus sûre, mais elle préparait à la malade quelques souffrances pour les jours suivants, et d'ailleurs on aurait pu y revenir un peu plus tard si les autres moyens avaient échoué.

Restait l'administration par le rectum, qui n'offrait pas les inconvénients des deux modes précédents, et dont on pouvait pourtant retirer les mêmes avantages.

J'aurais donc pu et je voulais d'abord recourir à ce dernier moyen ; mais, comme il répugnait à la famille, je pris le parti suivant, en me guidant sur des considérations de pronostic que je croyais fondées.

J'étais loin de me dissimuler la gravité du cas, puisque j'annonçais aux parents la mort certaine de la malade, si le remède n'était pas administré d'une manière quelconque ; mais j'espérais que ces accidents si alarmants laisseraient à la malade quelques moments de répit, et qu'ainsi il deviendrait possible de donner la potion par la bouche.

J'ai donc recommandé aux parents d'attendre encore une demi-heure, dans la prévision que le trismus cesserait, et, après ce laps de temps, d'administrer le remède en lavement, si l'ingestion par la bouche était impossible. J'ai demandé en outre qu'on me fît appeler au plus vite, si le lavement n'était pas conservé. La potion contenait 1 gr. 50 c. de sulfate de quinine.

Le lendemain matin, 19 janvier, j'allais revoir la malade avec confiance, lorsqu'on m'apprend qu'elle avait succombé à deux heures du matin. Les convulsions ne cessant pas, on avait attendu trois quarts d'heure avant d'administrer le lavement, et ce dernier n'avait été conservé qu'une demi-heure. Les parents, auxquels j'avais promis de revenir de très-bonne heure, n'ont pas voulu me déranger une seconde fois, et la jeune fille expirait peu d'instants après, au milieu des mouvements convulsifs qui avaient persisté avec la même opiniâtreté.

Je ne crois pas avoir à me reprocher d'avoir manqué de diligence, et je reste toujours convaincu que cette malheureuse jeune fille aurait pu être sauvée, si on avait suivi ponctuellement mes conseils. Toutefois, j'avoue que cette mort m'a causé le profond regret de ne pas avoir employé tout de suite la méthode endermique, pour l'exécution de laquelle je n'aurais eu qu'à compter sur moi-même. Elle me laisse encore un doute plus fort sur l'efficacité des émissions sanguines que j'avais un instant songé à pratiquer. Mais, après un revers imprévu, qui ne s'est pris de regrets d'avoir rejeté les moyens souvent irrationnels qui s'offraient à l'esprit indécis?

Il eût été intéressant de pratiquer l'autopsie, afin de découvrir les désordres organiques actuels et ceux qui auraient pu résulter de la première attaque. Mais j'ai vainement demandé ce sacrifice à la famille, qui a retiré une autorisation qu'elle avait une fois accordée à mes vives instances.

Comme je tiens, avant tout, à me baser sur l'expérience pour démontrer l'existence des affections palustres du troisième degré, je me bornerai à rapporter des observations, regardant comme tout à fait secondaire l'ordre qu'il conviendrait de suivre dans leur exposition.

*Obs. XXII. — Je citerai, entre autres cas, celui d'une jeune fille de 18 à 20 ans, pour laquelle on m'a fait appeler en toute hâte dans le courant du mois d'avril 1861. Je la traitais depuis quelque temps pour une gastralgie et une chloro-anémie des plus prononcées, qui avaient résisté à tous les moyens que j'avais employés. Les préparations ferrugineuses, l'hydrothérapie et le régime formaient la base de mon traitement; je n'avais jamais songé à explorer la région splénique. Au moment où j'arrive, elle venait de perdre connaissance, et quelques instants avant, elle se plaignait d'une violente douleur de côté, *sur le cœur*, me disait-on; je comprime les deux hypochondres, et, *à gauche seulement*, je détermine *une vive souffrance* que la malade manifeste par des gestes et des grimaces caractéristiques. Elle paraissait être un peu revenue à elle en ce moment; je la fais placer sur un lit, où elle a dormi d'un profond sommeil pendant plus d'une heure. Elle demeurait insensible à toute excitation et ne répondait pas aux questions que je lui adressais. Pendant tout ce temps, la face était d'une pâleur remarquable, et il existait un trismus des mâchoires qui s'opposait à leur écartement. A son réveil, elle rentre tout à coup dans un calme qui me surprend beaucoup; je craignais d'assister à un accès pernicieux, dont je ne devais voir la fin qu'avec la mort de la malade. Je donne immédiatement une potion avec 1 gr. 50 c. de sulfate de quinine.

Le lendemain, la jeune fille, qui était rentrée dans son état habituel, veut retourner auprès de ses parents, et ceux-ci, cédant aux conseils empressés de quelque bonne femme, n'ont pas administré de nouveau le sulfate de quinine, que j'avais prescrit. Trois jours après le premier accès, en survient un second, à durée encore plus grande. La jeune fille est restée dans ce profond sommeil pendant près de trois heures. C'est alors qu'on se décide à suivre mon traitement, et il ne s'est pas montré de nouvelles attaques.

J'ai revu plusieurs fois la jeune malade, à laquelle j'ai fait conti-

nuer pendant quelque temps l'emploi du sulfate de quinine. Sous
l'influence de ce traitement, elle n'a pas tardé à recouvrer une santé
que j'avais inutilement cherché à lui rendre par d'autres moyens.
La gastralgie elle-même a disparu.

J'ai appris depuis, de la bouche même de la jeune fille, que l'année dernière elle avait été prise de quelques accès semblables, quoique moins violents. Elle n'avait pas osé me faire cet aveu, de peur que
je la crusse atteinte d'épilepsie. Comme elle était domestique, elle
voulait laisser ignorer à ses maîtres l'existence d'un mal auquel elle
croyait elle-même. Elle avait guéri spontanément, mais sa santé
était toujours restée chancelante, jusqu'au moment où je l'ai traitée
pour la première fois.

* OBS. XXIII (1). — Le mercredi 11 juillet 1860, j'ai été appelé
auprès de Son Exc. le maréchal Bosquet, qui était encore sous
le coup d'accidents récents sur la nature desquels il ne m'a pas été
possible, lors de ma première visite, d'obtenir des renseignements
bien précis. Je m'expliquerai plus loin sur le mode d'invasion de ces
accidents et sur les antécédents de date éloignée que j'ai pu connaître, en détail, de la bouche même de ses plus anciens serviteurs
et des différentes personnes qui l'ont assisté dans le cours de sa
longue maladie. J'apprends seulement que, trois jours auparavant,
le 8 juillet 1860, à neuf heures du matin, il a été pris brusquement
d'une attaque qui l'a privé presque entièrement de l'usage de ses
sens et de ses facultés. Depuis ce moment, son état n'a fait qu'em-
pirer jusqu'à ce jour (11 juillet).

L'inspection de l'habitude extérieure dénote, chez le maréchal,
une robuste constitution. Les membres paraissent forts et bien constitués, les cavités thoracique et abdominale développées, les épaules
larges. Au premier aspect, on remarque une sorte de congestion violacée, une tugescence de la face, un regard terne et fixe, une immobilité
complète qui dénote un état de prostration extrême ; la physionomie
a beaucoup perdu de son expression habituelle. Décubitus dorsal.
L'intelligence pourtant, quoique engourdie, est encore conservée.
Aux questions qui lui sont adressées, le maréchal répond par des
mouvements de tête qui prouvent qu'elles ont été comprises. Mais
l'exercice de la parole est entièrement perdu.

La température du corps, qui paraît normale sur la tête et le
tronc, semble légèrement abaissée vers les extrémités des membres ; toutefois cet abaissement n'est pas très-notable, il y a plutôt
fraîcheur de la surface cutanée en ces points que réfrigération
réelle. Mais la même teinte cyanosée qui nous a frappés sur la face,
est également répandue sur tout le corps, quoique à un degré moins

(1) Cette observation ayant donné lieu, peu de temps après sa publication dans le *Moniteur des sciences*, à quelques contestations de la part
de M. Fleury, je la reproduirai intégralement, ainsi que les correspon-
dances échangées à ce sujet. J'aurai soin seulement d'ajouter en note
les courtes réflexions nouvelles que j'aurai à présenter sur cette observation.

prononcé. Des marbrures ardoisées sont surtout apparentes sur les pieds et l'extrémité inférieure des jambes.

La sensibilité est explorée avec le plus grand soin sur toute la surface du corps, et partout elle se révèle dans son état d'intégrité complète, tant à la face qu'au tronc et sur les membres. Sur tous ces points, des piqûres d'épingle y réveillent une sensibilité que le maréchal manifeste par ses gestes et par des signes de tête qu'il donne à défaut de réponses.

J'apprends en même temps qu'à une attaque précédente, qui a eu lieu à Paris, aux Champs-Élysées, le 22 février 1858, le maréchal accusait une douleur excessivement vive dans la région sous-occipitale. La présence de cicatrices de cautères m'avait porté à demander des renseignements sur les causes qui en avaient motivé l'emploi. Cette douleur, autant que je puis le présumer par les détails qui me sont donnés, siégeait à peu près exactement aux points d'émergence des nerfs sous-occipitaux. Les cicatrices, disséminées sur toute la région de la nuque, apparaissent d'ailleurs en ces points.

Ce sont là les seuls renseignements que peut me fournir l'exploration de la sensibilité générale. En ce moment, il n'y a pas la moindre douleur de tête, ni d'un côté, ni de l'autre. Les nerfs de la sensibilité spéciale n'ont jamais été affectés.

Quant à la motilité, elle est partout conservée; le malade peut lever les jambes à toutes les hauteurs qu'on lui indique et les mouvoir dans tous les sens. Il se sert de ses mains avec une certaine force pour serrer les objets; tous les mouvements des membres supérieurs sont possibles. Il n'existe pas la moindre déviation des traits de la face; les rides frontales sont aussi accusées d'un côté que de l'autre, dans les différentes contractions qu'accomplit le muscle frontal. La langue peut accomplir sans difficultés les mouvements les plus variés. L'examen de cet organe y révèle une turgescence analogue à celle que l'on remarque sur la face. Elle est large, bombée supérieurement, violacée, recouverte sur le milieu d'un enduit blanc-jaunâtre assez épais, et recouverte sur les bords d'une salive visqueuse.

Mais il a existé à différentes époques et il existe encore une perversion de la motilité qui s'est traduite sous plusieurs formes, tantôt par un hoquet opiniâtre, tantôt par un tremblement violent des membres et de tout le corps, d'autres fois par des mouvements difficiles de déglutition, et enfin par des contractions involontaires et passagères des muscles de la partie antérieure du cou. Ce sont là autant de mouvements spasmodiques qui se sont reproduits, depuis plusieurs années, à des intervalles de temps longs et irréguliers, en laissant au malade des intermissions, des moments de répit plus ou moins longs. Certains jours, avant l'apparition de cette dernière attaque et d'autres attaques antérieures, le maréchal semblait recouvrer la plénitude de sa santé.

Comme autres phénomènes, on peut noter des sueurs fréquentes et copieuses, des bâillements excessifs, l'intégrité des fonctions digestives; l'appétit s'est presque toujours conservé.

L'examen le plus attentif ne fait reconnaître aucune lésion organique du cœur, ni des poumons. Respiration libre et régulière.

Rhythme parfait des battements du cœur, pas d'augmentation de volume de ce dernier organe; bruits normaux sans aucun souffle.

L'abdomen, examiné avec le même soin, n'est le siége d'aucune altération viscérale appréciable.

Nulle trace d'hydropisie générale ou partielle, sur toute la surface du corps ou dans les grandes cavités.

En dernier lieu, je pratique la percussion de la rate et ne trouve pas à cet organe un développement anormal; à peine trouve-t-on une matité de 0,04 ou 0,05 centimètres dans tous les sens.

La compression pratiquée comparativement dans les deux hypochondres et avec le même degré de chaque côté, reveille *une sensibilité manifeste dans l'hypochondre gauche seulement* au-dessous du rebord des fausses côtes. *Cette douleur s'exagère sous l'influence des plus fortes pressions.* La même exploration ne fait reconnaître rien de semblable dans l'hypochondre droit.

Le soir du 11 juillet 1860, je reçois les renseignements suivants de la bouche de M. H. Camy, qui a vu tous les jours le maréchal depuis près de deux ans, et qui a recueilli lui-même une partie de ces renseignements d'un domestique très-intelligent. Celui-ci a suivi le maréchal dans toutes ses campagnes et lui donne encore des soins.

Age actuel, 49 ans; rien de particulier à noter sur l'état de M. Bosquet jusqu'à son arrivée en Afrique, qui a eu lieu en 1834. — On m'apprend seulement que, pendant sa jeunesse, il aurait eu parfois ce qu'on appelle des *simulacres d'attaques de nerfs*. Mais aucun détail précis n'a pu être recueilli sur ce point.

La santé de M. Bosquet n'a présenté aucun trouble qui mérite d'être mentionné, pendant les onze premières années de son séjour en Afrique. C'est en 1845, m'affirme-t-on, qu'elle aurait reçu quelques atteintes de courte durée; à cette époque, il aurait eu ce que les médecins appelaient *des fièvres paludéennes*. Ces mêmes fièvres sont revenues en 1846 et 1847; M. Bosquet a fait longtemps usage du sulfate de quinine pour les combattre. On me donne même ce détail qu'il portait des *pilules de quinine* dans sa poche, et qu'il en prenait chaque fois que le besoin s'en faisait sentir.

De 1847 à 1851, bonne santé. En 1851, alors qu'il était à Sétif, il éprouvait de temps en temps de *fortes migraines*, et, à la suite d'un de ces violents maux de tête, on lui a appliqué des sangsues à l'anus. Peu de jours après cette application, ou le lendemain de ce même jour (je ne suis pas certain du détail qui précède), il est tombé sans connaissance dans les escaliers. On a remarqué une pâleur extrême de la face, au moment de la syncope; il y a eu également un peu de transpiration. Le rétablissement a été rapide, la convalescence n'a duré que quatre jours.

Rien de particulier à noter les années suivantes : nommé général de division, le 14 août 1853, il quitte l'Afrique, et, le 19 mars 1854, il s'embarque pour la Crimée.

En juillet 1854, *quelques étourdissements passagers*, qui l'ont pourtant empêché deux jours de monter à cheval. Pendant ces deux jours, il a eu *de la transpiration.*

A partir du 8 septembre 1855, jour de la prise de Malakoff, il a eu pendant plusieurs jours des vomissements. La blessure qu'il a reçue à cette glorieuse attaque n'a pas paru revêtir de gravité; les médecins qui l'ont assisté n'ont jamais manifesté de crainte sérieuse.

Rentré en France, le 7 novembre 1855, il vient séjourner à Pau, jusqu'au 3 janvier suivant, jour de son départ pour Paris. Élevé à la dignité de maréchal, le 18 mars 1856, il n'a éprouvé aucun trouble sérieux dans sa santé, dans le court espace de temps qui a précédé sa nomination, pas plus que les deux années suivantes. De temps à autre, cependant, il se plaignait d'une certaine raideur dans les muscles du cou, raideur qui est allée peu à peu en s'accroissant. Le 22 février 1858, le long du parcours des Champs-Élysées, où il était allé se promener, le maréchal tombe de cheval et se plaint *d'une violente douleur* dans la région sous-occipitale. Malgré l'emploi d'émissions sanguines réitérées et l'application successive de cautères, cette douleur a persisté pendant plusieurs mois. Pendant longtemps, elle l'a obligé à mouvoir la tête et le tronc d'une seule pièce pour l'exécution de mouvements qui se passent d'ordinaire dans les seules articulations du cou.

Au mois de mai 1858, il quitte Paris pour se rendre à Bourbonne-les-Bains, où il séjourne près de deux mois.

Le 1er ou le 2 septembre 1858, le maréchal vient à Pau, qu'il n'a plus quitté depuis cette époque.

Depuis le 2 septembre 1858 jusqu'au 14 août 1859, pas de nouvelle attaque. Durant cet intervalle de temps, voici les principaux troubles qui ont été observés chez lui, troubles qui ont été remarquables par leur mobilité, et qui se sont reproduits par périodes irrégulières : *céphalalgies intenses aux régions frontale et temporale,* passagères, mais revenant souvent et avec une intensité variable. — *Transpirations fréquentes et abondantes, sensation pénible de constriction à la gorge.* — Le maréchal se plaignait quelquefois de *faiblesse,* avait souvent le *hoquet.*—Bourdonnements d'oreille, vertiges, lenteur de la parole. — Intelligence conservée, mais parfois paresseuse. — Affaiblissement musculaire progressif, jamais de paralysie (dans le sens propre du mot), ni du mouvement, ni du sentiment. — Bâillements fréquents, pandiculations, grincements de dents involontaires, tremblements passagers des membres, se montrant de préférence le matin, au moment du réveil, etc. — L'appétit s'est presque toujours conservé.

Le 14 août 1859, le maréchal est pris, à Saint-Sauveur, d'une nouvelle attaque, sans signes précurseurs appréciables. Seulement, depuis quelques jours, il y avait un peu plus d'affaissement que d'habitude. L'attaque a lieu vers midi, alors que le maréchal, sommeillant sur un fauteuil, rien ne pouvait en faire pressentir l'invasion; il avait déjeuné comme d'habitude. Il se lève en sursaut, est pris d'un tremblement violent des membres, mais de courte durée, s'affaisse et tombe pour perdre connaissance pendant deux ou trois minutes.

Je tiens les autres détails suivants, relatifs à l'attaque, de MM. Camy et Lacoste, qui l'assistaient; ce dernier, neveu du maréchal, était alors étudiant en médecine, et se trouve aujourd'hui sur le point de terminer ses études (1).

Pendant toute la durée de l'attaque, les lèvres ont été décolorées, les yeux vitrés, le visage pâle, cadavérique, les extrémités glacées. La respiration a été suspendue; une glace approchée à dessein de la bouche et des narines, ne recueillait pas la moindre trace des vapeurs de l'air expiré. — Le pouls radial a cessé de battre, l'auscultation a fait reconnaître la cessation complète des battements du cœur; ceux-ci ne sont revenus que lentement, ils ont repris par degrés leur rhythme normal. Peu à peu, les diverses fonctions se sont accomplies avec régularité, la chaleur est revenue, et le maréchal, qui n'a pas tardé à se rétablir, est rentré à Pau le 3 septembre 1859.

État assez satisfaisant jusqu'au 17 février 1860, à part les troubles nerveux mentionnés précédemment. Dans la nuit du 17 au 18 février, il est pris de vomissements opiniâtres qui ont persisté jusqu'au lendemain; à dix heures du matin, il vomissait encore; mais peu à peu le calme est revenu.

Même état que dans les intermissions précédentes.

Enfin, le 8 juillet, jour de sa dernière attaque, le maréchal est pris tout à coup, sans que rien l'ait fait pressentir, d'un tremblement violent qui n'a duré que quelques instants. Il se serait affaissé, si on ne l'avait soutenu et transporté sur sa voiture. M. Camy qui l'assistait s'est assuré positivement qu'il n'avait pas froid en ce moment, mais une sueur abondante lui couvrait le front. Rentré chez lui, le malade a eu des bâillements. — Pas de perte de connaissance. — État de torpeur.

Le lundi 9 juillet 1860, l'état paraît s'être aggravé : faiblesse extrême, raideur dans les membres, bâillements fréquents, sueurs copieuses.

Mardi 10. — Même état.

Mercredi 11.—J'ai déjà décrit en commençant l'état du maréchal; je n'y reviens plus.

Un traitement au sulfate de quinine est institué le 14 juillet, et le maréchal avait déjà pris 4 grammes de ce médicament le 20 juillet, jour où je l'ai revu. — Une amélioration notable s'est déjà produite dans son état. — La face paraît beaucoup moins congestionnée, et les traits ont repris plus d'expression. Le malade semble écouter avec intérêt la conversation dont il est l'objet, et répond avec à-propos aux questions qu'on lui adresse.

A la suite d'une éruption vésiculo-pustuleuse qui s'est faite sur

(1) Aujourd'hui docteur et devenu mon confrère, quoiqu'il n'exerce pas la médecine, M. Lacoste a adopté complétement l'interprétation que j'avais cru devoir donner et que je conserve encore sur la nature des accidents auxquels son illustre parent a fini par succomber. Malgré les liens d'amitié qui nous unissent, nous avons su conserver l'un vis-à-vis de l'autre cette indépendance d'idées et de sentiments, qui peut seule donner du prix aux relations amicales. Je regarde donc son appréciation comme entièrement à l'abri du moindre soupçon de complaisance, et je croirais faire injure à son caractère, si je pensais autrement.

la peau de la rainure interfessière, et s'est peu à peu étendue de chaque côté aux téguments voisins, il s'est fait une dénudation du derme, sorte de vésicatoire naturel qui fait souffrir le malade. La plaie a, de chaque côté du milieu de la rainure interfessière, une surface de 0,06 à 0,08 cent. carrés.

Elle est abstergée avec soin avec du vin aromatique, et pansée avec un linge enduit de glycérine. — Un gâteau de charpie assez épais en isole les deux moitiés contiguës. — Pendant la durée du pansement, le maréchal, debout et soutenu par deux aides, est pris d'un tremblement passager des membres qui dure à peine une demi-minute. Mais cette position le fatigue et fait apparaître à un degré très-marqué cette cyanose, ces marbrures ardoisées de la peau qui nous avaient frappés les premiers jours, et qui avaient disparu au lit, dans la position horizontale.

Dans le cours de la visite que nous avons faite au maréchal, il est pris plusieurs fois, en notre présence, de grincements de dents, de bâillements excessifs et de tremblements fugitifs des membres. — Je donne, de concert avec son médecin ordinaire, 1 gramme de sulfate de quinine dans une potion, et nous prescrivons un régime alimentaire substantiel et approprié aux besoins et à l'appétit du malade. — Bouillons, gelée de viande, eau vineuse.

Le même traitement est continué les jours suivants. La dose seule du sulfate de quinine change chaque jour; tantôt elle est augmentée, tantôt diminuée. La plus forte dose a été de 2 grammes; mais chaque jour, il en a été donné une certaine quantité (la dose minimum a été de 1 gramme), jusqu'au 31 juillet 1860.

1er août. — Un changement frappant s'est opéré dans l'état du maréchal; mais il ne s'est produit que d'une manière insensible. Nous remarquons de jour en jour que la teinte cyanosée diminue; aujourd'hui elle reparait à peine sur les pieds, à la suite d'une station debout prolongée. Des sueurs copieuses se sont déclarées; la langue est devenue rosée et humide. L'appétit, qui avait été perdu dans les jours consécutifs à l'attaque, s'est rétabli. — Les bâillements sont moins forts et moins fréquents, les grincements de dents plus rares, les tremblements musculaires plus limités et de plus courte durée.

Les facultés intellectuelles reprennent tous les jours leur empire, malgré quelques troubles passagers, tels que : absence de mémoire, *subdelirium* passager, etc., qui se présentent avec des caractères peu inquiétants.

A peine y a-t-il eu quelques bourdonnements d'oreille; ceux-ci n'ont jamais été jusqu'à produire même une surdité incomplète. — Nous ne donnons aujourd'hui que 0,60 cent. de sulfate de quinine.

Le lendemain 2 août, la médication au sulfate de quinine est supprimée complétement. Le soir, apparition d'un délire assez violent, quoique de courte durée (à peine un quart d'heure), appareil fébrile intense, — 108 pulsations au lieu de 84 et 92 qu'on notait les jours précédents, — sueurs peu abondantes. — Le calme se rétablit spontanément.

3 août. — On prescrit 1 gramme de sulfate de quinine. Les troubles qui s'étaient montrés hier au soir ne reparaissent plus.

4 août. — Sulfate de quinine, 1 gr. 30 c. Journée meilleure que les précédentes. Le maréchal a pu causer quelques instants, a senti l'appétit se réveiller. — Grand calme.

5 août. — Jour où je rédige cette observation, il a pris 1 gr. 50 c. de sulfate de quinine, et l'amélioration continue. La petite plaie de la rainure interfessière n'est pas encore entièrement cicatrisée; mais elle a une étendue insignifiante, elle a à peine la surface de deux pièces de 5 fr. *La douleur splénique,* explorée à plusieurs reprises, a subi une décroissance graduelle; aujourd'hui encore elle est très-manifeste, quoique moins intense que les premiers jours.

Le maréchal a pris en tout 21 gr. 30 c. de sulfate de quinine.

Réflexions. — Outre le puissant intérêt qui s'attache à la conservation d'une santé si précieuse (1), nous trouvons dans cette observation des particularités remarquables, eu égard au sujet dont traite ce Mémoire. Nous y trouvons, pour ainsi dire, réunis sur une seule tête les caractères épars observés chez les autres malades. Au reste, il ne faut pas nous dissimuler que cette richesse de symptômes que nous avons pu recueillir tient à la carrière brillante de notre malade, qui a pu être suivi pas à pas dans les différentes périodes de son existence. Quoi qu'il en soit, je ne doute pas, pour mon compte, qu'à moins de nier les points essentiels que j'ai cru établir dans ce travail, ce fait ne permette de les mettre en évidence, d'en offrir, pour ainsi dire, un résumé complet. Il peut encore servir à nous éclairer sur une question dont je n'espérais pas obtenir une solution même incomplète. Cette question consistait à savoir si les remarques que j'ai pu faire sur les fièvres intermittentes de notre contrée s'appliquaient à celles des autres pays. Il est évident, en effet, qu'en admettant le diagnostic que je crois pouvoir formuler, et dont je compte donner les preuves, il est évident que la fièvre larvée du maréchal Bosquet avait été contractée en Afrique. Vu la similitude des symptômes que ce cas a présentée avec ceux des fièvres qu'il m'a été donné d'observer, je pouvais au moins en tirer cette conclusion satisfaisante, qu'en les supposant conformes à la vérité, mes remarques n'étaient pas susceptibles de ne recevoir *qu'une application locale.*

Mais cherchons d'abord à justifier le diagnostic que nous avons porté.

Dans l'exposé de l'observation précédente, j'ai énuméré les symptômes dans l'ordre où ils ont frappé mon attention. On jugera

(1) Le sens même de la phrase indique que l'observation du maréchal Bosquet a été prise en deux temps; cette première a été écrite tout entière du vivant de notre illustre malade.

mieux de la sorte de l'importance que mérite *la règle pratique*, que j'ai donnée, sous forme de conclusion, à la fin de mon travail (1).

C'est en m'y conformant que j'ai pu arriver au diagnostic d'une maladie à laquelle je ne songeais nullement, *et la seule constatation de la douleur splénique* m'a permis de suppléer aux renseignements minutieux qui me faisaient encore défaut et qui étaient indispensables pour édifier le diagnostic.

Je vais essayer de prouver qu'on pouvait se passer, dans ce cas, de la constatation de ce signe, pour arriver à la connaissance de la maladie ; mais il fallait penser à la possibilité de son existence, et j'avoue que, pour ce qui me concerne, je n'y songeais en aucune façon. Si le premier devoir du médecin est de songer à tout, on m'avouera que sa qualité d'homme le rend excusable de contrevenir parfois à cette règle. En présence d'un cas des plus exceptionnels, qui est-ce qui oserait se flatter d'être assez maître de son attention pour pouvoir la diriger à coup sûr sur l'affection rare qu'il a sous les yeux, malgré quelques traits de ressemblance qu'elle partage avec d'autres affections très-communes ?

La première idée qui devait s'offrir à un médecin, au premier aspect de notre malade, était celle *d'une hémorrhagie*, ou mieux *d'une congestion cérébrale*. On avait bien là quelques traits saillants de ces affections, *l'apparition brusque, la congestion de la face, la stupeur*, etc. (2).

Mais un examen plus attentif ne devait pas tarder à l'éloigner de cette idée, ou, du moins, à lui montrer que ce n'était pas là une congestion cérébrale ordinaire. En effet, la reproduction des mêmes accidents qui s'étaient montrés à des époques antérieures, devait faire supposer l'existence *d'une cause permanente, locale ou générale,* cause qui se révélait par le retour éloigné de phénomènes morbides, sinon identiques, du moins très-ressemblants.

En raisonnant, d'après les cas probables, on devait, on ne pouvait même songer *qu'à l'existence d'une cause locale*.

Et parmi les causes de cette nature, un ancien caillot hémorrhagique, épanché dans la substance cérébrale, ou les tumeurs encéphaliques et pariéto-crâniennes devaient naturellement s'offrir à l'esprit. Par leur présence, en effet, ces productions accidentelles ou

---

(1) Règle consistant à explorer la rate par la percussion et la palpation, chaque fois qu'on a affaire à des troubles nerveux inquiétants ou insolites, inexplicables par une affection connue.

(2) Je crois aujourd'hui qu'il s'agissait bien en effet d'une congestion cérébrale, mais d'une congestion dépendant de l'intoxication palustre.

pathologiques pouvaient jouer *le rôle d'épine*, au milieu de la pulpe
cérébrale, appeler autour d'elles une congestion sanguine qui était
de nature à s'accroître, sous l'influence d'une excitation plus ou
moins forte.

Avions-nous donc affaire *à une congestion* provoquée par la présence *d'un ancien caillot hémorrhagique?* L'attaque soudaine, qui était
survenue il y a deux ans, aux Champs-Élysées, rendait cette hypothèse plausible, mais, quelque peu volumineux qu'il soit, un caillot
sanguin qui comprime la pulpe du cerveau, doit donner lieu à une
paralysie plus ou moins étendue. Et, dans ce cas, il n'y avait jamais
eu, dans la vraie acception du mot, ni paralysie du sentiment, ni
paralysie du mouvement. A défaut de renseignements précis, on
aurait pu en douter pour l'attaque remontant à deux années. Mais,
dans l'attaque récente, nous étions sûrs au moins qu'il n'y avait pas
trace de paralysie, et l'analogie nous permettant de rattacher les
deux attaques à la même origine, devait nous faire admettre une
similitude de symptômes. Cette fois, nous avions bien une perversion du mouvement, mais non une paralysie proprement dite.

On devait donc rejeter l'existence d'une congestion liée à une ancienne hémorrhagie cérébrale et ne pas créer, comme on aurait été
tenté de le faire, une paralysie dans son imagination.

L'hypothèse d'une tumeur cérébrale était-elle mieux fondée? Pas
davantage, et pour les mêmes raisons. Et, d'ailleurs, quelle était la
tumeur cérébrale capable de produire brusquement des accidents
aussi redoutables, en restant, pendant de si longs intervalles de
temps, compatible avec l'intégrité presque complète des facultés
sensoriales et intellectuelles?

Une tumeur fongueuse de la dure-mère ne devait pas longtemps arrêter notre attention. On sait que les tumeurs de ce genre ont
une tendance à envahir à la fois les centres nerveux et les os du
crâne qui les protégent. On sait encore qu'elles ont une marche assez
rapide et qu'elles ne tardent pas à porter une atteinte profonde et
durable à la santé générale. Or, ici, rien de semblable n'avait eu
lieu, et l'examen des parois crâniennes n'avait révélé nulle part la
présence d'une de ces tumeurs.

On devait exclure encore la supposition *d'un ramollissement du
cerveau*, dont le premier effet est d'abolir une à une les facultés intellectuelles et qui a sans cesse une marche envahissante. Je renvoie au détail de l'observation, pour montrer le peu de fondement
d'une semblable hypothèse (1).

_____

(1) Bien que j'aie montré précédemment (voir *Anatomie pathologique*)

En l'absence d'une lésion organique des centres nerveux encéphaliques, pouvions-nous songer à l'existence *d'une névrose cérébrale?* La seule qui pût s'offrir raisonnablement à l'esprit, était l'épilepsie, et nous étions loin d'avoir ici l'ensemble des phénomènes morbides qui caractérisent cette affection.

Nous voici donc réduits à exclure l'existence de toute lésion cérébrale primitive. En l'absence d'une affection organique des centres nerveux, on devait encore songer à un trouble sympathique des fonctions cérébrales. Le cœur ou les poumons pouvaient être malades, et une lésion de ces organes pouvait retentir sur le cerveau, en déranger les fonctions. *La cyanose observée* donnait quelque raison d'être à cette hypothèse. On explore le cœur à cet effet, et l'examen le plus attentif ne permet pas de reconnaître dans cet organe le moindre changement de structure ou de volume. On ne trouve pas même les faibles troubles fonctionnels qu'on observe si communément, et qui seraient d'ailleurs incapables de produire des désordres semblables à ceux qu'on observait chez notre malade.

L'explication ne s'en trouvant pas davantage dans l'état des poumons, l'esprit aurait dû se reporter sur cette division qu'il avait prise pour guide dès le début. *A défaut d'une cause permanente locale* qui expliquât l'apparition réitérée des phénomènes cérébraux indiqués, il aurait dû se rattacher *à la recherche d'une cause générale.* J'avoue que je n'ai pas poussé plus loin le raisonnement; je n'ai pas songé un seul instant à l'altération du sang que peut produire une infection paludéenne invétérée. — Quant à l'existence d'une intoxication saturnine, rien dans les antécédents n'autorisait à y penser.

C'est alors que, par rigorisme, par acquit de conscience, j'explore la rate; en cela, d'ailleurs, je ne fais que me conformer à la règle pratique dont j'avais déjà reconnu l'utilité. Je comprime les deux hypochondres comparativement et ne détermine *de la douleur que dans le côté gauche.* J'augmente le degré de pression des deux côtés, et je la réveille *plus vive à gauche, sans la faire naître à droite.* On m'avouera que, si je me fais illusion sur la valeur de ce signe, si tout ce que j'avais cru observer antérieurement est inexact, on m'avouera que j'ai été favorisé par un hasard bien singulier; car, dès l'instant que j'ai eu constaté *cette douleur,* je n'ai plus eu de doute sur la nature de la maladie. Rapprochant de ce fait le grand nombre des

que le ramollissement puisse succéder à l'hyperémie cérébrale de cause paludéenne, je suppose encore aujourd'hui que ce ramollissement a fait défaut chez notre malade; car, nous aurions dû noter, après une pareille ancienneté du mal, quelques phénomènes de paralysie.

observations précédentes et d'autres du même genre, *je ne puis pas révoquer en doute l'existence d'une fièvre larvée*, je trouve ma troisième période d'infection paludéenne, telle que me l'avaient fait concevoir des observations antérieures. Et, en remontant à des antécédents plus précis, j'arrive à la même conclusion, au même diagnostic : *fièvre palustre larvée*. Si ce signe en question est trompeur, s'il ne mérite aucune confiance, je ne puis méconnaître la singulière faveur que le sort m'a réservée !

Est-ce qu'en effet les antécédents si précis que j'ai pu recueillir, le 11 juillet au soir, ne donnent pas toute certitude au diagnostic?

Nous avons eu en 1845, 1846 et 1847, *des fièvres paludéennes*, selon toutes les apparences, *bien caractérisées*. Car, comment le domestique du maréchal, qui, je le répète, ne manque ni d'attention, ni d'intelligence, comment aurait-il inventé ces mots? Dans quel but surtout aurait-il imaginé cette circonstance, que M. Bosquet avait l'habitude de porter des pilules de quinine dans sa poche?

Étant connue la fréquence des récidives dans la fièvre intermittente, je ne vois rien d'irrationnel à rattacher à la même cause les fortes migraines éprouvées à Sétif. Les sangsues à l'anus n'ont pas paru faire merveille, pas plus que la saignée, qui m'a causé quelques regrets, n'avait amélioré l'état de mon malade de Montardon (voy. obs. XXV).

Je ne veux pas insister sur *les quelques étourdissements* éprouvés en juillet 1854, ni sur *la transpiration* qui a été notée à la même époque. Cependant, ne serait-il pas permis de les rattacher à la même origine? Ces phénomènes ne peuvent-ils pas nous faire pressentir, malgré leur apparente bénignité, la marche insidieuse que va revêtir l'infection paludéenne?

Un peu plus tard, survient *l'attaque des Champs-Elysées*. J'ai déjà donné les raisons qui m'ont conduit à exclure *toute cause locale* capable de produire de semblables accidents. Où trouver *une autre cause générale* en dehors d'une altération du sang produite par les miasmes paludéens? Et, d'ailleurs, les phénomènes observés ne concordent-ils pas en faveur de cette supposition? Nous trouvons ici cette violente douleur sous-occipitale, dont j'avais été témoin chez la malade de l'observation XXI. Au reste, le traitement institué à cette époque, et qui était alors très-rationnel, vu les difficultés inouïes, l'impossibilité même d'arriver à un diagnostic certain, à Paris, où l'on observe si peu de fièvres intermittentes, ce traitement n'avait pas amélioré sensiblement l'état du malade. Deux années plus tard, alors que nous avions à notre disposition d'autres éléments de diagnostic, et que nous pouvions avoir l'attention éveillée sur ces fièvres, nous devions tenir compte *des effets de ce traitement*, pour porter notre jugement. Eh bien! si les émissions sanguines n'ont pas été nuisibles, elles n'ont pas du moins produit cette amélioration qu'on est en droit d'attendre dans une simple congestion cérébrale.

Dans l'intervalle qui s'est écoulé du 2 septembre 1858 au 14 août 1859, n'avons-nous pas groupé, comme dans un chapitre de pathologie, la plupart des caractères que j'ai dit avoir rencontrés isolément chez mes autres malades?

Le 14 août 1859, à Saint-Sauveur, nouvelle attaque offrant tous les signes d'une forme décrite de la fièvre larvée, *la forme syncopale*. Ici, les détails sont trop précis et viennent de trop bonne source pour qu'ils puissent être révoqués en doute. Et, enfin, les observations prises par M. Lacoste fils, pendant la durée de cette attaque, ne permettent-elles pas d'établir une analogie frappante dans la manière dont s'opère le retour de la circulation chez l'enfant et chez l'adulte, après que celle-ci a été suspendue par une cause quelconque? — On se rappelle le mécanisme par lequel se produit le retour de la circulation chez les enfants nouveau-nés qu'une cause asphyxiante a pu suspendre pendant un temps plus ou moins long. — Ce mécanisme si bien décrit par mon excellent maître et compatriote M. Depaul (1), prouve que le sang encore contenu dans ses vaisseaux naturels, peut résister un certain temps à la coagulation qui tend à s'opérer dans la fibrine. Il fait voir toute l'importance que mérite l'insufflation pulmonaire, pratiquée même quelques minutes après la suspension complète des battements du cœur, un moment arrêtés par une cause accidentelle.

Après cette digression, je reviens à mon observation, et je crois qu'il est inutile de poursuivre d'autres preuves dans la suite de l'observation : chacun pourra se convaincre que tous les phénomènes observés depuis l'attaque de Saint-Sauveur où je m'arrête, que tous ces phénomènes aboutissent à la confirmation du même diagnostic. Je ferai remarquer seulement l'existence d'un signe des fièvres larvées anciennes, que je n'avais pas encore observé, je veux parler de *la cyanose*. Il a dû, sans doute, être signalé par d'autres observateurs, mais je n'ai pas les collections nécessaires pour me livrer à des recherches et pour pouvoir rapporter ce signe à son premier auteur.

Comme on avait le droit de se montrer difficile pour contrôler

(1) Voy. *Mém. sur l'insuffl. de l'air dans les voies aériennes*, etc. (*Journ. de chir.* de M. Malgaigne. 1845, p. 135 et 164.

D.   15

mon diagnostic, puisque le traitement récemment institué n'a pas
encore produit tous ses effets, j'ai voulu accumuler à l'appui preuves
sur preuves.

* OBS. XXIII (*suite*). — Du 5 au 15 août 1860, le maréchal Bosquet a pris des doses graduellement décroissantes de sulfate de quinine. Durant cet intervalle, il a pris 5 gr. 50 centigr. de ce médicament; la dose était de 0,60 centigr. le 15 août. Nous laissions des
jours de repos entre les divers jours d'administration. Le même état
a persisté jusqu'au 15 août, et, comme le malade se trouvait dans
des conditions de santé satisfaisantes, nous nous sommes bornés,
les jours suivants à la médecine expectante.

Ce n'est que le 29 août, alors que les tremblements musculaires
devenaient plus forts, que les bâillements étaient plus fréquents, les
tensions de la nuque et des masséters plus douloureuses et le *subdelirium* moins fugace, que nous avons commencé à donner de l'a-
cide arsénieux. Nous nous servions de la formule de M. Boudin,
modifiée de façon que 10 grammes de solution renfermassent
0,001 milligr. d'acide arsénieux. Dans la solution de M. Boudin,
1 gramme de liquide correspond à 0,001 milligr.; notre malade a
donc commencé à prendre, le 29 août, la dose de 0,002 milligr., et
tous les deux jours celle-ci était augmentée de 0,001 milligr. Le
8 septembre, il avait pris 0,007 milligr., et dès les premiers jours,
on avait noté une amélioration frappante.

Les forces renaissaient, et le maréchal, dès le 1er septembre, avait
pu sortir en voiture, pour la première fois, depuis la dernière attaque.

Du 9 au 12 septembre, la médication est suspendue à cause d'une
diarrhée abondante qui était survenue, et qui n'a pas tardé à disparaître; un délire plus fort et plus persistant s'est montré durant
l'apparition de cette diarrhée.

Le 12, on donne 0,01 centigr. d'acide arsénieux en lavement;
celui-ci a pu être conservé, sans produire le moindre accident, et
déjà, le lendemain, une amélioration marquée s'était produite. —
Le même jour, 13 septembre, un second lavement à 0,012 milligr.
est administré; mais il n'a été gardé que quelques minutes.

Le 14, on donne 0,012 milligr. en deux fois : 0,006 milligr. le
matin et 0,006 milligr. le soir, une demi-heure avant chaque repas, et, les jours suivants, on a le soin de fractionner les doses, tout
en augmentant chaque jour de 0,001 milligr.

Le bien-être allait toujours croissant, lorsque le 22, nous remarquons une légère excitation qui se traduit surtout par un peu d'augmentation de chaleur, une rougeur plus vive des pommettes et une
plus grande fréquence du pouls; ce dernier était à 100, au lieu de
72 ou 76, nombre qui est presque toujours resté invariable auparavant.

Néanmoins, le 22 au matin, le maréchal avait pris, un quart
d'heure avant son déjeuner, 0,007 milligrammes d'acide arsénieux.
Peu d'instants après ce repas, il a eu, en notre présence, un vomissement copieux qui contenait bien plus de liquide qu'il n'en avait été

pris au déjeûner. On nous apprend alors que la nuit précédente, il accusait une soif ardente et qu'il avait pris une grande quantité de boissons.

La médication arsenicale a été de nouveau suspendue, et aucun autre accident n'a reparu.

Le 23 septembre, on remarque un œdème assez prononcé à l'entour des malléoles, et cet œdème remonte le lendemain et devient sensible jusqu'au tiers inférieur de la cuisse. Le domestique nous apprend que déjà, depuis plusieurs jours, il éprouvait quelques difficultés à boutonner ses pantalons.

Durant une absence que j'ai faite, la médication arsenicale a été remplacée par des préparations ferrugineuses, et à mon retour, le 21 octobre, je trouve le maréchal dans un état assez satisfaisant; l'œdème des extrémités inférieures, que je croyais voir augmenté, avait au contraire entièrement disparu.

Quelques jours plus tard, les troubles nerveux que j'ai déjà signalés devenant plus accusés, nous recourons de nouveau à la médication arsenicale à dose très-faible d'abord, et graduellement croissante (la plus forte dose a été de 0,007 milligr. par jour vers les derniers jours d'octobre).

Le 1er novembre, à onze heures du soir, dyspnée survenant brusquement et revêtant tous les caractères d'un accès d'asthme; ce dernier s'est dissipé spontanément au bout d'un quart d'heure.

État stationnaire pendant tout le cours du mois de novembre, et qui n'a été signalé que par l'apparition de deux nouveaux accès d'asthme sans gravité, mais plus persistants et plus pénibles que le premier.

Durant cet intervalle de temps, nous avons substitué à l'acide arsénieux l'administration d'extrait sec de quinquina. Ce nouveau médicament ne produisant aucun changement appréciable, et n'empêchant pas les tremblements nerveux, les tensions douloureuses de la nuque et autres troubles nerveux, de revêtir une intensité toujours croissante, j'ai voulu apprécier la richesse de cet extrait en sulfate de quinine. Voici l'examen comparatif auquel je me suis livré :

J'ai pris, d'une part, une solution contenant, 0,10 ou 0,15 centigrammes de sulfate de quinine pour 20 grammes d'eau distillée, et j'ai étendu huit ou dix gouttes de cette solution dans la même quantité (20 grammes) d'eau distillée. Puis, j'ai traité cette faible solution par un réactif propre à déceler les moindres quantités de sulfate de quinine (1), c'est-à-dire une solution d'iodure ioduré de potasse. Immédiatement, j'ai obtenu un beau précipité jaune orangé. — D'autre part, j'ai pris une dose double d'extrait de quinquina (0,30 centigrammes) pour la même quantité d'eau distillée, et, sans procéder à une nouvelle dilution, comme pour le sulfate de quinine, j'ai traité la liqueur par le même réactif, l'iodure ioduré de potasse. Il ne s'est pas produit le moindre précipité qui ressemblât à la couleur jaune; la liqueur a changé à peine de coloration par le fait de la présence de l'iode en excès.

(1) Voir *Comp. de méd.*, par MM. Monneret et Fleury, t. V, p. 309.

Cet examen venant confirmer le résultat thérapeutique négatif que je signalais il n'y a qu'un instant, j'ai renoncé bien vite à l'emploi de ce médicament infidèle.

Pendant les premiers jours de décembre, les troubles nerveux me paraissent subir une aggravation sensible, *la douleur splénique* se révèle à la pression de l'hypochondre gauche, et l'examen comparatif de l'hypochondre droit n'a jamais été négligé. — Un symptôme nouveau s'est joint aux précédents, je veux parler d'une polyurie qui a persisté pendant plus d'une quinzaine de jours, et qui s'est dissipée spontanément. Notre malade rendait de 3 à 4 litres d'urine dans les vingt-quatre heures. Une seule fois nous avons trouvé des traces de sucre et d'albumine.

Enfin, du 15 au 20 décembre, le maréchal accuse par instants *quelques élancements douloureux dans la même région splénique, et cette souffrance est ressentie spontanément.*

Le 21 décembre le malade étant confié à ma seule direction, j'administre 1 gramme 25 cent. de sulfate de quinine, et le lendemain, je le revois pour la dernière fois.

Le 3 février suivant (1861), il succombait à une attaque dont je n'ai pas été témoin et qu'on a qualifiée d'epileptiforme. Je suis loin de vouloir me prononcer sur ce que je n'ai pas vu, et je ne veux pas nier que cette attaque ait eu quelque ressemblance avec l'epilepsie. Seulement, si je m'en rapporte au témoignage de quelques assistants, le corps aurait été baigné de sueur au moment de l'attaque qui a duré quelques heures, et les membres auraient été agités de mouvements convulsifs cloniques pendant la même durée. Et pourquoi n'admettrais-je pas ces témoignages? Les symptômes qu'on m'a signalés et qui n'ont été, je crois, contestés par personne, étaient d'une constatation trop facile pour qu'on doive en suspecter la réalité.

Le pronostic que j'avais porté se trouvant démenti par le cruel dénouement du 3 février, j'avais besoin d'entrer dans cette nouvelle narration détaillée, pour justifier et maintenir un diagnostic que je me croyais fondé à admettre. Ne pouvant pas forcer la conviction des autres pas plus que je ne voulais laisser forcer la mienne, je me suis retiré au moment où je me proposais d'associer les deux médications qui m'avaient paru réussir isolément : le sulfate de quinine et l'acide arsénieux. J'avais pour guides dans cette voie des maîtres autorisés dans la science, comme le prouve le passage suivant (1) :
« Si le sulfate de quinine a été donné à assez haute dose et pendant
« un temps suffisant, et si, malgré cette médication, convenablement
« dirigée, la fièvre (j'aimerais autant dire les accidents paludéens)
« reparaît, il faut recourir à l'emploi des préparations arsenicales.
« Nous avons dit que souvent elles réussisaient là où le quinquina
« avait échoué; *quelquefois il faut réunir ces deux médicaments.* »

(1) MM. Monneret et Fleury, *loc. cit.*, p. 321.

Prêt à rabattre de mes illusions médicales, je suis loin de prétendre que ce traitement eût nécessairement conjuré les accidents qui ont emporté le malade (1). Je cherche à justifier seulement encore une fois le diagnostic que j'avais porté et à expliquer par là même les espérances qu'il avait fait naître dans mon esprit.

S'il était besoin de nouvelles preuves à l'appui de ce diagnostic, n'en trouverais-je pas une dans l'apparition, quoique de courte durée, de cet œdème des membres inférieurs, noté le 23 et le 24 septembre? Ne pourrais-je pas, sur la foi de Sydenham, rattacher cette polyurie qui nous avait frappés à l'ancienneté de l'intoxication paludéenne? « Il arrive quelquefois, dit-il (2), quoique fort rarement, « que les vieillards (s'il ne s'agit pas ici d'un vieillard nous avions « affaire au moins à une vieille fièvre) qui ont eu longtemps les « fièvres intermitentes et qui ont été saignés et purgés mal à propos, « sont attaqués du diabétès ou flux immodéré d'urine, lors même « qu'il ne reste plus du tout de fièvre. »

N'ai-je pas enfin une dernière confirmation de ce diagnostic dans les caractères saillants de la dernière attaque, sueur, convulsions, serait-ce même l'épilepsie? On n'a qu'à jeter un coup d'œil sur le complément que je viens de donner de l'observation de la jeune fille [voy. obs. XXI] (suite) qui est morte sous le coup d'une attaque à forme multiple, pour établir un nouveau rapprochement entre la nature de ces deux affections.

Voici maintenant les objections qui m'ont été faites par M. Fleury et les réponses que je lui ai adressées :

Schwaleim, 7 septembre 1861.

Mon cher Confrère,

Il n'entre pas dans mes intentions d'apprécier le travail de M. Duboué; mais je crois devoir, dans l'intérêt de la science et de l'histoire, rappeler un fait que je tiens du regrettable et illustre maréchal Bosquet lui-même.

Bosquet fut frappé, en Afrique, à la région sourcilière droite, par une balle morte ; la contusion fut peu apparente, mais la commotion cérébrale fut très-vive, et la vision fut et resta complétement abolie du côté correspondant.

Peu de temps après, se sont manifestés les graves accidents cérébraux

(1) Je ne le prétends pas davantage aujourd'hui ; mais, ce que je sais très-bien, c'est que si j'avais à traiter un malade semblable, j'arriverais à essayer progressivement des doses beaucoup plus fortes que celles que j'ai employées.

(2) *Méd. prat.*, trad. de Jault, revue par Baumès. Paris, 1838, Éd. Plon, p. 158.

qui n'ont jamais cessé depuis, qui, en 1857, m'ont conduit à porter un pronostic funeste, et qui ont brisé prématurément la vie du soldat sur lequel la France fondait de si grandes et de si légitimes espérances.

Agréez, etc. LOUIS FLEURY.

A M. le Rédacteur du MONITEUR DES SCIENCES MÉDICALES.

Pau, le 12 septembre 1861.

Monsieur le Rédacteur,

J'avais eu connaissance du fait que signale M. Fleury dans le dernier numéro de votre journal, et j'avoue qu'il ne m'était jamais venu à l'esprit de lui donner l'interprétation que croit pouvoir en tirer cet observateur distingué. Le maréchal Bosquet, que j'ai plusieurs fois interrogé à ce point de vue, ne m'avait paru attribuer qu'une médiocre importance à la blessure de la région sourcilière *gauche* (c'est par oubli sans doute que M. Fleury a parlé de la région sourcilière *droite*).

D'après les renseignements qui m'ont été fournis par les parents du maréchal et d'autres personnes qui lui ont donné des soins, cette blessure remonterait à une époque antérieure à l'année 1848 (on n'a pas pu me préciser la date). Or, on se rappelle (voy. l'obs.) que de 1847 à 1851, on n'avait trouvé rien de saillant à noter sur l'état de santé de Bosquet. Il me semble bien difficile de concilier cette circonstance avec la supposition d'une commotion cérébrale qui aurait été, suivant M. Fleury, le point de départ des accidents graves survenus au moins *dix ans après* la blessure. Car, je veux bien admettre qu'il y ait une abolition momentanée de la vision de l'œil correspondant. Mais, ce que je puis affirmer, c'est qu'aucun des parents du maréchal ne s'en est jamais douté et n'a remarqué, comme moi, qu'un léger affaiblissement de la faculté visuelle de l'œil gauche.

Je n'ai pu recueillir aucun autre détail qui m'ait semblé propre à établir l'existence d'une commotion cérébrale consécutive à la blessure. En cela, j'ai été sans doute moins heureux que M. Fleury, et je ne prétends nullement infirmer la véracité de son diagnostic.

Et, d'ailleurs, loin de contredire celui que j'ai porté, il viendrait lui prêter un appui que je ne soupçonnais pas. Je n'en veux pour preuve que le passage suivant, extrait du propre ouvrage de M. Fleury.

Après avoir rapporté l'histoire d'un malade atteint de démence, et chez lequel une fièvre intermittente consécutive avait donné lieu à des accidents cérébraux qu'on a pu, pendant quelque temps, modifier avec avantage par l'emploi du sulfate de quinine, MM. Monneret et Fleury ajoutent (1) :

« Ainsi, voilà un fait auquel nous pourrions en ajouter bien d'autres, qui prouve d'abord qu'une fièvre intermittente venant à se développer

---

(1) *Comp. de méd.*, t. V, p. 334.

chez un sujet dont un organe est déjà lésé, cette fièvre peut prendre un caractère pernicieux, sous l'influence du travail pathologique dont l'organe était le siége. Dans ce cas, la gravité du mal et la forme qu'il revêt sont également commandées par la lésion antécédente ; chez un autre sujet, l'intestin est irrité, il existe une dysentérie et la fièvre pernicieuse affecte la forme dysentérique. »

Je n'ai nullement l'intention, en rapportant ce passage, de mettre M. Fleury en contradiction avec lui-même. On comprend très-bien qu'en 1857, époque à laquelle il a vu le maréchal Bosquet, il ait pu, à défaut d'une affection encore bien caractérisée, attribuer à une commotion cérébrale antérieure, la menace des accidents cérébraux qu'il a pu dévoiler. J'ai déjà montré toute la déférence que j'ai pour ses opinions, et ceci me conduit à rectifier une des fautes qui se sont glissées dans l'impression de mon travail. Dans le n° 7 de ce mois, le renvoi (2) qui se rapporte à la citation que j'ai faite des œuvres de Sydenham doit être remplacé par le suivant : MM. Monneret et Fleury, loc. cit., p. 321.

Veuillez agréer, etc.   DUBOUÉ.

Schwalheim, 20 septembre 1861.

A Monsieur le Dr DUBOUÉ.

Monsieur et cher confrère,

Je n'ai pas vu le maréchal Bosquet pendant les dix-huit derniers mois de sa maladie, et mon intention n'est pas, je le répète, de soulever une discussion.

Permettez-moi seulement d'insister sur certains faits dont j'affirme la parfaite exactitude.

Les accidents cérébraux sont survenus non pas *dix ans,* mais *quelques semaines* après la contusion de la région sourcilière (droite ou gauche, je n'ai point mes notes sous la main), et ils n'ont jamais cessé depuis ; la vision du côté correspondant était *complètement* abolie, l'œil ayant conservé son aspect normal, si ce n'est quant à la contractilité de la pupille.

Si j'insiste, mon cher confrère, c'est que tous les détails de ces faits m'ont été répétés bien souvent par le maréchal lui-même, et si les renseignements qui vous ont été fournis par les parents du maréchal et par d'autres personnes qui lui ont donné des soins sont différents, c'est que Bosquet, dans la crainte de nuire à sa carrière militaire, n'avait confié à personne le secret de ses souffrances. En Afrique, en Crimée, il lui est arrivé souvent de monter à cheval alors qu'il était en proie à l'un de ces affreux vertiges qu'il caractérisait en disant : « Il me semble que « l'univers danse autour de moi un infernal galop. » Souvent il a dû faire des efforts inouïs de volonté pour se maintenir ; mais personne au-

tour de lui ne s'en doutait, si forte était la trempe de cet héroïque
soldat.

L'observation du maréchal Bosquet a d'ailleurs été recueillie à Belle-
vue, et sera prochainement publiée par M. le Dr Tartivel; vous aurez
alors un document complet qui vous permettra d'apprécier, de juger et
de conclure.

Agréez, monsieur et cher confrère, l'assurance de mes sentiments dévoués.   L. FLEURY.

Pau, le 30 septembre 1861.

A Monsieur le Dr FLEURY.

Monsieur et honoré confrère,

J'attendrai la publication que vous m'annoncez pour me prononcer en
connaissance de cause sur les accidents cérébraux qui, d'après vous, auraient ravi le maréchal Bosquet à la France.

Votre lettre du 24 septembre n'étant que le programme de l'observation qui doit être publiée *in extenso*, ne saurait suffire à ébranler
ma conviction, eu égard à la nature de l'affection dont il était atteint.

Quant aux faits sur lesquels vous insistez, je ne puis ni ne veux vous
les contester, et je ne vois pas encore qu'ils soient de nature à contredire le diagnostic que j'ai formulé dans mon travail. — Je reconnais,
après votre affirmation, qu'il y ait eu défaut de contractilité de la pupille dans l'œil affecté. Si j'affirme à mon tour que je ne l'ai jamais remarqué, *bien que je l'aie plusieurs fois recherché*, je compte que vous ne
douterez pas plus de ma sincérité que je ne doute de la vôtre, et nous
pourrons ensemble en tirer cette première conclusion : que le temps a
pu modifier les symptômes oculaires que vous avez notés.

Ce fait n'a, d'ailleurs, par lui-même, qu'une importance secondaire,
et vous ne trouverez pas mauvais, je l'espère, que, jusqu'à plus ample
informé, je maintienne le jugement que j'ai déjà porté et que je crois
pouvoir établir sur des documents irrécusables.

Pas plus que vous, Monsieur et honoré confrère, je n'ai l'intention de
donner suite à aucune discussion, je cherche seulement à justifier une
interprétation contre laquelle vous m'avez semblé vous élever. J'ai cru
apporter une attention suffisante dans le recueil de cette observation
pour oser me promettre d'avoir su éviter les chances d'erreurs les plus
grossières, ce que, par mon silence, je craindrais de faire méconnaître.

Veuillez agréer, Monsieur et savant confrère, l'assurance de mes sentiments respectueux et dévoués.   H. DUBOUÉ.7

---

* OBS. XXIV. — Il s'agit d'un tailleur, âgé de 45 ans, qui est
venu me consulter vers le milieu du mois d'avril 1860, et qui offrait
une teinte jaune-paille de la peau très-caractérisée. A la seule vue
de sa figure blême et amaigrie et de sa démarche chancelante, au

découragement qui se traduisait dans ses gestes et dans ses paroles, j'ai soupçonné, après quelques mots d'explication, l'existence d'un cancer du rectum. Ce malade se plaignait, en effet, d'avoir des hémorrhoïdes, accusait une constipation opiniâtre remontant à plusieurs années, et rendait chaque jour une très-grande quantité de sang par les selles, à la suite d'efforts violents et répétés de défécation. En outre, l'abdomen était constamment ballonné, et le malade se sentait incommodé par la présence habituelle de gaz intestinaux qu'il ne pouvait pas expulser. Le pouls était lent, petit, presque filiforme, les téguments offraient une température plutôt froide que chaude ; jamais le malade n'avait remarqué les troubles qui dénotent un appareil fébrile, même peu intense.

J'avoue qu'après l'interrogatoire qui m'avait appris tous ces détails, je ne songeais nullement à une fièvre larvée. J'examine l'anus avec le plus grand soin et n'y trouve aucune trace d'hémorrhoïdes. Je porte le doigt dans le rectum que j'explore dans tous les sens avec le plus grand soin, et je n'observe en aucun point, à la plus grande profondeur que je puis atteindre, je n'observe pas de trace de la lésion organique la plus légère : pas de bourrelets hémorrhoïdaux, pas de rétrécissement du calibre de l'intestin, partout des parois minces et souples. Ce même examen me donne également la certitude qu'aucune tumeur de mauvaise nature n'existait dans le petit bassin, ni dans la prostate, ni dans les autres organes intrapelviens.

J'explore alors les différentes régions de l'abdomen avec toute l'attention dont je suis capable, et nulle part la palpation ou la percussion ne me fait découvrir la présence d'une tumeur intérieure. Je soupçonnais un cancer des intestins, et, malgré l'absence de signes positifs, j'ai formulé ce diagnostic, sur l'indication des seuls signes que j'ai mentionnés précédemment.

Une thérapeutique assez pauvre fut offerte au malade, et les quelques encouragements que je lui avais donnés, à défaut d'autre chose, me valurent de sa part une confiance que, les jours suivants, je regrettais d'avoir su inspirer. Je signale tous ces détails, malgré leur insignifiance, pour bien démontrer que je n'avais pas de parti pris pour voir la douleur splénique chez tous mes malades, et qu'il est bon nombre d'entre eux chez lesquels je n'ai même pas songé à la rechercher.

Et, pour revenir à mon malade, le diagnostic bien arrêté que je m'étais fait d'un cancer des intestins, m'aurait détourné d'instituer une médication active. J'eusse craint d'augmenter les troubles qui avaient si profondément miné sa constitution, sans la moindre chance de succès. — Ce n'est qu'en multipliant les questions sur son état antérieur que je suis venu, après plusieurs visites successives, à concevoir quelques doutes sur la valeur de mon premier diagnostic. J'ai appris, en effet, que la première apparition du mal remontait à une dizaine d'années, circonstance qui rendait bien improbable l'existence d'un cancer intestinal. Ne trouvant rien dans les antécédents du malade qui pût m'autoriser à soupçonner une infection syphilitique ancienne, j'ai écarté l'idée d'une lésion viscérale se rattachant à cette cause. J'ai appris, en outre, que le malade n'avait été conduit à ce degré de marasme que d'une manière insensible, et que, par périodes irrégulières de quelques semaines seulement, il semblait recouvrer le libre exercice de ses fonctions, et revenait, pour un certain temps, à la plénitude de sa santé. La dernière période de ce genre remontait à deux ans. Il avait passé trois semaines dans un état assez satisfaisant; depuis cette époque, son état a graduellement empiré de jour en jour. Les hémorrhagies intestinales qui avaient signalé l'invasion du mal, d'abord faibles, étaient devenues de plus en plus abondantes, et, par intervalles, elles cessaient spontanément pour reparaître ensuite avec plus de force. Il y a six mois qu'elles ne l'avaient pas quitté.

Aucune intermittence bien marquée, aucune périodicité n'a été observée dans le retour de ces hémorrhagies. Mais, ayant déjà l'éveil sur la marche insidieuse que peuvent revêtir les fièvres palu-déennes, j'ai d'abord songé, sans m'y attacher, à la possibilité d'existence d'une de ces affections. J'avais une bonne occasion pour mettre mon signe à l'épreuve. J'explore donc de mon mieux la région splénique, tant à travers les vêtements qu'à travers la chemise seulement; je varie le degré de pression, sans pouvoir dé-terminer la moindre sensibilité. J'avais une telle confiance dans ce signe qu'en son absence, je n'ai pas osé administrer le médicament fébrifuge. Ce n'est que, forcé par mon impuissance, et grâce à un *soupçon renforcé* d'une fièvre larvée, que je me suis de nouveau dé-terminé à pratiquer l'exploration de la région splénique. Je dois dire que déjà, depuis longtemps, la percussion ne m'avait pas révélé la moindre augmentation de volume de la rate. Cette fois, je com-prime la région splénique *à nu, sur les téguments*, après avoir fait coucher le malade et mis préalablement les muscles-abdominaux dans le relâchement. J'ai trouvé ainsi une très-faible douleur dans la région splénique; cette sensibilité n'existait pas sur l'hypochondre droit, au même degré de pression; et j'ajoute encore à dessein que je m'étais bien gardé de dire au malade que je recherchais la dou-leur dans l'hypochondre gauche. Je ne voulais en aucune façon lui dicter ses réponses (1).

Ces précautions prises et ma douleur retrouvée, j'institue un trai-tement au sulfate de quinine, à faible dose d'abord (0,50 cent.), puis à dose graduellement croissante (je suis arrivé jusqu'à 1 gr. 50 c. par jour), et, au bout de deux mois, le malade avait pris de la force et de l'embonpoint, les selles sanguinolentes avaient cessé, les éva-

(1) Cette observation, extraite de mon premier travail, avait été prise pour montrer que la douleur splénique, même très-faible, peut servir de guide au clinicien. Or, on a déjà vu que je n'attache plus aujourd'hui la même importance à ce symptôme, lorsqu'il est vaguement accusé. Mais le diagnostic, dans ce cas, aurait pu être fait, si on avait eu égard à l'exclusion du cancer et à la production possible d'hémorrhagies et d'ex-travasations sanguines, sous l'influence de l'intoxication palustre. Ce fait s'expliquera mieux d'ailleurs, quand nous aurons cherché à nous rendre compte de la nature de cette entité morbide et des affections mul-tiples qui en dépendent.

cuations alvines normales s'étaient peu à peu rétablies. Il a suivi le traitement jusqu'au 10 juin, environ deux mois, et il avait pris en tout 18 gr. de sulfate de quinine. Ce remède n'a pas été administré tous les jours; je laissais des intervalles de repos de plus en plus longs entre les administrations successives. J'ai revu le malade dans les derniers jours de juillet, et je tiens de sa propre bouche que jamais il ne s'est mieux porté qu'aujourd'hui.

J'ai eu occasion bien des fois de revoir ce malade, mais jamais pour lui donner des soins; car il a toujours continué à jouir d'une excellente santé. Je l'ai revu notamment en novembre 1866, toujours très-bien portant, n'ayant pas eu la moindre rechute et n'éprouvant pas le plus petit malaise, ayant en un mot toutes les apparences de la vigueur et de la santé.

* Obs. XXV (1). — Il s'agit d'un paysan du village de Montardon, âgé d'une cinquantaine d'années, que j'ai soigné du 15 au 28 août 1859, pour ce que je croyais être un embarras gastrique. Des troubles divers des fonctions digestives m'avaient déterminé, en l'absence de toute lésion organique des viscères importants, à porter ce diagnostic. La langue était couverte d'un enduit jaunâtre assez épais, l'appétit nul; il y avait des nausées fréquentes et une sensation d'amertume dans la bouche. Constipation depuis plusieurs jours; très-léger mouvement fébrile dont j'ai vainement cherché l'inter-mittence; — lassitude générale; — teint jaunâtre de la peau, et avec cela une anxiété, une inquiétude peu habituelles dans cette affection si légère. Les poumons, le cœur et le cerveau ayant été examinés avec le plus grand soin, je ne trouve rien qui me rende compte de cet état général. Le malade accusait une légère sensibilité à la pression dans la région du foie. — Pas la moindre douleur dans la région splénique, douleur sur laquelle mes recherches commen-çaient à se diriger depuis quelques jours à peine. — J'administre, le premier jour, un éméto-cathartique, et, le lendemain je trouve une aggravation notable dans l'état du malade. Trois jours après, je reviens à l'administration d'un purgatif, et toujours sans résultat. Interrogeant de nouveau le malade à l'effet de savoir si le mouve-ment fébrile que j'avais observé, et qui persistait encore, avait subi des variations d'intensité appréciable, je n'obtiens encore que des réponses négatives. — Pas de frissons, il n'existait qu'un peu de chaleur anormale de la peau, sans sueur. Le premier jour, je pratique une saignée de 300 grammes, et, à partir de ce jour jusqu'au 25 août, les accidents généraux vont en s'aggravant insensiblement : prostration extrême, amaigrissement considérable, inquiétude du malade encore plus grande que les premiers jours. Le malade se

(1) Cette observation, que j'avais recueillie au début de ma pratique, avait pour but de montrer qu'une affection palustre pernicieuse peut exister en l'absence de toute douleur splénique. Ce qui remplaçait cette dernière chez notre malade, c'était une douleur à la pression dans la ré-gion du foie. On voit donc que, bien avant d'avoir l'explication du fait. j'avais signalé le défaut de constance de la sensibilité de la rate.

trouvant dans un village adossé au Pont-Long, je revenais toujours à l'idée d'une fièvre intermittente, à caractères sans doute mal tranchés, et j'étais d'autant plus porté vers cette supposition, que je venais d'observer chez la malade de Serres-Castet une amélioration inespérée. Je cherchais à vérifier sur celui-ci la valeur de la sensibilité splénique qui m'avait si vivement frappé. Je renouvelle dans cé but des pressions assez fortes sur les deux hypochondres, et je ne détermine pas la moindre sensibilité *à gauche*, tandis *qu'à droite*, la douleur, réveillée par la palpation, est encore plus forte que les premiers jours. — La percussion ne fait d'ailleurs découvrir aucune augmentation de volume de la rate.

Le désir de la rareté me pousse à rechercher si je n'aurais pas affaire à un cas d'inversion des organes; mais je les trouve tous à leur place, je sens le bord tranchant du foie (ce dernier était légèrement hypertrophié); le cœur bat à sa place habituelle. A bout de ressources et n'osant plus employer les émissions sanguines ni les purgatifs, qui me paraissent avoir aggravé le mal au lieu de le combattre, je pense alors à l'engorgement du foie qui peut se produire dans la fièvre intermittente et j'administre le sulfate de quinine avec une certaine réserve; je n'en donne que 0,75 cent. en pilules (25 août). Le lendemain, 26 août, il n'y avait pas d'amélioration appréciable, mais le mal ne me semblait pas avoir empiré.

Me bornant à l'expectation, ce jour-là et les deux jours suivants, je note une aggravation sensible de l'état général. Le 29 et le 30, je donne de nouveau 0,75 cent. de sulfate de quinine chaque jour, et, le 31, je remarque, sinon une amélioration, du moins un *statu quo* encourageant au lieu d'une aggravation croissante comme les jours précédents. Je puis dire que, pendant huit ou dix jours, le malade est resté en échec entre la vie et la mort, je n'osais pas aborder avec hardiesse un traitement d'une efficacité douteuse, et qui m'inspirait quelques craintes. Désespérant enfin de vaincre plus longtemps la résistance du malade, qui attribuait son mal au sulfate de quinine, j'élève la dose à 1 gramme et j'administre le remède trois jours de suite. Cette fois, le 8 septembre, une amélioration sensible s'est produite. Je donne la même dose, à jour passé, pendant une semaine; nouvelle amélioration. Le traitement a été continué pendant deux mois et demi; j'éloignais de plus en plus les jours d'administration du remède et le malade est venu par degrés à recouvrer la santé. Il avait pris, en tout, 25 grammes de sulfate de quinine.

J'ai revu cet homme de temps en temps, pendant les deux années qui ont suivi, et je l'ai toujours trouvé très-bien portant; car je l'ai toujours vu par occasion et jamais pour lui donner des soins. Mais j'ai appris qu'il est mort vers la fin de 1863 d'une affection aiguë sur la nature de laquelle je n'ai pu recueillir aucun renseignement précis.

Quant à l'affection palustre qu'il a eue, il y a quatre ans, j'ai toujours cru et je crois plus que jamais, qu'elle n'a acquis une si grande gravité qu'en raison du traitement débilitant dont j'avais fait usage. Et, si la guérison a tant tardé à se produire, c'est à cause de l'indécision que j'ai eue à formuler un diagnostic et de la réserve que j'ai mise à employer le médicament fébrifuge. J'ai traité, depuis cette époque; bien des malades des plus gravement atteints et dont le mal a été enrayé en quelques jours, par une thérapeutique plus vigoureuse.

*Obs. XXVI. — Vers le 8 ou 10 juillet 1860, j'ai été appelé à donner des soins à un jeune homme de 15 ans, qui a été pris, depuis deux années et par intervalles irréguliers, de violentes convulsions épileptiformes qui avaient été prises pour de l'épilepsie vraie. Depuis six mois, ces convulsions se reproduisaient presque tous les jours avec une intensité plus ou moins grande ; un grand nombre d'attaques ont revêtu, à ce que m'apprennent les parents, un caractère des plus effrayants, néanmoins on ne remarquait pas encore chez lui un dépérissement bien notable. Il y a à peine trois semaines que je donne des soins à ce jeune homme, et déjà au lieu de quatre et cinq attaques qu'il avait par jour, dont une et deux fortes, il n'en a plus qu'une et deux faibles et de courte durée. Certains jours même, il n'en a plus d'aucune espèce, ce qui ne lui était pas arrivé depuis six mois. C'est la mère qui avait fait elle-même cette distinction des attaques fortes et faibles. Eh bien ! chez ce jeune homme j'ai trouvé la douleur splénique très-vive, ce qui m'a porté à instituer un traitement au sulfate de quinine, et jusqu'à ce jour (1er août 1860), l'amélioration est toujours allée en croissant. Je ne sais pas si j'obtiendrai une guérison radicale, je ne désespère pas, du moins, d'améliorer encore l'état de ce malheureux jeune homme qui était peintre en bâtiments, et que sa maladie condamne à l'inaction la plus complète.

*Obs. XXVI (*suite*). — Du 1er août 1860, jour où je rendais compte de l'état de ce jeune homme, au 20 août suivant, j'ai encore administré 3 grammes de sulfate de quinine et toujours avec le même succès. C'est alors, qu'enhardi par d'autres cas heureux que j'avais eu à traiter, j'ai songé à administrer l'acide arsénieux. J'ai commencé par la dose de 0,001 millig. par jour, que j'ai élevée peu à peu à 0,005 milligrammes, en laissant quelques jours de repos par intervalles. Sous l'influence de cette médication, non-seulement les attaques épileptiformes s'amoindrissaient et s'éloignaient, mais encore le jeune homme reprenait un embonpoint et une fraîcheur de teint qui ne lui étaient pas habituels. Aucun accident de la plus minime importance n'avait signalé d'administration de ce nouveau remède, et je dois dire que j'en surveillais l'emploi avec la plus scrupuleuse attention. J'avais fait préparer en grand la solution de M. Boudin, telle qu'elle se trouve indiquée dans le mémoire de M. Frémy (1), et je ne donnais que pour un jour à la fois la dose que je croyais nécessaire. J'étais sûr, de la sorte, de me mettre à l'abri des imprudences du malade ou de son entourage.

Le 15 septembre 1860, j'apprenais avec satisfaction que, depuis

(1) *De la Médication arsenicale*, etc., p. 22. Paris, 1857. (Extrait du *Mon. des hôp.*)

dix jours, le jeune malade n'avait pas eu une seule attaque, et, les jours suivants, je suspendais toute médication.

Le 22 septembre, ce jeune homme vient se plaindre à moi d'un mal de gorge incommode dont je ne réussis pas à trouver l'explication. J'aperçois à peine une rougeur érythémateuse sur les amygdales et la paroi postérieure du pharynx, et je prescris des gargarismes avec de l'eau d'orge et du miel rosat, et des frictions *loco dolenti* avec de la poudre d'alun calciné. Deux petites attaques de courte durée s'étaient montrées depuis le 15 septembre, et la douleur splénique était très-faiblement ressentie à la pression de l'hypochondre gauche. J'avoue que je traitais d'insignifiant ce léger mal de gorge et je donnais la prescription que je viens d'indiquer.

N'ayant pas revu le malade depuis le 22 septembre, à cause d'une absence que j'ai dû faire, j'ai été fort étonné, à mon retour, d'apprendre que ce jeune homme était mort le 27 septembre, en proie à une violente suffocation. Sa mère m'a appris qu'aucune nouvelle attaque ne s'était montrée, mais que son enfant portait continuellement les mains à la gorge en se plaignant d'étouffer, et c'est à un de ces accès de suffocation qu'il a succombé. Je n'ai pas pu avoir d'autres détails de la bouche du médecin qui avait été appelé en mon absence.

Que s'est-il passé dans ce cas ? tout me porte à croire que ce triste dénouement ne doit pas être attribué au retour des attaques épileptiformes. Cette douleur fixe et progressivement croissante qui a eu son siége dans la gorge, qui s'est accompagnée de suffocations bien évidentes, me laisse supposer l'existence d'une inflammation vive, étendue au larynx et au pharynx, ou peut-être d'une angine couenneuse diphthéritique dont je n'avais vu que les débuts encore mal dessinés.

Je pencherais plus volontiers vers cette dernière hypothèse ; car à quelques pas de l'habitation de ce malade, j'ai été appelé, vers les premiers jours du mois de novembre suivant, à donner des soins à une petite fille de deux ans, atteinte d'une angine couenneuse diphthéritique des mieux caractérisés. Bien qu'il existât, au début du traitement, un enrouement de la voix, propre à donner des inquiétudes, j'ai obtenu la guérison à l'aide de cautérisations énergiques avec une solution au quart de nitrate d'argent. Les fausses membranes lardacées et épaisses qui tapissaient les amygdales, la luette et une portion de la paroi postérieure du pharynx, ont peu à peu disparu après trois jours (je pratiquais deux cautérisations chaque jour).

C'est le seul cas que j'aie observé d'angine diphthéritique, et je ne sache pas qu'il y ait eu une épidémie de cette meurtrière affection. Mais cette épidémie n'eût-elle pas existé, que le seul voisinage de ces deux malades permettrait d'établir un certain lien de parenté entre la nature des affections dont ils ont été atteints.

Quoi qu'il en soit, je crois pouvoir affirmer deux choses : que ce jeune homme n'a pas succombé au retour de ses attaques épileptiformes et que la médication antérieure, dont j'avais pu observer les bons effets, n'a, en aucune façon, contribué au développement de ces accidents si promptement mortels.

Dans la plupart des affections palustres du troisième degré et dans quelques-unes du second degré (j'entends parler surtout de celles dont le diagnostic est le plus difficile), nous trouvons un cortége de symptômes disparates, dépourvus de tout lien apparent et inexplicables, avec telle ou telle affection décrite. Toutefois, cette seule discordance des symptômes peut encore servir de guide au clinicien et doit faire songer à la vraie cause morbide qui les engendre. Mais il est un certain nombre de cas où nous pouvons n'observer qu'un *seul symptôme*, sans qu'il nous soit possible de le rattacher à l'existence d'une lésion quelconque. Ces cas-là revêtent une physionomie des plus bizarres et sont bien faits pour dérouter un médecin, peu habitué à l'étude des affections palustres. Bien plus, ils ne sauraient s'expliquer par eux-mêmes ; je veux dire par là qu'on doit, pour s'en rendre compte, les rapprocher, par la pensée, de certains autres où la nature de l'entité morbide soit évidente, incontestable.

Je citerai les deux faits suivants comme les plus singuliers que j'aie encore observés.

Obs. XXVII. — Vers le milieu de février 1865, je me trouvais avec mon confrère, M. le Dʳ Lanacastets, chez une femme que nous avions récemment opérée d'une hernie étranglée, lorsqu'une pauvre femme qui nous savait réunis, nous conduit son fils âgé d'une trentaine d'années et nous demande si nous ne connaissions rien pour *l'empêcher de ronfler*. En voyant ce jeune homme bien musclé, vigoureux, et offrant toutes les apparences d'une excellente santé, nous pensons immédiatement à une cause locale et nous nous livrons à l'inspection la plus attentive du pharynx et des fosses nasales. Mais l'air passe librement dans les deux cavités du nez et nous ne découvrons aucun polype, capable d'expliquer ce ronflement ; le doigt porté profondément dans l'arrière-cavité des fosses nasales ne découvre pas davantage la présence de la plus petite tumeur. Les amygdales ne sont nullement hypertrophiées ; l'isthme du gosier, le voile du palais et la paroi postérieure du pharynx n'offrent rien de particulier à signaler, il nous est impossible en un mot de trouver, dans une cause locale, l'explication que nous cherchons.

Notre jeune homme était d'ailleurs d'une sobriété irréprochable, et il n'était pas possible d'attribuer ce ronflement à des excès alcooliques ; en outre, toutes les fonctions s'exécutaient à merveille, le jeune homme ne se sentait pas malade et n'aurait jamais songé de lui-même à consulter un médecin. Soupçonnant dès lors quelque mobile intéressé ou quelque caprice dans une pareille demande, nous déclarons à cette bonne femme que ce n'est pas là une maladie, qu'il s'agit d'une infirmité commune à bien des gens et contre laquelle la médecine est impuissante. Aussi, lui conseillons-nous d'isoler son fils, de le faire coucher dans une chambre un peu retirée, ou simplement de le réveiller de temps en temps. «Mais, nous répond la mère, nous ne pouvons pas le réveiller; il dort d'un sommeil si profond que, si on vient à le secouer vivement, il se retourne dans son lit et se remet à ronfler comme devant. »

Cette particularité, déjà bien propre à attirer toute notre attention, nous fait songer à l'existence d'attaques épileptiques qui débutent souvent, comme chacun sait, pendant le sommeil. Mais on n'avait jamais remarqué ni écume à la bouche, ni congestion de la face ou morsures de la langue, et d'ailleurs ce sommeil profond et ce ronflement duraient toute la nuit. On n'avait pas remarqué davantage au moment du réveil, ou quelque temps après, cette hébétude particulière qui révèle l'invasion récente d'un accès épileptique.

Désirant enfin nous renseigner, aussi complétement que possible, sur les caractères de cette bizarre infirmité, nous apprenons, après un assez long interrogatoire, que notre malade s'endormait dès qu'il se mettait au lit et qu'il ronflait tout aussitôt, pour ne pas cesser jusqu'au matin. Le bruit qu'il faisait était si fort, qu'il empêchait de dormir tous les gens de la maison, qu'il s'entendait même sur la rue où certains passants s'arrètaient parfois, écoutant ce ronflement comme une vraie curiosité (et ici je n'invente absolument rien); ce jeune homme couchait cependant dans une chambre du premier étage, et les fenêtres étaient bien closes. Renvoyé de cette maison où il était domestique, il venait de rentrer dans un hôtel d'où la mère craignait encore qu'on le renvoyât prochainement; car il empêchait tous les domestiques de dormir. Quant à ce ronflement, il venait ainsi toutes les nuits, depuis cinq ou six mois et constituait à lui seul toute la maladie.

C'est alors que je songe, et alors seulement, à l'existence d'une affection palustre du troisième degré, quoiqu'il n'y ait jamais eu le moindre indice fébrile, ni depuis l'apparition du ronflement, ni antérieurement. J'explore alors la rate en présence de M. Lanacastets et ne trouve pas, par la percussion, la moindre augmentation de volume de cet organe. Mais, en comprimant l'hypochondre gauche, au-dessous du rebord des fausses côtes, et en exerçant un degré modéré de pression, je détermine en ce point, *une sensibilité bien manifeste*. La même douleur n'existait pas dans l'hypochondre droit et je mentionne le fait, quoique je n'attache pas aujourd'hui la même importance qu'autrefois à cet examen comparatif; je le mentionne, parce que je me rappelle avoir très-bien constaté ce résultat négatif.

Je m'adresse alors à mon confrère et lui annonce, comme très-probable, une amélioration prochaine, s'il consent à ce que je fasse usage de quelques doses de quinine. Comme il ne voit, à cet essai, aucune espèce d'inconvénient, il me laisse faire volontiers. Je prescris donc 1 gr. 50 centigr. de sulfate de quinine en 10 pilules. — A prendre 5 pilules par jour.

Or, au bout de deux jours, la mère nous ramène ce jeune homme et nous apprend avec satisfaction que déjà il a beaucoup moins ronflé les deux nuits précédentes. Nous continuons, d'un commun accord, l'emploi du même traitement, à la dose de 0,75 centigr. par jour, et notre jeune homme cesse de ronfler comme par enchantement; il avait à peine pris 3 grammes de sel quinique, qu'il dormait comme tout le monde.

Cette fois, c'est la mère elle-même qui est venue nous demander de prolonger le traitement; nous l'avons continué, en effet, d'après la méthode de M. Trousseau, en éloignant d'un jour chaque fois l'administration du médicament, et notre jeune homme a été complétement guéri de ce symptôme bizarre.

M. Lanacastets, qui m'avait adressé ce jeune homme, a eu l'obligeance d'aller le voir, à ma demande, en novembre dernier (1866) et il m'a appris qu'il était resté parfaitement guéri jusqu'à ces derniers temps; il y avait un ou deux mois que notre ancien malade recommençait à ronfler, mais sans se rendre encore insupportable. Toutefois, M. Lanacastets lui a conseillé de reprendre le traitement qui lui avait si bien réussi une première fois.

Vivement frappé de ce fait, notre confrère m'a dit avoir rencontré un cas à peu près semblable, avec un ronflement beaucoup moins fort cependant. Il a essayé quelques doses de sulfate de quinine, qui lui ont paru produire une amélioration marquée; mais, comme il avait affaire à un sujet récalcitrant, ennemi juré de la quinine, il n'a pas pu tirer de ce fait le même enseignement que du premier.

J'ai donné cette observation en détails, en raison des difficultés de diagnostic qu'elle a offertes, ce fait pouvant nous initier, pour d'autres cas plus graves, à la solution des diverses questions qu'il s'agit d'élucider. J'ai tenu à montrer en même temps, comment j'étais arrivé par degrés et comment j'arrive d'habitude à soupçonner une intoxication palustre, par simple voie d'élimination et nullement par système, comme on m'accuse de le faire. Or, ici, ce soupçon a pris, dans mon esprit, une certaine consistance, quand j'ai trouvé cette douleur splénique manifeste, et il s'est converti en certitude, pour moi et pour d'autres, je l'espère, après le succès si rapide que nous a fait obtenir le traitement spécifique.

Or, aujourd'hui que j'ai vu ce fait, je ne me croirais pas encore systématique, en essayant la même médication dans un cas de ronflement pareil, sans douleur à la région de la rate; car cette douleur peut manquer, et la spécificité d'action du quinquina ne nous permettrait pas moins d'arriver au diagnostic. C'est là du moins un système qui ne saurait avoir le moindre inconvénient, comme je le montrerai plus tard. Mais, je comprends parfaitement que, si on se borne à voir mon ordonnance, sans connaître les motifs qui m'ont déterminé, on puisse trouver un parti pris, dans le choix d'une médication qui paraît, pour le moins, aussi bizarre que le mal.

Obs. XXVIII. — Le 5 décembre 1865, on me fait appeler, à dix heures du soir, près d'une jeune femme de 26 ans qui, malgré toutes les apparences d'une santé des plus florissantes, disait *qu'elle allait mourir*. En arrivant près d'elle, je suis frappé de la fraîcheur de son teint et je ne trouve dans sa physionomie aucun changement appréciable; car je la voyais souvent, à l'occasion des soins que j'avais été appelé maintes fois à donner à son enfant. Comme elle ne m'avait jamais parlé de sa santé, je suis étonné de lui voir ces tristes appréhensions. Néanmoins, en la voyant si bien portante en apparence, je cherche à la rassurer de mon mieux et lui prescris une potion antispasmodique éthérée; le pouls était normal, la chaleur naturelle, etc.

La même nuit, à deux heures du matin, c'est-à-dire le 6 décembre, elle me fait encore appeler et m'exprime ses cruelles appréhensions avec un tel accent de conviction, qu'elle fait passer dans mon esprit la crainte qui l'obsédait elle-même. Je ne constate néanmoins aucun changement appréciable dans son état physique; toujours le même air de santé, absence complète de fièvre; je ne trouve rien en un mot qui m'explique cette terreur que, peu de temps auparavant, j'aurais déclaré être imaginaire. Mais, il y avait quelques semaines à peine que j'avais perdu un malade, en proie à une pareille anxiété et que je croyais atteint d'une fièvre synoque très-légère (voir observation XXXII). J'avais eu tort de ne pas tenir compte des tristes pressentiments de ce dernier malade, pressentiments qui ne se sont pourtant que trop tôt réalisés.

Ce souvenir, qui ne s'efface guère de l'esprit d'un médecin, me rappelle une pensée bien vraie, exprimée par mon savant maître, M. Guéneau de Mussy (1), à savoir: qu'il n'y a pas de *souffrance imaginaire* et que le médecin doit toujours écouter les plaintes des prétendus hypochondriaques. Et, en effet, si on y réfléchit bien, on verra que, dans l'état de santé parfaite, nous ne devons jamais nous préoccuper de ce qui se passe au dedans de notre corps; que nous ne songerions jamais, autrement qu'en philosophes, à notre existence physique, sans cette multitude de besoins ou de souffrances qui viennent nous assaillir à chaque instant. Je ne veux pas dire assurément, qu'il faille toujours partager les appréhensions de nos malades et accepter sans contrôle le récit de leurs misères; mais, persuadons-nous du moins qu'ils ne se plaignent pas pour rien et que les maux dont ils se sentent obsédés ont une cause réelle, sachons les écouter avec patience, ce qui doit déjà alléger leurs souf-

(1) *Leç. clin. sur les causes et le traitement de la tuberc. pul.*, recueillies par le Dr Wieland, p. 29. Paris, 1860.

frances, et recherchons cette cause avec soin, au lieu d'accuser leur imagination, comme nous le faisons si souvent par ignorance ou par paresse. Avec les progrès de la médecine, l'hypochondrie sera tôt ou tard rayée du cadre nosologique.

Mais, pour revenir à notre jeune femme, je dirai que j'ai eu peur de ses sinistres appréhensions, en songeant aux prédictions trop vraies de mon premier malade. Comme je m'efforce pourtant de l'encourager et de combattre ses idées, elle ajoute : « Vous ne vou-« lez pas me croire et vous trouvez sans doute que je suis ridicule « de vous parler ainsi ; mais vous verrez que je vous dis vrai, je « sens que je vais mourir cette nuit.»—«Et que ressentez-vous donc?» lui dis-je à mon tour. — « Je sens un froid glacial dans la pro-« fondeur de mes membres, j'éprouve un malaise très-grand et in-« définissable qui m'avertit de ma fin prochaine. »

Tout cela dit avec le plus grand calme et par une personne laborieuse et nullement portée à se plaindre, il y avait au moins de quoi faire tenir sur ses gardes le plus intrépide médecin. Voulant donc m'enquérir de son état de santé antérieure, j'apprends qu'elle a toujours été bien portante, que, depuis deux ou trois semaines seulement, elle se plaignait d'insomnies, d'inappétences et de digestions difficiles, qu'elle éprouvait des malaises fugitifs et qu'elle avait parfois sans motifs des accès de tristesse. Quant à de la fièvre (frissons, chaleur ou sueur), elle n'en avait jamais ressenti le moindre indice, et au moment où je lui adresse toutes ces questions, je ne constate aucun changement dans la température de la peau, pas la moindre accélération du pouls. Notre malade conserve toujours son teint de fraîcheur remarquable et son embonpoint ordinaire qui était assez prononcé.

En songeant alors à l'anxiété si commune dans diverses formes, dans les formes graves surtout de l'infection palustre, en songeant encore à la constitution médicale régnante dont j'ai parlé ailleurs (voir page 72), je pense immédiatement à une affection de cette nature et je me dispose à explorer la rate. Mais à peine viens-je à porter la main sur la région splénique, que la malade accuse une douleur des plus vives, douleur qui se manifeste à la moindre pression et se développe encore par le plus léger contact, jusque sur la région épigastrique. Tous les autres points de l'abdomen peuvent être palpés sans être le siége d'une souffrance semblable.

Mais je ne me trouve guère plus avancé par cette exploration et je n'ose pas en tirer une indication diagnostique bien précise ; car il s'agit ici bien plutôt d'une hyperesthésie cutanée que d'une véritable douleur splénique, et cette sensibilité exagérée de la peau me fait songer à l'hystérie, affection légère, bien plus qu'à une affection palustre quelconque.

Toutefois, n'observant pas d'autre symptôme d'hystérie et me préoccupant toujours de cette anxiété extraordinaire, je reviens plus fermement à ma première supposition, et en tout cas, je ne veux pas en adopter d'autre, au point de vue thérapeutique. Une forte dose de quinine ne pouvait avoir que l'inconvénient d'assourdir notre malade pour quelques heures, et elle devait lui être bien utile, si nous avions affaire à une forme insidieuse et grave d'impaludisme. Je prescris donc la potion suivante :

Sulfate de quinine. . . . .   1 gr. 50 centigr.
Eau distillée . . . .   100 — »
Acide sulfurique alcoolisé. . . . .   Quelques gouttes.
Sirop d'opium. . . . . •   }
Sirop de gomme. . . . .   } $\overline{aa}$ 20 gr.

F. s. . A une potion.—à prendre en deux fois, à une heure d'intervalle.

A peine suis-je rentré chez moi qu'on m'appelle de nouveau, en me disant que cette jeune femme avait vomi la première moitié de la potion, presque aussitôt après l'avoir prise, et qu'on n'osait pas donner la seconde moitié sans avoir mon avis.

J'étais trop sérieusement préoccupé de cet état pour donner une simple recommandation verbale; car j'avais vu quelquefois, quoique très-rarement, le sulfate de quinine être rejeté, dans certains cas où il était manifestement indiqué. Je reviens donc chez notre malade et la trouve toujours en proie au même désespoir. Comme il s'était écoulé un certain temps entre le départ du commissionnaire et mon arrivée, sa sœur avait fait prendre la seconde moitié de la potion qui venait d'être rejetée tout entière, depuis quelques minutes. N'ayant pas alors une très-grande confiance dans les lavements de quinine, dont je n'avais jamais eu à me louer, j'envoie chercher une potion exactement semblable, tout en me proposant d'agir, par une sorte d'influence morale, pour faire supporter le médicament.

Après avoir prévenu la famille de ce que je voulais faire, je feins de croire à un pur caprice de la malade et me plains amèrement d'être ainsi dérangé pendant la nuit, sans qu'il y ait une urgence absolue. Je dis à cette jeune femme que le remède est toujours toléré quand on est réellement malade, et que d'ailleurs rien n'est plus aisé que de prévenir le vomissement par une forte volonté. J'ajoute que je vais lui faire prendre moi-même la potion, et que, si elle la rejette encore, je ne reviens pas et ne veux plus la soigner, ne me souciant pas d'être ainsi à la merci d'une malade imaginaire. Notre jeune femme reste tout interdite, m'affirme encore qu'elle se sent très-gravement atteinte et qu'il lui a été impossible de garder le remède, malgré tous ses efforts ; quant aux parents, auxquels j'avais fait la leçon, ils se confondent en excuses à mon égard, et exhortent la malade à redoubler d'énergie pour me prouver qu'il n'y avait pas de sa faute. Ces préliminaires accomplis, j'administre le quart de la potion et je fais prendre immédiatement après une gorgée de café noir bien sucré. Quelques nausées se produisent au bout d'une ou deux minutes; mais les efforts de volonté de la malade suffisent à prévenir le vomissement. J'administre de quart d'heure en quart d'heure chacun des trois autres quarts de la potion, et la dose entière est entièrement tolérée ; le dernier quart est pris sans provoquer la moindre nausée. Je reste encore une demi-heure près de notre malade et me retire tranquille, croyant avoir conjuré tout accident grave, en admettant qu'il dût s'en produire quelqu'un.

Quelques heures plus tard, à huit heures du matin, je revois notre malade et la trouve beaucoup plus calme; elle avait dormi une ou deux heures, quoique d'un sommeil agité, et avait eu un peu de transpiration quelques heures après avoir pris la potion. Elle a dû ressentir un bien-être réel de l'administration de ce remède, puisqu'elle est la première à me demander la prescription d'une autre potion semblable. Mais ne voyant, pour le moment, aucune indication urgente, je lui conseille d'attendre. Ce n'est que le soir, vers l'entrée de la nuit, que je prescris une autre dose pareille, la première n'ayant produit aucun trouble, pas même de simples bourdonnements d'oreille; lors même que je n'aurais pas été porté de moi-même à renouveler mon ordonnance, je l'aurais fait uniquement pour calmer les appréhensions de la malade qui réclamait son remède et s'attendait à être reprise dans la nuit des terreurs de la veille. Cette fois, la potion est prise en deux fois et est parfaitement tolérée.

7 décembre. — La nuit a été meilleure, quoiqu'il y ait eu de l'insomnie et quelques retours de frayeur, d'une frayeur passagère et facile à dissiper. — La malade se trouve accablée pendant toute la journée, accuse une assez grande faiblesse et ne songe pas à se lever; l'appétit est nul, il n'y a eu ni surdité ni bourdonnements d'oreille. — Le soir, je prescris encore la même potion (1 gr. 50 c.) par excès de précaution; mais en raison d'une constipation assez opiniâtre, je supprime le sirop d'opium.

Le lendemain 8 décembre, je me disposais à suspendre toute médication active, pour observer les phénomènes ultérieurs, lorsque je vois apparaître sur la langue un enduit blanchâtre et épais, exactement semblable à celui que je voyais au même moment chez presque tous mes malades atteints d'affections palustres (voir obs. VIII). Sur ce seul indice, je continue le même traitement pendant trois jours consécutifs, jusqu'à ce que j'observe un retour marqué de l'appétit. J'éloigne ensuite de plus en plus les jours d'administration du remède, dont je diminue les doses progressivement, jusqu'à ce que j'arrive à la dose de 1 gr.

Sous l'influence de ce traitement, cette jeune femme a recouvré l'intégrité parfaite des fonctions digestives et a repris sa bonne humeur habituelle; quant aux terreurs qu'elle a éprouvées, elle s'en est trouvée complétement débarrassée et s'est souvent demandé devant moi comment elle avait pu les concevoir. Depuis le milieu de janvier (1866), époque à laquelle a cessé le traitement, je n'ai plus été appelé à donner des soins à cette jeune femme, qui se porte à merveille et ne s'est jamais plus préoccupée de l'état de sa santé.

Ai-je préservé cette malade d'une affection grave, ou l'ai-je simplement guérie d'un mal imaginaire? Je ne saurais le dire d'une manière certaine. Quelle que soit l'hypothèse que l'on prenne, je lui ai toujours rendu service et j'ai pu constater une fois de plus l'innocuité parfaite du sulfate de quinine.

Toutefois, s'il est permis, comme je n'en doute pas, d'éclairer les

divers faits de médecine clinique les uns par les autres, je crois
pouvoir dire aujourd'hui que j'ai sans doute conjuré, chez cette
jeune femme, des accidents redoutables. « Pour s'instruire, dit
M. Claude Bernard (1), il faut nécessairement raisonner sur ce que
l'on a observé, *comparer les faits et les juger par d'autres faits qui servent de contrôle.* » Or, la triste preuve de mon assertion se verra dans
l'observation suivante que j'ai recueillie tout récemment.

Obs. XXIX. — Le 26 novembre dernier (1866), je suis consulté, dans mon cabinet, par un jeune homme de 27 ans, badigeon-
neur de son état, et chez lequel je diagnostique, à première vue,
l'existence de l'intoxication palustre. Il s'agit en effet d'un de ces
cas, assez rares dans notre pays, où un commencement de cachexie
plutôt qu'une cachexie véritable se traduit sur la physionomie par
la présence d'une teinte jaunâtre *sui generis*, qui n'est ni la couleur
ictérique, ni la teinte cachectique du cancer. Toutefois, pour mieux
apprécier la justesse de cette première impression, je me garde bien
de la communiquer au malade. Or, voici ce qu'il me raconte de lui-
même : il y a sept ou huit mois qu'il a senti sa santé s'altérer, sans
qu'il ait été empêché néanmoins de se livrer à ses occupations ordinaires. Il a éprouvé, depuis cette époque, et par intervalles irréguliers, des lassitudes, une perte d'appétit assez habituelle, de la
céphalalgie, une perversion particulière du goût qui lui faisait
trouver les aliments trop salés, de l'amaigrissement, une inquiétude
vague sans motifs, etc. Ce n'est que depuis sept ou huit jours qu'il
a eu quelques accès de fièvre intermittente double-tierce, assez bien
caractérisés (frissons et chaleur sans sueur, revenant tous les jours
vers quatre heures de l'après-midi, mais un jour plus forts que
l'autre). Ces indications me paraissant suffisantes, je borne là mon
examen et je prescris 3 gr. de sulfate de quininine en 20 pilules. —
A prendre, *cinq pilules chacun des trois premiers jours, et les cinq dernières pilules le surlendemain.* En lui remettant cette prescription,
je recommande à notre jeune homme de venir me retrouver quand
il aura fini de prendre ces pilules.

Non-seulement les accès disparaissent sous l'influence de cette
médication; mais encore l'appétit revient et se soutient pendant
toute la durée du traitement, le teint devient bien meilleur et perd
cette légère teinte cachectique qui m'avait frappé le premier jour.

Seulement, ce malade fait comme ont coutume de faire beaucoup
d'autres, il s'arrête, au lieu de continuer et ne vient pas me rendre
compte de son état, comme il me l'avait promis. L'appétit ne tarde
pas à se perdre de nouveau, la tristesse devient plus grande, la faiblesse générale plus prononcée. Au lieu d'accuser sa propre négligence,
notre jeune homme attribue à la quinine le retour de ces accidents
qui pourtant ne revêtent encore, en apparence du moins, aucun
caractère sérieux.

Le 9 décembre suivant, il me fait appeler dans la matinée et me

_____

(1) *Intr. à l'Ét. de la méd. exp.*, p. 29. Paris, 1865.

raconte les détails précédents; il ajoute qu'il n'a rien mangé depuis trois ou quatre jours et qu'il se sent très-faible, comme *s'il allait mourir;* quoique je n'ajoute pas une grande importance à ce dernier propos, je suis néanmoins frappé de cette anxiété, et croyant plus que jamais à l'opportunité d'une nouvelle médication spécifique, je cherche à persuader à notre malade que celle-ci n'a été pour rien dans la production des troubles qu'il éprouve, qu'elle en aurait prévenu le retour au contraire, s'il s'était montré plus docile à mes conseils. Mais, comme je vois le peu d'effet de mes arguments, que je ne crois distinguer d'ailleurs dans cet état aucune gravité pressante, je l'engage à s'abstenir de toute médication, ajoutant que s'il voit augmenter son mal, il ne pourra pas cette fois accuser la médication prescrite. J'étais encore bien loin de me douter que le danger pût être si prochain !

Dans l'après-midi du même jour (9 décembre), sa sœur vient me trouver et me demande si je ne pourrais rien lui donner pour calmer les appréhensions de notre jeune homme qui se disait beaucoup plus malade et répétait par instants qu'il se sentait mourir. Ne pouvant pas me rendre chez son frère, je lui réponds que je ne vois rien de mieux à faire pour lui que de continuer le traitement dont il s'était bien trouvé pendant quelques jours. J'ajoute que, pour ne pas fatiguer le malade avec des remèdes inutiles, il vaut infiniment mieux attendre qu'il se décide à reprendre la première médication, et qu'on lui donne, en attendant, un peu d'infusion de tilleul et de feuilles d'oranger.

Mais le même soir, à dix heures, on me fait appeler en toute hâte, en me disant que le malade ne cessait pas de s'abandonner à ses tristes pressentiments. Arrivé près de lui, je remarque en effet une notable altération des traits et je le trouve dans un état d'agitation extrême : « *Mais je vais mourir,* » me dit-il à chaque instant, ou bien : « *Je sens le mort,* » et il est fort étonné que je ne sois pas frappé, comme lui, de cette *odeur cadavéreuse.* Il n'y a pas eu d'ailleurs le moindre symptôme fébrile, ni frissons, ni chaleur ou sueur, le pouls est petit, concentré, bat de 88 à 92 fois par minute. Rien à noter de particulier du côté du cœur, ni des poumons.

En songeant aux antécédents, si clairs dans ce cas, de fièvre intermittente, je ne puis pas m'empêcher de rapporter *cette anxiété* à l'existence d'une affection palustre du troisième degré, et je me trouve encore confirmé dans cette idée par le souvenir du cas remarquable de la précédente observation. Je prescris donc une potion avec 1 gramme 50 cent. de sulfate de quinine et 20 grammes de sirop d'opium, à prendre en deux fois, à une heure d'intervalle.

Le 10. — Notre malade a dormi quelques heures cette nuit, quoique d'un sommeil agité, mais les deux ou trois nuits précédentes, il avait eu une insomnie complète, ce qui dénote déjà un certain degré d'amélioration. Le malade ne ressentant d'ailleurs aucun trouble quinique, je prescris pour ce matin une nouvelle potion avec 1 gramme 50 cent. de sel fébrifuge et 10 grammes seulement de sirop d'opium.

La journée se passe dans d'assez bonnes conditions; le malade n'a plus ce même découragement de la veille, mais il a toujours la même aversion pour les aliments. Ce matin, pour la première fois, une heure environ après avoir pris la seconde moitié de la potion, il accuse une chaleur vive de la peau, celle-ci se recouvre d'une sueur abondante et le pouls monte à 108 pulsations, pour retomber à 88 vers trois ou quatre heures de l'après-midi.

Le même soir, à sept heures, je trouve le malade dans un état d'anxiété assez marqué ; mais cette inquiétude n'approche pas pourtant de celle de la veille. Comme il accuse une douleur *très-vive dans les testicules*, j'examine ces organes avec le plus grand soin et n'y constate aucune trace d'altération ; il y avait une heure à peine qu'il ressentait cette douleur et il n'y a pas eu le moindre vomissement. Préoccupé du retour de cette anxiété, je fais prendre une seconde potion ce soir même avec 1 gramme de sulfate de quinine et 15 grammes de sirop d'opium. — J'en prescris une autre pour demain matin de bonne heure avec 1 gramme 50 cent. de sel de quinine et 10 grammes de sirop thébaïque.

Le 11. — Le malade a abondamment transpiré après avoir pris sa potion hier au soir, et il a passé une très-bonne nuit, a dormi d'un sommeil paisible. Ce matin on lui a donné à six heures la première moitié de la potion et à six heures et demie, il a été pris d'une agitation très-vive approchant un peu du délire, de telle sorte qu'on n'a pas osé lui faire prendre la seconde moitié de la potion. J'arrive à huit heures et déjà les phénomènes d'excitation s'étaient calmés depuis une demi-heure ; trouvant donc le malade parfaitement calme et baigné de sueur, j'attribue cette agitation à un accès fébrile dont je voyais le déclin et je donne l'autre moitié de la potion. Comme notre jeune homme n'a pas pris la moindre alimentation depuis cinq jours, je recommande instamment qu'on lui donne du bouillon, à diverses reprises, dans le courant de la journée. Mais, étant plus habitué à faire sa propre volonté que celle des autres, il ne prend dans la journée qu'un quart de tasse à café de bouillon de poulet. Néanmoins, il est assez calme, ne paraît plus découragé et prend part même avec assez de gaieté à la conversation.

Le soir, à cinq heures et demie, l'état paraît assez satisfaisant ; j'avoue même qu'à voir l'enjouement du malade, je le crois en bonne voie d'amélioration, malgré l'absence d'alimentation qui ne cessait de me préoccuper. C'est alors que l'idée me vient d'examiner la rate que je n'avais pas encore explorée une seule fois dans tout le cours de cette maladie et je trouve cet organe notablement hypertrophié. La percussion y dénote une matité de 0,15 centimètres d'étendue environ et la palpation, même légère, y provoque une *sensibilité des plus vives. Une souffrance semblable* est ressentie *au même degré*, quand on vient à comprimer la région épigastrique et l'hypochondre droit. C'est la découverte de ces divers symptômes qui me porte à prescrire une nouvelle potion à 1 gramme de sel de quinine, avec 15 grammes de sirop thébaïque ; car, j'avais déjà remarqué, chez la plupart de mes malades sérieusement atteints, que *cette sensibilité vive et surtout multiple*, était un indice d'une très-haute gravité. J'envoie donc chercher cette potion et en donne moi-même la moitié à six heures, l'autre moitié devant être administrée et ayant été prise en effet une heure après. Je prescris en même temps une autre potion à 1 gramme 50 cent. pour le lendemain matin, et je dois ajouter que, depuis que je donnais ces fortes doses, je n'avais pas encore remarqué le moindre trouble qu'on pût rapporter à la quinine, pas de bourdonnements d'oreille, ni de surdité, pas de sensation d'ivresse ni le plus petit tremblement dans les muscles.

Le 12. — On me fait appeler à six heures du matin et on m'apprend que, depuis hier au soir vers dix heures, le malade avait été pris d'un délire furieux qui avait duré toute la nuit, qu'il n'avait fait que vociférer, cherchant constamment à se lever du lit et que trois hommes vigoureux avaient eu de la peine à le maintenir. Comme on croyait le malade perdu sans ressources et qu'on supposait qu'un pareil délire dût le tuer dans quelques heures, on n'avait pas voulu me déranger dans la nuit. Au moment de mon arrivée, le délire persiste et le malade pousse encore des cris qui s'entendent dans toute la maison ; néanmoins, il est relativement beaucoup moins furieux depuis une demi-heure ou trois quarts d'heure, puisqu'il ne cherche pas à s'échapper de son lit et n'a pas besoin d'être maintenu.

Déconcerté par l'apparition de ces formidables accidents, je ne songe plus à cette douleur si vive que j'avais constatée la veille dans les deux hypochondres et dans la région épigastrique, et je me demande avec douleur si le sulfate de quinine que j'avais jusqu'à présent considéré comme inoffensif, même à ces fortes doses, si ce précieux remède n'avait pas aussi ses dangers et s'il n'aurait pas produit, dans ce cas, cette violente scène de désordres à laquelle je venais d'assister et dont l'issue me paraît devoir être si tragique. Je vois tomber en un instant cette illusion si chère que de nombreux succès m'avaient fait entrevoir, illusion bien forte et bien enracinée dans mon esprit et en vertu de laquelle je croyais que ce médicament ne pût produire, aux doses précitées, que des troubles d'un autre ordre, troubles fugitifs et en tout cas sans gravité !

Je connaissais sans doute depuis longtemps les quelques faits de méningite (1) qu'on avait imputés au sulfate de quinine ; mais, je savais aussi que ces faits n'avaient pas paru parfaitement probants à M. Briquet. D'autre part, comme j'avais vu moi-même deux cas de délire furieux où j'avais employé ce médicament avec succès, je m'étais toujours rattaché à cette opinion du savant médecin de la Charité, attribuant à une simple coïncidence le développement de semblables accidents.

Quoi qu'il en soit, j'examine successivement toutes les hypothèses capables d'expliquer l'invasion de ce délire et cette recherche ne me conduit à aucune solution satisfaisante.

(1) Voir *Trait. thér. du quinq. et de ses prép.*, par M. Briquet, p. 174 et suiv. Paris, 1855.

Ainsi, je me demande si les faibles quantités d'opium que j'ai administrées n'ont pas pu congestionner l'encéphale, et il fallait avoir véritablement l'esprit bien troublé pour songer à une pareille supposition. J'aimerais mille fois mieux admettre l'action nuisible de la quinine.

D'autre part, je me demande si nous n'aurions pas affaire à un cas d'encéphalopathie saturnine, et, quoique les badigeonneurs ne se servent guère de préparations de plomb, je dirige pourtant quelques questions dans ce sens. Or, les parents m'apprennent que jamais ce jeune homme n'a manié une seule préparation de plomb, qu'il n'a jamais eu ni coliques, ni paralysies locales ou tout autre accidents qu'on pût rapporter à une intoxication de ce genre. J'examine d'ailleurs les gencives et n'y découvre pas la moindre trace de ce liséré bleuâtre si commun dans les diverses formes que peut revêtir l'empoisonnement chronique ; quant aux dents, elles sont blanches et parfaitement saines.

Je ne crois plus avoir dès lors que deux suppositions à faire, à savoir que ces phénomènes de méningite puissent dépendre des progrès de l'infection palustre insuffisamment maîtrisée, ou bien des doses trop fortes de sel quinique qui avaient été administrées.

On voit que la question était bien grave et que de la solution adoptée pouvait dépendre le salut ou la mort du malade. Or, en songeant à la rapidité d'action de cet héroïque remède et à l'effet salutaire qu'il produit, surtout dans notre pays, dans les cas où il est parfaitement indiqué, j'avoue que je me suis arrêté à la dernière supposition. J'ai donc pensé que les accidents observés pouvaient tenir au sulfate de quinine, et en tout cas, j'ai cru prudent de suspendre la médication. En admettant même que celle-ci pût produire par exception des accidents d'une certaine gravité, qu'elle demandât par conséquent comme tant d'autres, je dirai même comme toutes les médications, à être maniée avec cette réserve dont ne doit jamais se départir un médecin prudent, je la trouvais néanmoins assez riche de succès, pour qu'elle ne dût pas être compromise par un revers des plus rares, se dérobant à toutes nos prévisions. J'avais la conscience, pour ma part, de n'avoir pas violé les règles élémentaires d'une saine thérapeutique, de n'avoir commis, comme j'espère le montrer plus tard (voy. *Traitement*) aucune de ces extravagances médicales dont on se plaît à m'accuser. Et si on devait renoncer a tout moyen thérapeutique, par cela seul qu'il fût de nature à entraîner des accidents redoutables, on ne ferait absolument rien en médecine, on attendrait du destin la guérison ou la mort. Or, c'était la première fois que j'observais de pareils effets depuis plus de sept ans que je maniais le sulfate de quinine et que je croyais avoir acquis, sur ce mode de traitement, une certaine habitude.

Telles sont les réflexions auxquelles je me livrais, en observant notre malade, et bien que je connusse par avance le jugement des confrères auxquels on pourrait s'adresser, je n'hésitai pas, en cette circonstance grave, à demander une consultation qui me fut heureusement refusée. Je dis *heureusement ;* car je savais l'arme terrible que j'allais prêter à mes contradicteurs et le discrédit que je devais sans doute faire rejaillir sur une médication des plus précieuses.

Après ce refus que je n'avais nullement cherché à provoquer, je me garde donc d'insister, comme on le pense bien, et, n'osant pas encore pratiquer une émission sanguine, en raison de la faiblesse générale que j'avais déjà notée, je me borne à prescrire 0,05 cent. de tartre stibié en lavage, dans un litre de tisane de chiendent.

Une heure après, à sept heures du matin, je reviens près de mon malade que je trouve plus agité que jamais. Peu d'instants après mon départ, il était revenu à son délire furieux, et lorsqu'il me voit approcher de son lit, il se lève en furibond, me menaçant de me jeter par la fenêtre, ce que je ne craignais guère ; mais je redoutais plutôt qu'il vînt à s'y jeter lui-même, malgré la vigilance des gardiens qui l'entouraient. Les parents, témoins de cette scène et me croyant en danger, me supplient de m'en aller et je ne consens à le faire qu'après avoir essayé en vain de calmer notre malade ; ne m'éloignant d'ailleurs que pour quelques instants, je recommande une surveillance des plus actives. Mais auparavant, je dis à la famille qu'on ne peut pas laisser ce malheureux en cet état, qu'il faut absolument le mettre à l'abri de se nuire ou de nuire à ceux qui l'entourent ; j'ajoute que je réclame instamment une consultation et, vu la nature des accidents qui se sont développés, je désigne M. Auzouy, l'habile directeur de notre asile d'aliénés.

Je vais donc trouver sur-le-champ mon excellent confrère auquel j'expose en détails les diverses circonstances que je viens de relater, et je me plais à le remercier ici des conseils si éclairés qu'il a bien voulu me donner en cette circonstance. S'il se trouve surpris comme moi du développement si brusque de ces graves accidents, il n'est pas tenté du moins de les attribuer à une témérité aveugle, lui qui, connaissant les doses auxquelles peuvent se donner les diverses préparations de quinquina, sait aussi combien je fais cas de la prudence, cette qualité si facile et en tous cas accessible à toutes les intelligences. Après nous être munis d'une camisole de force nous arrivons donc chez notre malade que nous trouvons plus agité que jamais, dans la même attitude où je l'avais vu une heure auparavant.

Voyant bien que les moyens de persuasion ne serviraient à rien, nous nous disposons à employer la camisole, et grâce à la direction de M. Auzouy, ce vêtement, dont on s'effraie à tort, est appliqué rapidement et sans violence. Il n'y a un peu de lutte que pour engager l'un des bras du malheureux patient qui se tient crampouné fortement à la manche qu'on lui présente. Mais à peine notre malade est-il couché qu'il tombe tout à coup dans une prostration des plus grandes. Il devient complétement immobile, la face est sans expression et comme cadavéreuse, les yeux fixes, la bouche entr'ouverte et la respiration à peine perceptible ; les battements artériels continuent à être perçus, mais il y a une insensibilité complète sur tout le corps.

Ces phénomènes de catalepsie persistent pendant cinq à six minutes et sont suivis presque immédiatement après de la même agitation délirante. Leur apparition nous étonne beaucoup, M. Auzouy et moi, et nous empêche de prescrire une application de sangsues à laquelle nous nous étions d'abord proposé de recourir.

Quoique ces phénomènes de prostration aient tout lieu de surprendre dans l'hypothèse d'une méningite franche, nous croyons prudent toutefois d'admettre cette dernière supposition, nous promettant d'ailleurs de nous guider sur les symptômes ultérieurs pour porter un diagnostic définitif. Avec une méningite inflammatoire, en effet, que celle-ci fût consécutive à l'action du sulfate de quinine, ou qu'elle se fût déclarée à titre de complication, nous devions avoir un délire continu, une fièvre intense, et plus tard des phénomènes de coma ou de paralysie. S'il s'agissait d'une simple excitation cérébrale sans inflammation et due à la quinine, nous devions assister, par la seule expectation, à une disparition progressive des accidents. Si nous avions affaire à une forme délirante d'affection palustre pernicieuse, nous devions observer des exacerbations régulières ou irrégulières dans la marche des symptômes, nous devions avoir cette inégalité d'allures qu'on rencontre si souvent dans les affections de ce genre.

En attendant, nous continuons l'emploi du tartre stibié en lavage et nous prescrivons un lavement purgatif avec 20 gr. de sulfate de soude.

Le délire persiste à peu près toute la journée du 12 ; vers le soir seulement, de six à sept heures, il y a un redoublement très-marqué, la langue est déjà complétement sèche.

13 décembre. — Nuit agitée, délire persistant jusqu'à minuit. De minuit à une heure du matin, agitation beaucoup plus grande, cris furieux du malade qui parvient à se débarrasser de la camisole, les aides ayant eu l'imprudence de ne pas assujettir les liens qui devaient la fixer derrière le dos. On a toute la peine du monde à la lui remettre et à contenir ce malheureux. Cependant, contre toute attente, de une heure à trois, il dort d'un sommeil paisible. En se réveillant, il retombe dans ses divagations habituelles, mais sans chercher à se débattre. Le matin, nous prescrivons quatre sangsues seulement, deux sur chaque apophyse mastoïde, et, comme le ma-

lade ne veut plus prendre les boissons qu'on lui présente, nous substituons-au tartre stibié l'emploi du calomel à dose fractionnée (0,10 centigr. en 10 paquets). — A prendre un paquet toutes les heures.

Même état dans la journée du 13; seulement, nous ne remarquons pas cette chaleur fébrile propre à la méningite. Le pouls carotidien ne paraît pas très-accéléré; mais il ne peut pas être compté avec précision à cause de l'agitation et de l'indocilité du malade; il ne nous paraît pas cependant que le nombre s'en élève à plus de 88 ou 92 par minute.

14 décembre. — Simples divagations hier au soir jusqu'à minuit. De minuit à une heure, délire furieux, comme la nuit précédente; puis sommeil tranquille de deux heures suivi de loquacité, sans grande agitation. A six heures, ce matin, nouvelle apparition de délire furieux qui persiste encore au moment de notre arrivée, à huit heures. En voyant cette inégalité, ces soubresauts des accidents, nous tombons d'accord, M. Auzouy et moi, pour voir dans cette marche irrégulière, les caractères d'une fièvre pernicieuse, et, sous le nom de *potion calmante*, nous prescrivons la potion suivante que M. Guinier appelle la formule classique de Montpellier (1) :

Pr. Sulfate de quinine	2 gr.
Extrait alcoolique de quinquina.	6 —
Sous-carbonate de potasse. . . . , ...	2 —
Eau de fleurs d'oranger.	⟩ aa 30 gr.
Sirop de gomme	⟩
Eau distillée	120 gr.

M. — A prendre par cuillerées à bouche toutes les demi-heures.

Seulement, comme la famille accusait la quinine d'avoir produit le développement du délire, j'ai la précaution d'aller moi-même chez le pharmacien pour lui formuler la prescription précédente. — Nous donnons ainsi la potion à dose fractionnée pour être à même d'observer les effets produits et de suspendre l'emploi du médicament, si celui-ci vient à produire des phénomènes d'excitation cérébrale. Or, le délire furieux cesse dès l'administration des premières cuillerées et ne se reproduit pas de toute la journée; il est remplacé par un délire tranquille qui n'empêche pourtant pas le malade de se captiver assez pour répondre à certaines de nos questions. Il se produit en un mot, et presque subitement, un calme relatif des plus prononcés. Malgré notre insistance, le malade ne consent à prendre qu'un quart de tasse de bouillon léger que nous sommes obligés d'administrer nous-mêmes. Le soir, nous prescrivons une autre potion semblable. — A prendre par cuillerées à bouche d'heure en heure. — Seulement nous recommandons de ne donner que la moitié de la potion et de garder l'autre moitié pour demain matin.

15 décembre. — Hier au soir, délire tranquille ou plutôt simple

(1) *Essai de path. et clin. méd.*, p. 128. Paris, 1866.

loquacité. A minuit, délire furieux précédé de sueurs froides et suivi d'une chaleur fébrile très-accusée et d'une abondante transpiration; le délire n'a duré qu'une demi-heure. Ce matin, la chaleur fébrile persiste et le corps est baigné de sueur. Nous adressons plusieurs questions au malade qui nous répond fort à propos, à part quelques conceptions délirantes qui reviennent par intervalles, quand on cesse de captiver son attention. Seulement le malade éprouve de grandes difficultés pour avaler et se refuse à prendre toute boisson; il a comme une demi-paralysie du pharynx. Je parviens néanmoins à lui faire prendre presque toute la demi-potion qui reste depuis cette nuit; mais je dois contraindre le malade à l'avaler, en lui insinuant les cuillerées de liquide entre les lèvres et lui pinçant le nez pour le forcer à ouvrir la bouche.

A midi, nouvelle apparition de délire furieux qui ne dure qu'une demi-heure. A une heure, je prescris une autre potion semblable aux précédentes; mais on a toute la peine du monde à lui en faire prendre la moitié, et on ne parvient à lui faire avaler que quelques cuillerées de bouillon dans tout le courant de la journée. Aussi, la faiblesse va-t-elle croissant, quoique les phénomènes d'excitation cérébrale tendent manifestement à disparaître et que, par instants, la lucidité devienne parfaite.

Le lendemain 16 décembre, le malade, qui n'avait pas eu d'évacuation alvine à la suite du tartre stibié ni du calomel, a une garde-robe sanguinolente ce matin. — Dans l'après-midi, il y a une seconde garde-robe presque naturelle. Mais la déperdition des forces va toujours en augmentant, en raison du défaut complet d'alimentation.

Aujourd'hui 16, et les deux jours suivants, le délire ne se montre plus qu'à des intervalles réguliers, à minuit et à midi, et ne dure chaque fois qu'une demi-heure; j'entends parler seulement du vrai délire avec cris et trouble complet des facultés intellectuelles. Le reste du temps, il y a une demi-lucidité, c'est-à-dire que le malade répond avec à-propos aux questions qu'on lui adresse, pourvu qu'il soit captivé.

Le 16 au soir, j'avais tenté de lui donner en lavement la potion que j'avais prescrite et qu'il était impossible de lui faire prendre par la bouche; mais la moitié seulement est retenue.

Le lendemain 17, on administre un second lavement qui n'est pas retenu, et nous parvenons à peine à faire prendre quelques cuillerées de bouillon dans tout le courant de la journée.

Notre malheureux malade enfin succombe le 19 au soir, après être resté, le 17 et le 18, dans un état de demi-lucidité alternant avec le délire tranquille, et il n'a pas présenté une seule fois la plus légère surdité ni le moindre tremblement musculaire qu'on pût rapporter aux doses si fortes de quinine qu'il avait prises; je ne parle pas des bourdonnements d'oreille, ne pouvant pas me fier aux renseignements du malade qui a toujours dit pourtant ne pas en éprouver.

Si j'ai donné de si longs développements à cette observation, c'est qu'elle paraît extrêmement importante pour nous faire voir combien peuvent être grandes, en certains cas, les difficultés du diagnostic. Je reste convaincu en effet (et M. Auzouy, qu'on ne peut guère soupçonner d'esprit de système, partage cette conviction), que ce malade aurait pu être sauvé s'il avait été possible de discerner de bonne heure la cause réelle de ce délire si violent. Il serait bien singulier en effet d'attribuer ces désordres cérébraux au sulfate de quinine, alors que ces désordres ont subi un amendement considérable après des doses beaucoup plus fortes du même médicament, et il n'y a pas à invoquer ici, au moins quant aux doses, le fameux axiome homœopathique : *similia, similibus*. Je ne saurais donner ici de meilleure preuve des effets favorables produits par ces fortes doses, qu'en rappelant certains propos que nous tenaient les parents eux-mêmes du malade, eux qui avaient la quinine en horreur : « *Oh! qu'elle est merveilleuse cette potion calmante!* » ne cessaient-ils de me répéter, chaque fois qu'ils voyaient un calme si rapide se montrer après l'administration de quelques cuillerées. Et ils étaient les premiers à demander qu'on en renouvelât l'emploi, tant ils étaient frappés chaque fois de l'amélioration marquée qu'elle produisait. Cette observation nous montre encore une fois de plus combien on peut compter sur la complète innocuité de ce précieux médicament, j'entends parler bien entendu des doses employées graduellement dans les limites, même très-fortes, que j'ai dû atteindre dans ce cas.

Que si on m'objecte que ce malade, à supposer qu'il fût atteint d'une vraie fièvre pernicieuse, aurait dû guérir après avoir pris des quantités aussi grandes de sulfate de quinine, je répondrai qu'il a succombé à une véritable inanition plutôt qu'à l'affection pernicieuse proprement dite. D'un autre côté, il y a eu deux jours de perdus pour le traitement, au moment où il aurait fallu redoubler d'énergie pour obtenir une guérison définitive, et il n'est pas étonnant que les forces n'aient pas pu se relever avec les moyens débilitants qui ont été mis en usage, alors qu'il se serait agi plutôt de relever les forces et de poursuivre avec plus de hardiesse la voie thérapeutique si nettement tracée dès le début.

On voit par là avec quelle attention il faut scruter un phénomène pathologique, avant de trouver la véritable interprétation qui lui convient. Car, voilà un fait qui aurait certainement contribué à jeter une certaine défaveur sur le sulfate de quinine, si l'observation attentive des symptômes ultérieurs ne nous avait fait rentrer dans la voie que je n'aurais pas dû quitter. Et ici, j'exprime simplement un regret personnel; car, M. Auzouy qui n'avait pas suivi le malade depuis le début des accidents, ne pouvait songer à autre chose qu'à une méningite, tout en tenant compte, comme il l'a fait du reste, des renseignements que j'étais à même de lui fournir.

Il est des cas où une *fausse intermittence* des symptômes peut faire croire à l'existence de l'impaludisme, bien que cette dernière entité morbide fasse entièrement défaut.

Or, pour qu'on ne croie pas que je me laisse entraîner, malgré moi, à voir partout et quand même, des affections palustres, on me permettra de rapporter l'observation suivante :

OBS. XXX. — Le 29 avril 1862, mon excellent confrère, M. le Dr Tarras, me fait appeler en consultation, près d'un avocat, étranger à notre ville, âgé d'une cinquantaine d'années, robuste et bien constitué et qui avait été pris la veille, vers onze heures du matin, d'un mal de tète assez violent et de légers symptômes fébriles qui s'étaient dissipés en deux ou trois heures. Ces accidents, qui avaient succédé à une insolation prolongée, étaient d'ailleurs trop peu importants, pour qu'on songeât à appeler un médecin, et c'est tout à fait par hasard que M. Tarras les avait observés sur leur déclin, en allant visiter un de ses malades dans la même maison. Frappé de la vive coloration de la face qu'il observe chez cet avocat, qui était aussi son client, il l'examine en passant et constate une certaine accélération du pouls, ainsi qu'une température anormale de la peau, à tel point que notre confrère pense un instant à un commencement d'érysipèle de la face.

Toutefois, ces légers accidents ne tardent pas à se dissiper, et, la nuit suivante, il n'y a rien d'autre à signaler qu'un sommeil un peu plus agité que de coutume.

Le lendemain, 29 avril, jour de notre première consultation, les mêmes phénomènes se représentent à dix ou onze heures du matin ; seulement, ils sont beaucoup plus intenses que la veille. On fait sur-le-champ appeler M. Tarras qui, en voyant l'acuité particulière que revêtent les symptômes, ne tarde pas à pressentir une affection des plus graves et veut bien réclamer mon faible concours en cette circonstance.

Or, voici les troubles que nous observons, à deux heures de l'après-midi.

Ce qui nous frappe au premier abord, ce sont d'une part, une coloration vive de la face et un éclat particulier des yeux qui donnent à la physionomie une expression des plus singulières ; d'autre part, une remarquable volubilité de paroles qui surprenaient les parents eux-mêmes du malade, lesquels n'avaient jamais remarqué chez lui pareille excitation. Nous constatons en même temps une chaleur fébrile très-intense, répandue sur toute la surface cutanée et une notable accélération du pouls, 120 pulsations par minute.

Frappé de l'intermittence des symptômes que je viens de signaler, M. Tarras avait un instant songé à une fièvre intermittente. Mais en voyant leur intensité si rapidement croissante, il avait hésité à porter ce diagnostic ; aussi, connaissant les recherches que j'avais entreprises et que je poursuivais toujours sur ce genre d'affections, a-t-il bien voulu penser à prendre mon avis sur ce cas particulier. Or, en tenant compte des diverses circonstances du fait, je suis porté, malgré l'intermittence apparente des symptômes, à rejeter l'existence d'une fièvre intermittente *palustre* à laquelle d'ailleurs mon confrère commençait à ne plus croire lui-même, quelques instants avant notre première réunion.

Les raisons qui nous paraissent devoir faire exclure cette idée, sont : 1° l'absence de toute affection palustre antérieure chez notre malade ; 2° le séjour peu prolongé qu'il avait fait dans notre ville où il se trouvait à peine depuis quelques mois, où nous savions qu'on ne contracte pas vite les affections palustres et où d'ailleurs ces dernières ne régnaient pas en ce moment ; 3° l'intensité des phénomènes fébriles, qui s'accordait mal avec les circonstances précédentes et semblerait dénoter, dans cette hypothèse, une forme pernicieuse ; 4° *l'absence bien constatée d'hypertrophie de la rate et d'une sensibilité quelconque à la pression dans toute l'étendue de la région splénique ;* 5° l'exposition à un soleil ardent pendant plusieurs heures consécutives, la coloration vive de la face et l'éclat particulier des yeux, la loquacité remarquable du malade, jointe à l'apparition d'un appareil fébrile intense et la tendance à la continuité que semblait vouloir revêtir cette fièvre, sont autant de circonstances qui nous portent à soupçonner le début d'une méningite.

Toutefois, pour ne rien précipiter et pour mieux assurer notre diagnostic, nous convenons, M. Tarras et moi, de suspendre toute médication active jusqu'au soir, nous disant : 1° que, si nous avions affaire à une fièvre intermittente ou rémittente, nous aurions, à un moment donné de la journée, une disparition plus ou moins franche des accidents, ou tout au moins un léger degré de rémission d'ici à quelques heures ; 2° que, si nous avions affaire au contraire à une méningite ou à quelque autre phlegmasie, nous aurions tout au moins une persistance de l'appareil fébrile et sans doute une augmentation d'intensité à l'entrée de la nuit. Dans tous les cas, nous devions être plus éclairés vers le soir, et, dans l'une ou l'autre de ces prévisions, nous convenons de prescrire une dose moyenne de sulfate de quinine, 0,75 centigr. par exemple, ou de pratiquer une saignée du bras.

Or, en voyant que la fièvre n'avait pas cessé un seul instant dans la journée, que les phénomènes d'excitation vont croissant, au lieu de diminuer, M. Tarras pratique, vers cinq ou six heures du soir, et sans se concerter avec moi, une saignée du bras d'environ 400 gr. de sang. — Quoique cette émission sanguine ait paru opérer une certaine détente, la nuit suivante est agitée et se passe dans une

D. 17

insomnie complète, la fièvre persiste et le malade parle toujours, ayant déjà, par instants, quelques conceptions délirantes.

Le lendemain 30 avril, les mêmes symptômes persistant, les parents désirent nous adjoindre un troisième confrère auquel nous exposons de notre mieux les diverses circonstances précédentes. Mais ce dernier, ne tenant compte que de l'intermittence du début, rejette notre interprétation, pour admettre l'existence d'une fièvre intermittente pernicieuse.

Les rôles se trouvent donc intervertis, et me voici réduit à plaider contre l'emploi de la quinine, moi qui passais aux yeux de mon contradicteur, pour faire de ce remède un abus déplorable. Les arguments que j'avais invoqués maintes fois ne me sont pas épargnés (preuve qu'on leur reconnaît quelque valeur), et on m'objecte, entre autres choses, l'innocuité complète dont le sulfate de quinine m'avait toujours paru si merveilleusement doué. — Je réponds de mon côté, en énumérant les différents symptômes de la méningite que nous avions dans ce cas et auxquels venait de s'ajouter un véritable délire, quelques heures avant notre conférence, et j'ajoute que, s'il est permis de s'étayer de cette innocuité dans les cas obscurs, on ne doit pas l'invoquer dans un fait comme celui-ci, où nous avons un type d'affection phlegmasique et où le moindre retard dans l'emploi d'un traitement approprié peut entraîner des accidents irrémédiables. Toutefois, en voyant l'insistance de notre confrère, nous consentons, M. Tarras et moi, à laisser prescrire une dose de 0,60 centigr. en quatre pilules.

Mais les phénomènes fébriles persistent toute la journée et durant la nuit suivante, sans la moindre rémission ; la loquacité devient plus grande, les conceptions délirantes se rapprochent, sans revêtir encore le moindre caractère de violence. Ce n'est que dans l'après-midi du jeudi 1er mai, que le délire devient continu et que notre malade est pris d'une jactitation continuelle, qu'il veut à chaque instant sortir de son lit où on a de la peine à le maintenir. Je dois dire que, dès cet instant, notre confrère, auquel je me plais à rendre justice, reconnaît son erreur, au moins tacitement, et consent à donner avec nous du calomel à dose fractionnée — 0,10 centigr. en 10 paquets.—A prendre un paquet toutes les heures. — Le soir, l'excitation furieuse devenant de plus en plus forte, nous sommes obligés d'appliquer une camisole de force. C'est alors que se montre, mais pour vingt minutes ou demi-heure seulement, un délire que j'appellerai éloquent. Notre malheureux malade, qui avait d'ailleurs en santé une remarquable facilité d'élocution, se croit transformé en Dieu dans son délire, et prenant ceux qui le soignent pour ses créatures, il leur adresse tour à tour des menaces et des conseils, des paroles de reproche et d'encouragement, le tout dit avec une grande véhémence et dans un langage digne de nos grands orateurs de la

Chaire. Je regrette de n'avoir pas assez de mémoire pour pouvoir reproduire ici ce morceau d'éloquence, bien triste assurément, mais dont on ne pourrait donner l'idée qu'en le reproduisant textuellement.

Mais, à cette forme rare de délire, a succédé bien vite une forme plus ordinaire, le délire furieux, accompagné de cris et de menaces, etc. Depuis le 1er mai, au soir, jusqu'au 5 mai, au matin, notre malheureux malade n'a pas cessé un seul instant de vociférer, nuit en jour; nous avons peine à comprendre qu'il puisse résister à une pareille fatigue physique. Nous avons continué l'emploi du calomel (un paquet de 0,10 centigr. toutes les heures) jusqu'au dimanche matin 4 mai, sans qu'il se soit produit de la salivation ou qu'il y ait eu la plus petite garde-robe. Dans le but d'obtenir une évacuation alvine, nous remplaçons, dans la journée du 4, le calomel par le tartre stibié en lavage (0,05 centigr. par 1 litre de tisane de chiendent); mais nous ne parvenons à produire que des borborygmes intestinaux, sans garde-robe.

Le 5 mai, au matin, le délire s'apaise peu à peu et est remplacé par un sommeil, qui paraît assez calme et dure environ vingt-quatre heures.

Le 6. Nous parvenons à donner une limonade purgative dans le courant de la journée, et le soir, il se produit une véritable débâcle de matières intestinales liquides.

A partir de ce jour, notre malade est entré en convalescence et n'a pas tardé à recouvrer une santé parfaite, ainsi que l'intégrité complète des facultés intellectuelles.

Mais, pour revenir à notre sujet, je dirai que, dans un certain nombre de cas, les symptômes d'impaludisme se groupent de telle façon qu'ils puissent simuler, au moins pour quelque temps, une affection de toute autre nature, ce que j'ai appelé une affection *dissimilaire*. Ce sont là des cas bien difficiles et qui peuvent dérouter l'observateur le plus attentif, même dans un pays où les affections palustres sont endémiques. On doit s'éclairer, dans les faits de ce genre, sur la marche ultérieure des symptômes et chercher à prévoir ces derniers, dans toutes les hypothèses possibles. Il est rare qu'en procédant de la sorte, on n'arrive pas à découvrir tôt ou tard la vraie nature des accidents; mais qu'on n'oublie pas que ce diagnostic exige parfois une longue observation et ne peut être porté, dans quelques circonstances, qu'après un intervalle de temps assez considérable. Je dirai plus, c'est que certains faits ne s'expliquent qu'à l'occasion d'autres faits qu'un même observateur peut ne pas connaître. Il m'est arrivé, pour ma part, de ne savoir qu'au bout d'un ou deux ans, ce qu'avait eu tel ou tel de mes malades, après que j'avais pu observer un cas analogue, mais dont la nature palustre s'était dévoilée par des caractères plus nets et plus précis.

. On comprend facilement que je ne puisse pas exposer ici le diagnostic différentiel de ces diverses affections d'avec les affections
palustres proprement dites. Il faudrait, pour être complet, passer
en revue la pathologie presque tout entière, et cette tâche serait
trop longue et trop ardue, elle conduirait d'ailleurs à de trop
minces résultats pour qu'il me vienne à l'idée de l'entreprendre. Ici
encore, je m'attacherai à montrer le précepte par l'exemple et je
choisirai, parmi les faits de ma pratique, ceux qui m'ont le plus
particulièrement embarrassé.

Obs. XXXI. — Dans le courant de novembre 1865, j'ai donné des
soins à un homme d'une cinquantaine d'années, pour ce que je
croyais être une colique néphrétique. Seulement, les symptômes ne
me paraissaient pas des plus clairs, et il n'y a jamais eu dans les
urines de dépôt d'acide urique, ni expulsion de graviers. Les accidents que je me dispenserai de mentionner, pour ne pas allonger ce
travail outre mesure, disparurent néanmoins peu à peu, par le seul
emploi de préparations opiacées, *intùs et extrà*, et la santé finit par
se rétablir, après une convalescence de quinze ou vingt jours.

Neuf mois plus tard, vers le 10 août 1866, cet homme me fait
appeler pour des troubles débutant exactement comme ceux de
l'année dernière. Après avoir mangé peut-être plus sobrement que
d'habitude, car depuis quelques jours l'appétit avait notablement
diminué, il est pris tout à coup, une heure après le dîner, de vomissements bilieux et alimentaires accompagnés de douleurs assez vives
dans la région des reins. Je prescris, comme pour les premiers accidents, un liniment calmant *loco dolenti*, et une potion contenant
0.01 cent. de chlorhydrate de morphine.

Les vomissements ne se reproduisent plus, et la douleur rénale
s'amoindrit aussitôt, tellement que je suppose d'abord avoir eu
affaire à une simple indigestion, plutôt qu'à une colique néphrétique; mais, je le répète, les symptômes s'étaient présentés de la
même manière l'année précédente; puis, après s'être amendés un
jour ou deux, ils s'étaient reproduits de nouveau. Cette fois donc,
les vomissements cessent et la douleur des reins disparaît; mais
celle-ci est remplacée par une douleur très-vive à la région épigastrique, douleur augmentant à la pression et redoublant d'intensité à
des intervalles très-irréguliers. Mais, je suis frappé, les deux ou
trois jours suivants, du profond accablement qui s'empare de notre
malade, de son air de tristesse et de l'altération de ses traits. Un
changement si rapide inspirait aux parents et à moi-même une inquiétude sérieuse, et je m'étais borné, durant ces deux ou trois
jours, à l'emploi des mêmes préparations calmantes. C'est alors que
l'idée me vient d'examiner la rate, bien que je n'eusse jamais
constaté aucun indice de fièvre. Or, après avoir découvert dans cet
organe, une sensibilité assez vive à la pression, sans hypertrophie
appréciable, j'administre chaque matin pendant deux jours, 1 gr.
de sulfate de quinine en potion. Sous l'influence de cette médication, je vois presque aussitôt la douleur épigastrique se calmer et

j'observe une amélioration telle de l'état général, que je prescris l'emploi de la même médication, plusieurs jours de suite. Au bout de trois ou quatre doses de ce remède, le sommeil et l'appétit reviennent, la physionomie reprend son expression habituelle, la gaîté fait place à cette morne tristesse qu'on voyait empreinte sur les traits : en un mot, la santé met aussi peu de temps à revenir qu'elle en avait mis à disparaître, et, dès le cinquième jour, je puis interrompre l'usage du sulfate de quinine, pour ne plus donner celui-ci qu'à des intervalles de plus en plus éloignés. Dix jours après, notre malade est en pleine convalescence, peut sortir, pour la première fois, et depuis ce moment, il a repris des forces et de l'embonpoint comme il n'en avait pas eu depuis plus de deux ans. Il y a sept ou huit mois qu'il ne subit aucun traitement, et la santé générale ne s'est pas un instant démentie. Les troubles quiniques (simples bourdonnements d'oreille et légère surdité) ne se sont montrés chez cet homme qu'après neuf ou dix potions à 1 gr. chacune ; aussi, à partir de ce moment, ai-je donné le remède en pilules et à la dose de 0.75 cent. seulement, chacun des jours indiqués pour le traitement.

Obs. XXXII. — Le 6 novembre, au soir, 1865, on me fait appeler, près d'un homme, âgé de 52 ans, et qui venait d'être pris, vers quatre heures de l'après-midi, d'un frisson peu intense, mais d'une assez longue durée, puisqu'il s'était prolongé pendant près d'une demi-heure. Ce malade dont j'ai déjà dit quelques mots, page 74, était fixé dans notre ville depuis environ trois ans, et, s'était toujours très-bien porté jusqu'à ces derniers jours ; il était originaire de Marseille, où il avait passé ses quinze ou vingt premières années et avait habité six ans Perpignan. Le restant de sa vie avait été passé dans le Nord, loin de tout pays fiévreux ; il n'avait jamais eu d'ailleurs d'autres maladies que deux ou trois fièvres synoques, contractées précisément dans le Nord, du côté de Metz, et guéries par la simple expectation ou l'emploi de laxatifs doux.

Il y a cinq ou six jours qu'il éprouvait quelques malaises, mais trop peu importants pour qu'il crût devoir réclamer les soins d'un médecin ; ces malaises qui consistaient en de l'inappétence, quelques lourdeurs de tête et une sensation parfois assez pénible de brisement dans les membres, avaient succédé à une grave imprudence commise par le malade. Celui-ci, je l'ai déjà dit, s'était exposé durant une partie de la nuit, à un refroidissement prolongé, en causant avec quelques amis, sur le bord de la plage de Biarritz. Quoi qu'il en soit, il n'est pris que le 6 novembre au soir, du frisson initial que je viens de relater.

Au moment où je me rends près de lui, je constate déjà une chaleur fébrile très-marquée ; le pouls est à 108 et le malade accuse une très-grande prostration, ainsi qu'une douleur assez vive dans la région dorso-lombaire ; *il sent*, dit-il, *qu'il va faire une grave maladie.* J'examine avec grand soin les différents organes thoraciques et abdominaux, j'ausculte le cœur et les poumons et ne trouve nulle part l'explication de cette fièvre. La pensée qui me domine est que nous pourrions bien avoir affaire à une fièvre d'invasion de la variole ;

car nous avions eu, quelques semaines auparavant, des cas assez nombreux d'affections varioleuses; je me reporte à cette idée surtout, bien qu'il n'y ait pas eu de vomissements, en raison de l'acuité particulière que revêt cette douleur lombaire. Aussi, ma thérapeutique est-elle des plus simples; je me borne à prescrire de la tisane d'orge et de chiendent et je dis à la famille que je ne puis pas encore me prononcer sur la nature des accidents, qu'en tout cas, ceux-ci ne me paraissent avoir aucun caractère sérieux, que je ne puis songer qu'à la possibilité d'une variole qui s'annoncerait d'ailleurs sous d'heureux auspices, ou d'une fièvre éphémère consécutive au refroidissement contracté précédemment.

Les deux jours suivants, l'état est à peu de chose près le même; fièvre persistante, sans redoublements bien marqués, si ce n'est vers le soir, comme dans les phlegmasies; pouls oscillant entre 100 et 112, absence de toute affection organique appréciable, etc., etc. Il s'y joint seulement quelques phénomènes d'embarras gastrique, langue pâteuse, recouverte d'un enduit saburral blanchâtre et très-épais, inappétence complète, amertume du goût, etc. Seulement le malade accuse toujours une grande prostration des forces, se dit toujours gravement atteint; mais, je n'attache pas une grande importance à ses plaintes, les parents me disant eux-mêmes qu'il était très-disposé à s'écouter, pour peu qu'il fût souffrant. Le 8 novembre au soir, ne pouvant plus songer à une variole, en voyant diminuer un peu la chaleur fébrile, je juge que la fièvre touche à son déclin et ne m'occupe plus que de l'embarras gastrique dont je crois observer les principaux symptômes. Je prescris donc, pour demain matin, une bouteille d'eau de Sedlitz à 32 grammes de sulfate de magnésie.

Cette purgation amène l'expulsion de trois ou quatre garde-robes liquides et peu abondantes, mais assez fétides; toutefois, les phénomènes d'embarras gastrique persistent, l'enduit saburral augmente, au lieu de diminuer, le malade reste tout aussi accablé et nous répète sans cesse *qu'il est beaucoup plus malade que nous ne le pensons tous, et qu'on verra trop tard la vérité de ses paroles.* Je m'inquiète bien un peu de cette anxiété, peu habituelle dans un simple embarras gastrique; mais, sachant que cet homme est naturellement porté à s'affecter, je ne prends pas garde à ses sinistres pressentiments et j'attends toujours une guérison qui n'arrive pas. Ainsi se passent les journées des 9 et 10 novembre, sans amélioration ni aggravation des symptômes; pour ce qui me concerne, je me borne toujours à l'expectation, ne voyant aucune indication spéciale à remplir.

Le 12 novembre à sept heures du matin, on me fait demander pour un saignement de nez qui s'était montré environ deux heures auparavant. L'écoulement de sang était peu abondant; mais on craignait qu'en raison de sa continuité, il vînt à épuiser le malade qui se trouvait déjà bien faible. L'apparition de cette hémorrhagie nasale concorde si bien avec l'idée d'une fièvre synoque que je n'en conçois aucune alarme. Je rassure donc un des proches parents du malade, en attendant que je puisse me rendre chez lui; car j'avais des occupations urgentes pour une partie de la matinée. Il est environ neuf heures, quand je puis le voir, et l'hémorrhagie continue toujours, quoique à un faible degré. Après avoir reconnu le côté des narines par lequel se fait l'écoulement de sang, je comprime, pendant quelques minutes, l'aile du nez correspondante contre la branche montante du maxillaire supérieur et le sang s'arrête immédiatement ; je me rappelais avoir lu la mention de ce simple moyen dans Morgagni, qui faisait provenir un grand nombre de ces hémorrhagies nasales d'un riche réseau capillaire avoisinant l'aile du nez. Après avoir attendu un quart d'heure environ, je me retire satisfait, en voyant que l'épistaxis ne se reproduit plus. Je suis frappé cependant d'une altération particulière des traits et de la couleur blanc de cire de la face qui paraît en même temps un peu bouffie ; mais je m'explique ces effets, par l'état antérieur de faiblesse et par l'hémorrhagie récente qui avait duré quatre heures environ.

L'accablement est le même pendant toute la journée du 12, quoiqu'il n'y ait ni fièvre, ni reproduction de l'écoulement sanguin. Mais dans la nuit du 12 au 13, à une heure du matin, on me fait appeler, en me disant que notre malade était très-mal et venait d'uriner du sang pur. Je suis en effet épouvanté, en arrivant, de le trouver presque agonisant ; le *facies* commence à être hippocratique, le pouls à 130, petit et *intermittent*. On me montre le liquide qu'il vient de rendre en urinant, c'est du sang presque pur et j'en évalue la quantité à 150 ou 200 grammes.

Cette fois, je ne puis plus invoquer la fièvre synoque, et l'idée d'une fièvre pernicieuse hématurique me vient immédiatement à l'esprit. *J'examine la rate, ce que je n'avais pas encore songé à faire une seule fois, et je trouve à cet organe des dimensions normales ; mais une pression modérée provoque dans la région splénique une sensibilité des plus vives.* Il ne m'en faut pas davantage pour être sûr du diagnostic, et je prescris immédiatement une potion avec 1 gramme 50 de sulfate de quinine. — A prendre en deux fois une heure d'intervalle. En quittant le malade, je dis aux parents que, s'il n'est pas mort dans trois heures, il peut encore se sauver, malgré la gravité excessive du cas.

Je reviens le matin de bonne heure et suis émerveillé de trouver le malade si calme, en pensant à l'état grave dans lequel je l'avais laissé quelques heures auparavant. Non-seulement, il avait dormi deux heures, peu de temps après avoir pris la seconde moitié de la potion ; mais le pouls s'était relevé, le corps était baigné de sueur, et le malade causait volontiers, s'inquiétant beaucoup moins que les jours précédents. Toutefois, les urines restent encore sanglantes, pendant toute la journée, mais le sang tend à y prédominer de moins en moins.

En voyant les effets si miraculeux de cette première dose de quinine, j'en administre une seconde à 1 gr. vers l'entrée de la nuit. Or, il advient que notre malade dort d'un sommeil paisible une notable partie de la nuit, qu'il transpire de nouveau abondamment et que les urines cessent d'être sanglantes le lendemain matin, 14 novembre. On me présente les urines qu'il vient de rendre le matin et j'ai peine à en croire mes yeux, tant le changement a été rapide et complet. Il y avait à peine une trentaine d'heures que le traitement spécifique avait été institué, et déjà les urines sont tout à fait normales, en quantité et en qualité ; elles sont limpides, claires et légèrement citrines et ne contiennent pas une goutte de sang.

La journée du 14 se passe très-bien, et le malade peut prendre deux fois du bouillon ; il ne paraît plus découragé, semble renaître à la vie et parle de sa guérison prochaine, comme d'une chose assurée. Seulement il n'urine pas de toute la journée, et le soir, vers cinq heures, en allant le visiter, je trouve que la vessie notablement distendue fait un relief considérable à la région hypogastrique. En même temps, le malade accuse *une légère surdité* qui avait commencé à se faire sentir depuis deux ou trois heures de l'après-midi seulement. Je pratique le cathétérisme sans la moindre difficulté et je retire plus d'un litre d'urine parfaitement limpide et offrant tous les caractères physiques de l'état normal ; à la fin seulement, il en sort à peine une cuillerée avec une sorte de dépôt noirâtre manifestement formé par du sang épanché de la veille.

Ne sachant à quoi attribuer cette paralysie de la vessie, je me demande si les fortes doses de quinine que j'ai administrées ne l'ont pas produite, et, comme je constate d'ailleurs un état général des plus satisfaisants, je ne donne pas le soir une autre potion fébrifuge. Je prescris seulement, pour demain matin, une potion à 1 gr., tenant à diminuer la dose, dans le cas où la quinine aurait été cause de cette paralysie locale.

Le lendemain matin 15 novembre, j'apprends que le malade a passé une nuit fort tranquille, qu'il a goûté, durant presque toute la nuit, un sommeil réparateur et qu'il a pu uriner seul une fois, les urines étant seulement peu abondantes, mais normales. En arrivant près du malade, je le trouve assis sur son lit (il avait pris sa potion deux heures auparavant), causant très-volontiers, riant même de sa tristesse des jours passés, dont nous lui faisions la guerre, et disant qu'il sentait renaître l'appétit. Il ajoute qu'il veut aller prudemment et prendre seulement un bouillon dans le courant de la journée ; mais il fait sa carte pour le déjeuner du lendemain, disant qu'il voulait manger une petite truite, etc., etc. Je donne tous ces détails, pour montrer les progrès considérables que nous avions faits en quarante-huit heures. *Quant à la surdité, elle a non-seulement persisté, mais même augmenté d'une manière notable, et ce matin encore, avant de prendre la potion, notre malade était beaucoup plus sourd que la veille au soir.*

Doublement rassuré par la rapidité des progrès observés et par l'apparition de ces troubles de l'audition que j'attribue à la quinine, je ne songe pas à donner une nouvelle dose de sel fébrifuge. Bien au contraire, je suis tenté de croire à une véritable saturation quinique et d'attribuer à ce remède la paralysie de la vessie que j'avais notée la veille. Bien que je doive m'absenter, je ne fais donc pas d'autre prescription, et, comme la famille me demande avec anxiété ce qu'il faudrait faire s'il venait à survenir quelque nouvel accident, je réponds que je crois notre malade à l'abri de tout danger imminent, qu'au plus défavorable, il peut survenir un accès de fièvre intermittente, mais que cet accès me paraît devoir être sans gravité, en admettant qu'il vienne à se montrer ; quoi qu'il arrive, je recommande qu'on attende mon retour, avant de rien faire.

Notre malade continue à se maintenir dans un état satisfaisant, pendant la majeure partie de la journée. Ce n'est qu'à quatre heures de l'après-midi qu'il est pris de frissons véritables, quoique peu intenses et de courte durée (un quart d'heure environ), frissons qui sont suivis d'une chaleur vive de la peau et d'une demi-somnolence s'accompagnant d'un petit cri plaintif et continuel pendant les mouvements respiratoires. On me fait demander sur-le-champ ; mais j'étais encore en voyage et je ne rentre qu'à onze heures du soir. Vite, je me transporte chez mon malade que je trouve encore somnolent, le corps brûlant et commençant à se recouvrir de sueur ; le pouls est plein, dur, vibrant, bat 120 fois par minute, la respiration suspirieuse continue toujours. Néanmoins, je ne discerne encore aucun danger imminent dans cet état, et comme, en interrogeant le malade, je constate *une surdité beaucoup plus prononcée que le matin*, je crois pouvoir conclure de l'augmentation de ce trouble, que la quinine agit énergiquement et que, dès lors, l'accès actuel touche déjà à son déclin, et n'aura, selon toute vraisemblance, aucune gravité immédiate. Aussi dis-je qu'on attende la fin de l'accès, avant de faire prendre une nouvelle potion, ce qui me paraît devoir arriver dans trois ou quatre heures. Mais les parents, guidés sans doute par cet instinct qui nous porte à tout redouter, quand nous venons d'échapper à un grand danger, les parents insistent pour savoir ce qu'il y aurait à faire en cas d'aggravation. *Je ne vois rien*, leur dis-je (1), *qui me paraisse justifier vos appréhensions, et, en voyant les troubles si marqués que produit le médicament, troubles qui se révèlent presque toujours par des bourdonnements d'oreille ou de la surdité, je me trouve encore plus rassuré. J'estime donc qu'il convient d'attendre la fin de l'accès, avant d'administrer une autre dose du remède. Il n'y aurait qu'une chose à redouter, c'est qu'un second accès succédât immédiatement au premier et je ne vois rien qui l'annonce. Nous aurions donc bien du malheur que pareille chose nous arrivât, sans que nous ayons le temps de conjurer de nouveau le danger qui pourrait nous menacer. Vous avez pu voir d'ailleurs par vous-mêmes, la rapidité merveilleuse avec laquelle le remède a agi une première fois. — Mais*, me répond un des membres de la famille, *s'il survient cet accès dont vous parlez, que faudrait-il faire ? — Si vous vous apercevez*, lui dis-je, *que le pouls change de caractère, et vous le remarquerez sans aucun doute, puisque vous m'avez signalé de vous-même, dans la nuit du 12 au 13, la faiblesse, l'accélération et l'intermittence du pouls, si vous venez à découvrir quelques-uns de ces mêmes caractères, donnez immédiatement la moitié de la potion que je viens de prescrire, et appelez-moi sur-le-champ, à n'importe quelle heure de la nuit.*

Et je formule une potion avec 1 gramme 50 cent. de sulfate de quinine.

Or, *à trois heures du matin* (le 16 novembre) on vient m'appeler,

---

(1) Pour qu'on puisse mieux apprécier les motifs de ma détermination et tirer en même temps, de ce fait, tout l'enseignement qu'il comporte, on me permettra de rapporter ici à peu près textuellement l'entretien que j'ai échangé avec les parents du malade.

après avoir reconnu dans le pouls les changements que je viens de mentionner, et l'on avait déjà donné la moitié de la potion, comme *je l'avais recommandé.* J'arrive à la hâte chez notre malheureux malade que je trouve agonisant, poussant de longs soupirs, le corps baigné d'une sueur froide et abondante. Je donne immédiatement l'autre moitié de la potion, que j'ai la plus grande peine à faire avaler. Mais, tous mes efforts sont inutiles, le malade expire sous mes yeux, un quart d'heure après avoir pris cette seconde partie du remède.

Il faut avoir senti tout l'ébranlement causé par un pareil coup de foudre et avoir assisté à la consternation d'une famille que, quelques heures auparavant on s'efforçait, de rassurer, pour comprendre le véritable chagrin que m'a causé ce cruel événement. Il faut avoir observé, au moins une fois, ce revirement brusque et émouvant des affections palustres pernicieuses, pour comprendre la ténacité indomptable et la sage méfiance qu'inspire ce terrible ennemi au médecin qui en a été une fois victime. Et l'on doit se montrer indulgent pour celui qui, ayant été témoin de malheurs aussi inattendus, se méfierait sans raison de beaucoup d'autres affections du même genre, et serait même tenté de donner à son insu trop d'extension à la médication quinique, en la voyant si héroïque en tant de cas et jamais nuisible, entre les mains d'un homme prudent et à peu près instruit des choses de son art.

Ce fait qui comporte bien des enseignements dont je ferai ressortir ailleurs toute l'importance, nous fait donc voir également que l'impaludisme le plus grave peut parfois revêtir le masque de la fièvre syncope, cette affection bénigne par excellence. Requin (1) semble adopter cette interprétation pour expliquer la mort dans certains cas de fièvre syncope. Car, en se reportant à une observation extraite de sa thèse inaugurale (*Paris, 1829 no 21 — IIᵉ observation*) « et où il s'agit d'une fièvre qui, après avoir présenté les sym-
« ptômes les plus évidents d'une triple irritation de l'estomac, du
« poumon et de l'encéphale, ne lui montra à l'autopsie aucune alté-
« ration importante dans ces trois viscères,» voici ce qu'il ajoute :

« Faut-il donc, en pareil cas, s'obstiner à ne voir là, malgré le
« dénouement mortel, rien autre chose que la fièvre inflammatoire
« des auteurs, ou, comme nous aimons mieux le dire, la synoque
« hypersthénique ? Pourquoi ne pas soupçonner plutôt une fièvre
« typhoïde avec la circonstance exceptionnelle de l'absence de toute

(1) *Él. de path. méd.,* t. IV, p. 19. (Ouvrage continué par MM. Charcot, Axenfeld et Brierre de Boismont.) Paris, 1863.

« altération dans les follicules de Peyer, circonstance rare, mais
« dont la réalité est, à nos yeux du moins, un fait indubitable ?
« Pourquoi pas, peut-être encore, une pyrexie paludéenne de ca-
« ractère pernicieux, comme je serais aujourd'hui, toutes réflexions
« faites, fort enclin à le croire pour les cas que j'ai rapportés dans
« ma thèse inaugurale ? »

L'hémorrhagie nasale que je viens de mentionner peut constituer, à elle seule, le symptôme prédominant de l'infection palustre,
comme le prouve le fait suivant :

OBS. XXXIII. — Cette observation se rapporte à une femme
de 74 ans, que j'ai vue pour la première fois le 30 août dernier
(1866) et qui avait eu les jours précédents plusieurs hémorrhagies
nasales dont j'indique ici la durée et les heures d'apparition :

1re épistaxis, le 26 août, à 4 h. du soir, ayant duré 5 minutes.

1re épistaxis,	le 26 août,	à 4 h. du soir,	ayant duré	5 minutes.
2e —.	27 —	5 h. du mat.		1/4 d'heure.
3e —	29 —	1 h. du mat.		1/2 heure.
4e —	29 —	7 h. du soir,		1/4 d'heure.
5e —	29 —	9 h. —		3/4 d'heure.

Je signale, avec la plus grande précision, l'époque d'apparition et
la durée de ces diverses hémorrhagies, pour qu'on voie bien que
l'intermittence n'a pas pu me guider; car je n'ai su y découvrir, pour
ma part, rien de périodique. Il n'y a pas eu davantage le moindre
indice de fièvre, bien que la malade éprouvât du malaise, depuis
plus de trois semaines, qu'elle fût morose et eût perdu l'appétit,
qu'elle éprouvât presque tous les jours une sensibilité assez vive à
la *région épigastrique,* douleur qui se montrait et disparaissait avec
la plus grande irrégularité.

Le 30 *au matin,* en voyant cette femme pour la première fois,
je trouve les narines obstruées par un caillot faisant saillie à l'extérieur et je me garde bien d'y toucher. Mais je constate déjà un
affaiblissement notable, une teinte anémique des plus prononcées
et je suis frappé de la ressemblance de physionomie (*ressemblance
morbide,* si je puis ainsi dire) qu'offre cette femme avec le malade
de l'observation précédente, et j'étais bien sûr, pour ce dernier,
d'avoir eu affaire à une vraie épistaxis palustre. Indication bien
vague, si l'on veut, et qu'il me serait impossible d'exprimer en termes précis, mais qui a du moins suffi à attirer mon attention sur
la véritable nature de cette hémorrhagie.

Ne voulant pas toutefois baser un traitement quelconque sur un
simple jugement des yeux, je m'informe avec le plus grand soin
des plus petites circonstances qui ont précédé l'apparition de ces
hémorrhagies successives et j'acquiers ainsi la certitude qu'il n'y
avait dans le nez aucun corps étranger, ou plutôt aucune produc-

tion morbide qui pût donner lieu à l'écoulement de sang. Dans
cette hypothèse d'ailleurs, il n'y aurait pas eu ces alternatives dans
la production et la cessation spontanées de l'accident; il n'y aurait
pas eu cette invasion brusque, sans une cause mécanique, et celle-ci
avait fait ici complétement défaut. — D'un autre côté, notre malade avait eu autrefois des fièvres qui avait exigé l'emploi du quinquina en poudre, et quoique ces fièvres eussent existé à une époque
bien éloignée (une cinquantaine d'années), je n'en trouvais pas
moins dans cette affection antérieure, le premier degré de l'infection
palustre. En outre, notre malade a eu beaucoup plus tard, à son
époque critique (il y a dix-sept ans), une affection ou plutôt une
série d'affections dont on ne lui a pas dit le nom, et qu'elle attribue
à de violents chagrins. Les phénomènes qu'elle aurait éprouvés
consistaient dans une douleur épigastrique, plus ou moins vive, un
malaise général accompagné de mouvements fébriles irréguliers,
dans des tremblements des extrémités avec sensation de froid, une
grande tristesse, et des alternatives d'amélioration et d'aggravation pendant sept ou huit mois. Après ce long intervalle de temps,
notre malade est revenue à la santé sans avoir pris, il est vrai, aucune préparation de quinquina. Je n'en voyais pas moins dans ces
phénomènes (en les supposant vrais et je suis bien sûr au moins
d'écrire sous la dictée de la malade et de ses plus proches parents),
je n'en voyais pas moins là les caractères du second degré de cette
même intoxication, une série d'*accidents secondaires* guéris spontanément. Et enfin, aujourd'hui, je trouvais dans cette hémorrhagie
nasale le troisième degré que j'étais appelé à soigner.

   Quoi qu'il en soit, je poursuis l'observation de notre malade et je
dirai que, le 29 août au soir, l'hémorrhagie nasale, quoique très-
abondante, s'est encore arrêtée seule, après une durée de trois
quarts d'heure. Comme on ne trouvait pas de médecin, on est allé
chez un pharmacien qui a donné une solution faible de perchlorure
de fer. Mais le sang a cessé de couler avant l'arrivée des médicaments, de sorte que nous avons eu encore une disparition spontanée, comme les jours précédents.
   Le lendemain matin, 30 août, je vois notre malade pour la première fois, et, en me guidant sur les indices précédents, j'administre
0.75 centigrammes de sulfate de quinine en cinq pilules, et le soir
une potion contenant 0.50 centigrammes du même remède.
   La même dose est administrée les quatre jours suivants, et une
dose inférieure (1 gramme) est donnée, à jour passé, puis à des intervalles de plus en plus éloignés jusqu'à la fin du mois de septembre. Or, à partir du premier jour du traitement, il ne s'est
écoulé que quelques gouttes de sang le 31 août au soir, à la fin du
second jour de l'emploi de la quinine. D'un autre côté, la santé a

subi une amélioration des plus notables et toujours croissante ; car,
j'ai oublié de dire que cette femme qui habitait le pays basque était
souffrante depuis plus d'un mois, quand elle était venue à Pau,
le 10 août précédent, quinze jours avant l'apparition de la première
épistaxis. J'ai reçu plusieurs fois des nouvelles de cette pauvre
femme et j'ai appris encore ces jours derniers (fin novembre 1866)
qu'elle jouit d'une excellente santé et se porte beaucoup mieux
qu'avant cette dernière maladie.

Obs. XXXIV. — J'ai vu tout récemment un autre fait à peu
près semblable et dont on me permettra de donner une courte mention, en raison de certaines particularités intéressantes qu'il a offertes. Il s'agit d'une vieille dame de 84 ans qui est venue dans mon
cabinet, vers le 10 novembre dernier (1866), pour me demander des
nouvelles d'un de ses parents que je soignais au même moment et
précisément pour une affection palustre bien réelle, mais heureusement des plus bénignes. Comme pour le malade de l'observation XXIX, je crois reconnaître, à une teinte particulière de la face,
l'existence de la diathèse palustre et je m'imagine qu'elle vient me
consulter pour elle-même. Mais, comme à cet âge surtout, il peut
exister bien d'autres cachexies et notamment la cachexie cancéreuse, je me promets de la laisser parler, sans lui poser la moindre
question qui puisse la porter à répondre dans un sens déterminé.
Je suis donc tout étonné de voir qu'elle vienne m'entretenir de
l'état d'un autre malade et non du sien propre ; néanmoins, je me
garde bien de l'interroger sur sa santé. Or, voici ce qu'elle me dit
d'elle-même, lorsqu'elle a obtenu les renseignements qu'elle dési-
sait : « *Moi aussi, je viens d'avoir des fièvres à jour passé, qui
m'ont duré plusieurs semaines. Mais, comme je n'aime pas à me dro-
guer* (sic)*, je n'ai fait appeler aucun médecin, et quoique ces fièvres
m'aient beaucoup tourmentée, elles ont heureusement fini par disparaître toutes seules.* » Je lui pose alors quelques questions
dans le but de connaître ses antécédents et de mieux apprécier
son état, et, j'apprends que, chacune des deux années précédentes,
elle a eu ces mêmes fièvres à la même époque, fièvres dont on l'a
débarrassée par quelques doses de quinine. Elle habitait en ce moment une campagne dans un des départements voisins du nôtre. Je
m'assure en même temps, par un interrogatoire minutieux, qu'il
n'existe aucun symptôme de cancer utérin ou de toute autre production de même nature à laquelle on puisse rapporter la teinte cachectique particulière dont je viens de parler. Prévoyant les difficultés que j'aurais à faire accepter à cette dame un traitement
quelconque, en songeant d'ailleurs à certaines préventions dont la
quinine me paraissait devoir être l'objet dans sa propre famille, je
me garde bien de lui faire des offres de service qu'elle ne me demande pas. J'avais d'ailleurs en ce moment, de très-fortes raisons
pour me tenir dans la plus grande réserve sur l'emploi de ce remède ; car je venais de perdre dans le voisinage deux malades qui
avaient pris de ce *soi-disant poison*, et c'en était assez pour le discréditer aux yeux de bien des gens. Aussi n'ai-je pas cru charger ma
conscience, en m'abstenant de donner un conseil, alors qu'on n'en

réclamait aucun et que je ne voyais pas d'ailleurs dans cet état la moindre gravité, si ce n'est celle résultant de l'âge si avancé de la malade. C'était bien assez pour moi de braver les préjugés quand il y aurait urgence à le faire, au risque même de ma réputation, sans aller au-devant des critiques, par un de ces excès de bonnes intentions dont on pourrait bien d'ailleurs ne pas vouloir profiter.

Pour toutes ces raisons, je laisse partir notre malade, sans lui faire la moindre prescription, me bornant à lui dire simplement de se ménager et de ne pas s'exposer à des causes de refroidissements qui pourraient lui faire revenir la fièvre, etc., etc.

Or, le 25 décembre dernier, six semaines environ après l'entretien dont je viens de parler, on me fait appeler aux environs de Pau, pour cette même dame qui venait d'avoir un *saignement de nez considérable*. J'avoue que cette fois, je crois savoir, en partant, la prescription que je vais faire, et je me promets cependant d'agir avec la plus extrême prudence. J'arrive donc près de notre malade qui venait de perdre environ 200 grammes de sang, et j'apprends qu'une première épistaxis avait eu lieu le 21 décembre et une seconde le 23. C'était donc la troisième hémorrhagie nasale que venait d'avoir cette dame, et les trois saignements de nez, à peu près égaux en quantité, s'étaient montrés à la même heure, vers deux ou trois heures du matin et avec le type tierce le plus parfait. J'apprends en même temps que chaque saignement de nez avait été précédé de ce que la malade appelait une *crise nerveuse*, et cette crise nerveuse, d'une durée de deux à trois heures, avait consisté en un refroidissement des pieds, en un tremblement de tout le corps, en de l'insomnie et des douleurs névralgiques vives siégeant principalement dans la région sous-occipitale; les trois fois, l'hémorrhagie s'était arrêtée spontanément. Ce n'est qu'en voyant ses forces décliner rapidement, à la suite de ces émissions sanguines, qu'elle s'était décidée à me faire appeler, redoutant toujours au même degré la médecine et les médecins.

Après des renseignements aussi précis et aussi clairs, je prescris une potion avec 0,80 centigrammes de sulfate de quinine, pour chacun des trois premiers jours. Or, le 28 au matin, je me rends de nouveau près de la malade et j'apprends que l'appétit est meilleur, que le saignement de nez, qui aurait dû se montrer dans la nuit du 26 au 27, n'est pas revenu; il y a eu seulement, cette même nuit, à une heure, un léger refroidissement des pieds, joint à l'apparition d'une névralgie faciale et occipitale, ainsi qu'à un peu de tremblement du corps, le tout n'ayant duré qu'une demi-heure, au lieu de deux ou trois heures qu'avaient persisté les phénomènes, aux trois accès précédents. Quoique la malade éprouve des bourdonnements d'oreille assez marqués, je lui recommande de prendre encore la même potion, le matin du 28 décembre; car elle avait accusé les mêmes bourdonnements, et à un degré aussi prononcé, bien avant d'avoir pris la quinine. Mais son horreur des drogues lui revient avec la santé, et, bien qu'elle reconnaisse elle-même l'amélioration considérable qui s'est produite dans son état, elle redoute ce remède dont elle juge de la violence, par la forte amertume qu'il lui laisse. Fatigué à mon tour d'argumenter avec la plupart de mes malades, je me garde bien d'insister, puisque j'ai obtenu cette fois de voir cesser cette hémorrhagie qui seule tourmentait notre malade. Je lui dis que moi aussi, je suis grand partisan des guérisons naturelles, et que, du moment où elle se déclare satisfaite et où elle se trouve mieux, je ne vois pas la moindre urgence à la tourmenter. Je consens donc, de la meilleure grâce du monde, à interrompre tout traitement, confiant à la nature le soin d'achever la guérison, « et, « *s'il survient de nouveaux troubles,* dis-je à la malade, *vous ne pourrez* « *pas cette fois en accuser le remède; vous verrez donc par vous-même* « *s'il convient ou non d'y revenir.* »

Or, contrairement à mes prévisions, non-seulement l'hémorrhagie nasale ne s'est pas reproduite, mais encore, la santé générale s'est complétement rétablie. Je n'ai pas revu cette dame, depuis l'époque où je l'ai soignée; mais j'ai reçu, à diverses reprises, les nouvelles les plus rassurantes sur sa santé (les dernières nouvelles que j'ai eues remontent au 4 février 1867).

Obs. XXXV. — En mars ou avril 1864, je suis appelé près d'une femme d'environ 36 ans, ayant eu deux enfants et souffrant depuis sept ou huit mois d'une affection utérine qu'avant moi déjà on avait déclaré être un cancer de l'utérus. En arrivant près de notre malade, je crois lire sur ses traits le diagnostic qui avait été porté; car je suis frappé d'une teinte jaune-paille qu'il serait bien difficile de distinguer, *de visu*, de celle que produit la diathèse cancéreuse. Or, un interrogatoire minutieux et l'examen direct ne font que me confirmer dans cette première idée, et, quoique je ne croie pas devoir reproduire ici toutes les particularités que j'ai pu connaître par ces divers moyens, je rappellerai néanmoins les renseignements fournis par le toucher vaginal.

Le col me paraît dur et très-volumineux, mais sans bosselures ni ulcérations; il est douloureux au toucher, et le corps de la matrice me paraît être notablement augmenté de volume, ce que j'apprécie très-bien, en combinant le toucher vaginal au palper hypogastrique. En même temps, notre malade éprouve des douleurs vives dans l'hypogastre, les régions inguinales et sacrée; elle a aussi des pertes blanches assez abondantes, mais non encore fétides, comme dans le cancer ulcéré.

Après la constatation de ces divers symptômes, je crois donc avoir affaire à un carcinome ayant débuté par la muqueuse utérine, forme rare, il est vrai, mais dont on voit quelques exemples. J'en avais vu, pour ma part, un cas remarquable deux ans auparavant, et il s'agissait cette fois d'une malade qui avait été vue, lors de son pas-

sage à Paris, par M. Nélaton, lequel avait confirmé le diagnostic.
Et, comme triste preuve de la réalité de ce diagnostic, j'ajouterai
que cette malade est morte quelques mois plus tard, après avoir en-
duré des souffrances atroces pendant plus de dix-huit mois. Revenant donc à la femme qui est le sujet de cette observation, je dirai
que le mal dont elle était atteinte me semblait devoir se rattacher à
l'existence d'un cancer utérin.

Je suis frappé néanmoins, pendant que je l'interroge, de constater
certains symptômes insolites, tels que frissons alternant sans type
bien marqué, avec une sensation de chaleur plus ou moinz vive,
céphalalgie, insomnies et rêvasseriesp énibles, symptômes que nous
avons vu appartenir souvent à l'impaludisme et qui ne se montrent
guère dans la diathèse cancéreuse. J'apprends en même temps que
notre malade a eu, il y a une douzaine d'années, des fièvres intermittentes qu'on avait dû lui couper.

Comme je n'avais pas encore, à cette époque, les mêmes idées
qu'aujourd'hui sur la nature des désordres produits par l'intoxication palustre, je pratique l'examen de la rate, pour mieux assurer
le diagnostic et dans le seul but de savoir s'il faut admettre ou non
une affection de cette nature, à titre de complication. Or, la rate,
sans être hypertrophiée, est le siége d'une *sensibilité des plus vives*,
se manifestant à la pression. Dès lors, je n'ai plus de doute sur
l'existence de cette complication, et je me dispose à combattre celle-
ci, comme je l'avais déjà fait dans un autre cas (voir obs. XLI).

Je prescris donc 1 gramme 50 cent. de sulfate de quinine en dix
pilules. — A prendre *cinq pilules* par jour.

En constatant, deux jours après, une amélioration des plus marquées, je prescris le même traitement trois autres jours de suite, à
la même dose que précédemment, ayant toujours en vue d'enrayer
l'affection paludéenne concomitante, sans prétendre guérir assurément l'affection cancéreuse. Or, en voyant, après si peu de temps,
un amendement rapide se produire, en voyant le sommeil et l'appétit revenir, ainsi que la gaîté, en constatant une diminution considérable des douleurs vives qu'accusait encore la malade, quelques jours
auparavant, je veux m'assurer de l'état de l'utérus et je suis vraiment émerveillé des changements inespérés qui se sont opérés dans
cet organe. Au lieu d'être dure, immobile et comme enclavée dans
l'excavation pelvienne, la matrice a repris de la mobilité, elle n'est
presque plus douloureuse à la pression, et le tissu en est infiniment
moins résistant. Quant au col, il a diminué de volume de plus d'un
tiers, conserve sa régularité normale et me paraît être le siége
évident d'un mouvement de retrait des plus rapides. Enhardi par ce
commencement de succès, je continue l'emploi de la quinine, en
ayant soin seulement d'éloigner de plus en plus les jours d'administration du remède, tout en maintenant chaque fois la même dose.
Or, après une douzaine de jours, cette pauvre femme était sur pied
et commençait à vaquer aux occupations de son ménage, elle qui s'attendait à ne jamais plus recouvrer la santé et qui croyait n'avoir plus
que quelques jours à vivre. Mais, ce dont j'ai été véritablement

étourdi, c'est de voir mon prétendu cancer se dissiper comme par enchantement, c'est de voir l'utérus revenir peu à peu à son état normal, le col reprendre sa consistance et ses dimensions habituelles, d'observer en un mot une guérison des plus complètes. Cherchant à me défier sans cesse de mes propres illusions, j'ai maintes fois constaté l'état de l'utérus, et j'ai toujours vu non-seulement la guérison se maintenir, mais même les règles reparaître, alors qu'elles ne s'étaient plus montrées depuis le début de l'affection utérine. Cette femme, que je rencontre de temps en temps, se porte aujourd'hui à merveille, et je n'ai plus été appelé à lui donner des soins depuis que je l'ai guérie si miraculeusement et, sans m'en douter, d'une affection très-grave assurément, mais enfin, d'une affection palustre et non pas cancéreuse; car je n'ai pas la prétention de guérir les cancers de la matrice, ni les autres par quelques doses de quinine.

On m'objectera sans doute après coup qu'il ne devait pas y avoir, dans ce cas, les symptômes locaux propres au carcinome utérin, et que j'ai peut-être commis une erreur des plus grossières et facile à éviter pour un observateur plus expérimenté. L'erreur est trop manifeste en effet pour que je veuille la nier, ce que la suite de l'observation m'a heureusement prouvé. Mais, je suis tellement assuré d'avoir constaté tous les caractères classiques d'un cancer utérin (quoiqu'il s'agit ici d'une forme assez rare) que je ferais encore le même diagnostic aujourd'hui, si de pareils symptômes s'offraient à mon observation. Or, tout en tenant grand compte de mon insuffisance trop réelle, et je le dis sans la moindre affectation, tout en sachant combien je puis être exposé à l'erreur, en cela comme en bien d'autres choses, j'ose dire que j'ai vu assez de cancers utérins pour me croire au moins à l'abri d'une de ces erreurs grossières qu'il faudrait m'imputer dans ce cas, pour détruire la valeur de mon observation. Outre les nombreux cas que j'ai vus de cette cruelle affection, tant dans les divers services des hôpitaux de Paris que dans ma pratique particulière, j'en ai observé de toutes les nuances, sous la direction de mon excellent maître, M. Moissenet, dans le service des Incurables de la Salpêtrière, service peuplé de pauvres femmes cancéreuses.

Est-il donc étonnant qu'après avoir vu un pareil fait, je sois un peu enclin à étendre, plus qu'il ne conviendrait peut-être, les applications de la quinine? Quelque rigueur ou quelque sévérité qu'on s'efforce d'avoir dans ses appréciations cliniques, n'est-il pas permis de se montrer un peu enthousiaste, en voyant des effets aussi prompts et aussi miraculeux? Est-ce donc faire preuve d'aberration thérapeutique, est-ce commettre une action si noire que de se montrer sciem-

ment prodigue d'un remède qui sert à éclairer tant de fois un diagnostic obscur, d'un de ces remèdes que les médecins de tous les
temps proclament héroïque et auquel, pour ma part, je n'ai jamais
vu commettre un méfait de quelque durée ou de quelque importance?

L'impaludisme emprunte parfois à la fièvre typhoïde quelques-uns
des principaux symptômes qui distinguent cette dernière affection.
Cette circonstance donne lieu, comme je le montrerai plus tard, à
de fréquentes erreurs de diagnostic qu'un peu d'attention permettrait d'éviter cependant, dans la plupart des cas. Mais, je rapporterai auparavant quelques-uns des cas que j'ai observés.

Obs. XXXVI. — Un des derniers jours du mois d'octobre 1861,
je suis appelé, à une douzaine de kilomètres de Pau, près d'un jeune
paysan de 18 ans qui était en proie à une fièvre assez vive depuis
trois ou quatre jours à peine. Cette fièvre, très-modérée au début,
n'a pas tardé à augmenter et a subi, durant ces quatre jours, des
exacerbations assez marquées, mais tout à fait irrégulières, et elle
persiste encore au moment de mon arrivée. Ce qui me frappe au
premier abord, c'est un air particulier d'hébétude et d'indifférence
qui ôte toute expression à la physionomie de notre malade; pour
tout dire en deux mots, il s'agit, dans ce cas, d'un véritable type de
stupeur typhoïde.

L'idée d'une fièvre typhoïde s'offrant immédiatement à mon esprit, j'en recherche les signes avec le plus grand soin et constate
les symptômes suivants : céphalagie frontale assez vive, léger ballonnement du ventre, mais sans douleur ni gargouillement dans
la fosse iliaque droite, constipation opiniâtre, au lieu de diarrhée,
pouls à 112. Il y a donc quelques signes de cette affection; mais il
en manque bien d'autres assez importants, et il me vient quelques
doutes sur l'existence d'une fièvre typhoïde, dont cette stupeur si
prononcée m'avait donné l'idée. C'est alors que je songe à explorer
la rate; mais je ne constate dans cet organe aucune augmentation
de volume appréciable, tandis que la pression y réveille *une sensibilité
très-manifeste.*

La constatation de ce dernier symptôme me fait penser bien plutôt à une fièvre rémittente ou pseudo-continue à forme typhoïde.
En tout cas, concevant de nouveaux doutes sur la justesse de mon
premier diagnostic, ou, pour mieux dire, de mes premières impressions, je me propose de lever toute incertitude, en administrant
quelques doses de sulfate de quinine que je savais d'ailleurs être
inoffensif dans la vraie fièvre typhoïde. Je prescris donc 1 *gr.* 50 *de
ce sel en* 10 *pilules. A prendre* 5 *pilules par jour.*

Or, j'apprends, au bout de ces deux jours de traitement, qu'un
changement complet s'est opéré dans l'état de notre malade, que la
stupeur a presque entièrement disparu, qu'il y a eu, le second jour,
une garde-robe abondante, formée de matières solides et suivie d'un
grand soulagement, que l'appétit commence à se réveiller, qu'en un
mot il s'est produit déjà une amélioration des plus marquées. Je

conseille donc de continuer le même traitement pendant deux autres jours consécutifs, puis de deux en deux, de trois en trois jours, etc., et je délivre une ordonnance de 3 gr. de sel quinine pour 20 pilules.

Sous l'influence de ce traitement, ce jeune homme n'a pas tardé à revenir à la santé et a repris, en quelques jours, les forces qu'il avait tout à fait perdues. N'ayant pas été appelé de nouveau près de ce malade, je n'ai pas prescrit d'autre sulfate de quinine ; mais, j'ai su indirectement que ce jeune homme s'est très-bien porté depuis cette époque.

Obs. XXXVII. — Une autre fois (c'était le 12 janvier 1866), j'ai été appelé dans un village de notre département, à quelques lieues de Pau, près d'une jeune femme de 26 ans, dont l'histoire a les plus grandes analogies avec la précédente. Il y a dix jours qu'elle a été prise d'une fièvre qui ne l'a pas quittée, mais qui a offert, par intervalles irréguliers, des exacerbations très-manifestes. Je constate un très-léger degré de stupeur et une certaine altération des traits, mais non cette indifférence et cette hébétude que j'avais notées chez le précédent malade. Je ne trouve ni ballonnement abdominal, ni gargouillement ou douleur dans la fosse iliaque droite. Je ne découvre pas la plus petite tache rosée lenticulaire, soit à la base du thorax, soit sur les parois abdominales; il y a eu, depuis le commencement de la maladie, une constipation opiniâtre qui a exigé l'emploi de deux purgatifs salins. Le pouls est à 120, la peau légèrement sudorale, le sommeil est léger, interrompu par des rêves pénibles ; il y a eu, presque tous les matins, un calme relatif assez prononcé, un abaissement de la température et une diminution dans l'accélération du pouls. Je découvre enfin, par une pression très-modérée, *une douleur splénique des plus manifestes.*

Le médecin qui la traite, homme très-habile et très-instruit, a donné chaque jour 0,50 cent. de sulfate de quinine, dans le but de calmer les redoublements fébriles qu'il avait très-bien observés. Comme il est parfaitement au courant des notions admises par tous les pathologistes sur les différentes espèces de fièvres, palustres ou autres, il me signale de lui-même les incertitudes qui l'ont arrêté dans ce cas. Ne voyant pas, chez cette jeune femme, l'ensemble des signes classiques qu'on a rapportés à la fièvre typhoïde, il incline pourtant à admettre l'existence de cette dernière pyrexie, à défaut de toute autre explication plausible. S'il a donné du sulfate de quinine, c'est en raison de l'intermittence mal dessinée qu'il a cru découvrir dans les exacerbations fébriles ; il a d'ailleurs été conduit à persister dans cette voie, en sachant les essais dont ce médicament avait été l'objet, de la part d'un grand nombre de médecins, dans les formes les plus variées de la fièvre typhoïde.

Interprétant à mon tour les phénomènes observés, j'expose à mon confrère les raisons qui me portent à admettre l'existence d'une fièvre rémittente palustre plutôt que d'une fièvre typhoïde proprement dite. Comme je me propose de développer cette question un peu plus loin, je me dispenserai de donner ici ces raisons, et j'ai le bonheur de convaincre mon confrère qui veut bien adopter avec moi les bases d'un traitement plus énergique.

Nous prescrivons donc une potion avec 1 gr. 20 c. de sulfate de quinine, à prendre en deux fois dans la journée, et nous convenons de poursuivre le même traitement plusieurs jours de suite, en tenant compte, bien entendu, des effets obtenus.

Or, voici ce que m'écrit mon confrère, à la date du 15 janvier, trois jours après notre visite commune : « Je m'empresse de vous « annoncer qu'à la suite des deux premières potions quininées, le « pouls de notre malade est tombé à 70, et qu'un sommeil tranquille « a eu lieu après l'administration de cette médication. Cependant, « trois heures après l'ingestion du médicament, il y a eu deux ou « trois vomissements composés de matières glaireuses, et qui ont « causé un peu de fatigue. » Et mon confrère me demande, en terminant, si je suis d'avis de continuer l'emploi des mêmes doses et pendant combien de temps.

Je lui réponds qu'en tenant compte de l'amélioration déjà produite et aussi des phénomènes d'intolérance qui se sont montrés, je crois qu'on peut légèrement diminuer la dose et ne la porter qu'à 1 gr. par potion. Quant à cette dernière dose, je conseille de l'administrer chaque jour, jusqu'à ce que la malade commence à s'alimenter, ou qu'il y ait de nouveaux troubles manifestement produits par le sulfate de quinine. J'engage donc mon confrère à n'éloigner les jours d'administration du remède, qu'après le retour de l'appétit.

Je ne saurais dire au juste les quantités de médicament qui ont été administrées; mais, je suis sûr que mon confrère a suivi les indications précédentes et qu'il a dû en être satisfait. Car, en m'apprenant, à la date du 4 février suivant, l'entrée en convalescence, sinon la guérison complète de notre malade, il me fait part d'un succès tout à fait inespéré qu'il vient d'obtenir, par la même médication, dans un cas à peu près semblable, beaucoup plus grave encore que celui que je viens de rapporter. Et il termine sa lettre par ces mots : « *Cette guérison m'a très-fort surpris; elle m'encourage à continuer l'essai de la quinine à hautes doses.* »

Mais, ce qui donne à l'observation précédente une importance bien plus grande, c'est la triste comparaison qu'on peut établir entre la relation médicale recueillie chez cette jeune femme et celle observée sur son mari. Celui-ci, en effet, à peine un peu plus âgé, s'était alité le même jour que sa femme; les deux étaient tombés malades en quelques jours, après s'être exposés à une forte averse, durant un assez long trajet qu'ils avaient fait ensemble. N'ayant pas vu ce jeune homme, je ne saurais en parler sciemment; mais, ce que je puis dire, c'est que le même confrère, praticien fort expérimenté, comme je l'ai déjà dit, avait constaté, chez les deux malades, à peu près les mêmes symptômes; qu'il avait noté, chez les deux, les mêmes exacerbations fébriles et qu'il avait conseillé, chez les deux, la même médication, c'est-à-dire l'emploi de la quinine. Mais, par suite de circonstances qu'il est inutile de rappeler, la femme seule se soumet à l'usage de ce remède, et le mari *n'en prend pas un atome*. Or, ce pauvre jeune homme avait déjà succombé le 9 janvier, trois jours avant mon arrivée, et huit ou dix jours après le début de son mal. Il est donc bien permis de croire que cette jeune femme a dû son salut à la dose quotidienne de quinine (0,50 centigr.), qui lui a été administrée ; aussi, ai-je cru devoir, en raison de cette trop instructive comparaison, insister plus particulièrement sur l'emploi réitéré de doses plus énergiques. Or, on a vu comment cette *malheureuse* jeune femme est revenue promptement à la santé. Je dis *malheureuse ;* car, il est bien triste en effet, après avoir échappé soi-même à un grave danger, d'apprendre qu'on se trouve frappé plus cruellement encore dans ses affections les plus chères ! Il a fallu des prodiges d'adresse de la part des membres de la famille pour cacher cet affreux malheur à notre malade, qui ne l'a appris que le 3 février, au milieu d'une scène des plus déchirantes.

Je ne crois pas entièrement inutile d'ajouter que, ce même jour, 12 janvier 1865, en allant voir cette malade, j'ai été encore consulté par sa mère qui habitait la même maison et se trouvait atteinte, au même moment, d'une fièvre tierce sans gravité, laquelle fièvre a cédé à de faibles doses de quinine.

Un peu plus loin, on me fait voir, le même jour, deux autres malades, également atteints de fièvres intermittentes, dont je ne me rappelle plus le type, mais de fièvres palustres parfaitement caractérisées. Sur quatre malades que j'ai donc visités ce jour-là, les quatre avaient des affections palustres. Et j'ajouterai qu'à la même époque, j'observais à Pau cette petite épidémie dont j'ai déjà parlé, ce qui prouve bien que la cause qui engendre ces affections palustres n'est pas une cause aussi restreinte qu'on serait tenté de le croire, si on tenait compte uniquement des malades observés dans une localité déterminée.

OBS. XXXVIII. — Le 7 septembre dernier (1866), je suis appelé près d'une petite fille de 14 ans, forte et bien constituée et ayant toujours joui d'une excellente santé jusqu'à ces derniers jours ; la menstruation s'est établie et maintenue avec régularité depuis deux ans.

Dans le courant du mois d'août dernier, elle a fait plusieurs excursions dans les Pyrénées où elle s'est beaucoup fatiguée. Avant de rentrer à Pau dans les premiers jours de septembre, elle avait déjà éprouvé, depuis plusieurs jours, quelques malaises fugitifs et sans caractères bien déterminés. Ce n'est que le 4 septembre, qu'elle est prise d'un saignement de nez peu abondant et d'une diarrhée peu intense.

Du 4 au 7 septembre, l'épistaxis s'est reproduite, à diverses reprises, et sans la moindre régularité; mais la santé générale ne paraît pas se ressentir de ces déperditions sanguines, pourtant assez considérables; chacune de ces hémorrhagies nasales s'est terminée spontanément, au bout de quelques minutes.

Ce n'est que le 7 *septembre*, que les parents me font appeler pour la première fois, en raison du retour de la diarrhée, qui ne s'était montrée que le 4 septembre, trois jours auparavant. L'examen attentif de notre petite malade ne me permet de constater aucun symptôme grave; je trouve seulement une légère sensibilité à la pression dans la fosse iliaque droite et un peu de gargouillement en ce point, le pouls à peine un peu accéléré (92 pulsations) et la chaleur cutanée un peu plus élevée qu'à l'état normal. Il n'y a d'ailleurs ni céphalalgie, ni stupeur. Trois selles liquides et peu abondantes ont eu lieu dans la matinée. C'est alors qu'on songe à réclamer les secours médicaux, bien qu'il n'y ait encore aucun accident grave ou menaçant. Trouvant dans cet état quelques symptômes propres à la fièvre typhoïde, mais n'y voyant pas pourtant un ensemble de caractères suffisants, pour me permettre de formuler un diagnostic, je suspends mon jugement et déclare à la famille que je ne puis pas encore être fixé sur la nature de cette affection. Je prescris pour toute médication, de l'eau de riz pour boisson, des cataplasmes émollients sur l'abdomen, le repos au lit et un régime diététique sévère.

Le 8 *septembre*, je constate une amélioration notable; la température de la peau est normale, il n'y a plus de diarrhée ni de gargouillement à la fosse iliaque droite. La petite fille est gaie et parle volontiers, c'est au point que je crois à une simple fièvre éphémère ou à un léger degré d'entérite à peu près terminée. J'explore l'abdomen dans tous les sens et n'y découvre, en aucun point, la moindre sensibilité à la pression, l'abdomen est souple et dépressible.

Le lendemain matin 9 septembre, l'état a de nouveau changé, et je trouve la peau chaude et le pouls à 120; ce sont là d'ailleurs les deux seuls symptômes saillants que je constate; la diarrhée n'a pas reparu et il n'y a pas de sensibilité appréciable à la pression, dans la fosse iliaque droite. Commençant déjà à soupçonner une affection palustre, en raison du mieux de la veille, j'explore la rate, avec le plus grand soin, tant par la percussion que par la palpation et je ne parviens pas à y découvrir la moindre hypertrophie ou la plus petite douleur. — Sachant cependant que je ne pouvais pas nuire dans l'hypothèse d'une fièvre typhoïde commençante, je prescris 0,80 centigr. de sulfate de quinine en huit pilules, me proposant de donner quatre pilules aujourd'hui et quatre demain. J'espérais de la sorte éclairer le diagnostic par le traitement et je comptais bien qu'à cet âge, cette faible dose suffirait largement à produire des effets marqués. — En conséquence, notre jeune malade prend 2 pilules à midi et 2 à une heure.

Le même jour à *cinq heures de l'après-midi*, je revois la petite fille et je trouve déjà un peu de mieux; une heure après avoir pris les dernières pilules, elle demande un peu de bouillon et en boit une tasse avec grand plaisir. Seulement, il y a eu quatre garde-robes diarrhéiques et fétides depuis ce matin, à dix heures. L'exploration de l'abdomen me permet de retrouver du gargouillement et *une douleur manifeste* et bien localisée dans la fosse iliaque droite. Le retour de ces derniers symptômes me fait pencher de nouveau vers l'idée d'une fièvre typhoïde, et cependant je suis frappé de la contradiction qu'il y a entre le retour ou même l'aggravation de ces symptômes et l'amendement réel qui s'est produit dans l'appareil fébrile. Trouvant de nouveaux motifs de doute dans cette contradiction de phénomènes pathologiques, je crois devoir recourir encore à l'expectation, et je recommande de ne pas donner, demain matin, les quatre pilules fébrifuges.

Mais, quelques heures plus tard, à *dix heures du soir*, on me fait appeler, en toute hâte, pour un saignement de nez qui vient de se produire et semble devoir être très-abondant. Mais l'hémorrhagie, quoique considérable, avait déjà cessé spontanément, un peu avant mon arrivée; il s'était écoulé au moins 250 à 300 grammes de sang. J'apprends qu'il y a eu, depuis cinq heures, deux nouvelles selles liquides, et je ne constate rien d'anormal dans la rate, *ni augmentation de volume, ni douleur*. Quant aux symptômes fébriles, ils ont peut-être un peu diminué; le nombre des pulsations est le même (100), mais le pouls est plus petit, et la chaleur de la peau presque normale. Un caillot sanguin noirâtre obstrue les deux narines, et je me garde bien d'y toucher, le sang ayant cessé de couler. Mon indécision ne fait que s'accroître, en présence de ces phénomènes contradictoires, et je ne sais si je dois admettre une fièvre typhoïde, en raison de ce retour de la diarrhée et de l'épistaxis, ou une affection palustre complexe, à cause des variations observées dans les phénomènes fébriles. Toutefois, en notant l'*absence complète de stupeur* d'une part, l'*abondance de l'hémorhagie nasale* d'autre part, abondance peu habituelle au début de la fièvre typhoïde, je penche plutôt à admettre une affection palustre avec laquelle s'expliquent mieux tous ces symptômes contradictoires. En conséquence, je donne, moi-même, à dix heures et demie, les 4 pilules qui restent, et je prescris, pour demain matin, 5 autres pilules (0,75 centigrammes), à prendre 3 pilules à cinq heures et 2 à six heures.

Le 10. La nuit dernière a été assez bonne; notre petite malade a dormi plusieurs heures de suite, quoique d'un sommeil un peu agité. Elle a pris les 5 pilules ce matin, aux heures indiquées; il n'y a pas eu de saignement de nez depuis hier au soir; une seule garde-robe ce matin; état général satisfaisant, pas la moindre stupeur, 100 pulsations. — Je prescris encore 30 centigrammes de sulfate de quinine, en 2 pilules, à prendre à deux heures de l'après-midi.

Le soir à *cinq heures*, je constate une amélioration des plus frappantes. La petite fille a pris deux bouillons et un peu de vin avec grand plaisir; elle cause et rit volontiers; température de la peau à peu près normale, pouls à 96, pas de nouvelle garde-robe depuis ce matin, pas la moindre douleur à la pression dans la fosse iliaque droite. Seulement, je trouve ce soir, *pour la première fois, une dou-*

leur des plus manifestes par la palpation de la région splénique, et, l'apparition de ce *symptôme* me faisant craindre quelque retour des accidents, je prescris encore pour demain matin 0,75 centigrammes de sulfate de quinine en 5 pilules.

Le 11 au matin. Nuit dernière très-agitée, rêves pénibles, pas de diarrhée ni d'épistaxis ; les 5 pilules ont été prises ce matin à quatre et à cinq heures. Ce matin, état général mauvais, *facies* coloré, température élevée de la peau, pouls à 108. — Langue sèche, rôtie; il y a déjà *une dureté de l'ouïe très-prononcée.* Malgré cette surdité commençante, je prescris une potion contenant 0,60 centigrammes de sulfate de quinine et 15 grammes de sirop d'opium à prendre la moitié immédiatement, et l'autre moitié dans une heure. Et, comme je dois m'absenter tout le reste de la journée et une partie de la nuit prochaine, je prescris une seconde potion à 1 gramme de sel fébrifuge, à prendre demain matin.

Mais, avant de partir, je reviens voir notre petite malade *à midi* et je la trouve dans un état très-inquiétant : *facies* décomposé ou plutôt congestionné, grande prostration, pouls à 120, *douleur splénique très-vive.* Un peu avant mon arrivée, elle a eu une garde-robe involontaire et abondante, composée de matières liquides et très-fétides. J'examine l'abdomen avec le plus grand soin, ainsi que la base du thorax et les flancs, et je ne découvre en aucun de ces points la plus petite *tache rosée lenticulaire ;* c'est en raison de la stupeur observée, que je recherche ces taches qui pourraient déjà commencer à se montrer avec une fièvre typhoïde. — Il y a une heure environ que la moitié (0,30 centigrammes) de la potion a été prise, et quoique j'observe une *surdité très-prononcée,* beaucoup plus forte que ce matin, je fais prendre moi-même l'autre moitié de cette même potion; mais celle-ci est vomie presque aussitôt. Avant de m'en aller, je recommande de faire prendre chez le pharmacien une nouvelle potion de 0,60 centigrammes et d'en donner la moitié à la petite fille, pour remplacer celle qui vient d'être rejetée par le vomissement.

Comme l'état de cette intéressante malade m'inspirait les plus vives inquiétudes, je cours la voir aussitôt que je suis de retour, à dix heures et demie du soir, et je suis tout agréablement surpris de la trouver sensiblement mieux, alors que je m'attendais à la trouver peut-être morte ou du moins beaucoup plus gravement atteinte. On me dit qu'on a donné, selon ma recommandation, la moitié de la potion convenue, et qu'une transpiration très-abondante s'est déclarée presque aussitôt après l'administration de ce remède. Je trouve le *facies* meilleur et beaucoup plus expressif, le pouls moins agité (112 au lieu de 120), la chaleur cutanée moins vive. Ne voulant pas m'exposer à perdre un succès si heureusement commencé et obtenu d'une manière si inespérée, je donne moi-même la moitié de ce qui reste du remède, *c'est-à-dire le quart de la potion déjà commencée.* Ce n'est qu'après avoir administré ce quart de potion que je m'aperçois de l'erreur qui a été commise ; au lieu de faire prendre en effet une nouvelle potion à 0,60 centigrammes chez le pharmacien, on a donné celle à 1 gramme, prescrite pour demain matin, de telle sorte que notre petite malade se trouve avoir pris dans sa journée la dose, énorme pour son âge, de 1 gramme 80 centigrammes ainsi répartis:

A 4 et à 5 h. du matin 0 gr. 75 en pilules.

    11 h.   —   0 gr. 30 en potion.

    Midi. . . . . . 0 gr. 30 rejetés par le vomissement.

    1 h. du soir. 0 gr. 50   —

    11 h.   —   0 gr. 25   —

         Total. . . . . 1 gr. 80

Malgré l'absorption d'une dose aussi considérable, la petite malade paraît être *un peu moins sourde* et je prescris, pour demain matin, une potion à 1 gr., avec addition de 16 gr. de sirop d'opium. A prendre en deux fois, à cinq et à six heures.

12 septembre au matin. — Nuit dernière meilleure que la précédente, quoique encore agitée, pouls à 100, chaleur de la peau un peu moins vive, *surdité moindre*, bien que la potion à 1 gr. ait été prise ce matin. Comme le caillot sanguin obstrue toujours les narines depuis le 9 au soir et cause une gêne notable de la respiration, j'enlève ce caillot qui se détache d'ailleurs avec la plus grande facilité. Je recommande d'administrer à 11 heures les 25 centigrammes qui restent de la potion d'hier au soir, et je prescris une autre potion à 0,40 centig. à prendre dans l'après-midi.

Ces prescriptions sont fidèlement exécutées, et je reviens à cinq heures. Notre petite malade est comme ressuscitée; elle cause, paraît gaie, a le visage souriant, a une chaleur presque naturelle; le pouls est à 92. Elle a pris du bouillon à midi et demande un biscuit trempé dans de l'eau rougie; or, elle le prend devant moi avec une joie non dissimulée. J'examine la rate avec le plus grand soin et je n'y trouve pas *la plus petite douleur* à la pression; elle accuse seulement un peu de douleur dans la région hypogastrique, et je fais appliquer un cataplasme émollient sur cette région. Mais, dans le courant de la journée, il y a eu sept garde-robes liquides et d'une fétidité extrême. Je prescris, pour demain matin, une potion avec 1 gr. de quinine et 20 gr. de sirop d'opium.

Mais, le même soir du 12, à neuf heures, on me fait appeler pour une nouvelle épistaxis qui s'est montrée, il y a environ une demi-heure. On m'apprend que, vers six heures, il s'est écoulé à peine quelques gouttes de sang par les narines et que l'hémorrhagie s'est reproduite avec plus d'abondance vers huit heures et demie. Au moment où j'arrive, je trouve comme la première fois, l'écoulement de sang arrêté et j'évalue la déperdition de ce liquide à 100 ou 150 grammes au plus. Je donne donc, à neuf heures et demie, la moitié (0.50 centigr.) de la potion dont j'ai fait l'ordonnance à cinq heures, réservant l'autre moitié, plus une autre potion à 1 gr. pour demain matin, le tout à prendre en trois fois, à cinq, à six et à sept heures. Si j'ordonne de si fortes doses, c'est que je m'attends à de nouveaux accidents graves, en raison de la déperdition de forces que doit nécessairement produire l'épistaxis récente. En résumé, *il a été pris dans toute la journée du 12, 2 gr. 15 cent. de sulfate de quinine.*

Le 13 septembre, à huit heures du matin, on me fait appeler en toute hâte, en me disant que cette pauvre enfant est sur le point de rendre le dernier soupir.

Il me serait difficile de peindre toute l'indécision qui s'empare de mon esprit, en me rendant près d'elle. Avais-je bien affaire à une affection palustre pernicieuse, comme je l'avais cru jusqu'à ce jour? Et, dans cette supposition, comment une si forte dose avait-elle été impuissante à enrayer le mal, chez une enfant vigoureuse et très-bien constituée pour son âge? Avais-je trop tardé à donner le remède, ou bien était-ce ce dernier qu'il fallait accuser d'une mort que je regardais déjà comme certaine? S'agissait-il enfin d'une vraie fièvre typhoïde ataxique que je me serais obstiné à méconnaître? Telles sont les questions que je me posais précipitamment, durant le court trajet qui me séparait de la malade, et je voyais ce cas aussi obscur, aussi gros de difficultés qu'il avait jamais pu l'être pour moi, lors de mes premiers tâtonnements !

Or, voici ce que je constate en arrivant :

La face est livide et comme congestionnée, le regard terne et sans expression ; les pieds et les mains commencent à se réchauffer, mais ils ont été froids, il y a quelques instants, et la congestion de la face que j'observe est arrivée brusquement, après un très-léger saignement des narines. Le pouls est à 96 seulement. La petite malade pressée de questions, peut à peine balbutier quelques mots. Je demande si l'on a administré la quinine ce matin et on me répond que toutes mes prescriptions ont été exécutées, lorsque j'aperçois, sur une table voisine, une potion intacte. Je m'informe du contenu de cette potion et l'on me dit que c'est celle que j'ai ordonnée hier au soir : on avait compris qu'il ne fallait administrer que la seconde moitié de la potion dont j'avais fait prendre moi-même la première moitié hier au soir. La petite fille n'avait donc pris ce matin que 0.50 centigrammes de sulfate de quinine au lieu de 1 gr. 50 que j'entendais lui prescrire. Je donne donc immédiatement, 0,50 centigrammes et je recommande d'administrer le reste de la potion dans une heure. En me retirant, je dis aux parents que, sans me dissimuler la gravité extrême de cet état, je suis encore loin de considérer le cas comme désespéré.

Je revois cette petite malade à *dix heures* et la trouve baignée de sueur; il y a une heure environ qu'elle a pris la seconde moitié de la potion. Comme elle réclame quelques aliments, je lui fais prendre, sous mes yeux, une tasse de bouillon et un demi-verre d'eau rougie avec un peu de vin de Bordeaux. Je ne constate de douleur ni à la rate, ni à la fosse iliaque droite, pas plus que la moindre tache rosée lenticulaire, et je dirai ici par anticipation que je n'ai jamais pu, dans la suite, découvrir aucune de ces taches, bien que je les aie recherchées chaque jour et souvent plusieurs fois par jour. *Malgré la persistance de la surdité*, qui est toujours des plus fortes, je prescris une autre potion avec 1 gramme de sel fébrifuge et 10 gr. de sirop d'opium — A prendre la première moitié seulement, à une heure de l'après-midi, avant ma prochaine visite.

Je reviens à quatre heures, et j'apprends que toutes mes pres-

criptions ont été ponctuellement exécutées. La petite fille a pris un
bouillon à deux heures ; elle a dormi, à diverses reprises, mais d'un
sommeil pénible, agité par des rêves. Quand elle se réveille, elle
voit partout des aiguilles et cherche, avec la main, à les écarter de
sa couverture. La langue qui avait été assez humide les deux derniers jours, est redevenue sèche, comme parcheminée; mais cela
peut tenir à ce que la malade respire, la bouche ouverte, un caillot
sanguin obstruant toujours la narine gauche. Pouls à 100 pulsations. — Je donne moi-même le reste de la potion (0.50 cent.), ce
qui fait qu'*il a été administré depuis ce matin 2 gr. 50 de sulfate de
quinine.* Je prescris pour demain matin une potion avec 1 gr. 50 et
15 gr. de sirop d'opium, — à prendre *à quatre et à cinq heures.*

14 septembre au matin. — Nuit dernière assez tranquille, quoiqu'il y ait eu encore des rêvasseries. La physionomie est meilleure
qu'hier au soir, le pouls à 92. Il y a quelques tremblements fibrillaires des mains, ce que j'attribue à la quinine prise ce matin. Je
prescris une autre potion à 1 gramme, sans sirop d'opium, à prendre la première moitié à deux heures.

A *quatre heures*, je constate déjà un changement notable; pour
la première fois, je trouve la peau fraîche, le pouls à 84. Mais ce
qu'il y a de bien remarquable, *c'est que la surdité est infiniment moindre
que les deux jours précédents, malgré les doses* excessives de sel fébrifuge que notre malade vient de prendre. Celle-ci a dormi d'un sommeil paisible, depuis midi jusqu'à deux heures, elle prend toujours
du bouillon avec grand plaisir; quant aux tremblements fibrillaires
notés ce matin, ils ont entièrement disparu. Peau légèrement sudorale; deux garde-robes liquides et fétides dans le courant de la
journée.

Le soir à *cinq heures*, administration de la dernière moitié de
potion (0,50 cent.). Dose totale de la journée 2 grammes 50 cent. —
En raison des tremblements qui ont été observés ce matin et que
j'attribue à la quinine, je diminue de 0,30 cent. la potion de demain
matin et me borne donc à prescrire 1 gramme 20 cent.

Dès le lendemain 15 septembre, je considère notre intéressante
malade comme hors d'affaire, tant l'amélioration produite est frappante. Je crois donc inutile de rapporter jour par jour les divers
symptômes qui ont été observés et qui sont ceux de toute convalescence : retour de l'appétit et du sommeil, chaleur naturelle, pouls
revenu à son état normal (80 ou 84 battements par minute), etc.

Seulement, je diminue, de jour en jour, les doses de sel fébrifuge,
et j'attends, autant que possible, pour diminuer, que quelque phénomène d'intolérance ou d'action trop énergique se produise.
J'ajouterai que, déjà, *le 16 au soir, notre petite malade n'est plus sourde,*
bien qu'elle ait pris, la veille, 2 grammes 20 cent. et 2 grammes le
même jour, 16 septembre. — Je noterai encore une éruption mi-
liaire très-confluente qui est apparue, le 15 au soir, dans toute la
région dorsale et n'a duré que quelques jours; je signalerai également un furoncle qui s'est montré dans la région fessière droite
et a pris, les jours suivants, un accroissement assez considérable.

Dans la matinée du 17 septembre, j'observe un véritable accès de
fièvre intermittente, mais accès partiel et nullement étendu à tout

le corps. Ainsi les mains sont devenues comme glacées, puis chaudes, et, pendant que la chaleur est venue aux mains, les pieds sont de-venus froids à leur tour, pour se réchauffer au bout d'un quart d'heure. Et, enfin les pieds et les mains se sont recouverts de sueur, après le stade de chaleur, qui n'a duré qu'une demi-heure environ. Tous ces phénomènes se sont passés sous mes yeux, et j'ai observé aussi la marche rétrograde de l'impaludisme, le passage du second degré (*fièvre rémittente ou pseudo-continue*) au premier degré (*accès de fièvre intermittente avec les trois stades classiques*).

Pour ne pas allonger indéfiniment cette observation déjà si lon-gue, je me bornerai à donner ici les doses de sulfate de quinine que j'ai administrées, en me guidant toujours sur les effets observés chaque jour.

Du 17 au 21 septembre inclusivement, la dose journalière à été de 2 grammes; puis, j'ai administré la même dose à jour passé, c'est-à-dire les 23, 25 et 27.

Mais ce dernier jour 27, il y a eu quelques phénomènes d'intolé-rance; ainsi, le matin, notre convalescente a failli vomir la seconde moitié de potion, et le soir, il y avait des sifflements assez marqués dans les oreilles. — Je porte dès lors la dose à 1 gramme 50 cent. et j'éloigne d'un jour l'administration du remède; puis j'éloigne chaque fois d'un jour de plus et je ne donne plus que 1 gramme chaque fois, jusqu'au moment où cette chère petite malade a quitté Pau, pour aller habiter Cherbourg. — Pour compléter la ressem-blance de cette affection palustre avec la fièvre typhoïde, ressem-blance tardive, si l'on veut, je dirai que les cheveux sont tombés, comme après la dothiénentérie et qu'il a fallu les couper très-courts,

Mais ce qui m'a prodigieusement surpris, c'est d'une part la rapi-dité d'action du sulfate de quinine, à chaque rechute grave, et d'autre part les doses si considérables auxquelles j'ai dû porter ce remède pour pouvoir obtenir la guérison. En quelques jours, cette petite fille est revenue de la mort à la vie, sans avoir de convales-cence, sans perdre même son embonpoint ordinaire, ni sa fraîcheur de teint très-remarquable. Ce n'est pas ainsi assurément que se se-rait comportée une vraie fièvre typhoïde, affection dans laquelle la convalescence est si longue et si pénible à traverser. Ici, je n'ai fait observer aucun régime particulier, et j'ai laissé la malade libre de manger ce qu'elle désirerait. Or, l'appétit est revenu tout aussitôt, et avec les aliments qu'elle a pris, cette pauvre enfant serait morte dix fois, si elle eût été convalescente d'une vraie fièvre typhoïde. Mais, il n'était plus possible, en ce moment, de conserver le moindre doute sur la nature des accidents antérieurs, après avoir vu ces al-ternatives d'amélioration et d'aggravation, liées si manifestement aux effets produits par des doses plus ou moins fortes de quinine.

Depuis que je fais de la médecine, je ne me suis peut-être jamais trouvé aux prises avec des difficultés aussi sérieuses dans un cas de clinique. L'âge de la malade, ainsi que le groupement particulier des symptômes me portaient à admettre l'existence d'une fièvre typhoïde, et ce n'est que par l'analyse attentive de chacun de ces symptômes, par la marche ultérieure de l'affection, et les effets, pour ainsi dire, instantanés du traitement, que j'ai pu, en toute certitude, faire rentrer ce cas dans le cadre des affections paludiques.

Mais, voulant soumettre ce cas remarquable au contrôle d'une de nos plus grandes autorités médicales, j'ai adressé cette petite fille à M. Trousseau (1), et j'ai remis aux parents, pour la remettre à ce savant professeur, une note succincte des principaux traits de cette forme singulière d'affection paludéenne. Or, le père de cette petite fille m'écrit à la date du 27 octobre 1866, que M. Trousseau, après s'être livré à un interrogatoire des plus minutieux, a partagé ma conviction sur la nature de ces graves accidents et a prescrit l'ordonnance suivante :

Sulfate de quinine.. . . . . . . 4 gr.
Extrait mou de quinquina. . . q. s.

pour 40 pilules, — à prendre tous les huit jours, en déjeunant et en dînant, quatre de ces pilules pendant deux mois.

Or, j'ai eu tout récemment (janvier 1867) des nouvelles de cette petite fille et j'ai appris qu'elle se portait à merveille. Et, chose singulière, on m'a fait savoir en même temps, que les dernières pilules ont produit des phénomènes d'intolérance très-marqués et notamment des douleurs gastralgiques assez vives. La santé de cette enfant s'est toujours maintenue d'ailleurs dans les plus excellentes conditions.

Après la relation de ces quelques faits et du dernier surtout, je pourrais sans doute me dispenser d'entrer dans de nouveaux développements sur le diagnostic de la fièvre typhoïde d'avec certaines affections palustres pouvant avoir avec elle quelques points de ressemblance. On voit, par le fait précédent, que cette ressemblance est au moins très-passagère et qu'elle ne saurait porter sur la marche ou l'évolution morbide des deux genres d'affection. En admettant donc qu'à un moment donné, le diagnostic différentiel soit difficile à établir d'une manière certaine, cette distinction ne tardera pas à être établie par la marche ultérieure des symptômes.

(1) Au moment où j'écrivais ces lignes, j'étais loin de pressentir la perte si considérable que devait faire prochainement le corps médical tout entier, en la personne de M. Trousseau. Je dois donc me borner ici à mentionner simplement l'opinion de mon vénéré maître, ne jugeant pas opportun de transcrire ce que m'écrivait, à ce sujet, le père de la jeune malade.

Mais, je ne crois pas trop m'avancer en disant que, dans l'immense majorité des cas, une pareille distinction n'offrira pas de bien grandes difficultés au lit des malades. Si je crois opportun néanmoins d'insister sur ce diagnostic différentiel, c'est que j'ai trouvé, sur cette question, de très-nombreux contradicteurs parmi mes confrères les plus autorisés. Je suis un des rares médecins, en effet, qui ne voient que très-peu de vraies fièvres typhoïdes dans notre pays, et à chaque instant, j'entends parler d'épidémies de fièvres typhoïdes qui se montreraient dans différents points du département, et j'en entends parler tantôt par mes confrères eux-mêmes, tantôt par les malades qui ne sont que l'écho de leurs médecins. J'ai rencontré de ces malades qui auraient eu deux ou trois fois la fièvre typhoïde dans leur vie, j'en ai vu au moins une trentaine d'autres qui en auraient été affectés, passé l'âge de cinquante ans, et mon obstination a consisté surtout à ne voir, dans tous ces faits, que des erreurs de diagnostic consacrés par l'opinion générale.

Il me reste donc à donner mes preuves, et à exposer les raisons pour lesquelles je regarde les fièvres typhoïdes comme si peu fréquentes dans notre pays. Je n'ai vu, pour ma part, que *sept ou huit cas* de ces fièvres, depuis que j'ai quitté Paris, *un cas par an en moyenne*, et je connais tel ou tel de mes confrères qui croit en avoir observé plusieurs centaines d'exemples dans le même temps. Rien ne m'a plus surpris qu'une pareille divergence, et j'avoue qu'après avoir vu des fièvres typhoïdes par centaines dans les hôpitaux de Paris, après avoir été témoin de l'accord si général des médecins sur la manière d'envisager les caractères principaux de ces affections, leur diagnostic surtout, j'avoue que je me suis trouvé bien dépaysé, en voyant l'opinion médicale varier à ce point, pour quelques degrés de latitude.

J'avais toujours été habitué à croire, par exemple, que la fièvre typhoïde affectait presque toujours les jeunes gens et sévissait de préférence dans les centres populeux. Or, on me montrait ces fièvres par douzaines chez des vieillards de 60 ans, j'entendais dire qu'elles étaient presque endémiques dans certains hameaux ou qu'elles y apparaissaient du moins par épidémies fréquentes. Je feuilletais tout ce que je pouvais avoir d'ouvrages, me prenant à douter de ce que je croyais le mieux savoir, et partout, je trouvais que la fièvre typhoïde s'observait le plus ordinairement dans l'adolescence, quelquefois dans l'enfance, très-rarement dans l'âge mûr, presque jamais dans la vieillesse. Je crois pouvoir me dispenser de fournir à ce propos des citations que tout le monde connaît; mais je rappellerai ici l'opinion d'un de mes maîtres les plus chers, d'un de ces hommes sages dont la mort récente a plongé dans le deuil le corps médical tout entier. Je me trouvais un jour (en décembre 1854) au service de Rostan, lorsqu'on vint annoncer à ce professeur que son collègue Requin se trouvait malade et était atteint d'une *fièvre typhoïde*. « C'est impossible ! » s'écrie notre vénéré maître, avec cette ardeur de conviction qu'il savait mettre en toutes choses. Et, comme il voit quelques-uns de ses élèves s'étonner d'une assertion en apparence aussi gratuite, puisqu'il n'avait pas vu le malade, il ajoute avec le même accent : « Oui, c'est impossible ! car, voici plus de qua- « rante ans que je fais de la médecine, et, après avoir observé des « milliers de fièvres typhoïdes, je n'en ai pas vu un seul exemple à « cet âge. » Requin avait alors 51 ans, et peu de jours après, il succombait prématurément à des accidents que je ne connais pas d'une façon bien précise, mais dont la nature n'est pas venue démentir, que je sache, le diagnostic porté ainsi à distance par son collègue à la Faculté.

D'un autre côté, j'ai entendu dire à un médecin, fort instruit d'ailleurs, que *la diarrhée* était un symptôme assez peu habituel dans les fièvres typhoïdes de notre pays et j'avais toujours été habitué à considérer ce signe comme très-fréquent, sinon comme constant, dans l'affection qui nous occupe. On me montrait encore des fièvres typhoïdes sans météorisme abdominal, sans taches rosées lenticulaires, sans stupeur, sans *cette stupeur* si constante qui a donné son nom à la fièvre *typhoïde*, sans râles sibilants, etc., etc., sans cet ensemble de signes en un mot que M. Louis, le premier, et après lui, tous les médecins, ont cru devoir assigner à l'entité morbide en question.

Si mes prétendues exagérations paludiques paraissaient si outrées à un certain nombre de mes confrères, si je leur semblais faire preuve d'un penchant irrésistible à une sorte de monomanie médicale, j'avoue que je me sentais bien peu édifié à mon tour par le peu de respect qu'ils professaient ou semblaient professer pour les travaux si estimés de nos contemporains. C'étaient eux cette fois qui s'écartaient étrangement de la tradition médicale et me gratifiaient, en échange de mes rêves, d'une fièvre typhoïde fantastique, dont le type n'existait que dans leur imagination. Quand je venais à demander parfois à mes contradicteurs de me signaler un ouvrage où la fièvre typhoïde se trouvât décrite telle qu'ils la comprenaient, ils paraissaient croire que les descriptions de ce genre n'étaient que de bien mince utilité, vu qu'on trouvait rarement *des types* dans la pratique. Comme si le clinicien qui croit avoir affaire à un cas de fièvre typhoïde, par exemple, ne doit pas avoir, dans sa tête, un *type*, vrai ou imaginaire, *un type quelconque de fièvre typhoïde !* Et, ce n'est pas sans un certain serrement de cœur, que j'ai entendu, dans une circonstance, afficher devant moi une sorte de dédain superbe pour les œuvres de pathologie dont je défendais l'importance au point de vue de l'instruction clinique proprement dite. Si les livres valent si peu que vous voulez bien le dire, pourquoi donc n'en publiez-vous pas un, pour nous prouver ce paradoxe ? Un pareil livre dirait vrai sans doute, si tous les autres disent faux, et pour cette fois du moins, il n'y en aurait pas de plus utile !

Mais j'aime mieux ne pas prendre au sérieux ce petit sacrilége scientifique et je veux bien me persuader encore qu'on aimera toujours à retremper son expérience dans la lecture des bons ouvrages, quoique les meilleurs de ceux-ci aient leurs imperfections. Ce que je puis assurer, pour ma part, c'est que, dans les rares cas de fièvre typhoïde que j'ai observés dans ce pays, j'ai toujours trouvé l'ensemble des caractères cliniques qui lui sont assignés ; il me semblait voir ces malades à l'Hôtel-Dieu ou à tel autre hôpital de Paris où j'en avais vu tant d'autres entièrement semblables. J'ai pu m'assurer en outre, chez trois d'entre eux, que le sulfate de quinine ne modifiait en rien la marche des symptômes, que l'affection suivait son cours, comme après l'emploi de l'expectation pure et simple.

Dans un de ces cas, j'avais donné plusieurs doses de ce médicament dans la période prodromique, croyant avoir affaire à un de ces états palustres mal·définis, comme il s'en rencontre tant dans notre pays. Or, la fièvre typhoïde s'est développée quelques jours plus tard, avec tout son cortége de symptômes habituels, comme si elle avait été livrée à elle-même, dès l'invasion du mal.

Dans un autre cas, les accidents avaient débuté par l'apparition de quelques accès intermittents à type tierce, comme j'en avais vu d'ailleurs quelques exemples à Paris même. La quinine administrée, comme pour une fièvre palustre, a bien semblé modifier l'intermittence, à moins que celle-ci ne se fût modifiée spontanément; mais la fièvre typhoïde a duré un grand mois,. a revêtu la forme adynamique et a suivi toutes ses périodes, avec une régularité parfaite, comme si on s'était abstenu de toute médication active.

J'ai déjà fait allusion au troisième malade (page 116), en parlant de l'antagonisme que j'ai cru devoir admettre entre la fièvre typhoïde et l'infection palustre.

Obs. XXXIX.—Le jeune homme auquel je fais allusion, est pris d'un mouvement fébrile intense, au moment où son père venait à peine de se rétablir d'une fièvre intermittente grave des mieux caractérisées, et ce même jeune homme supportait, sans se plaindre, depuis deux

ou trois semaines, certains troubles caractérisés notamment par de
la lassitude générale et de l'inappétence. Ma première idée est que
nous allons avoir affaire à une fièvre palustre, et, sans attendre le
second accès, je donne une première dose (0,75 cent.) de sulfate de quinine; je n'attends même pas la période d'apyrexie
pour l'administrer, par la crainte où je suis de voir des accidents
graves se montrer comme ceux dont le père a été récemment affecté.
Mais, le lendemain, la fièvre persiste au même degré, il s'y ajoute
même une stupeur bien prononcée, ce qui me confirme de plus en
plus dans l'idée d'une fièvre pernicieuse qui débute; car je ne pense
nullement à une fièvre typhoïde. Je donne donc une seconde dose
semblable; mais, en voyant la fièvre persister le lendemain, la diarrhée s'établir, etc., etc, je suspends toute médication active et je ne
tarde pas à voir se dérouler ultérieurement tous les symptômes
propres à cette dernière affection, à les voir se succéder dans l'ordre
de leur filiation habituelle. Le sulfate de quinine, cette fois encore,
ne m'a paru en rien modifier la marche de cette fièvre typhoïde.

Or, en voyant, quelques jours plus tard, la sœur de ce jeune
homme, être prise de la même fièvre et des mêmes troubles consécutifs, je m'attends cette fois à une fièvre typhoïde, gagnée sans
doute par voie de contagion, et je ne donne pas la moindre dose de
sel fébrifuge. Les symptômes ultérieurs ne tardent pas à me donner
raison dans cette circonstance, et je ne remarque pas cependant que
l'affection, qui revêt la même forme, suive une marche plus sérieuse
que chez le frère aîné; loin de là, la durée du mal est un peu
moindre et celui-ci me paraît même revêtir chez la jeune fille une
plus grande bénignité.

Dans les autres cas de fièvre typhoïde que j'ai observés dans ce
pays, non-seulement je n'ai pas donné de la quinine, mais il m'est
même arrivé, deux fois, d'en faire cesser l'emploi, le mal ayant été
pris pour des fièvres intermittentes par les médecins qui m'avaient
précédé.

Après les considérations précédentes, je ne crois pas devoir rappeler ici les symptômes propres à la fièvre typhoïde et je renverrai sur
ce point à la lecture des différents auteurs classiques. Je me bornerai à dire seulement : 1° Que la fièvre typhoïde qui affecte presque
exclusivement les jeunes gens, est plus fixe dans ses manifestations;
que, malgré les formes diverses qu'elle peut revêtir, elle se traduit à
nous, dans la plupart des cas, par un assez grand nombre de symptômes; que ceux-ci affectent un groupement particulier presque
toujours le même dans ces différentes formes; que la prédominance
de l'un deux caractérise la forme et non l'affection morbide elle-
même; que celle-ci suit une marche réglée et divisée en septénaires
par tous les médecins; que cette affection offre enfin un caractère de

continuité remarquable dans tout le cours de son évolution ; 2° que l'impaludisme, essentiellement capricieux de sa nature, peut affecter tous les âges, et revêtir parfois, mais toujours pour peu de temps, un ou plusieurs caractères de l'affection typhoïde ; qu'en dehors de toute intermittence, sa marche est néanmoins soumise à des exacerbations brusques et inattendues ; qu'enfin les désordres qu'il engendre sont éminemment variables non-seulement chez différents sujets, mais encore chez le même malade, à une époque plus ou moins avancée du mal.

Je n'ai pas parlé, dans ce court parallèle, des caractères distinctifs tirés de l'état de la rate, parce que cet organe peut être hypertrophié dans les deux genres d'affection. Mais, si je m'en rapporte à cette petite expérience de sept ou huit cas, je dirai qu'ici encore, la douleur splénique m'a paru appartenir plus spécialement à l'impaludisme, aux formes graves notamment. Je n'ai pas trouvé, en effet, de douleur bien manifeste à la pression, dans un quelconque de ces huit cas, bien que la rate fût hypertrophiée. Et ceci ne nous surprendra pas autant, quand nous saurons, ou que du moins nous aurons essayé de montrer le mécanisme de l'hypertrophie splénique dans l'infection palustre (voir *Nature*). Je me bornerai à dire, pour le moment, que la douleur et l'hypertrophie spléniques sont choses entièrement distinctes qui peuvent coexister, comme se montrer isolément, que ces deux symptômes n'ont entre eux aucune relation directe ou obligée.

Mais j'ajouterai qu'en cas de doute dans l'établissement du diagnostic, je considère comme un devoir impérieux pour le médecin, d'administrer quelques doses de sulfate de quinine, pour qu'il puisse s'éclairer sur la véritable nature des accidents. Telle est aussi l'opinion de M. Guinier quand il dit (1) : « Torti avait déjà « appelé l'attention sur les difficultés thérapeutiques de la classe des « *febres subcontinuæ malignantes*, dont la nature n'est pas toujours « la même. Le quinquina joue, dans ces cas douteux, le rôle de pierre « de touche ; il réussit admirablement dans certains cas, et il échoue « absolument dans d'autres ; preuve évidente d'une diversité de na- « ture et d'origine de ces fièvres..

« Les études modernes sur la fièvre typhoïde ont répondu aux in- « certitudes de Torti ; elles ont montré que, parmi ses fièvres sub- « continues malignes, il en était une catégorie qui devait en être « nettement séparée, comme étant tout à fait indépendante de l'in- « fluence effluvienne, et tout à fait en dehors de l'action spécifique « du quinquina. »

(1) *Essai de path et clin.* déjà cité, p. 214.

Quant à la coïncidence de la fièvre typhoïde avec une affection palustre, coïncidence que M. Guinier dit avoir observée, je ne saurais la nier, avec le petit nombre de fièvres typhoïdes que j'ai observées. Mais, j'ai déjà dit comment cette coïncidence devait être du moins excessivement rare.

Pour mieux faire apprécier la différence qui sépare *la fièvre typhoïde* proprement dite *de la fièvre rémittente ou pseudo-continue* des pays chauds, je ne saurais mieux faire que de mentionner ici le remarquable parallèle qui a été tracé, par M. Littré, entre ces deux genres d'affection (1). Cette argumentation, dont il ne m'appartient pas de faire l'éloge, n'est pas seulement une œuvre de critique historique, c'est encore une page de clinique vivante qui perdrait à être analysée et que tous le praticiens, désireux de s'instruire, aimeront à lire et à relire. Pour ma part, j'ai bien des fois retrempé mes convictions et mon courage à cette lecture, non moins instructive qu'attrayante.

Il me serait impossible de passer en revue les différentes causes d'erreur qui peuvent rendre obscur ou difficile le diagnostic de l'impaludisme tertiaire. Mais, il en est une que je dois signaler plus particulièrement, je veux parler DE LA COÏNCIDENCE D'UNE DE CES AFFECTIONS PALUDÉENNES AVEC TOUTE AUTRE AFFECTION MÉDICALE OU CHIRURGICALE. On comprend, en effet, qu'en présence de deux affections dissimilaires, existant chez le même sujet, tel observateur puisse, suivant son aptitude ou la disposition du moment, distinguer la première sans soupçonner la seconde, et *vice versâ*. Il mettra, dès lors, sur le compte d'une exception complaisante, les quelques irrégularités qu'il découvre, dans la tournure de la seule affection reconnue. Or, c'est encore se tromper que de ne pas voir toute la vérité, et l'on sait combien sont fréquentes les erreurs de diagnostic tenant à ces coïncidences.

Tous ceux qui ont suivi la clinique de Rostan ont vu ce savant professeur examiner indistinctement les urines de tous les malades entrants, et voici dans quelle circonstance il avait été conduit à cette pratique. Un jour qu'il voulait montrer à ses élèves un signe qu'on croyait alors presque pathognomonique de la maladie de Bright, il demanda les urines d'un malade couché dans ses salles et manifestement atteint de cette affection. La chaleur et l'acide nitrique y déterminèrent un précipité albumineux très-reconnaissable ; mais, pour

(1) Voy. *OEuvres compl. d'Hippocrate*, t. II, p. 538 et suiv. Argum. des Ier et IIIe livres des *Épidémies* et tome III du même ouvr. — Avertissement.

rendre l'expérience encore plus profitable, il voulut examiner par comparaison les urines du premier venu des malades de son service. Or, le précipité albumineux se montra bien plus abondant dans cette seconde épreuve que dans la première. J'ai entendu plusieurs fois Rostan rapporter ce fait dans ses leçons cliniques, et j'ai pu, dans son service même, apprécier bien des fois les avantages de cet examen, érigé en système.

Il n'était pas besoin de ce fait, pour montrer les difficultés, souvent insurmontables, que rencontre parfois le médecin dans la recherche d'un diagnostic obscur, ou plutôt d'un diagnostic multiple, chez le même sujet. Toutefois, ce rapprochement nous fera mieux comprendre l'embarras qu'il peut éprouver, au lit du malade, en face d'une complication du genre de celles dont nous nous occupons.

* OBS. XL. — Voici à quelle occasion je l'ai éprouvé moi-même pour la première fois. Le 20 octobre 1866, j'ai été appelé auprès d'un jeune homme de dix-huit ans, qui m'était attaché par d'anciennes relations de famille. Il revenait de la Havane, où, trois mois et demi auparavant (le 1er juillet), il avait subi l'amputation du bras gauche pour un carcinome de l'humérus, et déjà une récidive irremédiable se montrait au centre de la cicatrice ; une bosselure livide et violacée, d'aspect encéphaloïde, apparaissait dans l'axe du moignon, ayant son origine manifeste dans l'humérus. L'amputation avait été pratiquée à l'union du tiers moyen et du tiers supérieur du bras, et, bien que la récidive ne fût encore qu'à son début, la dégénérescence avait déjà gagné profondément le creux axillaire. Un paquet ganglionnaire induré et douloureux occupait la plus grande étendue de cette cavité, sans qu'il fût possible d'atteindre supérieurement la limite du mal. Aussi, toute nouvelle intervention chirurgicale me paraissait-elle inopportune et dangereuse ; il n'y avait même pas lieu d'espérer une ablation complète des tissus malades, en désarticulant l'épaule, quelques ganglions de la région sus-claviculaire paraissant déjà envahis.

Cette bosselure centrale, qui a été bien vite suivie de plusieurs autres latérales, n'a pas tardé à s'ulcérer, et toutes sont arrivées, dans l'espace de deux mois, à un développement énorme. — L'état général, d'abord satisfaisant, a commencé, au bout de quelques semaines, à se détériorer ; la cachexie cancéreuse, se révélant par sa teinte jaune-paille caractéristique, a fait des progrès d'une rapidité effrayante et a réduit le pauvre patient à une émaciation extrême. Ainsi, tandis qu'au début le mal offrait à peine le volume d'une noisette, il présentait, vers les premiers jours de décembre (six semaines plus tard), trois champignons encéphaloïdes ulcérés, atteignant ensemble les dimensions d'une tête d'adulte.

A cette époque, ce jeune homme est pris, par intervalles et sans périodicité réelle, d'accès dont j'ai peine à me rendre compte. Tout à coup, il était saisi de violents frissons, d'un refroidissement général, et accusait une douleur très-vive dans le siége du mal qui restait habituellement indolent. La période de réaction était lente à venir et toujours peu marquée : on devait envelopper le corps de plusieurs couvertures épaisses, pour provoquer un peu de chaleur, et au bout de quelques heures, ces accidents singuliers se dissipaient spontanément. Trois de ces accès se montrèrent ainsi dans l'espace d'une semaine, aux intervalles de temps les plus irréguliers; le second de ces accès, ayant débuté brusquement par une syncope de quelques minutes, offrit ensuite la série de phénomènes que je viens de rapporter. Je dois ajouter qu'aucune hémorrhagie, tant soit peu inquiétante, n'avait jamais eu lieu à la surface du carcinome ulcéré.

Pendant que je cherchais l'explication de ces étranges accidents et les moyens d'y remédier, le malade m'apprit lui-même qu'ils s'étaient déjà montrés à la Havane avec des caractères à peu près semblables, à la suite des progrès rapides de sa première affection; il ajouta qu'on s'en était promptement rendu maître par l'administration du sulfate de quinine. J'examine alors la rate, que je trouve légèrement hypertrophiée (0,08 à 0,09 cent. de matité dans tous les sens), et la *compression comparative* dont j'ai parlé ailleurs m'y fait découvrir une sensibilité qui, sans être très-vive, n'en est pas moins manifeste. Je donne 0,75 cent. de sulfate de quinine chaque jour, et il a suffi de trois doses pour faire disparaître ces accès et redonner au malade autant de forces et de calme que son état, déjà si grave, pouvait le comporter. Trois semaines plus tard, le 2 janvier 1861, on me fait appeler en toute hâte, à neuf heures du soir. A la suite d'une céphalalgie intense qui s'était montrée, sans cause connue, dans l'après-midi, notre malade avait été pris d'un léger trouble dans les idées, trouble qui avait dégénéré, en quelques heures, en un délire des plus furieux. Au moment de mon arrivée, je le trouve dans l'agitation la plus complète, poussant des cris affreux, renversant les couvertures, en proie à des hallucinations de l'ouïe et de la vue qu'on ne peut apprécier que par ses interpellations réitérées à des êtres imaginaires. A chaque instant, il réclame sa mère, lui demande à boire à grands cris, puis refuse toute boisson, comme si elle lui était offerte par un empoisonneur. Le corps est baigné de sueur, la figure défaite, et l'on parvient pourtant, par instants, à lui faire avaler quelques cuillerées de liquide.

Le sens du goût se trouvant perverti, ce qu'il est facile de voir par la saveur étrange qu'il attribue à ses boissons, je profite de cette circonstance pour lui prescrire une potion avec 1 gramme de sulfate de quinine. et je recommande aux parents de la lui faire prendre le plus vite possible, en lui présentant une cuillerée de ce liquide, chaque fois qu'il demanderait à boire. Le lendemain matin à sept heures, il l'avait prise en entier, et déjà il est facile de remarquer le grand changement qui s'est opéré dans son état et qui avait commencé à se produire dès les premières administrations du remède. Les traits expriment la fatigue et l'abattement, mais la raison est complétement revenue, et le jeune homme qui a perdu tout souvenir de la scène de la veille répond avec justesse aux questions qui lui sont adressées.

Je parviens encore, ce jour-là, à lui faire prendre trois pilules contenant chacune 20 cent. de sulfate de quinine; mais, dès ce moment, la perversion du goût ayant disparu, il refuse énergiquement d'en prendre d'autres, à cause de la saveur amère que lui avait laissée la dernière. Le délire n'a pas reparu; mais, le mal progressant toujours et l'appétit se trouvant totalement perdu, les forces n'ont pas tardé à s'anéantir, et notre malheureux jeune homme a succombé le 17 janvier 1861, quinze jours après l'apparition de ce cortége d'accidents si effrayants.

Réflexions. — Jusqu'au moment de l'invasion des accès que je viens de rapporter, je ne voyais rien que de très-normal dans la marche de l'affection carcinomateuse, si ce n'est pourtant la rapidité du mal, que je trouvais excessive. Des circonstances exceptionnelles m'avaient mis à même, durant le cours de mes études, de suivre un grand nombre de carcinomes, tant au service de la Salpêtrière, chez M. Moissenet, qu'à celui de M. Velpeau, où j'en avais vu une ample collection pour servir aux expériences du trop célèbre docteur Noir, et, rarement, j'avais vu un cas marcher aussi vite que celui dont je m'occupe.

Je ne voudrais pas, cependant, présenter cette particularité comme très-exceptionnelle, car je sais qu'elle a été signalée dans d'autres circonstances, et je retrouve dans les notes que j'ai prises, comme élève libre à la clinique de M. Nélaton, un cas ayant offert une rapidité tout aussi effrayante. Le 7 mars 1856, cet habile professeur nous montrait les pièces recueillies chez une jeune dame venue de province et à laquelle il avait pratiqué, la veille, l'amputation de la cuisse. Deux mois et demi auparavant, cette dame avait remarqué, pour la première fois, une tumeur ovoïde et indolente à la partie inférieure et interne de la cuisse, au niveau du condyle interne du fémur. Cette tumeur, qui avait alors le volume d'un œuf de poule, et qui fut prise, au début, pour un abcès froid, subit un accroissement tellement rapide, que, quelques jours avant l'amputation, elle avait atteint déjà la partie moyenne de la cuisse. L'examen de la pièce confirma le diagnostic qui avait été porté par M. Nélaton, ainsi que par MM. Velpeau et Denonvilliers, appelés en consultation, et démontra la nature cancéreuse de l'affection qui avait envahi toute la moitié inférieure du fémur.

Dans ce dernier fait, aucune cause particulière n'avait été signalée, pour rendre compte de la marche rapide de l'affection cancéreuse, et, si je l'ai rapporté en quelques mots, c'est uniquement pour ne pas dissimuler les doutes qu'il a fait naître dans mon esprit, à l'occasion du jeune homme dont je viens de parler. La seule affection primitive dont il était atteint pouvait, à la rigueur, suffire pour expliquer les progrès précipités du mal. Mais, en présence des accès terminaux que j'ai notés, ne serait-il pas permis de supposer que la cause qui les avait provoqués eût pu accélérer la marche du cancer, en détériorant un organisme déjà miné par de longues souffrances?

Si cette supposition n'a pas pour elle les preuves d'une démonstration rigoureuse, elle acquiert du moins, par une série d'épreuves et de contre-épreuves, un degré suffisant de probabilité, pour qu'on doive s'y arrêter. — Je ne pense pas, en effet, bien que je l'aie cru au premier abord, que ces accès puissent être considérés sous l'unique dépendance d'une fièvre hectique, dont on n'était que trop fondé à admettre l'existence. Il n'y avait pas, chez notre jeune homme, cette diarrhée colliquative et ces sueurs profuses et fétides qui font rarement défaut à une période avancée de l'infection putride. La marche des accidents est d'ailleurs assez lente dans cette dernière maladie, et je ne sache pas qu'on y ait jamais noté des paroxysmes semblables à ceux qu'a présentés le sujet de notre observation.

C'est au moment de mes plus fortes hésitations sur la nature de ces accidents, que le malade lui-même m'a révélé l'existence antérieure de phénomènes semblables, avec les bons effets du sulfate de quinine. En dehors de toute prédilection que j'eusse pu avoir pour une médication à laquelle je crois devoir bon nombre de succès inespérés, il n'en aurait pas fallu davantage pour me décider à l'employer. A une époque où j'étais moi-même plus circonspect dans l'emploi de ce remède, je n'ai eu qu'à me louer d'y recourir dans une circonstance où les commémoratifs pouvaient seuls me guider. — On voudra bien me pardonner ce luxe de digressions dont je serais le premier à déplorer la longueur, si elles n'avaient un côté utile, celui de montrer comment j'ai été conduit insensiblement, par l'observation des faits, à une pratique nullement dirigée, comme quelques-uns ont pu le croire, par un esprit de système que je ne saurais trop désavouer.

Je me suis borné, dans mon premier travail, à mentionner le symptôme saillant de l'observation que je vais rapporter en deux mots, sans donner l'exposé du fait dans ses détails. J'étais à peine à Saint-Castin, depuis deux mois, lorsque, vers le milieu du mois d'octobre 1859, on me fait appeler auprès d'un paysan d'une commune voisine, qui se plaignait, depuis une dizaine de jours, d'une névralgie exactement localisée sur le milieu des deux espaces intermalléolaires. Ce malheureux endurait une souffrance si vive, qu'au lieu de me raconter simplement son mal, *il le chantait* (l'expression n'est pas prise au figuré) sur l'air le plus lugubre. Je l'aurais volontiers cru atteint d'aliénation mentale, si je ne m'étais assuré auparavant qu'il jouissait de tout son bon sens. « *Monsieur*, continuait-il à chanter,. *coupez-moi les deux pieds, s'il le faut, pour me débarrasser de ce mal.* » Je n'étais pas tenté, comme on le pense bien, d'exécuter son ordonnance, mais je ne savais comment la remplacer pour amener un prompt soulagement. Je dois ajouter que l'examen le plus attentif ne m'avait pas révélé le moindre indice ni d'arthrite simple ou rhumatismale, ni d'aucune autre lésion des parties douloureuses. Pendant que je songeais au choix de la médication à employer, j'apprends de la bouche d'un parent du malade, que ce dernier, quelques années auparavant, avait éprouvé les mêmes souffrances, quoique moins intenses, et que M. le Dr Bergeret de Morlaàs l'avait promptement soulagé en lui administrant une potion au sulfate de quinine. Confiant dans ce renseignement et surtout dans le savoir et l'expérience de M. Bergeret, j'administre, à mon tour, une potion avec 1 gramme 50 centigrammes de quinine, et quelques heures plus tard, cette vive souffrance avait entièrement disparu. La guérison s'est maintenue après la continuation du même traitement.

Revenant donc à notre jeune malade, je puis dire que j'étais autorisé pour lui, à tenir le même compte des commémoratifs que pour ce dernier. Si, une première fois, le sulfate de quinine l'avait débarrassé à la Havane, d'accès qui paraissaient étrangers à son mal, pourquoi ne triompherait-il pas de nouveaux accidents qui semblaient revêtir les mêmes caractères? D'autre part, les recherches que j'avais pu faire ne m'autorisaient-elles pas, *en présence d'une douleur splénique manifeste*, à compter sur les bons effets de cette médication? On a vu que je n'ai pas été trompé dans mon attente, et, qu'à deux reprises différentes, j'ai pu arrêter promptement des accès qui avaient une origine commune, malgré leur dissemblance apparente. Assurément, dans ce cas, il n'était pas d'illusion possible sur l'issue fatale de la maladie, et ce serait se montrer peu charitable que de me prêter une intention que je savais trop ne pas pouvoir réaliser, celle de prétendre guérir l'affection cancéreuse par le sulfate de quinine. A la cachexie cancéreuse s'ajoutait, chez notre malade, une autre cachexie voilée par la première, la cachexie palustre, et c'est à celle-ci seulement que s'adressait la médication que j'avais cru devoir instituer.

Quant à l'origine de ces accidents paludéens surajoutés, il n'y aurait pas grand intérêt, ni surtout grand profit pour la thérapeutique, à la rechercher. Je suis en droit de dire seulement qu'ils ont pris naissance bien loin de notre climat; nouvelle preuve qui légitime le rapprochement qu'on peut faire dans la symptomatologie des fièvres de divers pays.

Si l'observation précédente peut laisser quelques doutes sur la valeur de l'interprétation que j'ai cherché à faire prévaloir, celle qui va suivre suffira, je l'espère, à les dissiper dans l'esprit des plus incrédules.

* Obs. XLI. Vers le milieu de décembre 1860, j'ai été appelé par mon bien regrettable confrère et ami le Dr Buron, auprès d'une pauvre femme, âgée de 45 ans, et à laquelle il donnait des soins pour une récidive d'un cancer utérin opéré. M. Buron, avant de s'absenter, désirait me faire agréer par la malade que je devais soigner à sa place.

Julie V...., qui avait fait trois fausses couches et n'avait eu qu'un seul enfant, avait ressenti les premières atteintes de son mal en janvier 1859, et avait été cautérisée au fer rouge par un autre médecin, dans le mois de novembre suivant. Malgré la disparition des accidents locaux qu'a entraînée l'opération pendant plusieurs mois (il ne m'a pas été possible de connaître l'époque précise de la récidive), la santé générale est presque toujours restée mauvaise. La malade n'a recouvré quelques forces qu'au mois de mai 1860, durant un séjour de quelques semaines aux eaux de Bagnères-de-Bigorre, et cette amélioration n'a pas persisté au delà de deux mois.

Peu de temps après, ont reparu les symptômes locaux annonçant la reproduction du mal, et autant qu'on peut le dire sans un examen direct, ces symptômes existent encore au moment de notre visite commune. Outre des hémorrhagies abondantes qui avaient signalé l'invasion du mal, et qui viennent de se reproduire, depuis quelques jours à peine, au point de menacer la vie de la malade, un écoulement ichoreux se fait par les organes génitaux. Avant d'aborder la malade et à notre entrée dans une chambre contiguë, nous sommes frappés, M. Buron et moi, par une odeur forte et des plus repoussantes qui aurait suffi, à elle seule, pour établir le diagnostic. Dans la crainte de renouveler des hémorrhagies qui venaient à peine de cesser et qui avaient si gravement compromis l'existence, nous sommes forcés de renoncer à l'examen que nous avions projeté de faire ensemble. La malade est exténuée de fatigue et de souffrances, et présente, au plus haut degré, la teinte jaune-paille de la face, indice irrécusable d'une cachexie cancéreuse avancée. Prévoyant une fin prochaine, nous offrons à notre cliente les seuls secours que peut donner la médecine morale, et nous prescrivons, en la déguisant sous une autre forme, une des nombreuses préparations calmantes qui avaient déjà été administrées sans le moindre succès. Je découvre, en explorant la rate, une douleur splénique des plus vives.

Le même état persiste jusqu'à la fin de février 1861 et le 25 de ce mois, le mari, alarmé par l'apparition de nouveaux accidents, me fait appeler en toute hâte. J'arrive auprès de la malade à neuf heures du soir et constate d'abord avec surprise un état de calme que les renseignements que je venais de recevoir étaient loin de me faire pressentir. Mais cette tranquillité n'était qu'apparente, et je ne tarde pas à reconnaître l'existence d'un délire provoqué, sans nul doute, par des hallucinations de la vue. Au moment de mon entrée dans la chambre, Julie V..... est assise sur sur son lit, la tête légèrement penchée en avant, et semble chercher avec attention un objet de petite dimension fixé sur les rideaux du lit. L'attitude qu'elle a me paraît si naturelle que je ne remarque pas, au premier abord, l'aberration de la vue qui provoque ces recherches. Je ne m'en aperçois qu'après lui avoir adressé ma première question ; la malade sans me répondre, trahit par un geste le mécontement qu'elle éprouve de se trouver interrompue, et cherche à saisir avec précaution l'objet qu'elle suivait du regard dans diverses directions. Interpellée plus vivement, elle nous apprend qu'elle voit constamment des mouches et des araignées et qu'elle ne peut pas parvenir à s'en débarrasser. J'ai de la peine à obtenir d'elle quelques renseignements sur son état, et, durant l'examen que je lui fais subir, elle manifeste par instants une grande frayeur. Se croyant entourée d'hommes armés, elle me prend pour un assassin, me repousse avec force et dit que je viens de l'hôpital pour l'empoisonner.

Les parents m'apprennent que ces hallucinations, d'abord très-faibles, ont commencé dans l'après-midi, et que les jours précédents il ne s'était présenté rien de semblable ; la veille au soir seulement, elle avait accusé quelques frissons peu intenses et de courte durée. La perte utérine avait brusquement cessé depuis trois jours, et l'état général, qui avait toujours empiré depuis ma dernière visite (du 15 au 20 décembre 1860), avait subi, pendant ces trois jours, une aggravation beaucoup plus sensible. La malade ne pouvait supporter ni boissons, ni aliments, accusait des douleurs vives et mobiles, tantôt dans un membre, tantôt dans l'un des hypochondres, et le plus souvent dans l'hypogastre, la région sacrée et à la marge de l'anus. Insomnie complète depuis plusieurs nuits. La maigreur est devenue excessive, et la teinte jaune - paille est plus prononcée qu'elle ne l'a jamais été. La température du corps me paraît normale; légère fraîcheur aux pieds et aux mains ; pouls à 84. — L'examen de la sensibilité et du mouvement sur tout le corps ne révèle aucune lésion dans les centres nerveux. — Rien de particulier à noter sur l'état du cœur ou des poumons qui sont pourtant l'objet d'un examen attentif. Dans la crainte de fatiguer la malade arrivée déjà au dernier degré d'épuisement, je néglige encore à dessein l'exploration des organes génitaux. En dernier lieu, la pression comparative des deux hypochondres réveille, *dans le gauche seulement, une sensibilité des plus vives.*

Je prescris 1 gramme de sulfate de quinine en 6 pilules, à prendre en deux fois à une heure d'intervalle.

26 février. Deux heures après l'administration des dernières pilules, les hallucinations avaient complétement cessé, pour ne plus reparaître. Ce matin, la malade répond avec à-propos à toutes les questions qu'on lui adresse. Tout en conservant le souvenir des hallucinations de la veille, elle en est encore effrayée, bien qu'elle ne les prenne plus pour des réalités. Elle éprouve encore les mêmes souffrances, mais peut-être un peu affaiblies. — Je prescris de nouveau 1 gramme de sulfate de quinine en 6 pilules.

Le 27. On note aujourd'hui une diminution réelle dans l'intensité

des douleurs qu'elle endurait. — Même état d'ailleurs, même prescription.

Le 28. La nuit dernière a été meilleure que les précédentes; la
malade a dormi près de deux heures et n'a presque pas souffert le
reste de la nuit. — Je prescris pour ce matin 1 gramme de sulfate de
quinine en 6 pilules et pour demain matin 1 gramme 20 en potion.

1er mars. Diminution marquée de la douleur dans l'hypogastre et
le sacrum. La malade a pris sa potion ce matin à cinq heures et à
six heures, et déjà (dix heures du matin) elle ressent un peu d'appétit. C'est la première fois qu'elle réclame des aliments; ces jours
derniers, elle prenait encore du bouillon avec une certaine répugnance.

Le 2. Même état. — Ce matin, elle a pris une potion contenant
1 gramme 50 de sulfate de quinine. Quelques bourdonnements très-
faibles sont à peine ressentis.

Le 3, trouvant la malade dans un état satisfaisant, je suspends
pour aujourd'hui la médication fébrifuge et je reviens à huit heures
du soir. — J'apprends alors qu'à deux heures de l'après-midi s'est
montré un accès de fièvre intermittente des mieux caractérisés;
bâillements au début, suivis de frissons et de chaleur générale intense; les sueurs ont fait défaut, et il y a à peine une demi-heure
que la chaleur anormale a disparu. Je trouve, ce soir, la malade un
peu plus accablée que les jours précédents; à part cette circonstance,
même amélioration. — Il est une particularité à noter sur la période
des frissons : au lieu de se montrer sur tout le corps et de déterminer un tremblement général, le froid s'est borné au côté gauche du
corps, et surtout au genou et à la jambe, où il était presque glacial.
Je prescris pour ce soir une potion avec 1 gramme 50 cent.

Le 4, la potion a été administrée à 9 et à 10 heures du soir, et
pour la première fois, des sueurs abondantes se sont montrées cette
nuit.

Le 5, hier matin, j'avais fait prendre à la malade une potion contenant 1 gramme 70 cent. de sulfate de quinine. Elle a éprouvé,
toute la journée, une prostration très-grande, mais pas de fièvre,
ni de douleurs.—Hier, surdité très-prononcée qui a presque entièrement disparu ce matin. Dans la même journée d'hier, elle a même
éprouvé, pendant deux heures, quelques troubles de la vue, mouches volantes, affaiblissement de la vision.

Je suspends toute médication aujourd'hui, et je prescris pour demain une potion avec 1 gramme 20 cent.

J'épargnerai au lecteur l'énumération fastidieuse du traitement consécutif. Je dirai simplement que j'ai continué à administrer du sulfate
de quinine jusqu'au 9 avril suivant, et qu'à cette date, il en avait été
donné 30 grammes 10 cent. Sous l'influence de ce traitement, la
santé générale s'est tellement améliorée, que j'ai cru un instant
avoir commis, au sujet de la lésion utérine, quelque erreur de diagnostic. Aussitôt que les forces de la malade me l'avaient permis,
j'avais pourtant pratiqué le toucher et l'examen au spéculum et n'a-
vais trouvé que trop évidente l'existence d'un cancer inopérable,
ayant déjà dépassé, à en juger par l'induration, les limites d'inser-
tion du vagin.

Vers les derniers jours de mars, voyant les forces et l'embonpoint revenus, la teinte jaune-paille remplacée par une teinte anémique peu prononcée, je pratique une nouvelle exploration qui me donne une fois de plus la cruelle certitude de l'existence du cancer. Néanmoins, les pertes utérines avaient beaucoup diminué durant la période du traitement fébrifuge. La malade mangeait avec une avidité qu'elle n'avait pas connue depuis le début de son mal. Pendant trois ou quatre mois, elle a pu tous les jours se lever dans la chambre et concevoir sur l'issue de sa maladie des illusions qui durent encore aujourd'hui (février 1862) et qu'elle avait perdues depuis longtemps. Pour donner une idée du changement qui s'est opéré dans l'état de cette malheureuse femme, il me suffira de dire qu'avant l'invasion de cette fièvre pernicieuse, elle ne pouvait pas supporter une seule gorgée de vin, tandis qu'à la fin de mars 1861, elle prenait chaque jour une bouteille ordinaire de vin de Bordeaux.

Depuis le mois d'avril dernier jusqu'à ce jour (20 février 1862), aucun symptôme nouveau ne s'est montré qui ait réclamé l'emploi du sulfate de quinine. Mais l'affection utérine poursuivant son cours, a de nouveau détérioré l'état général; il y a trois ou quatre mois, l'appétit est devenu languissant, les forces se sont insensiblement perdues, un ichor sanieux et fétide s'écoule par les organes génitaux. L'examen direct m'a d'ailleurs permis de constater les progrès de l'affection cancéreuse qui a déjà envahi une grande étendue de la cloison vésico-vaginale; depuis une quinzaine de jours même, il y a émission involontaire de l'urine par un petit pertuis de cette cloison ulcérée.

Cette pauvre femme a succombé le 24 avril suivant, 1862, quatorze mois après l'apparition des accidents graves que j'ai rapportés.

Réflexions. Lorsque j'ai vu pour la première fois la malade dont je viens de rapporter l'observation, il y avait une dizaine de jours à peine que j'avais été témoin, chez le jeune homme au carcinome huméral, des accès dont j'ai rendu compte précédemment. Cette circonstance m'a porté à pratiquer, chez Julie V...., l'examen de la rate; un autre motif me guidait dans cette exploration, c'est le défaut d'amélioration de l'état général, qui avait succédé à l'opération déjà pratiquée par un autre confrère. Celle-ci avait été bien faite, sans aucun doute, puisqu'elle avait fait disparaître pour quelque temps les phénomènes locaux de l'affection cancéreuse. Et, dès l'instant que l'état général n'avait pas subi le même amendement, n'y avait-il pas lieu d'être frappé de cette anomalie et d'en rechercher la cause ailleurs que dans le mal primitif? Aussi, me rappelant le fait du malheureux jeune homme dont je viens de rapporter l'histoire, j'ai tout de suite songé à la complication dont je venais de triompher chez lui par le quinquina. Néanmoins, j'avais si peu la tendance systématique à prodiguer la quinine aveuglément, que j'ai rejeté, chez notre malade, l'existence d'une pareille complication, n'en trouvant pas les indices suffisamment dessinés. Après avoir, en présence du Dr Buron, pratiqué la pression comparative des deux hypochondres et trouvé *une sensibilité des plus vives dans le seul hypochondre gauche*, j'en suis venu à lui dénier, dans ce cas, la valeur que je lui attribuais dans des faits moins complexes. Je me rappelle même avoir confessé à M. Buron, que je trouvais ici mon signe en défaut; car je lui avais plusieurs fois parlé de mes recherches sur la douleur splénique, recherches qu'il n'avait, je puis le dire, jamais cessé d'encourager.

Je dois ajouter, toutefois, que la constatation de ce signe, qui m'avait alors peu profité, m'a servi plus tard à découvrir l'origine des accidents que j'ai notés le 25 février suivant. Mieux éclairé par la mort de mon précédent malade, j'ai pu établir un rapprochement plus frappant entre les symptômes cérébraux observés dans les deux cas, j'ai pu en soupçonner la commune origine. Revenant dès lors sur le résultat de ma première exploration, j'ai rendu à la douleur splénique sa véritable signification, rectifiant ainsi une erreur que je n'avais commise sans doute que pour vouloir mieux me soustraire à l'empire d'une idée préconçue. Cette fois (25 février 1861), je retrouve cette même douleur splénique aussi intense que la première fois, et, en face d'un péril de mort imminent, je n'hésite pas, en me guidant sur elle, à administrer une première dose de sel fébrifuge.

On a vu, par la suite de l'observation, qu'elle méritait quelque confiance, et je ne fais aucun doute, que j'aurais pu prévenir ces accidents cérébraux redoutables, si je n'avais méconnu la valeur de ce signe une première fois. Dira-t-on que cette amélioration que j'ai obtenue est une affaire de pure coïncidence ? Autant vaudrait nier toute la médecine : car, je ne crains pas de le dire, jamais on n'obtiendra de résultat plus évident. Ce n'est pas le fait d'une simple coïncidence, d'observer un amendement si durable et si directement en rapport avec l'administration répétée d'un même médicament. N'avons-nous pas d'ailleurs, dans ce cas, la confirmation du diagnostic, dans l'apparition de cet accès si bien caractérisé qui a été noté le 3 mars ?

Mais, qu'on veuille bien remarquer que dans ce cas, pas plus que dans le précédent, je n'ai eu la prétention de guérir un cancer par le sulfate de quinine. Cette médication s'adressait uniquement à une complication masquée par le mal primitif. Elle n'a eu d'autre effet, j'en conviens, que d'éloigner le terme fatal, tout en produisant un soulagement marqué pendant plusieurs mois. Mais, n'est-ce pas déjà un résultat assez satisfaisant que d'avoir pu prolonger l'existence pendant quatorze mois et alléger des souffrances plus cruelles que la mort elle-même ?

J'ai omis à dessein dans cette observation bien des détails propres à établir l'existence de l'affection cancéreuse. Mais j'eusse craint, en entrant dans de trop longs développements, de m'écarter mal à propos de mon sujet, et d'ailleurs, je dois dire que le diagnostic ne m'a pas semblé devoir faire l'objet du moindre doute. Ce que je tenais surtout à faire ressortir, c'est la coexistence d'une complication devant par elle-même causer une mort très-prochaine et dont l'administration persévérante du sulfate de quinine a promptement arrêté la marche.

* Obs. XLII. — Vers les derniers jours de décembre 1859, j'ai été appelé par mon excellent confrère, M. Noguès, auprès d'une jeune femme de 25 ans, chez laquelle il avait remarqué, quelques mois auparavant, la présence d'une tumeur abdominale. Ce médecin, concevant des doutes sérieux sur l'existence d'une grossesse qu'on avait fait entrevoir à sa cliente, désirait avoir mon avis, et il nous fut facile de voir, après un examen pratiqué en commun, que cette prétendue grossesse faisait défaut : nous avions affaire à un kyste de l'ovaire bien caractérisé et encore peu développé. Toutefois, la malade éprouvant une gêne notable de la respiration, nous prenons jour pour l'opération, nous proposant, après l'évacuation du kyste, de pratiquer une injection iodée.

La ponction est faite le 28 décembre et donne issue à 7 litres d'un liquide parfaitement limpide, mais coloré en noir et ressemblant à une infusion de café. Cette coloration du liquide, pouvant indiquer la trace d'une inflammation récente des parois de la poche kystique, nous ne pratiquons pas l'injection iodée projetée.

Le 27 mars suivant (1860), nouvelle ponction, qui donne issue à 7 litres de liquide. Cette fois, à ma grande surprise, ce dernier est limpide et transparent, offre une teinte légèrement citrine. Je m'attendais au contraire à le trouver plus altéré qu'autrefois dans sa coloration. C'est qu'en effet depuis huit ou dix jours, la malade accusait des douleurs vagues et mobiles dans toute la région abdominale, et, bien qu'elles ne fussent nulle part exagérées par la pression, j'étais tenté d'en faire remonter l'origine à une recrudescence de l'inflammation dans les parois du kyste. J'étais conduit à cette interprétation en voyant de jour en jour la santé générale se détériorer. Depuis la dernière ponction, un amaigrissement notable s'était produit, la malade accusait une grande faiblesse, avait noté, par intervalles irréguliers, l'apparition de quelques frissons, mais se montrant de préférence vers le soir. Bien que la tumeur abdominale ne fût encore que médiocrement développée, la malade éprouvait une gêne très-grande de la respiration, avait perdu l'appétit, et passait dans l'insomnie la majeure partie de ses nuits. Cet ensemble de symptômes ne me semblant pas d'abord résulter d'un travail inflammatoire du kyste, j'ai vainement cherché à m'en rendre compte par une lésion que je ne trouvais dans aucun des divers organes explorés à cet effet. Revenant donc aux douleurs mobiles et parfois assez intenses qui siégeaient dans l'abdomen, j'étais porté, comme malgré moi, à les considérer sous la dépendance d'une inflammation plus ou moins étendue de la tumeur ovarienne. Ce sont ces raisons qui m'ont décidé à pratiquer si vite la seconde ponction, trois mois après la première. On a vu comment les caractères du liquide m'ont fait réduire à néant cette supposition. Et, pendant que, séance tenante, je cherche une autre explication, la malade me révèle la nature du mal par une douleur vive qu'elle éprouve : *on a deviné la douleur splénique.*

Mais, pour qu'on ne m'accuse pas de me convaincre à peu de frais, je dois donner ici quelques nouveaux détails. Ayant pratiqué la paracentèse au lieu d'élection, sur la paroi latérale gauche de l'abdomen, j'avais confié à un aide, placé à la droite de la malade, la compression du côté correspondant, me proposant de comprimer moi-même du côté gauche, pour favoriser l'évacuation complète du liquide. Ce dernier s'écoulant librement pendant quelques minutes, à la faveur de la seule compression du côté droit, je me borne à maintenir la canule en place et à soutenir sans effort la paroi opposée. Avant d'être obligé de recourir à la pression la plus légère, je cède un instant ma place à M. Noguès pour je ne sais plus quel motif. Or, le jet du liquide diminuant bien vite de force et d'étendue, ce médecin comprime successivement les différents points de la paroi gauche abdominale, et, chaque fois qu'il porte la main dans *l'hypochondre gauche, au-dessous du rebord des fausses côtes et dans le voisinage de l'épigastre, la malade accuse une souffrance assez vive.* La compression n'est faite ni par saccades, ni avec une force exagérée, et d'ailleurs une pression bien autrement puissante, établie du côté droit, était supportée, sans la moindre souffrance, depuis le commencement de l'opération. Cette fois, si je puis ainsi dire, je n'allais pas vers la douleur splénique, c'est elle qui s'offrait spontanément à mon observation.

Ne voulant pas, du reste, baser mon jugement sur ce simple aperçu, j'explore la rate après l'évacuation complète du liquide, et je trouve à cet organe des dimensions exagérées (0,10 à 0,12 centigrammes dans la direction transversale et 0,08 centigrammes verticalement). Je me livre encore à l'examen comparatif des deux hypochondres et je trouve la même douleur à la pression dans *le gauche seulement.* Portant plus loin mes investigations, j'interroge avec soin la malade, cherchant bien à éviter de la faire répondre par monosyllabes, c'est-à-dire conformément à ma manière de voir, et je finis par découvrir une certaine périodicité dans l'apparition des troubles observés. Ainsi les frissons, qui m'avaient d'abord paru se montrer d'une manière irrégulière, apparaissaient surtout vers le soir, et étaient un peu plus intenses un jour que l'autre. Il y avait donc apparence d'un type double-tierce, non des mieux caractérisés sans doute, mais toutefois assez appréciable après les renseignements minutieux donnés par la malade. Dès lors, s'il est vrai de dire que la douleur splénique eût pu, dans ce cas, être inutile pour un observateur attentif et patient, il n'en est pas moins incontestable qu'elle a la première donné l'éveil et mis sur la trace d'une affection rendue obscure, faute d'une intermittence franchement accusée.

Il me reste à donner la preuve de l'existence de cette fièvre double-tierce et, sans tenir compte des symptômes eux-mêmes, je trouve cette preuve dans l'amélioration rapide et toujours croissante qu'a subie la santé générale, sous l'influence du sulfate de quinine. Dès les premières doses, la malade a recouvré le sommeil et l'appétit, les forces et l'embonpoint sont promptement revenus, et il n'a été donné, à partir de la deuxième opération (27 mars 1860), que 6 gr. de sulfate de quinine, administrés à petites doses (jamais plus de 0,75 centigr.) et à des intervalles de temps de plus en plus éloignés.

Cette amélioration a persisté jusqu'à la fin de février 1861, c'est-à-dire pendant près d'un an, et dans cet intervalle, deux nouvelles ponctions ont été pratiquées :

La 3e le 28 août 1860, ayant donné issue à 9 lit. de liq. transparent.
La 4e le 25 janv. 1861, — 12 —

Au mois de mars suivant, nouvelle apparition de la douleur splénique et de symptômes fébriles à type indéterminé, combattus avec le même avantage par l'administration d'une dose nouvelle de sulfate de quinine (3 gr.). — Cinquième ponction, pratiquée le 6 juillet et laissant écouler 14 litres de liquide, d'aspect semblable à celui des précédentes ponctions.

Enfin, le 21 janvier dernier (1862), je pratique, en présence de mes confrères MM. Boutilhe, Cazenave et Noguès, une sixième ponction qui fait sortir 11 litres de liquide citrin, et j'injecte la solution suivante, employée par M. Boinet dans les cas semblables :

Eau distillée.. . . . . 150 gr.
Teinture alcoolique d'iode. . . . 100 »
Iodure de potassium. . . . . . . 4 »

Voyant que cette injection détermine une très-vive souffrance, je ne l'introduis pas en entier, j'en laisse un quart à peu près dans la seringue.

Quelques accidents de péritonite se développent dans la soirée et le lendemain de l'opération ; trois vomissements verdâtres ont été observés dans les vingt-quatre heures ; ballonnement du ventre assez prononcé, sensibilité très-vive à la pression, mais seulement dans le voisinage de la ponction. Des cataplasmes émollients et des frictions avec l'onguent napolitain ont suffi pour arrêter ces accidents qui m'avaient un moment effrayé. Malgré la disparition de ces troubles, la santé générale assez peu satisfaisante depuis un mois environ, restait encore altérée, quatre jours après l'opération. L'insomnie reparaît aussi rebelle qu'autrefois et ne cède pas à l'emploi de quelques pilules opiacées (0,05 centigr. d'extrait thébaïque chaque soir) ; la malade, en proie à un malaise général est dégoûtée des aliments, se laisse aller à un profond découragement et redoute sans cesse l'invasion des mêmes accidents de péritonite qu'elle vient de tra-

verser. Explorant de nouveau la région splénique et trouvant la sensibilité très-manifeste, sans la moindre trace d'inflammation périto-
néale, je recours de nouveau à la préparation fébrifuge (0,75 centigr.
tous les deux jours) et il a suffi encore de quatre doses de médicament
pour opérer un prompt rétablissement. J'ai revu la malade le 22 février dernier, un mois après l'opération, et je suis frappé du changement notable qui s'est produit dans sa santé. Ses forces sont revenues avec l'appétit et la gaieté. La circonférence de l'abdomen,
mesurée quelques jours seulement après l'opération, n'a pas varié,
elle est encore de 1 mètre 13 cent. Je dois ajouter que le kyste n'a-
vait pas pu être vidé en entier et qu'une quantité de liquide assez notable était restée dans son intérieur. Il est donc probable qu'une ou
plusieurs injections iodées seront encore nécessaires et je recommande à la malade de ne pas attendre, pour me prévenir, que la
tumeur ait subi un trop grand développement.

On me permettra, en terminant, de faire une seule remarque sur
la conduite que j'ai cru devoir tenir, pour combattre la péritonite
légère qui a suivi l'opération. Je n'ai pas osé recourir à l'emploi des
émissions sanguines locales, à cause de l'état de faiblesse dans lequel se trouvait notre malade ; j'observais d'ailleurs attentivement
les effets des applications topiques émollientes et des frictions mercurielles, me réservant d'agir plus énergiquement, si de nouvelles
indications venaient à surgir. On a vu que ces simples moyens ont
suffi à dissiper promptement des accidents ayant revêtu au début
une certaine gravité. D'un autre côté, j'attribuais une certaine part
dans la production de ces troubles au retour de la complication fébrile que révélait l'état de la rate, et, sur le déclin d'une péritonite,
qui n'attendait qu'un prétexte pour se généraliser, je n'osais pas
employer trop vite les préparations de quinquina. J'ai attendu jusqu'au huitième jour après l'opération, pour administrer de nouveau
le sulfate de quinine, alors que les menaces d'inflammation périto-
néale me paraissaient entièrement dissipées. Cette fois encore, le
succès a répondu à mon attente, et l'on peut voir, dans le cours de
cette observation, l'utilité précieuse que j'ai si souvent retirée de ce
signe dont je dois ici la première constatation à un hasard bienveil-
lant. Si je n'avais pas été mis sur la voie par cette révélation inattendue de la douleur splénique, il est probable que j'aurais méconnu, comme je l'avais déjà fait, l'existence de cette fièvre
double-tierce assez obscure, et je ne doute pas que la malade eût
déjà succombé depuis longtemps.

Il n'y a plus eu, depuis cette époque, la moindre apparition d'une
nouvelle affection palustre. Mais, cette pauvre femme a fini par
succomber en septembre 1864, au dépérissement produit par le kyste

D.   20

de l'ovaire; j'ai dû pratiquer, jusqu'au moment de la mort, 57 ponctions.

J'ai montré jusqu'à présent les avantages nombreux que peut fournir, au point de vue du diagnostic, la constatation de la *douleur splénique;* je dois ajouter maintenant que celle-ci est à peu près sans valeur chez les malades endurants, de même que chez les enfants très-jeunes, ou trop peu raisonnables pour rendre compte de leurs sensations, quoique d'un âge plus avancé. C'est alors que l'intermittence reprend ses droits quand on peut la découvrir, et l'on doit redoubler d'attention pour la rechercher, si quelques indices en ont déjà fait soupçonner l'existence. J'ai réussi quelquefois, par des moyens indirects, à établir ou mieux à présumer un diagnostic qu'aucun signe certain ne m'avait révélé. Vous trouvez-vous chez un enfant en face d'une série de troubles qu'aucune lésion organique ou qu'aucune fièvre éruptive ne saurait expliquer, ces troubles dont vous avez vainement cherché l'intermittence, sont-ils pourtant soumis à des alternatives de bien et de mal; persistent-ils depuis longtemps, malgré l'emploi d'une thérapeutique de symptômes ou de tâtonnements, examinez les parents qui auront eu peut-être récemment ou subiront encore les atteintes de quelque fièvre régulière ou anormale, tenez compte des diverses conditions hygiéniques de votre jeune malade, de l'état sanitaire et des influences plus ou moins actives d'une localité insalubre, etc., etc.

* OBS. XLIII.— Pour passer du précepte à l'application, je citerai le cas d'un enfant de 5 à 6 ans auprès duquel j'ai été appelé, en janvier 1861. Depuis quelques semaines, il était pris, par intervalles tout à fait irréguliers, d'accès de suffocation simulant, à s'y méprendre, les angoisses d'un œdème de la glotte. La mère me dépeignait ces accès avec terreur et m'apprenait que tous les jours ils se montraient plus violents et plus répétés. Au lieu d'une ou deux attaques par semaine qu'il avait au début, l'enfant en présentait à présent trois ou quatre et quelques-unes très-effrayantes. J'examine la gorge avec le plus grand soin, je porte le doigt sur les replis aryténo-épiglottiques et ne découvre nulle part la plus légère trace de la moindre altération. L'auscultation de la poitrine me laisse dans le même embarras, et la santé générale ne semble pas d'ailleurs gravement compromise. Dans l'intervalle des accès, l'enfant paraissait bien portant, et, à part quelquels troubles digestifs, tels que inappétence, constipation, etc., il n'éprouvait aucun trouble sérieux. Je cherche alors dans les antécédents quelque circonstance propre à m'éclairer, et j'apprends que, deux ans auparavant, il avait eu des fièvres quartes bien caractérisées, ayant exigé l'emploi de quelques doses de quinine. Sur cette seule indication, j'administre 15 centigrammes de sulfate de quinine, deux jours de suite, en tout 30 centigrammes. Aussitôt les accès s'éloignent et subissent une amélioration frappante. Enhardi par ce commencement de succès, j'engage la mère à continuer l'emploi de cette médication ; mais, comme elle ne me fait plus appeler, je ne songe plus à revenir chez notre malade.

Quelques jours plus tard, je la vois venir tout éplorée, m'annonçant que les attaques se renouvelaient comme par le passé, à des intervalles de temps très-rapprochés et qu'elles menaçaient de tuer bien vite son enfant, tant elles revenaient avec violence.

Vivant encore dans l'illusion que cette femme avait dû continuer l'emploi de la seule médication qui eût produit une amélioration des plus rapides, je suis fort étonné d'apprendre qu'elle n'avait plus osé administrer les paquets de sulfate de quinine que j'avais prescrits en me retirant. Une personne en crédit lui avait ôté tout son courage, en faisant planer sur cet innocent remède des soupçons peu rassurants. C'était la quinine, avait-on dit, qui étouffait l'enfant, et la mère, bien vite, de jeter ce poison-là. Je réussis pourtant à gagner de nouveau sa confiance, j'administre 0,20 centigrammes de sulfate de quinine, et l'accès suivant se trouve déjà notablement affaibli. La même dose est prescrite pendant quelques jours consécutifs, et l'enfant s'est trouvé à tout jamais débarrassé de ces attaques périlleuses. A diverses époques, quelques menaces passagères de suffocation se sont reproduites ; mais, cette fois, j'avais fait une solide conversion, la mère était la première à réclamer la quinine qu'on lui avait tant décriée. J'omettais de dire que, dans ce cas, je n'avais pas pu constater la moindre sensibilité dans l'hypochondre gauche, et que la rate ne m'avait jamais paru développée.

On voit, par cet exemple, que la douleur splénique est rarement appréciable chez les enfants et qu'on doit asseoir le diagnostic sur d'autres données symptomatiques que j'ai déjà indiquées et dont les principales sont *l'intermittence*, *l'hypertrophie de la rate*, ainsi que *l'élévation anormale de la température cutanée*, à laquelle M. Robert de Latour (1) assigne une valeur séméiotique très-grande, la chaleur de la peau pouvant s'élever dans certains cas jusqu'à 41 degrés.

Je ferai observer seulement, et cette remarque nous servira à justifier l'admission des trois degrés d'impaludisme, que les affections palustres de l'enfance sont presque toujours intermittentes. Seulement la périodicité est souvent fort difficile à constater, et il faut une très-grande attention pour ne pas la méconnaître.

Je citerai, entre autres cas de ce genre, celui d'un enfant de 6 mois que j'ai été appelé à soigner, dans le courant du mois de septembre dernier (1866). Cet enfant est pris de tous les symptômes d'une bronchite aiguë qui cède au bout de quelques jours à l'emploi des moyens ordinaires, oxyde blanc d'antimoine, révulsifs cutanés, etc.

(1) Voir *Union médicale*, numéros des 13 et 15 février 1862.

— Mais, à peine cette bronchite est-elle guérie ou du moins très-améliorée que notre petit malade est pris chaque nuit, vers minuit, d'une chaleur fébrile assez marquée et s'accompagnant de quelques quintes de toux qui ne reparaissent plus dans tout le courant de la journée. Quoique je sache que les exacerbations fébriles dépendant des phlegmasies se montrent de préférence vers l'entrée de la nuit, j'attribue d'abord cette fièvre à une recrudescence de la bronchite. Mais la mère, fort attentive à l'état de son enfant, me fait observer qu'à nuit passée, la fièvre et la toux sont beaucoup plus intenses, quoique les mêmes symptômes se montrent toutes les nuits à la même heure. Sans vouloir entrer dans les détails de l'observation, je me bornerai à dire que les troubles en question disparaissent presque instantanément, après les premières doses de quinine (0,10 centigrammes par jour). D'un autre côté, pour avoir toute certitude à cet égard, je suspends toute médication au bout de trois jours, et les mêmes symptômes fébriles se montrent de nouveau, pour disparaître encore après la reprise du même traitement. Cette fois, seulement, je prolonge la durée de la médication (quatre ou cinq jours consécutifs puis de deux en deux, de trois en trois jours, etc.), de manière à prévenir le retour de ces accès intermittents. Or, depuis cette époque, l'enfant a toujours joui d'une excellente santé, jusqu'au milieu de mars 1867. Il a été pris, à cette époque, d'une entérite aiguë parfaitement caractérisée et qui s'est compliquée de convulsions n'ayant rien de commun avec l'impaludisme. Toutefois, en voyant, d'une part, les convulsions redoubler, malgré tous les moyens thérapeutiques employés, en songeant d'autre part à l'affection antérieure dont j'ai rendu compte, j'ai administré quelques doses de sulfate de quinine. Mais, je dois dire que je n'ajoutais à cette médication qu'une très-médiocre confiance, et la mort de ce petit malade, survenue le 26 mars, n'a que trop justifié mes tristes pressentiments.

Cet enfant aurait sans doute guéri spontanément, quoique avec plus de lenteur et moins de sûreté (j'entends parler bien entendu de sa première affection); mais il en est beaucoup d'autres assurément qui se relèvent d'affections palustres plus graves. Or, si on n'a pas assisté soi-même à ce début de l'impaludisme, ou qu'on l'ait méconnu, il peut se faire qu'à une seconde atteinte, l'intermittence ou la fièvre ne se montre plus et qu'on trouve ainsi en défaut, du moins en apparence, l'ordre d'apparition que j'ai cru devoir admettre dans les diverses affections paludiques des trois degrés. Il me serait impossible de fournir sur ce point une statistique rigoureuse, n'ayant pas pris des notes sur tous les cas que j'ai observés. Je dirai néanmoins que, sur dix malades affectés d'impaludisme du second ou du troisième degré, six d'entre eux au moins ont eu, à une époque plus ou moins éloignée, des fièvres intermittentes réelles, et parfaitement reconnues comme telles par les médecins, les parents ou les malades eux-mêmes. Quant aux quatre autres, je ne crois pas trop m'avancer en disant que deux d'entre eux au moins ont eu antérieurement, et sans le savoir, des affections palustres du premier degré, lesquelles ont guéri par les seules forces de la nature. Il ne resterait donc plus que deux cas sur dix, dans lesquels l'impaludisme pourrait se manifester d'emblée par des affections du second ou du troisième degré. Ainsi se trouve justifié, au moins pour le plus grand nombre de cas, le tableau que j'ai cru devoir donner des diverses affections palustres d'après leur âge ou leur ordre d'apparition successive. Je répéterai ici que ce tableau est surtout vrai, pour l'ordre chronologique de ces affections. Quant à leur gravité respective, il l'indique encore d'une manière générale; mais il y a, à cet égard, d'assez nombreuses exceptions, l'état simple et l'état pernicieux pouvant s'observer dans les affections des trois degrés. Je reviendrai d'ailleurs, à propos du *pronostic*, sur cette importante question.

Quoique j'aie recueilli un très-grand nombre de faits semblables à ceux que je viens de fournir, il me paraît inutile d'en rapporter d'autres, pour établir l'existence des affections palustres du troisième degré, les seules qui soient restées jusqu'à ce jour complétement inconnues. Il me reste donc à mentionner les erreurs de diagnostic où l'on peut être conduit et où j'ai été conduit moi-même par précipitation, par prévention même, si l'on veut.

* Obs. XLIV. — Le 14 octobre 1859, j'ai été appelé auprès du nommé Jacques C....., de Montardon, âgé de 15 ans, doué d'une bonne constitution; ce jeune homme, qui n'a jamais eu de maladie sérieuse, a été pris, il y a deux jours, sans cause connue, d'un frisson peu intense, qui n'a duré que quelques minutes. Ce frisson, qui s'est accompagné d'un peu de céphalalgie, a été suivi d'une chaleur incommode, répandue sur tout le corps, sans sueurs consécutives.

Il a reparu avec plus d'intensité hier matin, sans avoir une plus longue durée, et ne s'est plus reproduit jusqu'au 14 octobre, jour où j'examine le malade pour la première fois à quatre heures de l'après-midi. Le malade accuse une céphalalgie frontale assez vive, a de la soif, de l'agitation et une toux très-faible. Le pouls est à 116. Chaleur à la peau. — Ne trouvant pas de lésion dans les principaux viscères, j'explore la région splénique seulement et ne développe pas la moindre sensibilité par des pressions modérées; ce n'est qu'à une pression beaucoup plus forte que le malade accuse une légère douleur. — Je prescris 5 grammes de sulfate de quinine en 40 pilules, — à prendre en huit fois : 5 *pilules* chacun des deux premiers jours. — Un jour de repos, — 5 pilules le lendemain. — Deux jours de repos, et ainsi de suite en laissant, après chaque administration, un jour d'intervalle de plus.

17 *octobre*. — On me fait appeler ce matin. Le malade a eu du délire toute cette nuit ; il est très-agité : *facies* animé, langue sèche et noire, dents fuligineuses, soif vive ; 104 pulsations, pouls petit, concentré, crachats légèrement sanguinolents. La toux légère qui existait le 14 a augmenté ; l'auscultation et la percussion que j'avais pratiquées ce jour-là ne m'avaient fait reconnaître aucune lésion pulmonaire. Aujourd'hui, je trouve une matité très-prononcée dans le creux sous-claviculaire droit.

L'auscultation me fait entendre un souffle tubaire des plus prononcés, sans mélange de râles crépitants dans le creux sous-claviculaire, ainsi que dans la région sus-épineuse et un peu au-dessous de l'épine de l'omoplate. En faisant parler le malade, j'entends très-distinctement de la bronchophonie. — Rien dans le poumon gauche ; en arrière seulement, la respiration est puérile.

Je fais supprimer les pilules au sulfate de quinine. — Il n'y en a eu que dix de prises, — et je prescris la potion suivante :

Tartre stibié.. . . . .   0 gr. 25 cent.
Infusion de tilleul . . . . .   100 »
Sirop diacode . . . .   30 »

A prendre par cuillerées à bouche d'heure en heure. — Renouveler la potion pour le lendemain. — Infusion de fleurs de guimauve pour boisson.

18 *octobre*. — Même état, si ce n'est un peu moins de délire et d'agitation. — Le malade va prendre aujourd'hui la seconde potion. J'en prescris une troisième pour demain, avec 0,30 cent. de tartre stibié. N'ayant pu voir le malade, je ne puis mentionner les changements stéthoscopiques.

20 *octobre*. — Etat général très-amendé. Il n'y a plus eu de délire depuis avant-hier. Sommeil tranquille pendant les deux dernières nuits. Face moins animée, moins rouge.

État local également très-amélioré. Le souffle a complétement disparu en avant dans le creux sous-claviculaire, et se trouve remplacé par le murmure respiratoire presque normal, sans mélange de râle crépitant fin. Il reste seulement un peu de matité dans la région sous-claviculaire droite, mais beaucoup moins que le 17 octobre.

En arrière et à droite, dans la fosse sus-épineuse, on entend encore du souffle tubaire et de la bronchophonie, sans râle crépitant. Matité très-faible en ce point.

Les matières expectorées sont visqueuses, gluantes, d'aspect noirâtre ; le malade les a laissé s'agglutiner sur la langue, la voûte palatine et les lèvres, où elles forment des couches desséchées, difficiles à enlever. Il accuse une douleur assez vive sur les parties latérales du cou, au niveau du pharynx, douleur qui s'exagère par les mouvements de déglutition.

Je fais cesser l'emploi de la potion stibiée, et je lui substitue une potion avec 0,30 cent. de kermès.

Je prescris un large vésicatoire volant de 0,10 cent. de longueur sur 0,08 cent. de largeur, à appliquer sur les fosses sus et sous-épineuses droites.

25 *octobre*. — Le 21 et le 22, le malade a pris deux autres potions au kermès. Depuis ce jour, une amélioration très-notable s'est produite dans son état; aujourd'hui je le trouve presque revenu à son état de santé habituel. État général excellent, appétit revenu, langue humide, rosée. Il n'y a plus de matité à la percussion. Respiration parfaitement libre, pas de râle ni de souffle à l'auscultation.

Je fais suspendre toute médication et recommande seulement quelques précautions hygiéniques et un régime modéré pendant quelques jours.

J'apprends dans les premiers jours de novembre, que la guérison s'est maintenue. Le jeune homme a repris ses occupations habituelles.

Réflexions. Le premier jour de ma visite au jeune C....., j'ai pratiqué l'auscultation de la poitrine et je n'ai pas trouvé de trace de la pneumonie que j'ai découverte deux jours plus tard. J'ai de la tendance à croire qu'on aurait pu, avec un peu plus d'attention, sinon la reconnaître, au moins la soupçonner; l'auscultation avait été pratiquée à la hâte et, pour ainsi dire, par acquit de conscience. J'étais à l'époque où les fièvres intermittentes sévissaient avec plus d'intensité, et notre jeune homme se trouvait précisément dans le village où cette affection faisait le plus de ravages. J'avais eu en même temps, à peu de distance de son habitation, trois malades gravement atteints et chez lesquels j'observais les merveilleux effets du sulfate de quinine. Mon attention s'était dirigée surtout sur l'appareil fébrile, et, comme je ne voyais pas une intermittence bien marquée, j'eus recours à l'exploration de la rate, mais cette fois avec une prévention que je ne saurais dissimuler. Je me croyais trop sûr de mon fait, pour me livrer à la double exploration dont j'ai parlé, et j'ai comprimé, jusqu'à ce que le malade ait eu manifesté un peu de sensibilité.

Mais si le médecin se trompe, la nature suit toujours une marche invariable; j'en aurais eu la preuve dans ce fait, si pareille proposition avait besoin d'être démontrée. Connaissant la rapidité avec laquelle les préparations fébrifuges de quinquina modifient heureusement les troubles occasionnés par une fièvre intermittente *bien légitime*, je n'ai pas tardé à présumer, à voir l'aggravation nouvelle des symptômes, que j'avais commis quelque erreur de diagnostic. Ce doute m'a porté à pratiquer un examen plus complet qui m'a révélé la véritable origine du mal.

Avant de découvrir la pneumonie que j'avais méconnue, lors de ma première visite, je mettais sur le compte du sulfate de quinine, l'apparition du délire et l'aggravation des autres symptômes généraux. La connaissance du mal a diminué mes regrets, car j'avais entendu signaler, par mes maîtres, le délire comme symptôme habituel de la pneumonie du sommet des poumons. Assurément, le sulfate de quinine n'était pas fait pour prévenir ce délire, mais je me croyais en droit d'avancer qu'il n'avait pas été seul à le produire. Quoi qu'il en soit, on voit que le tartre stibié a triomphé de cette maladie avec la même rapidité que s'il avait été administré dès le début. Il a été donné pour la première fois le 17 octobre, et la guérison était complète le 25, ce qui fait une durée de huit jours.

Ce fait est un de ceux qui m'ont le plus profité, en me faisant voir le danger de l'esprit de système présidant à l'observation des maladies. Plus d'une fois, il me revenait en mémoire lorsque j'étais tenté d'oublier les règles d'un examen impartial. J'avais négligé de pratiquer la double exploration et recherché *la douleur splénique*, avec la conviction bien arrêtée que j'allais la trouver. Je suis sûr que cette erreur m'en a fait éviter bien d'autres, et, depuis ce moment, je n'ai jamais manqué d'examiner comparativement les deux hypochondres et d'imprimer de chaque côté le même degré de pression. Je me suis même efforcé, dans maintes circonstances, de pécher par l'extrême opposé, plutôt que de courir les chances d'une nouvelle erreur volontaire.

* Obs. XLV. — Une autre fois, je m'en suis laissé imposer par ce signe, et l'erreur, qui n'a pas eu de suites fâcheuses, n'a pu être redressée que par un examen plus attentif. J'avais été appelé, dans le courant du mois de mars 1860, auprès d'une jeune fille âgée de 18 ans, paraissant fortement constituée, quoique douée d'un tempérament lymphatique assez prononcé. Je crois en avoir dit assez pour ne pas entrer dans de longs développements. Je me bornerai à dire que la jeune malade avait appelé elle-même mon attention sur cette douleur. Elle se plaignait d'une souffrance obtuse dans la région splénique et sur quelques points assez limités des dernières côtes gauches. Quelques frissons qu'elle avait éprouvés depuis un certain nombre de jours et une sensation vague de malaise, jointe à un lumbago, m'avaient porté à explorer la région de la rate. Des pressions peu fortes déterminant une vive sensibilité dans la région splénique, j'ai institué un traitement au sulfate de quinine. Cette fois encore, la marche de la maladie m'a fait revenir de mon erreur. N'observant pas au bout de peu de jours, l'amélioration que j'attendais, j'ai soupçonné une erreur de diagnostic. Cette erreur devenait d'autant plus probable à mes yeux, que j'avais pratiqué l'exploration à travers les vêtements. A la suite d'un examen plus complet, je n'ai

pas tardé à constater tous les signes d'un abcès par congestion dépendant d'une lésion des côtes et peut-être aussi du corps de quelques vertèbres, abcès qui avait fusé le long de la gaîne du muscle psoas-iliaque. Sur tout le trajet de ce muscle, en effet, ainsi que sur les côtes, la pression faisait naître une douleur assez forte qui aboutissait sur la cuisse au point précis d'attache au petit trochanter. J'ai même cru, à plusieurs reprises, trouver une fluctuation profonde dans la fosse iliaque gauche. Jusqu'à présent, la marche de la maladie a pleinement justifié mon diagnostic ; car, malgré le repos que la jeune fille a constamment gardé, et malgré l'administration de moyens thérapeutiques appropriés, tels que préparations iodées, ferrugineuses, etc., la douleur, quoique plus faible, est restée localisée aux mêmes points. La marche serait même impossible, et, bien que la poche purulente paraisse avoir diminué, le même état de langueur et de faiblesse générale persiste.

Cette observation que j'ai prise au début de ma pratique, consacre, je crois, une double erreur de diagnostic ; car notre malade a guéri radicalement peu de temps après, ce qui me donne au moins de forts doutes sur l'existence de l'abcès par congestion. J'ai tenu néanmoins à rapporter ce fait, ne fût-ce que pour montrer les difficultés de l'observation médicale et les erreurs de tout genre où peut nous conduire même l'examen le plus attentif.

Obs. XLVI. — Dans une autre circonstance, l'apparition subite de phénomènes cérébraux graves m'a fait croire à une fièvre pernicieuse et la marche ultérieure des symptômes m'a démontré l'erreur de ce diagnostic. Il s'agissait d'un homme d'une cinquantaine d'années que j'ai été appelé à voir en mars ou avril 1863. Quelques heures avant ma première visite, il avait été pris d'un frisson assez marqué, suivi d'une chaleur vive de la peau ; en même temps s'était déclaré un *subdelirium* dont le développement brusque, survenu en dehors de toute cause d'excitation cérébrale, avait inspiré aux parents et m'inspirait à moi-même les plus sérieuses inquiétudes. Le pouls ne paraît pas très-agité (100 pulsations) ; mais on m'apprend qu'à l'état de santé notre malade n'avait que 52 ou 56 pulsations par minute.

J'examine avec le plus grand soin les principaux organes et ne trouve dans aucun l'explication de ces symptômes aigus. Je n'observe pas davantage les signes d'un érysipèle de la face ou de tout autre point de la surface cutanée ; pas d'indices bien accusés d'une fièvre éruptive, il n'y avait eu ni mal de gorge, ni lumbago plus marqué que dans une simple courbature. Je songe donc par exclusion à une fièvre pernicieuse, bien qu'il n'y ait pas d'ailleurs de raisons particulières pour en soupçonner l'existence, bien que je ne trouve ni hypertrophie, ni douleur dans la région de la rate. J'administre en conséquence, et dans le seul but d'éclairer le diagnostic, une potion contenant 1 gramme de sulfate de quinine. Or, ces phénomènes d'excitation se calment le lendemain matin, vingt-quatre heures environ après le frisson initial et je distingue à la face une rougeur diffuse et comme pointillée, indice assuré d'une éruption varioleuse. Je me bornerai à dire, sans insister sur les détails, que des boutons acuminés ne tardent pas à se montrer à la face, au cou et sur les membres ; nous avions affaire à une varioloïde cornée qui a présenté d'ailleurs une bénignité des plus remarquables et a suivi ses diverses phases avec une régularité parfaite.

J'avais pourtant songé, dans ce cas, à la possibilité d'une variole ou plutôt d'une varioloïde, car, notre malade n'avait pas été vacciné depuis son enfance. Mais ce qui m'avait induit en erreur, c'était l'absence de cette douleur lombaire vive qu'on regarde avec raison comme le meilleur signe avant-coureur d'une éruption variolique. Excluant donc cette fièvre éruptive, je ne pouvais m'expliquer ces accidents que par l'existence d'une fièvre palustre, menaçant de devenir pernicieuse.

Si jamais j'avais eu à redouter l'emploi inopportun de la quinine, c'eût été assurément dans un cas de variole, et pourtant j'ai été frappé, cette fois encore, de l'innocuité complète de ce médicament. Cette médication, je le répète, n'a paru en rien influer sur la marche de la varioloïde qui a été des plus simples.

Je mentionnerai, en terminant, un cas de fièvre puerpérale, que j'ai observé récemment chez une femme d'une trentaine d'années, cas dans lequel je n'ai porté ce diagnostic qu'après coup, après la mort de la malade.

Obs. XLVII. — Voici les diverses particularités que j'ai notées chez cette femme :

Le 16 décembre dernier (1866) elle a accouché fort heureusement (c'était sa troisième grossesse) d'un enfant très-bien portant et qui vit encore. Rien de particulier à signaler jusqu'au 19 décembre, jour où elle commence à éprouver quelques légers frissons dans l'après-midi, suivis d'une légère chaleur fébrile. Mais ces phénomènes sont si peu inquiétants qu'on ne songe pas à réclamer les soins d'un médecin ; ce n'est que le lendemain au soir qu'on me fait appeler, après avoir vu les mêmes symptômes fébriles se montrer dans l'après-midi. Les principaux troubles que j'observe consistent dans un ballonnement du ventre assez prononcé et une sensibilité peu vive à la pression dans les différentes régions de l'abdomen, dans une élévation notable de la température et une vitesse très-grande de la circulation ; le pouls est dur et plein et non petit ou dépressible. — 132 pulsations. — Il n'y a pas eu de vomissements, ni de nausées ; les lochies se sont supprimées brusquement dans la journée. Mais l'état général me paraît assez inquiétant, la respiration est anxieuse, la face à demi cyanosée, les traits altérés ; il y a un grand anéantissement des forces.—La première idée qui se présente à mon esprit est de croire au développement d'une péritonite puerpérale. Cependant, en ayant égard à l'absence de vomissements et aux caractères du pouls, je me rattache plutôt à la supposition d'une fièvre pernicieuse, bien que notre malade n'ait jamais été atteinte d'un affection palustre quelconque. Ce qui m'enhardit d'ailleurs dans cette supposition, c'est la ressemblance frappante que je crois découvrir entre les symptômes offerts par cette malade et ceux que j'avais déjà observés, une année auparavant, chez une autre malade (voy. obs. LVII). — J'administre donc une potion avec 1 gramme de sulfate de quinine.

21 décembre. Nuit beaucoup meilleure que la précédente ; la malade a dormi pendant trois ou quatre heures consécutives, après avoir pris la potion hier au soir. Ce matin, je trouve l'abdomen un peu moins ballonné et un peu moins sensible à la pression ; le pouls est à 120 et a les mêmes caractères qu'hier ; la peau est chaude et recouverte d'une sueur assez abondante ; mais l'état général a peu varié, il y a toujours la même prostration et la même gêne de la respiration. — Je fais prendre ce matin une seconde potion avec 1 gramme de sulfate de quinine. — Pour combattre le reste de la sensibilité abdominale, je prescris des frictions avec le liniment suivant :

Huile de jusquiame	100 gr.
Camphre	} ãã 2 gr.
Extrait de belladone	
Laudanum de Rousseau.	
Chloroforme.	1 gr.

Le même jonr, à quatre heures de l'après-midi, je constate la même agitation, la même dureté du pouls, la même chaleur à la peau ; *mais l'abdomen me paraît beaucoup plus souple et beaucoup moins douloureux que la veille, il n'y a pas eu un seul vomissement.* Même état général d'ailleurs. — Je fais prendre le soir même une autre potion à 1 gramme de sel quinique, et j'en prescris une semblable pour demain matin.

Le 22. — On me fait appeler, à six heures du matin, pour savoir s'il fallait donner la potion, malgré les symptômes nouveaux qui s'étaient offerts la nuit. Or, voici ce qui s'est passé :

La malade a dormi pendant plus de trois heures, après avoir pris la potion hier au soir. Mais, vers onze heures et demie ou minuit, elle est prise *d'une douleur dans le milieu du dos*, douleur qui a été en augmentant jusqu'à ce matin, et qui s'exagère considérablement par les mouvements respiratoires. Cette douleur arrache des cris continuels à la patiente, qui se trouve, par le fait, excessivement oppressée ; la respiration est anxieuse, haletante, les ailes du nez se dilatent largement, à chaque mouvement inspiratoire. Quand à l'abdomen, il est beaucoup plus dépressible qu'hier et ne manifeste une très-légère sensibilité qu'après une pression assez forte. Tenant à me rendre compte de la cause de cette douleur, je veux pratiquer l'auscultation de la poitrine ; mais, il m'est impossible de placer la malade sur son séant, tant est vive la souffrance qu'elle éprouve. Je me borne donc à ausculter des deux côtés la région antéro-latérale du thorax, et ne découvre autre chose qu'une faiblesse marquée du murmure respiratoire, telle qu'on l'observe dans la pleurodymie. J'explore la sensibilité et le mouvement des membres supérieurs et inférieurs, à l'effet de savoir si la cause de cette douleur résiderait dans une affection de la moelle, et cette exploration ne me révèle rien d'anormal. — Même chaleur cutanée, mêmes caractères du pouls, à part une plus grande accélération, — 136 pulsations. — Je fais donc prendre moi-même la première moitié de la potion et je reviens une heure plus tard, pour administrer l'autre moitié.

Le 22 au soir, même état, si ce n'est un peu moins d'acuité de la douleur dans la région dorsale et un peu moins d'accélération du pouls; l'abdomen se laisse déprimer beaucoup plus facilement et n'est presque plus sensible, même à une pression assez forte, exercée par la main presque à plat. Il n'y a pas eu encore un seul vomissement. — Je fais prendre une autre potion à 1 gramme ce soir (en tout 2 grammes dans la journée, comme hier) et je prescris pour demain matin une potion à 2 grammes.

Le 23. — Nuit agitée, sommeil interrompu par des rêvasseries; mais la douleur du dos a notablement diminué. Ce matin, elle a eu une garde-robe abondante, une demi-heure environ après avoir pris la seconde moitié de la potion à 2 grammes; les matières rendues sont solides et rappellent l'aspect d'une garde-robe à peu près normale. En même temps les lochies ont reparu et la malade éprouve un soulagement des plus marqués. Le ventre est *tout à fait indolore*, même à une forte pression; il a presque la souplesse de l'état normal. Seulement, la langue est devenue un peu sèche et le pouls reste toujours agité (128 pulsations). Comme la malade accuse toujours la même douleur du dos (entre les deux omoplates) quoiqu'à un degré très-supportable, je la fais asseoir sur son lit pour pratiquer la percussion et l'auscultation, et, cette fois, elle s'aide beaucoup pour accomplir ces divers mouvements. Or, je ne découvre en aucun point, ni matité, ni bruits anormaux; j'entends partout le murmure vésiculaire normal.

Je nourris donc quelques instants l'espoir de sauver cette pauvre femme; mais cette illusion est de peu de durée. Le 23 au soir déjà, je constate une aggravation notable de l'état général, une oppression plus marquée, quelques conceptions délirantes fugaces. Néanmoins, je donne une autre potion à 1 gramme (en tout 3 grammes dans la journée) et j'en prescris une autre de 2 grammes 25 cent. pour demain matin.

Mais, le lendemain 24 décembre, je la trouve dans un état désespéré, la fièvre est toujours la même, le délire continue, mais sans agitation, il s'agit d'un délire tranquille. En voyant que cette fièvre n'avait pas offert, depuis le début des accidents, un seul instant de rémission, je vois clairement qu'il ne s'agit pas d'une fièvre pernicieuse, mais bien d'une fièvre puerpérale; car, avec les doses fortes que j'avais employées, j'aurais dû obtenir déjà, sinon la guérison complète, du moins une amélioration des plus appréciables. Regardant donc cet état comme désespéré, je ne fais pas prendre la potion que j'avais prescrite hier au soir, et cette malheureuse femme succombe ce même jour (lundi 24), à trois heures de l'après-midi.

Réflexions. — J'ai rapporté cette observation avec quelques détails, parce que je me suis trouvé en désaccord avec un de mes confrères sur l'appréciation des symptômes initiaux, et que je tiens avant tout à dire la vérité tout entière. C'est le 21 décembre, à quatre heures de l'après-midi qu'a eu lieu la consultation, et, en me guidant sur le léger amendement que j'observais en ce moment, je rejetais déjà l'idée d'une péritonite puerpérale. Or, à défaut de cette péritonite, je ne voyais de possible qu'une fièvre pernicieuse; je n'avais pas encore vu un seul cas de fièvre puerpérale dans notre pays, et le doute ne pouvait exister pour moi qu'entre ces deux affections. Or, dans un cas, c'était la mort à peu près certaine, et le sulfate de quinine, employé d'ailleurs par quelques médecins, dans la fièvre puerpérale, ne m'aurait semblé avoir aucun inconvénient. Dans l'autre supposition au contraire, nous devions sauver la malade d'un péril imminent.

Mon confrère de son côté, ne tenant aucun compte des renseignements que je lui donnais, ne voyait là que les symptômes d'une péritonite puerpérale ordinaire et rejetait pour le moment l'emploi du sulfate de quinine, se proposant de l'employer plus tard à faible dose, comme antiseptique.

En présence de cette divergence, la famille m'a confié la direction du traitement, et, quelle que fût la responsabilité que je savais devoir assumer, je n'ai pas cru devoir la décliner. Or, j'ai tenu à rapporter cette observation, la plus accablante de toutes pour mon prétendu système, et je l'ai fait surtout pour ne pas me soustraire à une critique que l'on recherche plutôt qu'on ne fuit, quand on n'a d'autre souci que de connaître la vérité.

Je n'en persiste pas moins à croire, en attendant, que, si j'ai commis, dans ce cas, une erreur de diagnostic, je ne me suis pas livré du moins à une de ces extravagances thérapeutiques que quelques-uns seraient tentés de me prêter en voyant mon obstination. J'ai pris la seule hypothèse, en effet, où je pouvais sauver ma malade, sachant d'ailleurs que le traitement employé ne pouvait pas nuire dans la supposition d'une fièvre puerpérale, celle-ci étant presque constamment mortelle avec tous les traitements.

Quant à l'hypothèse d'une péritonite, la suite de l'observation nous fait voir si j'ai eu ou non raison de la rejeter.

J'ose dire qu'à mesure que j'avance dans la pratique, je commets de moins en moins de ces erreurs de diagnostic; car, je ne crois pas me tromper dans les cas où j'administre la quinine, à titre de médication exploratrice, alors que les résultats obtenus viennent à contredire l'hypothèse d'une affection palustre. Je ne prétends pas

toutefois me trouver à l'abri de semblables erreurs, et il m'arrive
encore d'en commettre, tout comme il m'arrivera, j'en suis malheureusement trop sûr, d'en commettre de nouvelles. Mais ce que je
puis dire avec la plus entière bonne foi, c'est que je suis encore à
chercher un cas où j'aie été réellement nuisible par l'administration
intempestive du sel quinique. Si j'ai pu perdre des moments précieux, en omettant d'instituer de bonne heure telle autre médication indiquée, j'ai été assez heureux du moins pour reconnaître et
réparer mon erreur à temps; je n'ai donc eu à déplorer, que je
sache, la mort d'aucun de mes malades qui se sont trouvés dans de
semblables conditions.

Obs. XLVIII. — Je citerai, entre autres cas, celui d'un jeune
homme d'une quinzaine d'années que j'ai observé dans le courant
de décembre 1865, à l'époque où je voyais un si grand nombre
d'affections palustres de tout genre. Pendant que je soignais son
père d'une forme rebelle, sinon bien grave, d'impaludisme, on me
montre un jour ce jeune homme qui avait, depuis l'avant-veille, un
léger mouvement fébrile subissant une exacerbération assez marquée,
vers quatre ou cinq heures de l'après-midi. Comme il tousse depuis
quelques jours, je l'ausculte avec soin et ne découvre en aucun point
de la poitrine le moindre bruit anormal. Je prends dès lors cette
affection pour une fièvre intermittente quotidienne ou rémittente et
j'administre pendant trois jours une dose journalière de 0,60
cent. de sulfate de quinine en pilules.
　Mais, loin d'offrir l'amélioration que je m'attends à constater,
l'état de ce jeune homme empire rapidement, la fièvre redouble et
devient continue, la langue devient sèche, la face rouge et animée,
l'état général s'aggrave notablement et s'accompagne de phénomènes de prostration assez inquiétants. Pénétré de l'idée que j'avais
réellement affaire à une fièvre d'origine palustre et que cette fièvre
tend à revêtir le caractère pernicieux, j'explore la rate, et suis étonné
de n'y trouver ni la moindre augmentation de volume, ni *la plus
petite sensibilité à la pression*. Néanmoins, je ne pousse pas plus loin
l'examen, tant je me crois fondé à porter ce diagnostic, et je formule
l'ordonnance d'une potion au sulfate de quinine (1 gramme de sel
fébrifuge pour 150 grammes de véhicule).
　Mais, à peine ai-je écrit cette prescription qu'il me vient quelques doutes sur l'exactitude de mon diagnostic, et ces doutes, je les
base sur la discordance des symptômes observés : *tendance à la perniciosité d'une part*, malgré l'emploi du sulfate de quinine agissant
si rapidement d'ordinaire chez les jeunes gens ; *absence de tout retentissement splénique d'autre part*, malgré l'aggravation réelle de cette
fièvre, supposée d'origine palustre. Je pratique donc un nouvel examen, et je constate encore le même défaut de sensibilité de la rate,
même à une forte pression. Et, comme, sans être intense, la toux
persiste encore, j'explore la poitrine que je n'avais pas examinée
depuis deux jours. Or, je découvre, tant par la percussion que par

l'auscultation, tous les signes d'une pneumonie du côté droit, quoi-qu'encore très-peu étendue : légère matité dans la fosse sus-épineuse et un peu au-dessous de l'épine de l'omoplate, râles crépitants fins en ce dernier point, et souffle tubaire très-fort avec bronchophonie au sommet du poumon. Ce qui m'avait induit en erreur, c'est qu'il n'y avait eu ni point de côté, ni crachats rouillés, notre jeune homme ne sachant pas expectorer et avalant ses crachats comme les enfants.

Après avoir ainsi découvert mon erreur, je dis à la mère que je vais ajouter quelque chose à la potion déjà prescrite, et je remets prudemment ma première ordonnance dans la poche. J'en formule une seconde avec 0,30 cent. de tartre stibié et 30 grammes de sirop diacode. Je crois pouvoir me dispenser de relater ici en détails les suites de cette observation ; je me bornerai à dire que l'affection qui s'est encore étendue les deux jours suivants a été on ne peut plus évidente et que notre malade a parfaitement guéri au bout d'une semaine par l'emploi combiné des antimoniaux, des prépara-tions calmantes, des révulsifs cutanés (vésicatoires volants) et d'un régime sévère.

On voit, par cet exemple, combien la constatation de la douleur splénique a de l'importance au point de vue du diagnostic, puisque j'ai pu, sur la seule absence de ce signe, soupçonner d'abord, puis rechercher et toucher du doigt mon erreur. On voit encore que, si je me laisse entraîner parfois vers cette pente glissante où nous conduisent malgré nous nos idées préconçues, on voit que je ne brise jamais sur cet écueil, qu'en cherchant ma sauvegarde dans la conscience de ma faiblesse ou de mes imperfections médicales.

Il résulte des faits que je viens de relater et de beaucoup d'autres que je passe (et je ne fais ici que confirmer les données générales de l'observation des médecins) que l'impaludisme constitue l'entité morbide dominante dans certains pays et en particulier dans le nôtre ; qu'il peut agir à longue échéance, pour ainsi dire, et se montrer à divers intervalles chez le même sujet, que celui-ci reste exposé ou non aux émanations miasmatiques ; qu'il peut enfin im-primer son cachet à une foule d'affections dissimilaires, c'est-à-dire engendrées par des causes morbides entièrement différentes de la cause paludique.

On se tromperait fort cependant si on voulait trouver dans mes paroles une portée exclusive que je n'entends nullement leur donner. Loin de moi la pensée de croire qu'on ne doive voir que des affections palustres dans un pays à fièvres, ou qu'un sujet contaminé par ce genre d'infection soit nécessairement voué à des affections de même nature pour le reste de ses jours. De même qu'un homme qui a eu la fièvre intermittente peut se fracturer la cuisse ou se luxer le coude, il peut également se refroidir et contracter un rhumatisme ou une pleuro-pneumonie, il peut avoir la syphilis ou s'empoisonner de toutes les façons, subir en un mot l'influence des causes morbides les plus variées. Mais, ce que j'entends dire seulement, c'est que ce même homme, qui a eu la fièvre intermittente, peut nous offrir une manifestation quelconque de la diathèse palustre, à l'occasion d'une multitude de troubles engendrés par des causes entièrement différentes ; je dis qu'il *peut* simplement, et non pas qu'il *doit*, parce que la diathèse palustre ne s'empare pas fatalement de tout individu qui a subi une première atteinte des miasmes effluviens. Ce que je crois pouvoir affirmer encore, c'est que cette diathèse est plus fréquente, plus insidieuse et plus tenace qu'on ne le croit généralement.

Telle est, dégagée de toute exagération, l'opinion que je crois fondée, opinion que j'ai cherché à baser sur une observation patiente et attentive. Mais, je serais injuste, si je ne disais pas où je l'ai prise avant d'avoir acquis la moindre expérience personnelle. Cette opinion si vraie et que je crois si salutaire aux malades, je l'ai puisée dans les leçons du maître vénéré dont nous déplorons la mort récente. Voici ce que dit, en effet, M. Trousseau (1) : « La réapparition des accès de fièvre palustre chez des sujets soustraits depuis assez longtemps déjà aux influences qui les avaient d'abord occasionnées, est un fait que vous observerez fréquemment. Quelque commun qu'il soit, il n'en est pas moins digne de l'attention des médecins ; car, s'il a son importance au point de vue de la nosologie, il en a une plus grande encore au point de vue de la thérapeutique.

« Il faut bien se garder, en effet, de confondre ces retours plus ou moins éloignés, plus ou moins périodiques, de phénomènes morbides relevant d'une cause unique, persistante, d'un état diathésique de l'organisme, avec les récidives des phlegmasies et des pyrexies.

« Un individu, par exemple, prend pour la seconde ou la troisième fois, à plusieurs années, plusieurs mois, plusieurs semaines de distance, une péripneumonie franchement inflammatoire ; ce ne seront pas à ces différentes fois, de nouvelles manifestations d'une seule et unique maladie, ce sera chaque fois une nouvelle maladie en tout semblable à la première, quant à son siége, quant à sa nature, parcourant comme elle toutes ses périodes, accomplissant *uno tenore* son entière évolution. En admettant une prédisposition particulière du sujet à prendre des phlegmasies pulmonaires, il a fallu, chaque fois, pour que

(1) *Clin. méd.*, t. II, p. 748 et suiv.

celles-ci survinssent, une nouvelle intervention de la même cause ou d'une cause analogue, dont les effets s'épuisent complétement dans une série d'actes morbides non interrompue, jusqu'au retour à la santé d'autrefois ou jusqu'à la terminaison par la mort.

« Il n'en est plus ainsi des maladies diathésiques, avec lesquelles la fièvre palustre a une telle analogie qu'il me paraît difficile de ne pas la ranger dans cette classe.

« Un individu a, à une certaine époque, une attaque de goutte ; quelques mois plus tard, il en a une seconde, puis une troisième ; chacune de ces attaques ne sera pas une maladie nouvelle, dont la cause, qui n'est jamais complétement épuisée, pour être demeurée silencieuse pendant un temps plus ou moins long, n'en existait pas moins en puissance dans l'économie, *in posse*, pour me servir d'une expression de l'ancienne médecine. Que, dans quelques circonstances, une cause occasionnelle devienne le point de départ des accidents, l'intervention de cette cause n'est plus absolument nécessaire ici, comme elle l'était dans le cas de la péripneumonie dont nous parlions tout à l'heure.

« De même pour la vérole. Quel que soit l'espace de temps qui s'est écoulé entre les différentes apparitions des accidents qui la caractérisent, ces accidents seront toujours subordonnés à une seule et même cause.

« De même enfin pour la fièvre palustre.

« Assurément, il ne viendra à l'idée de personne que les accès périodiques d'une fièvre intermittente quotidienne, tierce, quarte, constituent autant de maladies à part. Il est évident pour tout le monde que c'est toujours la même maladie dont les manifestations sont séparées par des intervalles plus ou moins longs pendant lesquels la cause morbifique restant latente, l'économie a paru reprendre le parfait équilibre de la santé. Mais ce qu'on n'accepte pas aussi généralement, ce que du moins on ne dit pas assez, c'est que les périodes de repos peuvent être extrêmement prolongées. Je ne parle pas des cas des prétendues fièvres intermittentes mensuelles ou même annuelles, dont des auteurs recommandables, et Sckenck, entre autres, ont rassemblé des observations, je fais seulement allusion aux cas analogues à ceux dont nos trois malades de la salle Sainte-Agnès nous offrent en ce moment des exemples.

« Vous voyez chez eux que, après un intervalle de six mois, durant lequel ces individus étaient restés parfaitement bien portants, les accidents fébriles intermittents qu'ils avaient une première fois éprouvés, et dont ils avaient été en apparence entièrement guéris, se sont de nouveau reproduits sans cause déterminante appréciable.

C'était donc bien la même fièvre qui les reprenait, et cette fois, comme la première, sous l'influence de la même cause, dont le germe n'avait pas été complétement détruit.

« Non-seulement ce germe de la fièvre palustre peut demeurer silencieux pendant des mois, des années, après s'être manifesté une première fois, mais encore il arrive que des individus qui auront contracté ce germe dans des pays où les fièvres intermittentes sont endémiques, n'éprouvent les premiers symptômes apparents de l'intoxication palustre que longtemps après, et alors qu'ils habitent des pays où ces fièvres ne règnent pas habituellement. »

On voudra bien m'excuser d'avoir rapporté cette longue citation ; mais, j'ai tenu à ne pas la tronquer, pour bien faire voir qu'il n'y a rien de nouveau dans l'appréciation que j'ai été conduit à porter moi-même sur la longue durée de la diathèse palustre. Mes observations ne font que confirmer l'opinion déjà émise par un maître dont personne ne voudra contester la juste autorité. Cette fois donc, ce n'est plus un système personnel que je défends et je suis heureux de montrer à mes contradicteurs que j'ai commencé à bâtir *mon système*, puisque système il y a, avec des systèmes qui ont subi l'épreuve du temps et des hommes, qui méritent au moins une réfutation sérieuse, et non ces airs de dédain trop commodes, renouvelés du renard de la fable.

Quoiqu'il soit facile de voir par l'exposé des observations précédentes, les règles qui m'ont dirigé dans la recherche du diagnostic, je crois utile néanmoins d'indiquer en terminant la marche que je me suis toujours attaché à suivre au lit des malades.

On m'accordera sans doute que les premiers faits que j'ai recueillis ont été observés sans idée préconçue, puisque je ne connaissais pas les affections dominantes de notre pays et que je ne savais pas même s'il y en avait. Or, aujourd'hui encore, pour me tenir en garde contre les tendances exclusives qu'on me prête, je cherche à m'imaginer, en abordant un malade, que je l'observe à Paris, dans les mêmes conditions où j'étais, pendant que je voyais, à l'hôpital, les affections les plus variées. Et, si je trouve un groupe symptomatique pouvant se rapporter à une affection locale ou à une entité morbide parfaitement connue, je n'ai que faire de l'impaludisme, et ne songe pas à l'invoquer, tant que je vois la marche de l'affection répondre à l'hypothèse que j'ai conçue en premier lieu. Ce n'est que dans des circonstances exceptionnelles, que je songe de prime abord à l'idée d'une affection palustre (voy. obs. XXXIV), et il m'arrive encore, dans quelques-uns de ces cas, de rectifier un jugement porté de la sorte avec trop de précipitation. (Voy. obs. XLVIII.)

Dans presque tous les cas, je cherche à me soumettre aux règles suivantes, si bien résumées par M. Racle, dans l'excellent livre que j'ai déjà cité : « Il faut, dit ce regrettable médecin (1), pour arriver au diagnostic d'une fièvre essentielle : 1° opérer un travail d'*élimination* à l'égard des maladies locales ; 2° rechercher si les symptômes observés *s'adaptent au type* le plus ordinaire de la pyrexie que l'on peut soupçonner ; 3° dégager les symptômes fondamentaux des accidents accessoires ; 4° observer si la marche et l'évolution successive des phénomènes justifient le jugement provisoire qu'on a porté sur la nature de la maladie.

« Ces opérations indispensables demandent souvent un temps fort long, et elles justifient le classique *videbitur infrà* que répète souvent le médecin prudent et jaloux de son diagnostic ; c'est, en effet, dans cette réserve prudente mais non stérile, que se trouve, en mainte occasion, son *criterium* définitif. »

En suivant cette méthode, j'ai été conduit : 1° à soupçonner l'impaludisme dans une foule d'états pathologiques ne pouvant se rapporter à aucune lésion locale ; 2° à reconnaître qu'un grand nombre d'affections de cette nature, ne pouvaient pas s'adapter au type le plus ordinaire de l'entité morbide en question, c'est-à-dire *à la fièvre intermittente* proprement dite ; 3° à distinguer ainsi un nouveau *type d'impaludisme*, la forme tertiaire qui se compose d'éléments symptomatiques très-disparates en apparence et susceptibles pourtant d'être coordonnés, de recevoir une explication, sinon complète, au moins suffisante pour l'intelligence du plus grand nombre des faits observés ; 4° à accorder enfin à la *douleur splénique* une valeur diagnostique très-grande, mais nullement pathognomonique, à confronter ce signe avec les autres signes d'impaludisme déjà connus et appréciés par tous les médecins.

J'ai été conduit enfin à adopter une règle pratique, que je regarde comme très-essentielle et qui s'applique plus spécialement au traitement des malades habitant des pays à fièvre ou les ayant habités quelque temps, et cette fois, je me déclare hautement systématique. Cette règle consiste à instituer un traitement spécifique explorateur, chaque fois qu'on a affaire à un cas obscur et d'apparence grave, ou simplement à un cas inexplicable.

OBS. XLIX. — Je dois à cette méthode les succès les plus inespérés, et tout récemment encore (novembre 1866), j'ai obtenu une guérison vraiment miraculeuse, chez un Polonais, âgé de 56 ans, ayant eu, à l'âge de 15 ou 16 ans, des fièvres graves et rebelles

(1) *Tr. de Diagn. méd.*, 3° édit., p. 14.

(circonstance que j'ai ignorée jusqu'au moment où le malade a guéri), mais habitant notre pays depuis dix-sept ans. En le voyant pour la première fois, je juge qu'il n'a pas vingt-quatre heures à vivre et je ne puis rien comprendre à son état. Je trouve une fièvre vive, durant depuis plusieurs jours, sans exacerbations marquées, et je constate, en même temps qu'une prostration extrême, tous les signes d'une véritable démence, ressemblant à la démence sénile. Pour abréger les détails, je dirai que je ne constate nulle part ni paralysie du sentiment, ni du mouvement; rien dans les commémoratifs ne m'autorise à admettre l'existence d'une affection aiguë du cerveau, hémorrhagie, inflammation de la pulpe cérébrale ou des méninges, ramollissement, etc. Alors, aveuglément, je donne 1 gr. de sulfate de quinine et je suis étonné de trouver le malade en vie le lendemain. J'augmente la dose de 0,25 centigr. par jour, jusqu'à ce que j'arrive à la dose quotidienne de 2 gr. 50 centigr. et ce n'est qu'après plus d'une semaine, à partir de cette dose, que j'obtiens la cessation de la fièvre. J'ai saturé cet homme de quinine, sans jamais constater chez lui le moindre trouble qu'on pût rapporter à ce médicament. Or, notre malade jouit aujourd'hui d'une santé relativement très-satisfaisante, d'une santé telle qu'il ne l'avait pas eue depuis deux ans. Avant sa dernière maladie, il se traînait péniblement, comme courbé en deux, et avec une sorte de titubation qu'on aurait pu attribuer à l'ivresse, et aujourd'hui, il marche droit et ferme. Les fonctions intellectuelles, sans avoir repris leur intégrité parfaite, ont subi une amélioration des plus frappantes. Ce n'est pas sans doute l'homme valide, jouissant de tous les attributs de la santé, mais, enfin, c'est un malade arraché à une mort certaine, par quelques grammes de sulfate de quinine qu'on se plaît tant à décrier. Or, ici, je l'avoue, j'ai fait de la prose sans m'en douter, j'ai guéri ce malheureux, sans savoir ce que je faisais, je l'ai guéri en suivant la règle pratique dont je viens de parler.

Si j'en crois ma propre expérience, et je suis bien sûr de ne pas exagérer, je réussis *sept ou huit fois sur dix*, dans les cas obscurs auxquels je fais allusion, et dans les *deux ou trois* autres, je ne crois pas avoir été une seule fois réellement nuisible.

Pour tirer non-seulement de cet essai thérapeutique tout l'enseignement désirable, il convient, dans ces cas, d'employer, dès le début, des doses assez fortes (1 gr. au moins ou 1 gr. 20 et 1 gr. 50), pour obtenir bien vite la réponse qu'on attend. Et si on ne remarque pas de la sorte une amélioration quelconque, au bout de peu de jours, il faut attendre et observer, sauf à recommencer plus tard, si la même indécision persiste et que le premier essai n'ait entraîné aucun inconvénient sérieux.

Je n'ignore pas sans doute que l'application de cette règle ne puisse et ne doive créer bien des mécomptes entre des mains inexpérimentées; il est à craindre même que de pareils abus viennent à jeter parfois du discrédit sur les préparations de quinquina, tant de fois décriées. Mais, ce que je puis dire au moins, c'est que c'est là une arme plutôt salutaire que dangereuse et qui fera infiniment plus de bien que de mal, dans les pays à fièvres. Ce n'est pas à dire que je recommande d'administrer la quinine au hasard, sans en baser l'emploi sur un diagnostic attentif et raisonné, sans contrôler ce diagnostic par une observation des plus vigilantes : tout mon travail proteste contre une semblable tendance. Aussi, je n'entends pas me rendre responsable des erreurs par trop grossières où pourrait conduire l'abus d'une méthode si salutaire; mais de semblables erreurs ne seront jamais commises par la généralité des médecins, pour peu que ceux-ci portent de l'attention et du soin, dans l'examen de leurs malades.

CHAPITRE V

PRONOSTIC.

S'il n'est pas de question pratique plus importante que celle qui a trait au pronostic des diverses affections palustres, il n'en est pas non plus malheureusement de plus difficile. Le plus ou moins de gravité de ces affections peut dépendre de tant de circonstances variées, inhérentes au sujet, au milieu effluvien ou au génie épidémique lui-même, qu'il est à peu près impossible de prévoir avec précision l'issue de la maladie dans tel ou tel cas donné. L'expérience s'acquiert à cet égard plutôt qu'elle ne se transmet, et encore ne s'acquiert-elle que péniblement et à la longue, après bien des hésitations et des méprises. Le jugement qu'on porte sur l'état d'un malade n'est pas toujours parfaitement raisonné; en ceci, comme en tant d'autres choses, l'habitude nous perfectionne chaque jour et nous permet d'apprécier plus sûrement le plus ou moins de gravité de ces diverses affections. Mais, que de mécomptes n'attendent pas encore les hommes les plus exercés! Que de fois, le plus habile ne se trompe-t-il pas, avant d'acquérir ce coup d'œil rapide et sûr, fruit de longues années de pratique et de *cette vraie expérience* dont parle Zimmermann!

Il n'est pourtant pas de question, je le répète, qui offre un intérêt pratique plus considérable; car, c'est du pronostic plus ou moins juste qui aura été porté, que peut dépendre et que dépend en effet l'efficacité ou l'insuccès du traitement, parfois la vie ou la mort du malade. Une fausse appréciation nous conduit à un double écueil, également préjudiciable à notre réputation, de traiter trop énergiquement les affections bénignes ou trop faiblement les formes pernicieuses; d'un côté on compromet l'art et de l'autre le patient. Dans cette pénible alternative, j'ai toujours pensé que, dans l'impossibilité d'arriver à ce juste équilibre qui n'est pas de ce monde, il vaut encore mieux s'exposer à compromettre l'art que le malade, le premier se relevant toujours et le second, jamais. Je dirai donc avec Torti, qu'il ne faut s'en fier sur ce point qu'à ses propres impressions : « Mihi sanè non alia mensura est, » dit-il (1), « nisi metus « meus modò major modò minor, modò nullus, tàm pro determina- « tione exhibendi vel non exhibendi corticem, quàm pro electione

(1) *Loc. cit.*, t. II, p. 243.

« modi, methodive illum modò citiùs, modò tardiùs, modò lentiùs,
« modò celeriùs, modò crebriòs, modò rariùs, modò parciùs, modò
« pleniùs offerendi : quibus omnibus in casibus pro re natà utor
« arbitrio meo, sinens ut et alü utantur suo. Felix, quem nulla præ-
« occupat intempestivæ animositatis, aut formidinis vehemens
« affectio, sed quæ sunt metuenda metuit, quæ spernenda spernit,
« et quæ speranda sperat ; ast et hic verè.

.....Pauci quos æquus amavit
Jupiter.... quos inter nec ego sanè.

Est-ce à dire qu'on ne puisse donner sur cette difficile question,
quelques indications utiles, qu'on ne doive chercher du moins à
dissiper certaines obscurités, tout en reconnaissant son impuissance
à les résoudre toutes ? Assurément non, car la science nous fournit
déjà sur ce point des données bien précieuses, et il y a tout
lieu d'espérer qu'elle s'enrichira chaque jour de règles plus
sûres et plus précises. En attendant, je me hasarderai à rapporter
ici mes impressions personnelles, tout en ne cachant rien de mes
incertitudes, malheureusement trop fréquentes et trop nombreuses.
Je ferai observer seulement que je ne puis prétendre à donner qu'un
pronostic local, pour ainsi dire, la gravité de l'infection palustre
devant varier et variant en effet, avec les diverses contrées marécageuses. J'ose espérer néanmoins que cette étude ne sera pas entièrement dénuée d'utilité pour les autres pays à fièvres; car il y a bien
des rapprochements à faire entre les affections paludéennes des divers pays et beaucoup de remarques leur sont communes, sur le
sujet qui nous occupe.

Et tout d'abord, je mentionnerai une distinction très-importante
qui a été faite pour la première fois par un médecin espagnol du
xvi⁰ siècle, *Mercado* (en latin Mercatus), médecin de Philippe II et
de Philippe III : cette distinction consiste à établir deux catégories
de fièvres intermittentes, *les fièvres simples et les fièvres pernicieuses*,
et elle s'étend à toutes les formes possibles d'affections palustres,
comme je l'ai déjà dit.

Mais, nous voici déjà en présence d'un être abstrait, *la perniciosité* ou *l'état pernicieux* qu'il est plus facile de comprendre que de
définir, et dont je n'essaierai pas de donner une notion scientifique
précise, les éléments d'une pareille définition nous faisant complètement défaut. Cet état pernicieux, en effet, tient-il à une activité
particulière des miasmes effluviens ou à la dose absorbée de ces mêmes
miasmes ? Dépend-il de conditions propres à l'organisme impressionné, de l'état de santé antérieur, etc. ? On comprend que l'une ou

l'autre de ces circonstances puisse contribuer au développement de la perniciosité ou que toutes puissent porter leur action simultanée sur le même individu. Mais la solution de ces diverses questions ne nous avancerait guère pour l'appréciation à porter dans un cas déterminé, de même qu'il ne suffit pas de connaître la dose toxique moyenne d'une substance quelconque pour savoir si un homme sera empoisonné par cette dose.

Ce sont là autant d'éléments variables dans chaque cas particulier, éléments que nous ne connaissons d'ailleurs que d'une manière très-imparfaite. D'où il résulte que l'état pernicieux ne peut se distinguer que par une appréciation d'ensemble de tous les symptômes observés, ainsi que par l'observation du milieu paludique, de la constitution médicale régnante, etc., etc., toutes choses devant être soumises, dans chaque cas particulier, au jugement du praticien. Il suit encore de là qu'il serait tout à fait oiseux de définir l'état pernicieux d'une manière générale, d'obscurcir par des hypothèses mal assises une notion de sens commun, dont il appartient à chacun de faire l'application au lit du malade.

Donc, malgré la forme peu scientifique de cette définition, je crois devoir adopter la suivante :

On doit réserver le nom de pernicieuses aux affections palustres qui, livrées à elles-mêmes, semblent devoir, d'après les désordres actuels, causer la mort en quelques heures ou tout au plus en quelques jours, trois ou quatre jours au maximum.

A ceux qu'un pareil arbitraire offusquerait, à ceux qui diraient, avec quelque raison, j'en conviens, que c'est là une définition qui ne définit rien, je répondrai que les notions relatives au pronostic, tout en devant s'appuyer sans cesse sur une base scientifique, rentrent plus spécialement dans le domaine de l'art, ne sont autre chose que des applications pratiques, livrées toujours à un certain arbitraire. Or, en fait de pratique, il faut des définitions pratiques, et je n'en vois pas une qui offre, à cet égard, plus d'avantages que la précédente, qui laisse au médecin toute la spontanéité dont il a besoin en pareille circonstance.

Il importe peu en effet que tel cas qu'on pense être pernicieux ne soit pas jugé tel par un autre praticien, et l'erreur du pessimiste, comme je le montrerai plus tard, ne saurait avoir de grands inconvénients. En général, on a le tort de croire qu'il faille établir avec une sorte de précision rigoureuse le caractère pernicieux de telle ou telle affection palustre, et c'est la crainte d'une erreur qui arrête un très-grand nombre de praticiens. En présence d'un cas douteux de perniciosité en effet, d'un de ces cas où l'intermittence est fugace ou même fait défaut, en présence d'un symptôme grave, insolite ou inconnu, un médecin inexpérimenté passe en revue les différentes formes décrites de fièvres pernicieuses, et s'il ne peut pas y faire rentrer le cas en question, s'il voit surtout disparaître la fièvre ou l'intermittence dont il avait été frappé dès le début, il se déclare satisfait et renonce à son idée. S'il a du temps, des livres, et quelque souci de ses malades, il compulse à la hâte l'élite de ses ouvrages, et pendant ce temps, le mal s'aggrave, ou le malade meurt. Il suppose donc après coup qu'il a bien pu avoir affaire à un accès pernicieux, ou bien encore il se fait le triste aveu de n'avoir rien compris à ce cas ni à un dénouement aussi rapide. C'est alors que les hypothèses s'entrecroisent dans son esprit : affections du cerveau, du cœur ou des poumons, etc, il passe tout en revue, et, suivant le symptôme dominant qu'il a observé, il croit avoir eu affaire (à défaut d'autopsie) à l'une quelconque des affections de ces organes.

Si ce même médecin vient à découvrir dans ses livres, la description du cas particulier qui le préoccupe, il revient à son malade, plein d'espoir et de confiance, administre le merveilleux fébrifuge et se trouve tout déconcerté de ne pas obtenir tout le bien qu'on lui en promet.

Or, il ne songe pas qu'il a pu perdre un temps précieux par toutes ces lenteurs, que le mal encore guérissable quelques heures auparavant, ne l'est plus en ce moment, qu'un nouvel accès ou mieux une nouvelle exacerbation a pu se produire, au moment même de l'administration du remède, ou peu de temps après. Or, s'il n'a pas cette foi vive dans les principes de la science, cette foi qui nous soutient dans les occasions difficiles, le voilà encore flottant dans ses indécisions, attribuant ses propres défaillances à la science qu'il ne connaît pas ou qu'il ne connaît qu'imparfaitement. Il est bien près, s'il ne l'a déjà fait, de grossir le nombre de ces médecins qui affichent un scepticisme déplacé pour la science qu'ils professent, laissant dire autour d'eux et se disant parfois tout bas que la médecine est un art conjectural, sans règles, ni principes.

Je ne veux pas dire, assurément, que la plupart des médecins, que le petit nombre même en arrivent à ce point et qu'il n'y en ait pas beaucoup qui soient très-capables de dissiper toutes ces incertitudes. Mais il suffit qu'il y en ait quelques-uns seulement pour que se trouve justifiée la définition pratique dont je parle un peu plus haut.

Il suit donc de là, et c'est pour motiver cette conclusion que je suis entré dans tous ces développements, que chaque médecin ne doit consulter que sa propre appréciation pour déclarer *pernicieuse*, telle ou telle affection palustre, qu'il ne doit nullement se préoccuper de ce qu'en peuvent penser les ouvrages les plus estimés. Il suffit qu'il y ait pour lui simple présomption, pour qu'il soit autorisé à instituer un traitement énergique, en se conformant sans doute à certaines règles dont il sera question plus loin (voy. *Traitement*). Ceci ne veut pas dire assurément qu'il faille administrer le sulfate de quinine à tort et à travers, sans avoir cherché à faire auparavant un diagnostic différentiel des plus complets; loin de là, je l'ai déjà dit, bien des fois après tant d'autres, il n'y a de fondement solide, en médecine pratique, que dans le diagnostic.

Il serait imprudent toutefois de laisser tant de latitude à chaque praticien, sans lui dire en même temps à quels caractères il pourra reconnaître un état pernicieux. Je n'ai pas la prétention assurément de les énumérer tous; car, si je les connaissais, je commencerais par profiter de cette connaissance, et je dois avouer que je m'y trompe bien souvent, de moins en moins toutefois, à mesure que j'acquiers plus d'expérience.

La première règle qu'on doit s'imposer, pour arriver à cette connaissance, et l'on n'avait guère besoin de ma recommandation pour la suivre, c'est de lire un grand nombre d'observations, parmi les mieux faites et les plus complètes, de les lire attentivement et jusqu'au bout, chose qu'on ne fait pas assez ou qu'on ne peut pas toujours faire à son gré, quand on se livre à l'exercice pénible de la médecine. Je ne saurais trop recommander à cet égard l'admirable ouvrage de Torti qui fourmille d'observations instructives et attrayantes et qu'on relirait toujours par plaisir, si on ne le faisait par intérêt. J'ai retrouvé, dans ce livre, le type de presque toutes les observations que j'ai pu rencontrer dans ma pratique, et il y en a bien d'autres, que je n'ai pas encore vues. Je suis étonné qu'un pareil trésor de faits n'ait jamais été recueilli dans notre langue et ceux-là rendraient un grand service qui le traduiraient en toutes les langues.

Il existe d'excellents ouvrages sans doute écrits en français et je ne veux pas citer ceux que je connais, parce qu'il y en a trop que je ne connais pas, les ressources bibliographiques ne pouvant guère s'improviser. Mais, qu'on les prenne où l'on voudra, il faut lire beaucoup de bonnes observations, si on tient à se familiariser de bonne heure avec les formes si variées de l'infection palustre.

Il est, en effet, une tendance que je dois signaler et que nous avons tous, plus ou moins, tendance qui nous porte à regarder comme pernicieuses toutes les formes que nous ne connaissons pas par une expérience personnelle. Or, j'ai vu bien des fois des affections bénignes revêtir les aspects les plus bizarres et m'en imposer quelque temps pour des affections pernicieuses.

Quoiqu'il soit généralement vrai d'autre part que les symptômes qui se rapportent à des organes importants, dénotent un état pernicieux réel ou une tendance à la perniciosité, il y a toutefois, sur ce point, d'assez nombreuses exceptions. Peu de temps après avoir étudié les affections tertiaires paludiques, j'avais pensé qu'en raison de leur plus grande ancienneté ou plutôt de la période diathésique où elles se montrent, j'avais pensé que ces affections tertiaires dénotaient presque toujours une gravité certaine et imminente. Or, j'ai vu plus tard un assez grand nombre de faits (et j'en ai rapporté quelques-uns dans ce travail) qui me prouvaient que ces affections pouvaient exister à l'état simple aussi bien qu'à l'état pernicieux. D'une manière générale pourtant, elles me paraissent encore aujourd'hui plus graves et surtout plus rebelles que celles du second ou du premier degré. Mais, ce qui accroît singulièrement leur gravité, c'est qu'elles sont généralement méconnues et traitées pour des affections d'une nature tout à fait différente.

Tous les médecins savent que les fièvres intermittentes proprement dites peuvent guérir spontanément, que beaucoup d'entre elles finissent par s'user, comme on dit communément, que d'autres même, quoique beaucoup plus rares, ont une terminaison heureuse, après avoir offert tous les caractères d'une gravité incontestable. Or, il en est exactement de même de certaines affections palustres du troisième degré et j'en ai vu quelques exemples frappants.

Obs. L. — Un des cas les plus remarquables que j'aie observés, est celui d'un homme âgé aujourd'hui d'environ 45 ans, ayant toujours joui et jouissant encore de tous les attributs de la force et de la santé. A diverses reprises cependant, je l'ai traité pour des affections très-dissemblables en apparence, mais se reliant entre elles, du moins j'en ai la conviction, par une origine commune.

Ainsi, en 1862, notre malade a offert pendant des mois entiers les signes physiologiques d'une congestion de la choroïde : sensation incommode de pesanteur dans les yeux, légère distension des vaisseaux conjonctivaux, douleurs péri-orbitaires, quelquefois assez vives, cercle bleuâtre péricornéal, sensations fugitives de traînées lumineuses, très-légère photophobie augmentant notablement à une lumière vive, etc., etc. Je mentionne tous ces caractères, parce que, n'ayant pas pratiqué l'examen ophthalmoscopique, je crois néanmoins pouvoir leur accorder assez de confiance pour admettre un état congestif habituel de la choroïde et sans doute aussi de la rétine. En même temps notre malade accusait un symptôme que je ne me suis guère expliqué que dans ces derniers temps et dont j'espère qu'on se rendra compte, quand on aura lu les effets généraux que je crois pouvoir attribuer à l'action du miasme palustre (voy. *Nature*). Ce symptôme bizarre consistait en une impossibilité ou du moins en une difficulté très-grande d'ouvrir parfois les paupières, au moment du réveil, et ce trouble, qui n'avait d'ailleurs rien de périodique, a duré pendant des mois entiers. Or, il ne pouvait nullement s'expliquer par une agglutination des cils, aucune sécrétion ne s'apercevant sur le bord libre des paupières ou dans les angles oculaires. Il suffisait à notre malade de frotter légèrement la paupière pendant quelques secondes, pour qu'à l'instant celle-ci pût recouvrer les mouvements. Ce phénomène tenait donc à un défaut d'action momentané du muscle élévateur de la paupière supérieure, et notre malade m'a trop souvent raconté ses impressions en détail, pour que je puisse conserver le moindre doute sur ce point. — J'ai prescrit, à cette époque, le traitement recommandé par M. Desmarres contre la congestion choroïdienne (1) et qui consiste en l'application de 10 à 15 sangsues à l'anus toutes les trois semaines ou tous les mois, en la prescription éloignée de purgatifs salins, en l'administration journalière d'une ou deux pilules contenant chacune 0,05 cent. d'aloès, de jalap et de rhubarbe, en des bains de siége tièdes et autres moyens hygiéniques, propres à prévenir la congestion oculaire. Quoique M. Desmarres préconise dans certaines circonstances l'emploi du sulfate de quinine à haute dose, je ne l'ai pas mis en usage une seule fois.

Malgré l'emploi prolongé de ce traitement méthodique, la congestion des yeux a duré cinq ou six mois et a fini par disparaître insensiblement; les douleurs névralgiques, péri-orbitaires ont en même temps cessé pour ne plus reparaître.

Deux années plus tard (fin 1864), notre malade a été pris d'une névralgie sciatique des mieux caractérisées, névralgie qui a été très-douloureuse pendant plusieurs semaines consécutives et surtout très-rebelle; car elle a duré quatre ou cinq mois. Les liniments calmants, les vésicatoires morphinés, les frictions excitantes, tout a échoué, si ce n'est pourtant l'usage des Eaux Chaudes, en douches et en bains. Toutefois, quelques légères douleurs névralgiques fugaces ont reparu de temps en temps. A bout de ressources, j'avais bien essayé d'administrer un peu de sulfate de quinine que j'avais vu réussir si souvent contre les névralgies sciatiques; mais je n'ai donné qu'une ou deux doses de ce remède (0,75 cent., chaque fois), le malade ayant de très-grandes difficultés à avaler des pilules; d'autre part, je ne voulais pas, en raison de l'amertume, administrer le médicament en potion.

Cela n'a jamais empêché la santé générale de se maintenir dans une intégrité parfaite, et tout a été pour le mieux jusqu'au mois d'octobre de l'année dernière (1866). A cette époque (vers les premiers jours d'octobre), notre malade se plaint d'une toux peu forte, mais opiniâtre et revenant par quintes, s'accompagnant d'un peu

(1) Voy. *Trait. théor. et prat. des malad. des yeux*, t. III, p. 422. Paris, 2e édition.

d'oppression. Je l'ausculte à diverses reprises, sans jamais constater la moindre altération du murmure vésiculaire normal, à part peut-être un peu de faiblesse du bruit respiratoire dans toute l'étendue des poumons. Je prescris de simples précautions hygiéniques et les médications plus anodines, telles que pédiluves sinapisés, boissons chaudes, émollientes, sirops calmants, etc.; — mais rien n'y fait et la toux va toujours en augmentant, sans fièvre ni réaction générale.

Cet état se prolonge pendant près de trois semaines, et ce n'est qu'après ce long intervalle, que je suis tout surpris d'entendre quelques bulles de râle crépitant fin à la base du poumon gauche, dans une très-petite étendue, il est vrai. L'absence de fièvre ne me rassure pas, et, dans la crainte qu'une pneumonie soit imminente, sinon commencée, je fais coucher le malade et je prescris immédiatement une potion avec 0,60 cent. de kermès. Si je n'ai pas recours aux émissions sanguines, c'est en raison de l'absence de toute réaction fébrile d'une part, et d'autre part, en raison d'un renseignement qui m'est donné, à savoir que notre malade aurait eu, il y a huit ans, une affection pulmonaire exactement semblable, affection très-rebelle et qu'on avait combattue sans succès par l'emploi réitéré des émissions sanguines; ces dernières, qui avaient beaucoup affaibli le malade, ne semblaient pas être suivies du soulagement qu'il était permis d'en attendre. Je me borne donc à l'emploi du kermès que j'administre plusieurs jours de suite, à des doses croissantes, et toujours sans résultat. J'ai beau varier la préparation antimoniale, prescrire l'oxyde blanc d'antimoine, un éméto-cathartique et des purgatifs salins, deux larges vésicatoires volants: rien n'y fait, et le râle crépitant fin, tout à fait semblable à celui de la pneumonie ou de la bronchite capillaire, persiste toujours. Seulement, ce râle crépitant, borné à une étendue à peine large comme la paume de la main, se fait entendre parfois en des points rapprochés et même à la base du poumon droit; mais il paraît et disparaît avec une sorte de caprice, envahissant tour à tour différentes parties de la base des poumons et ne s'accompagnant jamais de souffle tubaire ou de bronchophonie. Mais, chaque fois qu'il doit reparaître, le malade me l'annonce, en raison d'une certaine oppression et d'une douleur particulière qu'il éprouve à l'estomac, douleur qui s'irradie vers les parties successivement envahies. En même temps, l'état général est des plus satisfaisants, l'appétit se conserve, le pouls reste invariablement à 60 ou 64 pulsations, et je roule toujours sans le moindre succès dans le même cercle thérapeutique.

Après avoir vu ce même état persister pendant près de quinze jours, je commence à ne plus croire à une bronchite capillaire ou à une pneumonie, et force m'est de chercher une autre explication. C'est alors que je songe à une faible congestion des poumons, et, vu la marche suivie par l'affection pulmonaire d'il y a huit ans, je ne suis pas tenté de recourir aux émissions sanguines auxquelles j'avais déjà renoncé pour le motif que j'ai indiqué, et j'espère que la marche de cette affection sera la même que la première fois.

Mais, en songeant aux diverses affections qui s'étaient succédé chez notre malade en quelques années, je crois y découvrir un lien que je n'y avais pas encore aperçu. Je me figure que toutes ces affections, jusqu'à la congestion choroïdienne elle-même, peuvent très-bien s'expliquer par l'existence d'une cause générale, et cette cause générale, je la trouve dans l'impaludisme; car, je croyais avoir déjà, depuis quelque temps, des idées plus nettes sur le mode d'action du miasme palustre. Mais, pour ne pas empiéter sur ce que j'aurai à dire dans un des chapitres suivants, je renvoie pour l'intelligence de ce fait, à l'article *Nature*, où je donnerai tous les développements propres à nous en donner l'explication.

Je me bornerai à dire que, cette fois encore, il ne m'a pas été possible de poursuivre le traitement spécifique que j'avais commencé à instituer, et il serait trop long et d'ailleurs inutile d'en donner ici les raisons. Quatre doses de sulfate de quinine ont été seulement administrées, l'une de 1 gr. 20 (laquelle a été donnée par erreur; je n'entendais donner que la moitié) et les deux autres de 0,80 cent. chacune. Il n'était pas encore possible de constater un changement appréciable, lorsque le traitement a été interrompu. Mais, ce que j'avais prévu est arrivé; l'affection s'est terminée peu à peu et fort heureusement. Notre malade a continué à tousser, mais toujours de moins en moins, jusqu'aux premiers jours de janvier de cette année. Dans le courant du mois de décembre, c'est-à-dire, au moment où la convalescence s'est établie, il est survenu, sur la région du dos, une série de furoncles et même d'anthrax qui ont beaucoup suppuré et ont joué l'office de révulsifs naturels. Aujourd'hui, cet homme jouit de tous les attributs d'une excellente santé, et il y a tout lieu d'espérer que ces mêmes affections ne se reproduiront plus, ou qu'elles acquerront du moins de plus en plus de bénignité, attendu qu'il doit renoncer à des occupations qui pouvaient l'exposer tout particulièrement à l'influence des miasmes effluviens.

J'ai rapporté cette observation, pour montrer uniquement que les affections paludiques du troisième degré pouvaient guérir spontanément, comme les fièvres intermittentes ordinaires. Je dois reconnaître cependant que ce diagnostic pourrait inspirer de très-forts doutes à celui qui ne lirait pas avec attention l'explication que je donnerai plus loin sur le mode de production des affections palustres. Et ces doutes seraient d'autant plus légitimes que notre malade n'a jamais eu, à sa connaissance du moins, de vraies fièvres intermittentes. Il s'agirait donc, dans ce cas, d'une série d'affections tertiaires non précédées d'affections du premier ou du second degré.

J'ai observé, dans une autre circonstance, une guérison qui m'a bien étonné. En octobre 1865, j'ai été appelé à donner des soins à une jeune fille, de 18 à 20 ans, atteinte d'une fièvre tierce des mieux

caractérisées et marchant à grands pas vers la perniciosité, malgré
l'emploi de deux premières doses de sulfate de quinine de (0,75 centigrammes, chacune, en cinq pilules, en tout 1 gr. 50 cent.). La
langue se sèche, la fièvre devient rémittente et à chaque redoublement qui a lieu, vers le soir et surtout le matin de très-bonne heure,
on note l'apparition d'un délire assez marqué, et qui, sans être furieux, n'en est pas moins inquiétant. J'administre deux jours de
suite une potion à 1 gr. de sulfate de quinine, et après l'emploi de
ces deux potions, le délire cesse complétement; mais il reste encore
par intervalles un léger mouvement fébrile. Je prescris une troisième potion à 1 gr. le lendemain, et tout indice de fièvre disparaît;
l'appétit et les forces reviennent très-rapidement. Je me proposais
cependant de continuer l'emploi de la quinine à des intervalles de
plus en plus éloignés; mais, la malade, qui se trouvait dans un état
des plus satisfaisants et qui répugnait d'ailleurs beaucoup à prendre
toute sorte de remèdes, me demande à suspendre le traitement. J'y
consens volontiers, tout en l'avertissant de la possibilité d'une rechute, et j'avoue qu'en songeant à la violence du délire des jours
précédents, je regardais cette rechute comme imminente ou tout au
moins comme certaine dans un assez bref délai. Or, cette fois, mes
prévisions ont été en défaut, car, en voyant l'amélioration progres-
ser spontanément, je n'ai plus donné un atome de quinine, et il n'y
a pas eu la moindre rechute depuis bientôt dix-huit mois que j'ai
traité cette jeune fille. La santé générale ne s'est pas un instant démentie.

Quoiqu'on ne puisse pas dire que cette guérison ait été entièrement spontanée, je dirai néanmoins que, dans les cas de cette gravité, il est bien rare d'obtenir, à si peu de frais, une guérison aussi
durable.

Quant au type qu'affectent les affections palustres pernicieuses,
il règne à cet égard une opinion trop générale et qui se trouve démentie par l'observation des faits; cette opinion, qui est loin d'être
partagée d'ailleurs par tous les pyrétologistes, consiste à croire que
l'état pernicieux ne se montre guère qu'avec le *type tierce*. Sans doute
que les fièvres tierces étant en général plus communes que les fièvres
quotidiennes et surtout que les fièvres quartes, il doit arriver et il
arrive que, lorsqu'il y a réellement de l'intermittence, les fièvres
pernicieuses se montrent de préférence avec le *type tierce*. Mais j'ai
déjà cité bon nombre d'observations et j'en possède bien d'autres
qui prouvent que la perniciosité peut survenir avec tous les
types, avec ou sans fièvre, avec ou sans intermittence. Ce n'est
pas là d'ailleurs une opinion personnelle que j'exprime; on peut

voir dans Torti et dans différents recueils, la preuve de ce que j'avance. Aussi ne faut-il pas se guider sur le type pour savoir si une affection palustre peut ou non devenir pernicieuse ; il vaut mieux arriver à cette connaissance par l'observation directe des symptômes et surtout de l'état général, par la considération du nombre des accidents paludiques ou de leur siége dans des organes importants, etc.

Il faut savoir cependant que plusieurs de ces formes peuvent revêtir un caractère des plus effrayants, sans que pour cela l'existence soit prochainement menacée. Je signalerai entre autres la forme épileptique dont j'ai vu plusieurs exemples et qui peut donner lieu à des accès convulsifs, plus ou moins fréquents, pendant des mois et des années, et j'entends parler bien entendu des attaques épileptiformes et non des vrais accès d'épilepsie. J'ai vu bien d'autres formes dans lesquelles j'avais été fort effrayé et qui cédaient néanmoins à de faibles doses de sel quinique, ou même arrivaient spontanément à la guérison, et je veux parler des cas où le diagnostic n'avait pas fait pour moi l'objet du moindre doute. Ce sont les faits de ce genre qui ont fourni à mes contradicteurs les arguments les plus sérieux contre mon prétendu système. Or, ces petites leçons m'ont appris à être plus réservé sur le pronostic, à ne pas trop tôt concevoir des alarmes, à ne pas m'abandonner non plus à une sécurité qui aurait pu être préjudiciable à mes malades ; elles m'ont servi enfin à ne pas me prononcer, d'une manière trop absolue, sur l'issue probable de la maladie, sans avoir observé auparavant les effets des premières doses du médicament.

Par contre, on peut observer parfois, quoique très-rarement, au moins dans nos contrées, des cas dans lesquels l'impaludisme le plus grave peut succéder brusquement, chez le même sujet, à une forme des plus bénignes. C'est la crainte de tomber sur un de ces cas, qui me fait exagérer les précautions à prendre. On verra, du reste, par le fait suivant, s'il n'est pas prudent de se tenir toujours sur ses gardes, de se prémunir *avec système*, pour employer la locution dont on se sert si souvent à mon endroit, contre des coups aussi terribles et aussi imprévus.

OBS. LI. — Le 3 août dernier (1866), on me fait appeler, aux environs de Pau, près d'une jeune femme de 28 ans dont je soignais la famille depuis quatre ans et que j'avais traitée elle-même, à trois ou quatre reprises, pour de petites affections insignifiantes, telles que angines simples, embarras gastrique, etc. Pendant son enfance qu'elle avait passée à Lyon, elle avait eu une grave maladie, vers l'âge de 10 ou 12 ans, maladie dont on n'a pas pu me dire le nom. Réglée de bonne heure (à 13 ou 14 ans), elle avait toujours joui d'une bonne santé dont elle avait d'ailleurs toutes les apparences ; il y a six ans qu'elle habite Pau, où elle a continué à se très-bien porter. Seulement, à la suite de grossesses multipliées (son cinquième enfant est né en février 1866), elle a offert, à diverses reprises, quelques phénomènes de chlorose, qui ont toujours cédé d'ailleurs à l'emploi des préparations ferrugineuses. Je lui avais moi-même prescrit, il y a trois ans, un peu de fer réduit par l'hydrogène dont elle s'était très-bien trouvée.

Vers le milieu du mois de juin dernier (1866), elle était venue me consulter dans mon cabinet, se plaignant d'éprouver, depuis quelque temps, des lassitudes générales, quelques maux de tête, de fréquentes inappétences, un peu d'essoufflement en montant et des douleurs passagères en différents points des parois thoraciques, douleurs que j'attribue à une névralgie intercostale. Remarquant chez elle un teint un peu moins animé que de coutume, quoique celui-ci n'ait rien de maladif, j'ausculte le cœur et les carotides et je découvre dans ces derniers vaisseaux un très-léger bruit de souffle, coïncidant avec chaque pulsation artérielle. Je prescris donc 6 gr. de fer réduit par l'hydrogène, en 30 paquets. — A prendre un paquet par jour au principal repas.

Je n'ai pas revu cette jeune femme jusqu'au vendredi 3 août, jour où elle me fait demander vers midi et je ne puis la voir qu'à quatre heures de l'après-midi.

Or, voici ce qu'elle m'apprend :

Elle me dit que, depuis le 15 ou le 20 juin dernier où elle était venue me consulter, elle n'a rien fait de bon, qu'elle a eu à diverses reprises, des alternatives de bien et de mal dans les troubles qu'elle m'avait signalés, mais que la faiblesse et la perte d'appétit ont augmenté de jour en jour. Elle m'avoue en même temps n'avoir pris environ que la moitié des paquets de fer, parce qu'elle n'en a ressenti aucun bien au bout de quinze jours, contrairement à ce qui lui arrivait autrefois, quand elle prenait les mêmes préparations ferrugineuses.

Le dimanche 29 juillet, elle venait me consulter chez moi, mais, comme j'étais absent depuis plus d'une semaine et que je devais rentrer sous peu de jours, elle n'a pas voulu aller trouver un autre médecin.

Le lendemain 30, vers neuf heures du soir, elle est prise d'un frisson assez intense, pendant qu'elle est assise, près le seuil de sa porte, par une belle nuit d'été. Elle est prise en même temps d'une douleur vive au côté gauche de la poitrine, et en me faisant ce récit, elle m'indique *la région splénique.* Elle se met au lit immédiatement, et peu d'instants après qu'elle est couchée, le frisson fait place à une vive chaleur cutanée. La nuit se passe dans l'agitation et l'insomnie, et, comme le lendemain matin, la douleur de côté persiste, notre malade, redoutant une fluxion de poitrine, se fait appliquer d'elle-même 6 sangsues sur le point douloureux.

La fièvre ayant cessé dès le matin, la journée du 31 se passe assez bien, ainsi que la nuit suivante. Cependant, comme l'aversion pour les aliments ne fait qu'augmenter, cette jeune femme s'imagine de prendre le lendemain matin 1er août, une purgation à l'huile de ricin. Elle m'apprend que cette purgation qui a donné lieu à trois ou quatre garde-robes, a produit une grande prostration. Mais elle ne se souvient pas comment elle a passé la nuit du 1er au 2 août.

Le 2 août, elle se trouve beaucoup mieux, à tel point qu'elle ne veut pas me faire demander, quoiqu'elle me sache de retour depuis la veille. Seulement, elle éprouve toujours une grande faiblesse et garde encore le lit pendant toute la journée.

C'est donc le lendemain 3 *août* que, se trouvant toujours aussi faible, elle me fait appeler. Elle me raconte elle-même tous les détails que je viens de rapporter et ajoute qu'elle s'est crue atteinte d'une fluxion de poitrine, en raison de cette douleur vive qu'elle a éprouvée au début et qui a reparu à diverses reprises depuis ce moment, quoiqu'à un degré moins faible. Au moment où elle me parle, elle ressent encore cette douleur qui se trouve exactement localisée à la *région splénique ;* seulement le premier jour, elle s'irradiait du côté de l'aisselle, le long de la paroi thoracique. Il n'y a jamais eu de toux, ni d'expectoration quelconque.

J'explore la rate et ne la trouve pas plus développée qu'à l'état normal ; seulement je réveille de la douleur dans cette région, en comprimant modérément l'organe splénique, et je constate la même douleur à la pression du côté du foie. Je pratique la percussion et l'auscultation et ne découvre ni matité, ni bruits anormaux en aucun point de la poitrine. Seulement, pendant que j'ausculte la malade, je suis frappé, sans y prendre trop garde, par une sorte de soulèvement spasmodique des parois thoraciques, soulèvement qui revient par instants, se produit sans bruit, et ressemble à celui que produirait un soupir étouffé ; je ne trouve pas davantage ni altération dans le rhythme des battements du cœur, ni production de bruits cardiaques anormaux. Le pouls est régulier, donne 88 pulsations à la minute ; la langue est rouge et sèche. Ce qui préoccupe le plus notre malade, c'est l'extrême accablement qu'elle éprouve et qui produit bien une altération particulière des traits ; mais rien n'annonce cependant dans la physionomie qu'il y ait un danger imminent.

Après cet examen et cet interrogatoire, pratiqués avec le soin le plus minutieux, je ne doute pas pour ma part, de l'existence d'une affection palustre, et je dis à la malade que je vais lui prescrire *cinq pilules* pour le *lendemain matin*. Cependant, après lui avoir expliqué la manière de les prendre, je me ravise en l'entendant accuser de nouveau un anéantissement des plus complets ; m'imaginant donc que cette affection pourrait revêtir *dans quelques jours* une certaine gravité, je recommande à la malade de prendre, *ce soir même*, les 5 pilules que je lui avais d'abord dit de prendre demain matin.

Après avoir encore échangé quelques mots avec elle, je passe dans la chambre voisine pour faire l'ordonnance (0,75 cent. de sulfate de quinine en 5 pilules). Or, pendant que je cause avec une personne de la maison (il s'est à peine écoulé 5 minutes), on m'appelle en disant que *la malade étouffe*. J'accours immédiatement et je la trouve en effet dans le décubitus dorsal, ayant complétement perdu connaissance et poussant de rares et profondes inspirations, la tête forte-

ment renversée en arrière, les yeux convulsés, la face très-légèrement congestionnée. La température cutanée paraît à peine un peu
augmentée, les pulsations radiales se font encore sentir, mais à de
rares intervalles; dans le trouble où je suis, je ne songe pas à les
compter. Je mets tout en usage pour conjurer cette mort imminente,
à laquelle j'ai peine à croire encore, tant le coup a été foudroyant :
titillation de la luette, mouvements artificiels de la respiration,
flagellation de la peau, frictions sur les membres, position déclive
de la tête, etc., etc., tous ces moyens échouent et me laissent, en
moins de deux minutes, en face d'un cadavre.

Réflexions. — Les revers en médecine ayant leur enseignement,
aussi bien et quelquefois mieux que les succès, on m'excusera
d'avoir rapporté ce fait dans tous ses détails; c'est le seul moyen
pour nous d'en retirer toute l'instruction qu'il comporte. Je dirai
d'abord qu'il est peu de malades que j'aie examinés avec la même
attention, que j'aie soumis à un interrogatoire aussi minutieux.
Toutefois, il ne m'a pas été possible d'établir, du vivant de la malade, le fait de l'intermittence dont la réalité m'a été prouvée plus
tard, par une sorte d'enquête rétrospective à laquelle je me suis
livré. En interrogeant en effet les personnes préposées aux soins de
cette jeune femme, j'ai appris que celle-ci avait eu, le 1er *août, vers*
sept heures du soir, un second accès non précédé de frissons, mais
caractérisé par une vive chaleur, laquelle a duré presque toute la
nuit et s'est accompagnée d'un *subdelirium* persistant; ce n'est que
vers le milieu de la nuit, qu'elle recouvre un peu de calme, et est
prise d'un sommeil profond qui dure jusqu'au matin. C'est le seul
renseignement qui ne m'ait pas été donné par la malade elle-même ;
celle-ci avait sans doute oublié les particularités de cet accès, en raison du trouble momentané qui était survenu dans ses idées. Or,
d'après les renseignements précis que j'ai pu recueillir, l'existence
de cet accès ne me paraît pas pouvoir être révoquée en doute, d'où
il résulte que nous avions affaire, dans ce cas, à *une fièvre tierce an-*
ticipante. Je suis donc arrivé, près de la malade, au moment de l'invasion du troisième accès qui a devancé l'heure du second accès,
comme celui-ci avait devancé l'heure du premier. Et, cette gravité
si terrible du troisième accès ne doit plus nous étonner, si nous
songeons au délire fugace qui a signalé l'invasion du second
accès.

Si j'avais donc connu ce détail du vivant de la malade, je n'aurais
pas méconnu, comme je l'ai fait, le caractère pernicieux de cette
affection. Mais l'eussé-je connu que je n'aurais pas pu soupçonner
l'imminence de mort comme aussi prochaine. Comment le reconnaître en effet, en entendant les réponses précises de la malade

quelques minutes avant sa mort, en ne constatant aucun caractère propre à l'agonie ?

Je ferai remarquer toutefois, que, si je n'ai pas su discerner le caractère pernicieux de cette affection, j'en ai pourtant reconnu la nature palustre, et ce n'est pas là un détail insignifiant, au point de vue pratique; car je suis convaincu que cette pauvre femme aurait pu être sauvée la veille, même avec une faible dose de sulfate de quinine. L'accès suivant aurait pu être fort grave sans doute; mais, il est permis de croire qu'il n'eût pas revêtu cette marche foudroyante et que nous eussions eu le temps de prévenir, ou tout au moins d'atténuer, un prochain accès par un traitement plus énergique.

Ce fait nous permet encore d'apprécier la gravité rapide que peut revêtir, dans certains cas, l'intoxication palustre; il nous fait voir la nécessité de toujours tenir compte de cette gravité, quand on doit interpréter les phénomènes morbides consécutifs au traitement. Rien n'est souvent plus difficile, en effet, que de faire la part de l'affection morbide et de la médication employée, dans l'appréciation de ces divers phénomènes. Supposons que, dans le cas qui nous occupe, j'eusse prescrit la quinine deux heures plus tôt; la dose si faible que j'avais ordonnée eût été sans nul doute impuissante à conjurer ce terrible dénouement, et, si pareil malheur m'était arrivé, on n'aurait pas manqué de m'attribuer le fait de cette mort inopinée. J'ose croire néanmoins qu'un médecin instruit n'eût jamais supposé qu'une si faible dose eût été capable de produire un pareil méfait. Mais, admettons pour un instant qu'ayant été à même de soupçonner la perniciosité du mal, j'eusse prescrit 1 gramme 50 cent. ou 2 grammes du médicament en potion, au lieu de 0,75 en pilules; les détracteurs de la quinine auraient cité ce fait, et avec quelque apparence de raison, comme un exemple frappant de l'action toxique de cette innocente drogue. Que j'eusse donc parfaitement apprécié la situation de notre malade, que j'eusse fait preuve de plus de clairvoyance, et il m'eût été d'autant plus difficile de me défendre, que j'eusse suivi un traitement plus énergique, c'est-à-dire que j'eusse mieux fait mon devoir. Telle est pourtant l'imputation grave qui a été faite bien des fois à la quinine, imputation gratuite par excellence, puisqu'elle met uniquement en cause le remède employé, sans tenir compte de l'infection palustre, si souvent meurtrière par elle-même.

La relation de ce cas, un des plus graves que j'aie jamais observés, me conduit à parler du pronostic général qu'il convient de porter sur les affections palustres de notre pays. Or, je ne crains pas de dire que ce pronostic est loin d'être aussi grave qu'on pourrait le supposer, d'après l'observation que je viens de rapporter. Je n'ai pas encore trouvé un seul fait qui me prouve qu'on puisse contracter ici une affection pernicieuse *d'emblée*, c'est-à-dire une de ces affections qui surprenne un individu en parfait état de santé et puisse mettre sa vie en danger, dans l'espace de quelques jours ou même de quelques semaines. Je dis plus, c'est qu'on n'y contracte pas en si peu de temps la fièvre intermittente la plus bénigne. Il faut, le plus souvent, un séjour de plusieurs années pour qu'on puisse ressentir l'influence des miasmes effluviens, et je n'ai aucun exemple qui me prouve qu'on doive y subir cette atteinte en quelques heures ou même en quelques jours, pour n'importe quelle imprudence, telle que de coucher toute une nuit, comme je l'ai vu faire, en plein air et à proximité de nos localités les plus insalubres. Les exemples de ce genre ne sont pourtant pas rares dans d'autres pays, et tout le monde connaît le fait célèbre cité par Lancisi, de ces trente personnes qui, se promenant sur l'embouchure du Tibre, contractèrent la fièvre intermittente, pour avoir respiré les émanations venues de marais voisins, à la suite d'un simple changement dans la direction des vents; sur ces trente personnes, une seule n'eut pas la fièvre.

Rien de semblable n'a lieu dans notre pays où il faut, je le répète, un séjour de plusieurs années ou tout au moins de plusieurs mois, pour que l'infection puisse se produire ou du moins se manifester.

D'un autre côté, les neuf-dixièmes de ces affections revêtent un caractère de bénignité remarquable et cèdent ordinairement à de faibles doses de quinquina; un grand nombre même se terminent heureusement, sans le secours de la médecine. Mais leur caractère principal est d'offrir de fréquentes récidives, sous les formes les plus variées, et de devenir de plus en plus rebelles, à mesure qu'elles deviennent plus anciennes. Néanmoins, elles guérissent encore, à la faveur d'un traitement suffisamment prolongé.

Cela n'empêche nullement de voir, par exception (une fois sur 60 ou 80 peut-être), des cas qui revêtent à la longue et parfois assez vite, une très-grande gravité. Dans presque tous les cas de ce genre que j'ai observés, je dirai même dans tous, l'état pernicieux survient à une époque assez éloignée du début des accidents. En ceci, comme en bien d'autres choses, *c'est le premier pas qui coûte*, qu'on me passe cette expression; car, une fois l'état pernicieux développé, il peut marcher avec une extrême rapidité. Témoin le fait de cette jeune femme, que je viens de rapporter et dans lequel nous voyons la santé générale se déranger, au moins six semaines avant l'invasion brusque de ces accès que j'ai décrits. M'objectera-t-on que, dans ce cas, l'infection palustre n'a commencé que le 30 juillet et que les troubles antérieurs se rapportaient à une autre cause morbide, à une simple chlorose par exemple? Mais, d'une part, j'invoquerai l'inefficacité des préparations ferrugineuses, et d'autre part, il me semble qu'étant connue la chronicité de la diathèse palustre, il est plus naturel de lui rapporter tous les troubles observés, plutôt que de scinder ceux-ci, de la façon la plus arbitraire. .

Pour prouver encore, par ce même fait (et ce détail complétera l'observation), la longue durée d'absorption nécessaire à la production de divers symptômes morbides, je dirai que la jeune femme de l'observation LI habitait depuis quatre ans une maison qui avait été construite sur l'emplacement d'un *véritable marais*, bien que celui-ci fût de très-petite étendue. Les bâtiments avaient été construits sur des terres rapportées et celles-ci avaient une profondeur moyenne de 2 à 3 mètres. Il a donc fallu *quatre ans* pour que l'infection palustre ait pu se produire, malgré les conditions défavorables que je signale, et cette jeune femme avait habité Pau pendant deux ans, et elle s'y était toujours très-bien portée. Or, je le répète, c'est bien là certainement un des cas les plus graves que j'aie jamais rencontrés.

Les formes pernicieuses auxquelles je fais allusion peuvent se montrer en tout temps, les affections palustres étant endémiques dans notre pays, et j'en ai vu des exemples, pour ma part, en toute saison. Seulement, il y a de temps à autre une sorte de recrudescence des miasmes effluviens, on voit de petites épidémies se surajouter à l'état endémique. Mes observations confirment à cet égard les données de l'observation générale, à savoir que les affections du printemps sont beaucoup plus bénignes que celles de la fin de l'été et de l'automne. Si j'en crois mon expérience personnelle, c'est de juillet à octobre inclusivement, qu'on trouve en général les cas les plus graves et les plus fréquents d'impaludisme.

Quant aux épidémies dont je viens de parler, rien n'est plus variable ni plus capricieux que leur apparition et leur gravité. Quoique d'ordinaire elles étendent simultanément leur influence à différentes localités de notre département et bien au delà, je crois, peut-être même dans tout le sud-ouest de la France, elles sévissent plus en certains points que dans d'autres. Mais, là où elles sont le plus actives, là où elles semblent revêtir le plus mauvais caractère, j'ose affirmer qu'elles peuvent être, pour ainsi dire, jugulées, comme les épidémies de variole le sont par la vaccine. Non pas qu'il y ait dans ces affections palustres le moindre caractère contagieux; mais je suis convaincu que la plupart des malades les plus gravement atteints peuvent guérir sous l'influence d'une médication énergique et suffisamment prolongée. Je ne crois même pas exagérer en disant que ces malades guériraient tous sans exception, s'ils consultaient à temps et qu'ils voulussent suivre docilement les prescriptions qui leur sont faites, si on pouvait reconnaître de bonne heure les formes insidieuses d'impaludisme dont ils sont atteints; je parle bien entendu de ceux qui n'offrent aucune complication sérieuse. Je sais combien de pareilles assertions paraîtront étranges à certains de mes confrères; mais, j'en appelle, à cet égard, à l'observation des médecins impartiaux et désintéressés, et j'ai le ferme espoir qu'ils partageront, tôt ou tard, cette consolante conviction.

Après tout ce que j'ai dit précédemment des diverses affections palustres, je ne crois plus devoir insister sur leur gravité respective. Je rappellerai seulement que, d'une manière générale, les affections du second degré sont plus graves que celles du premier, celles du troisième plus que les affections secondaires; mais, il y a, à cet égard, je le répète, d'assez nombreuses exceptions.

J'ajouterai encore que, parmi les affections de cette nature, celles qui donnent lieu à des congestions viscérales ou à des hémorrhagies entraînent d'ordinaire plus de gravité que les autres affections. Il faut bien se garder de croire, en effet, que l'impaludisme donne fatalement lieu à des congestions viscérales, qu'il produise des hémorrhagies à la surface des muqueuses ou dans l'interstice de nos organes. En confrontant mes propres observations avec celles recueillies dans différents auteurs, j'y trouve en effet une différence assez tranchée; c'est que les formes congestives sont relativement beaucoup plus rares dans notre pays qu'elles ne paraissent l'être dans d'autres, ce qui explique chez nos malades la rareté des engorgements de la rate et du foie. Comment concilier avec cette rareté, la fréquence si grande de la douleur splénique? C'est ce que je compte expliquer, en étudiant la nature de l'impaludisme.

J'ai bien des fois remarqué que les malades très-gravement atteints obtenaient une guérison plus radicale et plus durable que beaucoup d'autres moins sérieusement affectés. Cette proposition ne paraîtra pas paradoxale, si l'on songe à la vigueur et à la longue durée du traitement qu'a dû exiger la gravité du mal. Supposons en effet qu'on soit appelé à traiter un malade menacé d'une affection pernicieuse, sans qu'il ait offert encore une manifestation bien marquée de symptômes dangereux : de faibles doses du médicament suffisent, dans ce cas, à conjurer le danger et procurent une guérison temporaire qui nous fait croire à une forme bénigne d'impa-

ludisme. Dans le cas au contraire où le médecin a assisté à une
scène d'accidents formidables, il ne se fie plus à l'apaisement produit par un traitement énergique, et il poursuit sans relâche et toujours avec la même vigueur, un succès si heureusement commencé.
C'est ce qui me fait dire quelquefois qu'il vaut mieux avoir couru
un véritable danger que d'en avoir été simplement menacé.

Je mentionnerai ici une autre particularité qui a été signalée depuis longtemps, c'est que les malades qui ont eu le bonheur d'é-
chapper à ces formes graves d'intoxication palustre, jouissent, après
leur guérison, d'une santé beaucoup plus forte qu'autrefois. La
plupart se trouvent délivrés d'une foule d'indispositions qui duraient parfois depuis des mois et des années, sans qu'il fût possible
de s'en rendre compte, sans qu'on pût les rattacher à une cause déterminée. Il est rationnel, dans ces cas, d'attribuer ces troubles et
ces malaises à la diathèse palustre qui ne s'était pas encore manifestée
dans toute sa force; mais, c'est là une explication qu'on ne découvre presque toujours qu'après coup, après qu'on a eu à combattre quelque affection grave, se rattachant à cette diathèse.

Après cette appréciation générale sur le pronostic des diverses
formes d'impaludisme, il me resterait à faire ressortir l'indication
pronostique que peut nous fournir chacun des symptômes en particulier. Mais, pour éviter des redites, je renvoie sur ce point à ce que
j'ai déjà dit à propos de l'examen de ces symptômes (voir p. 152 et
suiv.). Je me bornerai à dire que la multiplicité et la succession rapide des phénomènes morbides impliquent d'ordinaire une gravité
prochaine ; je noterai entre autres, comme autant de signes d'un
fâcheux augure : *l'anxiété du malade, la langue sèche ou saburrale, les
vomissements ou la diarrhée, l'acuité de la douleur dans les régions de la
rate et du foie, le délire, l'insomnie ou le sommeil profond, le hoquet persistant, l'intermittence du pouls, etc.*

Les meilleurs signes d'une amélioration prochaine consistent
dans la réapparition des caractères normaux de la langue, dans
le retour de l'appétit et du sommeil, je parle bien entendu de ce
sommeil paisible et réparateur qui succède à l'insomnie si fréquente
dans les formes graves d'impaludisme. Mais l'indication pronostique
la plus précieuse nous est fournie par l'état des fonctions digestives ;
pour ma part, je ne regarde jamais le danger comme conjuré, tant
que le malade n'a pu reprendre une *alimentation convenable*. J'insisterai d'ailleurs sur cette question capitale, en parlant du traitement.

Je ne saurais trop dire de quelle importance il est pour le praticien, de s'exercer de bonne heure à porter, au moins pour lui-même,
un pronostic *des plus précis*. Autant il doit être réservé à l'égard de

ses clients, autant il doit être absolu et précis vis-à-vis de lui-même ; je veux dire par là qu'il doit toujours s'attacher à prévoir la marche ultérieure des symptômes. C'est ainsi seulement que le pronostic peut servir de contrôle au diagnostic, c'est ainsi que l'apparition d'un symptôme prévu vient transformer en certitude cette vague intuition diagnostique dont on se contente trop souvent. Et il ne faut pas s'attacher seulement à porter ses prévisions dans un sens exclusif ; il faut prévoir les phénomènes morbides ainsi que leur enchaînement et leur marche dans toutes les hypothèses possibles. Si on hésite, par exemple, entre une fièvre typhoïde et une affection palustre, il faut se dire d'avance que, dans la première supposition, on aura telle marche des symptômes, et dans la seconde, telle autre. Il est bien rare qu'on n'arrive pas de la sorte à formuler un diagnostic précis, au bout de peu de jours. C'est ainsi que j'ai procédé pour la malade de l'observation XXXVIII, et, déjà, au bout de *trois jours*, je me croyais fondé à exclure l'idée d'une fièvre typhoïde, et l'on a vu, dans la marche ultérieure de l'affection, la confirmation de ce diagnostic.

Si j'insiste sur cette nécessité, de poser nettement des indications pronostiques, c'est que nous ne parvenons à nous éclairer dans un cas difficile ou à confirmer un diagnostic encore incertain, qu'en voyant nos prévisions se réaliser, en voyant les divers symptômes se succéder dans l'ordre que nous leur avions assigné d'avance. C'est une sorte d'interrogatoire dans lequel une ou plusieurs entités morbides nous répondent par *oui* ou par *non*, d'où il suit que, si les demandes sont vagues, les réponses manquent de précision, et *vice versâ*. Une fois les questions posées nettement, il ne s'agit donc plus que d'enregistrer *scrupuleusement* les réponses, que celles-ci viennent ou non confirmer nos hypothèses.

Mais, pour ne pas tomber, à mon tour, dans le vague que je tiens à faire éviter, pour donner un corps à ces préceptes abstraits, qu'on me permette de citer à l'appui l'observation suivante, si remarquable à tant de titres. Ce fait est un de ceux qui m'ont causé les émotions les plus vives et où j'ai été soutenu, dans mes défaillances médicales, par une de ces résolutions énergiques que peuvent seuls nous inspirer le désespoir et l'amitié reconnaissante.

Obs. LII. — Le malade, auquel je fais allusion, est un de ces hommes vigoureux, qui parviennent à une verte vieillesse, sans avoir jamais fait de maladie sérieuse, sans avoir aucune de ces infirmités, si communes à un certain âge. Toujours actif et infatigable, habitué de bonne heure à l'exercice du corps et aux travaux de l'esprit, joignant à une nature vive et impressionnable, le don de résister sans efforts à la douleur physique, souffrant même avec coquetterie, si je puis ainsi dire, il n'a jamais éprouvé le souci, ni le besoin de se soigner.

Aussi indépendant de caractère que docile aux conseils raisonnables et affectueux, il n'avait jamais eu pour la médecine qu'un médiocre enthousiasme ; mais il était trop juste et trop bon appréciateur, pour n'en pas reconnaître les bienfaits, quand on les lui montrait (1). Il n'aurait jamais songé de lui-même à consulter un médecin, pour quelque motif que ce fût ; mais, si le hasard l'avait mis aux prises avec un homme de notre profession dont il eût connu d'avance l'esprit de conscience et de dévouement, il se serait abandonné à lui, avec la plus parfaite docilité. Tout au plus, aurait-il demandé *à ne pas être drogué sans nécessité ;* puis il se serait livré à discrétion et aurait fait, sans murmurer, tout ce qu'on aurait voulu.

C'est dans cette sorte d'indifférence stoïque qu'il avait vécu jusqu'à l'âge de 71 ans, et il aurait vécu de même, jusqu'à son dernier jour, sans la sollicitude de sa famille. Celle-ci me fait donc appeler le dimanche 5 novembre 1865, à l'insu de notre malade, ma visite ne devant en rien éveiller sa susceptibilité d'homme bien portant ; car, j'allais le voir de temps à autre, quand j'avais quelque loisir.

Je glisse donc ma consultation dans un assez long entretien que nous avons. Le cas me paraît sans gravité et des plus simples ; car voici ce que j'apprends :

Avant-hier, 3 *novembre, à quatre heures de l'après-midi,* notre malade a été pris tout à coup de douleurs de tête très-vives, siégeant surtout dans les régions frontale et temporales, et n'ayant duré qu'une heure environ. Il n'y a eu qu'une légère congestion de la face, mais pas de frissons, ni de chaleur fébrile ; la nuit suivante a été très-calme.

Le lendemain, 4 *novembre, exactement à la même heure (quatre heures de l'après-midi),* il est repris des mêmes douleurs, au moment où il se dispose à monter en voiture découverte, pour rentrer chez lui. Comme le temps est pluvieux et froid, les douleurs sont horribles, pendant le parcours qui est de 15 à 18 kilomètres. Ces mêmes douleurs se prolongent environ une heure ou deux, après que notre malade est rentré, la face est rouge et congestionnée, l'appétit nul ; mais il n'y a eu encore aucun indice de fièvre. Un calme spontané ne tarde pas à se produire, et la nuit se passe encore dans le sommeil le plus paisible.

Enfin, le 5 novembre, jour de ma première visite, je puis assister moi-même au déclin d'un troisième accès névralgique, lequel a commencé à *quatre heures précises,* comme les deux jours précédents. Lorsque j'arrive, vers cinq heures, la douleur persiste encore, mais semble un peu s'abaisser ; la face est plus colorée que d'habitude, sans être très-congestionnée, il n'y a ni chaleur fébrile, ni accélération du pouls. — En présence de renseignements aussi précis, et d'une intermittence aussi franche, je ne pousse pas l'examen plus

---

(1) On voudra bien m'excuser d'entrer dans tous ces détails, car je suis loin de les regarder comme superflus au point de vue de la saine et complète appréciation clinique de ce fait.

loin, et je prescris, sans la moindre hésitation, 1 gr. 20 de sulfate de quinine en 8 pilules. A prendre, 4 *pilules* demain matin et les 4 *autres* après-demain.

Le 9 novembre suivant, j'apprends que les pilules ont été prises, mais que, néanmoins, les crises névralgiques se sont encore montrées chaque jour, à la même heure; seulement les douleurs ont peut-être été un peu moins fortes. — Je prescris donc 3 gr. de sel quinique en 20 *pilules*, à prendre 5 pilules par jour, ce qui porte la dose quotidienne de 0,60 à 0,75 cent.

Le 12. Je revois notre malade qui a déjà pris 15 des pilules prescrites. On me dit que l'accès de névralgie, qui s'est encore montré très-faible avant-hier, n'a pas reparu dans la journée d'hier. Or, aujourd'hui, j'arrive une heure après l'apparition ordinaire de l'accès, et il n'y a encore aucun retour de la douleur névralgique, mais je suis frappé de l'air d'abattement et de tristesse de notre malade qui, contre les habitudes de toute sa vie, est morne et taciturne, ne répond presque que par monosyllabes et a complétement perdu sa gaieté malicieuse, cet *ultimum moriens* de l'homme d'esprit. Je constate, en même temps, un affaiblissement notable de la mémoire ; car, dans l'espace d'une demi-heure, le malade me raconte trois fois, et toujours très-brièvement, une nouvelle qu'il vient de recevoir. Commençant à redouter quelque complication du côté du cerveau, et principalement un ramollissement de cet organe, j'explore, avec le plus grand soin, les facultés sensitives et motrices et n'y découvre rien d'anormal : pas de fourmillements ni d'affaiblissement de la motilité dans les membres, etc. Ne trouvant donc dans ces symptômes aucune affection cérébrale bien caractérisée, je suspends tout traitement; quoique j'eusse déjà vu à cette époque un cas d'affection palustre dans lequel la perte complète de la mémoire avait disparu comme par enchantement à la suite d'un traitement approprié, je trouve prudent de m'arrêter, me proposant d'observer avec soin, si les symptômes consécutifs ne répondraient pas à un ramollissement du cerveau, seule affection que je soupçonne.

Le 15. Même indécision, mêmes résultats négatifs du côté de la sensibilité et de la motilité. Mais, la mémoire est presque entièrement abolie; le malade demande qu'on ne lui parle pas et se trouve dans un état de grande prostration. L'appétit est nul, la langue saburrale et recouverte d'un léger enduit blanchâtre, plus épais au centre que sur les bords, le pouls est à 60, la chaleur cutanée, normale. Malgré l'absence de troubles de la sensibilité et de la motilité, je redoute un travail de ramollissement aigu de l'encéphale, auquel cas le malade me paraît perdu sans ressources. Mais, dans l'hypothèse où les troubles sensoriaux observés tiennent à une intoxication palustre, il me paraît urgent de ne plus perdre de temps et d'administrer quelques doses de sulfate de quinine. Je prescris donc, pour chacun des deux jours suivants, une potion contenant 1 gr. de ce sel et 10 gr. de sirop d'opium (en tout deux potions à 1 gr. chacune).

Le 18. Je me trouve en consultation avec mon excellent confrère M. Bergeret, médecin ordinaire de la famille, et qui avait visité le malade à diverses reprises, depuis le début des accidents. Or, comme il avait constaté de son côté, mieux même que je n'avais su le faire, les caractères d'une fièvre double-tierce, il avait conseillé, comme moi, la médication quinique. On nous apprend que, dans les journées d'hier et d'avant-hier, le malade a été dans un état de demi-assoupissement presque continuel. Ce n'est que ce matin qu'il paraît un peu réveillé pendant deux ou trois heures ; tout le reste du temps, et le soir surtout, il est plongé dans un état de somnolence dont il est encore facile pourtant de le retirer, en captivant son attention. C'est dans cet état que nous le trouvons nous-mêmes aujourd'hui, et il nous est bien difficile de nous expliquer ces phénomènes, l'intermittence et la fièvre nous faisant entièrement défaut et nous empêchant de les attribuer, d'une manière certaine, à une fièvre pernicieuse comateuse. Par suite d'un malentendu, la première potion n'a été prise qu'hier au soir ; il reste donc la seconde que nous administrons nous-mêmes, en deux fois et à une demi-heure d'intervalle. Malgré l'obscurité du diagnostic, ou, pour mieux dire, à cause de cette obscurité même, nous croyons devoir poursuivre l'emploi de la quinine, et nous prescrivons une potion semblable pour demain; seulement, en raison du coma, nous retranchons le sirop d'opium. Mais, vu la marche précipitée des accidents, vu le péril prochain dont notre malheureux malade nous semble menacé, nous émettons l'avis de mander M. Trousseau, et cet avis est accepté avec reconnaissance par toute la famille.

Le 19. Même état, même prostration, malgré l'emploi de la quinine. Toutefois, nous prescrivons une dose pareille (1 gr.) pour demain.

Le 20. L'état du malade nous paraît notablement aggravé, le sommeil est devenu plus profond et plus continu, mais il n'y a aucun indice de réaction fébrile; il n'y a que 56 pulsations. Pas de paralysie du sentiment ni du mouvement, du côté des membres; aujourd'hui seulement, pour la première fois, il y a eu miction involontaire, et je dirai ici par anticipation que ce phénomène si inquiétant a persisté pendant près de trois semaines. A cinq heures du soir, on n'a pas encore donné la potion qui aurait dû être prise deux heures auparavant, d'après nos prescriptions, et nous nous proposons, M. Bergeret et moi, de l'administrer nous-mêmes; mais *on ne trouve pas cette potion*, et en voyant notre insistance, on finit par nous manifester le désir qu'il ne soit fait aucun traitement actif, jusqu'à l'arrivée de M. Trousseau, la quinine ayant paru aggraver singulièrement l'état du malheureux patient. Comme nous ne voyons aucun péril imminent, malgré la gravité du cas, nous accédons volontiers à ce désir bien naturel.

C'est le 21 novembre au soir que M. Trousseau se rend à B.... et qu'il vient nous prêter l'appui de ses conseils et de son expérience. Après avoir recueilli de la bouche de M. Bergeret et de la mienne, les renseignements qui précèdent, après les avoir contrôlés par une sorte d'enquête des plus minutieuses sur les antécédents de cette grave affection, notre regrettable maître examine longuement le malade qui se trouve plongé, depuis quelques heures, dans le sommeil le plus profond. Il le stimule vivement, lui pose quelques questions auxquelles notre malade répond avec à-propos; mais ce dernier a perdu toute mémoire et ne paraît nullement étonné de voir M. Trousseau qu'il reconnaît cependant, car il l'avait beaucoup connu autrefois, à titre de collègue à l'Assemblée législative. Après s'être livré à l'examen le plus complet des diverses fonctions organiques (1), M.Trousseau nous fait part de ses impressions sur la nature de ces graves accidents. Il ne voit que deux hypothèses possibles, celle d'une fièvre larvée per-

(1) Voulant éviter des répétitions inutiles, je crois devoir m'abstenir de reproduire intégralement la note détaillée qu'a bien voulu nous laisser M. Trousseau, le 22 novembre au matin. Mais, j'en donnerai ici quelques extraits, suffisants pour compléter et éclairer les phénomènes symptomatiques que nous avons déjà rapportés :

« Vers le commencement de ce mois, dit notre savant maître, M. de L.... est revenu de Pau à son château en voiture découverte, par un temps pluvieux et froid. Presque immédiatement il a été pris de douleurs de tête extrêmement vives, sans fièvre, sans délire, pourtant avec quelques troubles sensoriaux dont il va être ici question. On s'aperçut en effet dans sa famille que sa mémoire faisait défaut, et il était bien évident que M. de L... ne pouvait plus rassembler ses idées avec la même faculté que naguère.

« Il avait lui-même conscience de son insuffisance, et il le témoignait par la parole et encore plus par le geste. Pour tout dire, il semblait que depuis deux au trois mois il était survenu chez M. de L... quelques phénomènes prémonitoires indiquant un travail morbide de l'encéphale. Il avait quelquefois un peu de surdité ; il était évident que sa mémoire était un peu moins nette, et les ouvriers employés par M. de L... avaient euxmêmes remarqué du changement dans son caractère. Son activité, jusqu'ici extraordinaire, malgré ses 70 ans, avait un peu diminué, et l'observation en avait été faite par ceux qui vivaient dans son intimité.. . .

« La faiblesse, la somnolence, faisaient chaque jour des progrès, et le 19 novembre il était tombé dans une prostration tellement profonde qu'il était presque impossible de le faire boire, et que l'on n'obtenait des réponses, même incohérentes, qu'à grand'peine. . . . .

« L'abattement du malade a été porté aussi loin que possible, sans qu'il y ait eu pourtant de la paralysie.»

Après avoir signalé l'intermittence qui s'est montrée au début des accidents, M. Trousseau continue :

« Le sel quinique fut interrompu pendant quarante-huit heures et repris seulement dans la nuit du mardi au mercredi (du 21 au 22). Le mardi, dans la soirée, M. de L... était notablement moins mal que les jours précédents et avait pris avec plaisir un peu de potage et de vin coupé, et il répondait assez volontiers à des questions qui lui étaient faites. Toutefois, sa mémoire était singulièrement défaillante ; ainsi, c'était à grand'peine qu'on pouvait le faire souvenir des choses extrêmement solennelles qui avaient eu lieu la veille ou la surveille (l'administration des sacrements).

« Dans la soirée du mardi (21) et dans la nuit du mardi, la somnolence a

nicieuse d'origine palustre, ou celle d'un épanchement séreux de nature rhumatismale, siégeant dans la grande cavité de l'arachnoïde et dans les ventricules du cerveau. « *Or, dans les deux cas, nous dit-il, il convient de donner du sulfate de quinine à hautes doses, et nous sommes trop heureux d'avoir un remède qui réponde si bien à cette double indication.* » Il conseille en même temps l'application de certains révulsifs cutanés, à titre de médication accessoire ; mais il insiste, à diverses reprises, sur la nécessité de persévérer dans l'emploi de la quinine, tout en nous recommandant néanmoins de procéder avec prudence, de toujours nous guider sur les effets obtenus et de tenir compte, bien entendu, des nouvelles indications qui pourraient se montrer.

En conséquence, il demande et administre lui-même la potion à 1 gr. *qui était restée intacte* depuis la veille au soir (20 novembre).

Le 22. Le sommeil profond persiste toute la journée et se prolonge jusqu'au lendemain matin.

Le 23. A quatre heures du matin, réveil spontané et continuation de l'état de veille jusqu'au soir à quatre ou cinq heures. Ce même soir, on administre en deux fois (à huit et à neuf heures) une potion à 1 gr. de quinine, et on a toute la peine du monde à la faire prendre au malade qui se trouve déjà profondément endormi.

Le coma, accompagné d'une respiration stertoreuse, dure *toute la nuit du jeudi 23 au 24, toute la journée du 24 et une grande partie de la nuit suivante.* Dans cette journée du 24, le sommeil est tellement profond qu'on peut entièrement soulever le malade dans son lit, sans parvenir à le réveiller. La prostration est si grande, qu'on croit à chaque instant que le malade va s'éteindre. Dans la nuit du 24 au 25, apparition de sueurs excessivement abondantes, vers minuit ou une heure du matin ; enfin, nouveau réveil spontané vers cinq heures du matin.

Le 25. Quoiqu'éveillé et répondant par monosyllabes aux questions qu'on lui adresse, le malade commence déjà à avoir le *facies* hippo-cratique et semble être arrivé au dernier degré d'accablement. C'est dans ces circonstances que M. Bergeret et moi, mandés en toute hâte, nous administrons une potion contenant 1 gr. 40 du sulfate de quinine que nous avions fait préparer d'avance. Nous la faisons

toujours été considérable, et le malade est resté assoupi pendant près de quinze heures, et ce matin il est très-difficile de le réveiller.

« Dans tout le cours de cette grande maladie, on n'a jamais trouvé de la fièvre à proprement parler. Jamais le pouls n'a été au delà de 68 pulsations, jamais la peau n'a été chaude, et, le mardi, pendant que la somnolence existait, le pouls ne battait que 50 fois.

« On doit noter encore qu'il n'y a jamais eu de troubles du côté des organes de la digestion et de la respiration. Pas d'affection du cœur, pas d'ossifications artérielles qui fassent supposer qu'il peut exister dans les vaisseaux de l'encéphale des troubles de la circulation capil-laire dépendant de l'état athéromateux des artérioles. » Suit l'exposé des moyens thérapeutiques à employer, en tête desquels figure la continua-tion du sulfate de quinine à doses élevées.

prendre nous-mêmes, en deux fois, à deux et à trois heures de l'après-midi.

Les 26 et 27. Légère amélioration ; quoiqu'il reste encore une tendance au sommeil, assez marquée, il n'y a plus ce coma si effrayant des jours précédents. Le 27, dans la matinée, il a été pris une potion avec 1 gr. 50 de sulfate de quinine, et, à partir de ce jour, j'ai presque toujours présidé à l'administration du remède que j'avais le soin de faire préparer sous mes yeux et que j'emportais, chaque fois que je devais me rendre chez le malade. J'ai pris toutes ces précautions, pour être parfaitement fixé sur les effets thérapeutiques; car, à partir d'aujourd'hui, je me trouve livré à mes seules ressources jusqu'à la fin du traitement, M. Bergeret étant tombé malade et ne pouvant plus me prêter l'appui de son adhésion dont j'aurais eu pourtant plus de besoin que jamais.

Le 28. Même dose (1 gr. 50) prise ce matin. Etat de veille à peu près parfait. Peu de temps après avoir pris le remède, il y a eu une garde-robe très-abondante et formée de matières dures et fétides; il n'y avait pas eu de selle depuis huit jours environ. Pouls à 60, au lieu de 52 et 56 comme les jours précédents. Notre malade répond volontiers aux questions qu'on lui adresse et donne même quelques signes de gaieté. Comme je lui demande s'il éprouve un peu de surdité ou s'il a eu quelques bourdonnements d'oreille, il me répond qu'il a à peine l'ouïe un peu dure, et, après que je lui parais satisfait de ce symptôme qui dénote une action active du remède, il ajoute: « Alors, si j'étais aveugle, cela vaudrait encore mieux! » Je rapporte ce petit trait tout à fait caractéristique comme la meilleure preuve que je puisse donner du retour à la santé (1).

Le 29. Même état. Potion à 1 gr. 50.

Le 30. La prostration du malade me paraissant plus forte que les jours précédents, je n'administre pas de sulfate de quinine.

1er décembre. Nouvelle dose de 1 gr. 50, dont une faible partie (0,20 ou 0,30 centigr.) est rejetée par le vomissement.

Le 2. Le coma reparaît dans l'après-midi et dure trois heures; il ne s'était pas montré depuis le 24 novembre dernier. Toutefois, le malade se réveille spontanément, et j'administre immédiatement

---

(1) Ce même jour, 28 novembre, j'écris à M. Trousseau pour lui donner les détails qui précèdent, et voici quelques extraits d'une lettre qu'il a bien voulu m'adresser, à la date du 30 novembre:

« Les symptômes dont vous me parlez, ceux que j'avais observés moi-même à B..., ressemblent singulièrement à ceux d'une fièvre pernicieuse comateuse, et nous devons, à tout prix, persévérer dans de hautes doses de sulfate de quinine, jusqu'à ce que nous ayons obtenu trois ou quatre jours de semblant de convalescence, puis donner la même dose élevée de deux jours l'un pendant au moins une semaine, et la même dose encore de trois jours l'un pendant deux ou trois semaines de plus.

« Ce retour à l'intelligence, cette cessation du sommeil léthargique qui nous avait tant et si justement épouvantés, me donnent l'espérance que votre prochaine lettre m'apportera de meilleures nouvelles encore.»

une potion à 1 gr. 50 (toujours en deux fois et à une heure d'intervalle).

A partir du 3 décembre, j'augmente la dose de 0,10 centigr. par
jour, jusqu'à ce que j'arrive à donner 2 gr. par jour ; je crois prudent de m'arrêter à cette dose, bien que le remède n'ait produit
aucun trouble marqué, tels que surdité, tremblements, etc. L'amélioration va tous les jours croissant, quoiqu'elle marche avec une
extrême lenteur, le malade ne voulant prendre d'autre aliment que
du bouillon. La langue se dépouille peu à peu de l'enduit blanchâtre
qui la recouvrait, elle devient large et humide.

Le 10, il y a trois garde-robes presque naturelles et le 15, nouvelle
garde-robe précédée d'efforts d'expulsion assez pénibles. — A partir
de ce dernier jour seulement, la miction cesse complétement d'être
involontaire. — L'intelligence est parfaitement nette, et le malade
peut soutenir de longues conversations, et en faisant preuve de tout
son bon sens ; la mémoire seule ne revient pas. Mais cette amélioration considérable coïncide avec une grande tristesse, et je vois
dans cette dernière même la preuve d'un retour intellectuel ; en
revenant à la vie, en effet, le malade apprécie son grand état de faiblesse dont il n'avait pas eu conscience jusqu'à ce jour.

Vers le 20, il commence à donner quelques indices d'un retour à
la mémoire. Quand il cherche à recueillir ses souvenirs pour la première fois, il paraît tout étonné, confond plusieurs choses dont il
n'a qu'un vague souvenir, et les premiers jours, il ne peut se rappeler que certaines idées qui l'ont frappé un quart d'heure ou une
demi-heure auparavant. Aussi, en arrivant un jour près de lui, je
lui demande de me raconter ce qu'il a vu, ce qui l'a le plus frappé.
Il me répond qu'il a vu *un docteur venant d'Alger*. Or, une demi-heure
auparavant, on lui avait dit que je ne tarderais pas sans doute à
venir, et un peu avant mon entrée dans la chambre, on venait de
lui parler de l'Algérie. Il associait donc ces deux idées, ce qui aurait pu passer pour du délire, si on n'y avait pas pris garde.

Je soupçonne que, c'est vers cette époque (du 20 au 25 décembre)
que le malade a eu de terribles visions, soit en rêves ou à l'état de
veille, visions dont il m'a souvent tracé le triste tableau, quand il a
été guéri. Le malade les rapporte au moment où il était plongé
dans le coma ; mais, je crois qu'il se trompe, car il ne se rappelait
pas en ce moment ce qu'on venait de lui dire quelques secondes auparavant. Quelle que soit l'époque où il les ait eues, voici ce qu'il
m'a souvent raconté : Il voyait tantôt sa maison en feu, tantôt ses
petits enfants mourants ou mutilés, il se croyait ruiné et était obligé
de mendier pour vivre. Quoiqu'il cherchât à lutter d'énergie
contre ces affreux malheurs, il se sentait profondément découragé
et n'avait que la force de les cacher à sa famille qu'il croyait également ruinée.

L'appétit seul a été excessivement lent à revenir, et il n'a commencé
à renaître qu'après que j'ai eu donné 0,001 et 0,002 milligr. d'arséniate de soude chaque jour. J'ai commencé à employer ce remède vers
le 12 décembre, et, peu de jours après (le 18), M. Trousseau m'écrivait de son côté de le mettre en usage. A peu près à cette époque, le
malade commençait à prendre déjà avec plaisir des bouillons, des po-

tages et quelques fruits cuits (*pomme ou poire*); mais il avait encore horreur de la viande. Un beau jour cependant, il me demande *de la salade* que je lui laisse prendre, et, à partir de ce moment, il a pris successivement de la viande de poulet froid, puis des viandes noires rôties, et vers le milieu de janvier, notre malade, entré en pleine convalescence, avait un appétit dévorant, lequel a duré bien près de deux mois, jusqu'au parfait rétablissement de la santé.

Dire la quantité énorme de quinine que j'ai donnée, me serait impossible; car, j'ai cessé de prendre des notes dès que j'ai vu tout danger conjuré. Mais, j'ai donné 2 grammes par jour pendant au moins une douzaine de jours consécutifs, puis cette même dose à jour passé, jusqu'à ce qu'un jour (du 20 au 25 décembre), le malade rejeta une partie d'une potion à 2 grammes. En voyant ce commencement d'intolérance, j'ai diminué successivement la dose (jusqu'à 1 gramme) et éloigné de plus en plus les jours d'administration du remède.

Ce qui m'a beaucoup frappé chez notre malade, c'est la tolérance remarquable qu'il n'a jamais cessé d'avoir pour la quinine; à peine ai-je pu observer, une ou deux fois, quelques légers troubles fugitifs qu'on pût lui rapporter. Comme il avait pris vers le milieu de février, de 55 à 60 grammes de sel quinique, je croyais pouvoir abandonner tout traitement, comme j'avais toujours fait pour les malades les plus gravement atteints. Mais, sur le conseil de M. Trousseau (1), j'ai persisté dans l'emploi de la quinine jusqu'en novembre 1866, en suivant scrupuleusement les indications qui m'avaient été tracées, et j'ai administré tous les deux mois et pendant deux semaines consécutives, un granule par jour d'arséniate de soude (0,001 milligr.). Or, le résultat obtenu a dépassé toutes nos espérances; notre malade, tout en recouvrant l'intégrité de sa mémoire, a conservé toute la vivacité de son intelligence d'autrefois, et il se trouve encore aujourd'hui plus vigoureux qu'il ne l'a été depuis deux ou trois ans.

Réflexions.—Nous voyons, dans cette observation si instructive, l'étroite solidarité qui doit unir, dans tout problème clinique, les questions de diagnostic et de pronostic; nous pouvons nous convaincre

(1) Voici en effet ce que m'écrit mon excellent maître à la date du 23 février 1866 :

« Je suis bien heureux d'entendre que M. de L... va de mieux en mieux, et j'espère que maintenant on peut, pendant quelque temps, laisser le traitement de côté. Mais, vous savez comme moi que les fièvres pernicieuses ont une cruelle tendance à se reproduire; aussi je demanderais que, après un mois de repos, M. de L... reprît pendant un mois, une fois par semaine, 1 gramme de sulfate de quinine, et que, pendant toute l'année, de deux mois l'un, vous revinssiez à la même médication.

« Je me demande s'il serait raisonnable de donner aussi un peu d'arsenic; j'avoue que je n'y verrais que de l'avantage. »

D.   23

par cet exemple de la nécessité de les contrôler, à chaque instant, les unes par les autres. Un premier diagnostic, établi sur des bases parfois incertaines, un diagnostic provisoire, si l'on veut, nous aide à prévoir une ou plusieurs séries de phénomènes morbides dont l'apparition ultérieure ne nous laisse jamais entièrement au dépourvu. C'est ainsi que nous pouvons arriver plus vite à formuler un diagnostic définitif, à acquérir des notions cliniques positives qui nous permettent seules de diriger notre thérapeutique avec plus de précision et d'assurance.

Or, que trouvons-nous dans ce cas ?

Au début, des accidents d'impaludisme, très-clairs en apparence, combattus par un traitement approprié et non suivi cependant de cette amélioration rapide et sûre que nous avons coutume d'observer en pareille circonstance.

Que conclure de cette première déception ?

De trois choses l'une :

1° Que cet impaludisme, si clair en apparence, n'était pourtant qu'un faux impaludisme et que nous devions chercher une autre explication aux phénomènes morbides observés ;

2° Qu'à l'affection paludique primitive s'est jointe une ou plusieurs affections *dissimilaires,* dont il s'agit de déterminer la nature ;

3° Que, si l'affection palustre existe seule, le défaut d'amélioration tient à un manque d'énergie dans le traitement employé.

Il y aurait bien une *quatrième* hypothèse à faire, à savoir si le traitement le mieux établi ne peut pas échouer en certains cas. Sans doute, il serait absurde de prétendre que le quinquina *dût guérir tous* les malades atteints d'affections palustres; car, dans un cas de clinique, on ne peut pas faire abstraction des conditions particulières où se trouve le malade, telles que l'âge, le plus ou moins de vigueur de la constitution, les affections *dissimilaires* dont il peut être atteint, etc., etc. On conçoit donc, ce que vient malheureusement confirmer l'expérience de tous les jours, que tout malade, en proie à une affection effluvienne, ne doive pas guérir. Mais, il me paraît *rigoureux* d'admettre *théoriquement* que le quinquina doive *toujours* guérir *l'impaludisme,* considéré d'une manière abstraite. Dès lors donc qu'on ne découvre chez un malade, aucune cause *étrangère,* capable d'empêcher l'action favorable du traitement spécifique, ou d'en contr'indiquer l'emploi, on doit admettre que le défaut d'amélioration dépend *uniquement de l'insuffisance* de la dose du médicament. Toute autre conclusion me paraîtrait éminemment illogique.

Cette *quatrième* hypothèse est donc de nulle valeur *au point de vue pratique* et elle rentre d'ailleurs dans la *seconde* énoncée ci-dessus.

D'un autre côté le thérapeutiste ne doit pas être trop prompt à se résigner, quand il tient la vie d'un de ses semblables, entre ses mains; il doit toujours supposer qu'un remède, qui a déjà fait tant de miracles, peut encore en faire d'autres, et il doit agir comme si ce remède devait certainement réussir, ce qui ne doit l'empêcher nullement de tenir compte des dangers ou des simples inconvénients auxquels, par erreur ou par témérité, il peut exposer son malade.

Je ne crois pas devoir entrer, à propos du cas qui nous occupe, dans la discussion approfondie de ces trois hypothèses, chacun pouvant y suppléer, à la simple lecture de l'observation. Mais, en admettant que la même indécision persiste après cette discussion, il faut, me semble-t-il, se résoudre à éclairer le diagnostic par la thérapeutique et prévoir les phénomènes ultérieurs dans toutes les hypothèses possibles. Or, si dans le cas en question, il était permis d'émettre quelques doutes, il n'en est pas moins vrai qu'il y avait de fortes présomptions en faveur du premier diagnostic, malgré l'absence d'amélioration, après les premiers essais de traitement. Etant connue, en effet, la mobilité symptomatique des affections palustres, il n'y avait rien d'irrationnel à supposer qu'une affection du troisième degré eût succédé à une du second, ce qui s'est vu bien d'autres fois.

Il y avait donc tout avantage et nul inconvénient à admettre que la dose de sel quinique eût été insuffisante, et, pour obtenir toute certitude à cet égard, il fallait l'augmenter progressivement, jusqu'à ce qu'on eût obtenu une *amélioration réelle*. Mais, pour bien apprécier cette amélioration, si elle venait à se montrer, il convenait de prévoir en quoi pouvait consister cette amélioration.

Selon toutes les prévisions, le 21 novembre, jour de la visite de M. Trousseau, notre malade n'avait pas *plus de deux ou trois jours à vivre*, en admettant qu'on se fût borné à l'expectation pure et simple. Si donc il vivait encore au bout de *quatre, cinq, six jours*, nous devions le déclarer moins malade, quelque grave d'ailleurs que pût paraître son état; car, au point de vue médical, tout au moins, sinon à tous les points de vue, vivre c'est aller mieux que d'être mort.

Donc, après six et *à fortiori*, après huit jours, nous pouvions être assurés de notre diagnostic, nous pouvions l'être surtout, après avoir vu apparaître dans la nuit du 24 au 25 novembre, cette sorte de crise sudorale, indice probable, sinon certain, de la marche rétrograde de l'impaludisme. Et certes, le moment eût été mal choisi pour s'arrêter en si bon chemin; loin de là, il fallait s'y engager de plus en plus, tant que ne surgirait pas une nouvelle indication ou plutôt une contre-indication formelle. Or, il n'est pas de jour où nous n'ayons cherché à trouver de nouvelles combinaisons diagnostiques, sans jamais pouvoir y parvenir.

Telles sont les raisons qui nous ont engagés, M. Bergeret et moi, à persévérer dans le traitement que nous avions institué dès le premier jour ; telles sont aussi, sans doute, celles qui ont conduit M. Trousseau à nous faire persister dans cette voie.

Ce fait, qui nous prouve combien la ténacité est parfois utile en médecine, nous fait voir en même temps toute la réserve qu'il faut savoir mettre dans l'appréciation des effets produits par les agents thérapeutiques. Car, si notre malheureux malade avait succombé, après avoir pris *une quarantaine de grammes de sulfate de quinine,* quel plus beau cas à ajouter au martyrologe de *cet affreux médicament!* Qu'aurais-je pu répondre à mes détracteurs, en supposant que j'en eusse eu quelques-uns, s'ils étaient venus à m'imputer ce méfait? Rien, si ce n'est que j'aurais fait tout mon possible pour sauver un homme de cœur et un homme de bien, et qu'en tous cas, j'aurais rempli, jusqu'au bout, mon devoir d'ami et de médecin, faible dédommagement, pour qui se trouverait ainsi frappé dans sa reconnaissance la plus vive. Mais, ce qui a le plus contribué, dans ce cas, à me faire continuer avec opiniâtreté le traitement spécifique institué, c'est le souvenir récent de la perte bien cruelle et bien inattendue de l'un de mes malades. (Voy. obs. XXXII.)

Nous trouvons encore dans ce fait, la confirmation de ce que j'ai déjà dit un peu plus haut, sur la fréquence des accidents prodromiques, dans les affections palustres pernicieuses de nos contrées. On a pu voir, en effet, qu'à la suite d'un interrogatoire minutieux, M. Trousseau avait parfaitement reconnu, dans ce cas, l'existence de *phénomènes prémonitoires* depuis deux ou trois mois, et j'ai appris même dans la suite que, depuis plus d'un an, quelques prodrômes parfaitement appréciables s'étaient déjà montrés. Mais il vaut infiniment mieux pour notre malade qu'ils aient été méconnus; car, le mal, dont nous n'aurions jamais soupçonné la gravité, aurait été combattu avec trop peu d'énergie, et notre malade eût essuyé sans doute de fréquentes récidives, sans jamais recouvrer, comme il l'a fait, l'intégrité complète de ses forces et de ses facultés.

Au moment où j'ai recueilli l'observation précédente, je ne connaissais pas encore le fait si remarquable rapporté par Torti (1) et observé chez *le comte Nogarola.* Ces deux observations se ressemblent jusque dans leurs moindres détails, si ce n'est que, dans cette der-

(1) *Loc. cit.,* t. I, p. 513, lib. III, cap. 6.

nière, il y a eu, au début, une fièvre quarte qui s'est convertie en triple-quarte au bout de quelques jours, pour devenir enfin complétement irrégulière. Je regrette de ne pouvoir pas la reproduire en entier, en raison de sa longueur; mais la lecture attentive de cette remarquable observation en dira plus, à cet égard, que toutes mes assertions.

Il me reste peu de chose à dire sur certaines circonstances propres à faire varier le pronostic. Ces circonstances tiennent aux conditions si diverses que créent, pour chacun de nos malades, l'âge, la constitution ou les maladies antérieures, le germe épidémique, etc. Aussi, doit-on s'attendre, d'une manière générale, à obtenir des effets prompts et décisifs d'un traitement approprié chez les jeunes gens et surtout chez les enfants; par contre, on ne doit pas s'étonner de la lenteur d'action du même traitement chez les vieillards ou chez les adultes affaiblis par la misère, des privations de tout genre ou des affections antérieures. Et, ce n'est pas sur une simple vue à *priori*, que je base cette assertion; j'en parle par expérience, après en avoir reconnu l'exactitude dans un grand nombre de cas. Je viens de dire que le pronostic doit varier également avec les diverses constitutions régnantes, et il arrive en effet que les affections palustres offrent tantôt une bénignité des plus remarquables et qu'elles tendent d'autres fois à revêtir chez un certain nombre de malades une forme rebelle et même pernicieuse.

Je répéterai en terminant, ce que j'ai dit un peu plus haut, sur la réserve dont on ne doit jamais se départir, en formulant son pronostic, si on tient du moins à compromettre le moins possible sa propre réputation et celle du quinquina. Et c'est pour n'avoir pas toujours su observer moi-même cette réserve, que je la recommande à d'autres. Il peut être compromettant, en effet, de penser tout haut, j'en ai acquis la triste preuve en maintes circonstances. Je n'irai pourtant pas jusqu'à conseiller ces réponses évasives ou ambiguës dont les oracles de l'antiquité ont transmis le modèle aux oracles de tous les temps; car, il est toujours plus digne de dire à peu près tout, sinon tout ce qu'on pense. Mais, il est également sage de ne se prononcer qu'à bon escient, après qu'on a pu observer par exemple les premiers effets du traitement. Je ne répondrais pas encore qu'en usant même de cette excessive prudence, il n'arrivât pas à quelques autres ce qui m'est parfois arrivé à moi-même, de passer pour tuer les gens qu'on a le mieux servis.

CHAPITRE VI

TRAITEMENT.

Les règles qui doivent diriger la thérapeutique sont d'une telle simplicité, qu'il y aurait un certain ridicule à les rappeler, à moins d'y être forcé par quelque raison majeure. Or, quoi de plus impérieux, pour tout homme, pour un inconnu surtout, que d'exposer sa profession de foi, quand on l'accuse de méconnaître, je ne dirai pas seulement les grands principes de la science, mais encore les premières notions de sens commun ? Car, c'est doter un médecin d'une pareille aberration, que de le croire capable d'appliquer indistinctement le même remède aux affections de tout genre et de toute nature, aux luxations de la mâchoire par exemple, ou au traitement des cors aux pieds. Et, comme d'ailleurs l'histoire des systèmes nous montre que Caton, sans être médecin, il est vrai, traitait tous ses malades par les choux et que Broussais, quoique très-grand physiologiste, les soignait à peu près tous par la saignée, il est bon de se méfier de tous les systèmes, et mes contradicteurs le savent bien. A mon tour de leur prouver que je ne suis pas encore assez grand dans l'opinion publique, pour me permettre de semblables singularités et que j'ai toujours marché terre à terre, comme il convient de faire, dans mon humble condition.

Voyons donc quelles doivent être les bases de tout traitement rationnel, quelles sont les conditions générales auxquelles il doit satisfaire.

Mais recherchons auparavant le rôle qu'il convient d'assigner à la thérapeutique.

Sans vouloir m'étendre sur des considérations étrangères à notre sujet, je dirai que la thérapeutique qu'on pourrait appeler la *médecine appliquée*, rentre dans le domaine de l'art médical plutôt que dans le domaine de la médecine science proprement dite, et ce domaine est assez vaste et assez difficile à exploiter, pour que la dignité du thérapeutiste ne se trouve pas offensée d'une pareille définition. Cela ne veut pas dire, en effet, que ce dernier ne doive pas être au courant du mouvement scientifique médical. Loin de là, il s'appuie, pour formuler le plus simple des traitements, sur des données scientifiques multiples, provenant de l'observation, du raisonnement, de l'empirisme lui-même. Et, si le traitement n'atteint que si imparfaitement *l'idéal* que nous poursuivons, c'est qu'il repose presque toujours sur des données incomplètes, et la faute en est, tantôt à la science elle-même, et tantôt à celui qui l'applique, parfois à tous les deux. D'où il suit que tout progrès dans la science doit entraîner un progrès correspondant dans la thérapeutique.

Je viens de dire que l'art de découvrir et de formuler des indications thérapeutiques, ou, pour mieux dire, *l'art médical thérapeutique* poursuivait *un idéal*, et en cela, il ne se distingue pas des autres arts qui poursuivent chacun le leur. Il y a plus, c'est qu'en médecine, comme ailleurs, l'art a souvent devancé la science digne de ce nom, art informe au début et se polissant de plus en plus, mais poursuivant toujours le même but, le rétablissement de la santé, par la voie la plus sûre, la plus courte et la moins désagréable, le latin dit la plus agréable; *tutò, citò et jucundè*. Par ce seul aperçu, on voit déjà que *la prudence* doit être la première loi du praticien, loi d'instinct et d'humanité que nous trouvons tous dans notre cœur, avant de la voir par notre esprit. Il n'est donc pas besoin d'être de l'Académie ou de l'Institut, pour savoir qu'il faut calculer les chances d'une erreur possible, avant d'instituer un traitement quelconque, qu'il faut s'appuyer sur l'expérience générale, pour manier avec sécurité un agent thérapeutique quelconque, qu'on doit avant tout s'attacher à ne pas nuire, si on ne peut pas être utile.

Quoique cet *idéal* thérapeutique soit le même pour tous, il s'en faut de beaucoup qu'il soit réalisé par tous de la même façon. Que dis-je ! il ne l'est par personne; car, on peut dire de *l'idéal dans les arts*, ce que Pascal a dit de l'infini, qu'il a son centre partout et sa circonférence nulle part, c'est-à-dire qu'en dépit de toutes nos conceptions, nul de nous ne peut l'atteindre. Dans cette poursuite, nous sommes plus ou moins esclaves de notre éducation médicale, de nos préjugés ou de notre routine, et il ne nous appartient pas, comme à tant d'autres artistes, de donner un libre cours à nos inspirations, la santé des malades ne devant jamais être sacrifiée à nos caprices, ni même à notre ardeur scientifique.

Mais, s'il est facile de concevoir le but à remplir, il n'est pas aussi aisé de l'atteindre, comme je l'ai déjà dit, ni même d'en approcher. Que de connaissances il faudrait avoir en effet, pour pouvoir apprécier sur-le-champ tout ce qui peut être utile ou nuisible dans le cas de pratique le plus simple ! En admettant qu'on fût arrivé, chez un malade, à une connaissance diagnostique parfaite, qu'on ait pu apprécier exactement les entités et affections morbides dont il est atteint, il faudrait, pour instituer un traitement irréprochable, connaître avec précision *les influences de tout genre* qui pussent agir dans un sens favorable ou défavorable sur ces entités ou affections! S'il s'agissait d'un médicament à donner, il faudrait connaître parfaitement son action physiologique et savoir si son influence est ou

non la même dans ces mêmes affections, il faudrait être minutieu-
sement renseigné sur le meilleur mode d'administration, sur le dosage le plus sûr, le plus commode et le plus inoffensif, sur le temps
qu'il conviendrait de l'employer, sur les diverses associations mé-
dicamenteuses, alimentaires ou autres qu'il serait utile de prescrire, etc., etc. Et, une fois toutes ces choses connues, on se demanderait encore si le malade ne pourrait pas guérir plus vite par
d'autres combinaisons, ou s'il n'aurait pas guéri tout aussi bien,
par les seules forces de la nature.

Qu'on songe maintenant aux conditions qu'il faudrait remplir,
pour apprécier les effets physiologiques et thérapeutiques des innombrables substances simples ou complexes qui existent ou qui
peuvent exister, d'apprécier ces effets dans chaque entité morbide,
dans chaque affection, pour connaître l'influence des divers agents
hygiéniques impondérables ou autres dans les mêmes conditions, et
l'on n'aura encore qu'une faible idée des connaissances qu'un clinicien modèle voudrait pouvoir offrir à ses malades.

On admet difficilement dans le monde, qu'un médecin qui se res-
pecte, ignore tant de choses élémentaires, on ne lui pardonne guère
son incurie en pareille matière. Aussi, ne lui est-il pas toujours
permis d'avouer son ignorance sur l'action de tel ou tel médicament
qu'on lui présente, alors même que ce dernier ne lui est pas encore
connu de nom. De là, les contradictions sans nombre qu'on surprend
dans de pareils jugements, et mieux vaudrait pour nous avouer
notre ignorance, que de prêter ainsi à rire à un public qui ne demande pas mieux que de nous trouver en faute. *A quoi sert la décoction de marchantia par exemple ?* J'ose croire que beaucoup de médecins l'ignoraient comme moi, et je viens d'apprendre par hasard, en
feuilletant un formulaire classique, qu'elle a été employée contre la
gravelle. Ne pouvant pas répondre à ceux qui nous adresseraient
pareille question, nous les jugerions pour le moins fort indiscrets,
si même nous n'étions tentés de hausser les épaules. Et pourtant,
nous n'avons aucun droit de nous montrer si dédaigneux ; car, si la
médecine était une science faite, nous devrions savoir que cette décoction est utile, nuisible ou indifférente, à l'état de santé, ou à
l'état de maladie, dans toutes les conditions où peut se montrer la
maladie. C'est un travail de ce genre que nous devrions faire pour
toute substance simple ou complexe, si nous n'avions à nous préoccuper que d'élever le niveau de nos connaissances médicales, et
certes plusieurs centaines de générations ne suffiraient pas à une
semblable besogne.

Mais, ce qui nous est interdit en thérapeutique, nous pouvons le
faire en physiologie expérimentale et le hasard nous le fait faire

aussi quelquefois au lit des malades. Chaque jour, en effet, on découvre, soit des composés thérapeutiques nouveaux, soit des propriétés thérapeutiques nouvelles à des composés déjà connus. Il me suffira de mentionner l'iode et ses divers composés, l'éther, le chloroforme, l'amylène, la perchlorure de fer, le chlorate de potasse, etc., etc., dont l'introduction récente en médecine, ouvre à la thérapeutique un horizon plus vaste et une voie plus féconde en progrès de tout genre.

Il n'est pas de médecin sans aucun doute qui n'ait été amené, par les hasards de la pratique, à mieux étudier, et par conséquent, à mieux connaître que ses devanciers, les propriétés ainsi que la limite d'action d'un agent thérapeutique connu, il n'en est pas un qui n'ait cherché le salut de ses malades dans des combinaisons nouvelles et qui n'en ait obtenu quelques succès. Il m'est arrivé également d'avoir fait ma petite découverte en ce genre, et, quoique celle-ci ait encore besoin d'une plus longue sanction pratique, on me permettra de la signaler en passant. Ayant affaire à un malade atteint d'une pleurésie chronique avec sécrétion purulente de la plèvre, hémoptysie et fistule bronchique, j'ai été conduit à administrer un médicament *tonique et astringent*, et j'ai immédiatement songé au tannin. Je ne chercherai pas à défendre l'idée théorique qui m'a guidé et j'en ferai volontiers l'abandon. Mais, grâce à *cette vue théorique*, j'ai prescrit ce médicament dont j'ai obtenu merveille; en huit jours, ce malade, dont j'avais presque désespéré, était complétement guéri.

Était-ce là une action réelle, médicamenteuse, ou une simple coïncidence? Toujours est-il que, quelques semaines plus tard, j'ai obtenu une guérison non moins radicale, sinon aussi prompte, chez un autre malade aussi gravement atteint. Or, depuis que j'ai communiqué ces deux faits à la Société médico-chirurgicale de Bordeaux, au commencement de l'année dernière (1866), j'ai observé trois autres cas aussi graves de pleurésie chronique, offrant les mêmes particularités (empyème et fistule pulmonaire du côté des bronches ou de la peau) et, sur ces trois nouveaux cas, j'ai eu, après l'emploi du même remède, administré tantôt en pilules et tantôt en potion, deux nouvelles guérisons complètes et un seul cas de mort (1). Cette cruelle exception a malheureusement frappé un des membres les plus distingués de la famille médicale, le Dr Triquet, qui avait

(1) J'ai observé tout récemment (juin 1867) un autre cas, d'un diagnostic douteux, il est vrai, mais dans lequel une terminaison funeste n'a pas pu être évitée; l'emploi du tannin avait semblé produire néanmoins une amélioration réelle pendant quelques jours.

encore ressenti néanmoins une amélioration notable, après un traitement de quelques semaines, et qui a succombé brusquement à des
accidents que je crois pouvoir rapporter à une embolie pulmonaire.
Toujours est-il que, sur *cinq cas* de pleurésie chronique purulente,
tous également graves en apparence, j'ai obtenu *quatre guérisons* par
cette médication, et je ne pense pas qu'une pareille proportion de
succès soit due à une pure coïncidence.

Si chaque médecin dirigeait son attention et ses recherches sur
un point limité de la thérapeutique, si, après avoir étudié consciencieusement les applications d'un agent quelconque de l'hygiène ou
de la matière médicale, il se donnait la peine de nous apprendre
le résultat de ses recherches, il y aurait déjà bien des vides comblés,
dans la connaissance de ces innombrables réactions thérapeutiques,
dont nous ne savons pas le premier mot. Ce travail préliminaire
nous est indispensable cependant, si nous voulons arriver un jour à
une bonne synthèse thérapeutique, à la formule d'un certain nombre
de lois générales, but suprême à obtenir dans les sciences d'observation, comme dans toutes les autres sciences. Mais c'est là un travail de longue haleine, qui occupera sans doute plusieurs générations médicales, sans jamais être achevé, et qui réclamera toujours,
pour être profitable, le concours des esprits judicieux et habitués à
la rigueur scientifique.

En admettant qu'on connaisse *tous les moyens propres* à agir favorablement, dans telle ou telle affection, il faut encore, au lit des malades, faire un choix entre tous ces moyens, approprier à chaque
cas l'usage de ces divers agents thérapeutiques; car, personne
ne songera à administrer à un malade toutes les drogues répu-
tées utiles dans les affections dont il peut être atteint. Ce triage
une fois opéré, il nous reste à connaître *le meilleur mode* d'emploi de
ces divers moyens, le moment le plus opportun d'y recourir, les
doses qu'il convient de mettre en usage pour chaque malade, la durée du traitement, etc., etc.

Quel est le médecin assez consommé pour savoir toutes ces choses
avec précision, pour donner tout ce qui est utile et rien que ce qui
est utile, pour assurer au traitement la durée rigoureusement et
exactement nécessaire?

Quoique nous sachions tous qu'un pareil programme ne se soit
jamais réalisé et ne doive l'être en aucun temps par le plus habile
des médecins, nous n'en sommes pas moins à la poursuite de toutes
ces chimères, dans le cas de clinique le plus simple. J'avais donc
raison de dire en commençant, que les règles qui doivent diriger le
thérapeutiste sont des plus simples et qu'il faudrait être plus qu'a-

veugle, pour les méconnaître. Aussi, n'ai-je jamais bien compris la raison pour laquelle certains de mes contradicteurs m'ont cru capable de vouloir traiter *toutes les maladies par la quinine;* c'est là une opinion tellement extravagante, qu'on ne doit jamais la prêter à un médecin quel qu'il soit, à moins qu'il ne se soit déjà mis sous le coup d'une interdiction des lois. Non, je n'ai jamais donné lieu, que je sache, à ce qu'on dût me prêter de semblables énormités; tout le différend entre nous est dans le diagnostic, et c'est uniquement sur ce point que doit porter toute argumentation sérieuse.

Dans l'impossibilité où nous sommes tous, de réaliser nos conceptions thérapeutiques, nous arrivons donc à nous faire une routine, routine d'emprunt ou personnelle qui représente, pour chacun de nous, le type le moins imparfait à adopter dans le traitement d'une affection déterminée. Trop heureux, si nous savons abandonner résolument nos types de prédilection, quand on nous en montre d'autres de moins imparfaits et par suite de plus favorables au rétablissement de nos malades! Mais, qu'on arrive à ce progrès par soi-même ou par les autres, on ne peut y venir en médecine qu'après des tâtonnements successifs ou qu'après une étude comparative des résultats obtenus par divers observateurs, la prudence devant toujours être la première de nos lois.

C'est ainsi que je crois avoir procédé dans le traitement de l'impaludisme, et ici, je dois le dire, j'ai eu bien peu à ajouter à l'expérience générale sur laquelle je me suis constamment guidé d'ailleurs, dans tout le cours de mes recherches. Dans l'exposé qui me reste à faire, j'insisterai donc principalement sur certaines règles, dont l'expérience m'a démontré l'importance, ne réservant qu'une simple mention à celles déjà connues et appréciées de tous les bons observateurs.

Mais, avant de parler du traitement curatif, je dois dire quelques mots du traitement préventif, de beaucoup préférable au premier. Et je n'entends pas désigner par là, ce traitement préventif *individuel*, qui consisterait à donner des préparations de quinquina à chacun des habitants d'une contrée à fièvres; le remède serait pire que le mal et je repousse, pour ma part, toute médication de ce genre, qui ne servirait qu'à discréditer un de nos agents thérapeutiques les plus puissants. Je veux parler uniquement de ce traitement préventif qui est du ressort de l'hygiène générale et qui consisterait à vulgariser et à étendre l'emploi du drainage. Il s'agit là malheureusement d'une de ces mesures générales, dont l'exécution est hors de toute compétence médicale et chacun de nous ne peut contribuer que pour une part bien restreinte, à l'extension de cette bienfaisante pratique agricole. Je ne reviendrai plus sur les immenses avantages qu'elle présente, au double point de vue de la richesse et de l'hygiène publiques; c'est de la persuasion, de l'exemple et du temps, que nous pouvons espérer la réalisation de ce progrès si désirable.

Si je ne craignais de me perdre dans des considérations par trop étrangères à la question purement médicale qui nous occupe, je pourrais hasarder quelques réflexions, sur une nouvelle base à ajouter à celles déjà connues, pour la répartition équitable de l'impôt foncier, base d'après laquelle les propriétaires qui font peser leur ignorance ou leur incurie sur la société tout entière, contribueraient, par un très-faible excédant d'impôts, à l'assainissement des marais ou landes de l'État et des communes. Mais je passe les considérants et les détails qui m'entraîneraient trop loin et ne sont pas d'ailleurs de ma compétence, et j'arrive au traitement curatif que j'examinerai successivement dans les formes bénignes et dans les formes pernicieuses de l'intoxication palustre.

§ 1er. *Traitement de l'impaludisme bénin.*

Quoique *les fièvres intermittentes* proprement dites soient aussi fréquentes, beaucoup plus fréquentes même que les autres formes d'affections palustres, je suis plus souvent consulté pour ces dernières que pour les autres, et pour une très-bonne raison, c'est que le diagnostic *de la fièvre intermittente légitime* ne peut faire l'objet du moindre doute pour personne. Il arrive même qu'un grand nombre de malades, ceux de la campagne surtout, vont directement demander de la quinine chez le pharmacien, sans réclamer les conseils d'un médecin. Mais, dans les cas où je suis consulté pour ce genre d'affections, j'administre toujours le remède, *le plus loin possible de l'accès à venir*, d'après la méthode de Sydenham, adoptée par Bretonneau, M. Trousseau et beaucoup d'autres médecins ; quant aux doses, elles ne diffèrent pas de celles que j'emploie dans les autres formes d'affections palustres, fièvres rémittentes, larvées, etc.

Or, le traitement que je n'ai jamais cessé de suivre, depuis le début de ma pratique, est celui que j'ai entendu si souvent préconiser par mon savant maître M. Trousseau et qui consiste à administrer le quinquina ou de préférence le sulfate de quinine, à des intervalles de plus en plus éloignés, et à donner chaque fois la même dose. Quoique je reconnaisse les avantages attribués par M. Trousseau, au quinquina en poudre, avantages qui tiennent à la modicité du prix et à l'action un peu plus énergique de ce médicament, j'ai mieux aimé employer néanmoins le sulfate de quinine. Avec ce dernier en effet, on donne à son malade un médicament fixe, dont il est plus facile de graduer l'action et surtout d'apprécier les effets, tandis que le quinquina peut n'être pas le même dans toutes les pharmacies, qu'il peut varier avec les différentes espèces de quinquina et que la même espèce n'offre pas constamment la même richesse en alcaloïdes. Cette plus grande facilité d'appréciation n'est pas à dédaigner dans un pays comme le nôtre, où une foule de préjugés s'élèvent, chez un grand nombre de malades, contre l'usage prolongé des préparations de quinquina. C'est beaucoup de n'avoir pas à douter de l'efficacité du remède employé, pour combattre avec avantage les assertions qu'on peut nous opposer. D'un autre côté, bien des gens s'imaginent qu'en prenant à la fois une grande quantité d'un remède quelconque, ils doivent obtenir une rapide guérison; il leur paraît donc monstrueux qu'on vienne leur proposer de revenir, à diverses reprises, à l'emploi de doses *aussi énormes* de quinquina en poudre ou en opiat. Le sulfate de quinine prescrit en pilules est enfin plus facile à administrer, et, donné sous cette forme, il réussit parfaitement dans les affections bénignes, heureusement les plus nombreuses. Pour toutes ces raisons, j'ai eu principalement recours au sulfate da quinine, mais je n'en donnerais pas moins la préférence au quinquina calisaya, surtout chez les malades peu fortunés, s'il m'arrivait jamais de les voir se soumettre avec docilité aux conseils que j'aurais à leur donner. Je réserve donc le quinquina en poudre ou en opiat, pour ceux qui se montrent faciles ou pour ceux que le seul mot de *quinine* offusque. A ces derniers, je me contente de dire que je vais leur donner un médicament *tonique* et non un *fébrifuge*, et je nomme en premier lieu le sirop d'écorces d'oranges que j'associe au quinquina, ne paraissant accorder à cette poudre qu'une importance très-accessoire. Puis, quand ils sont fatigués *du tonique*, je reviens *au fébrifuge*, et je parviens, en bien des cas, à faire à peu près ce qu'il faut. S'il s'agit d'un enfant dont les parents répugnent à l'emploi de la quinine, je prescris du *sirop amer de quinquina*, après avoir préalablement recommandé au pharmacien d'incorporer du *bisulfate de quinine* dans du sirop de quinquina ordinaire. Et, pour la facilité du dosage, je demande qu'une cuillerée à café de cette préparation contienne à peu près exactement 0,10 centigr. de sel quinique. Puis, je fais administrer ce sirop au petit malade, dans une tisane quelconque ou dans du café. C'est ainsi que j'ai pu guérir quelques enfants, sans que les parents se soient doutés de ce que je leur donnais.

Je viens de dire que j'emploie le sulfate de quinine, d'après la

méthode de M. Trousseau : c'est d'après cette méthode *redoublée* que
j'aurais dû dire. Ainsi, au lieu d'éloigner chaque jour l'administration du remède, je prescris celui-ci au même intervalle, au moins
deux fois de suite, pour augmenter cet intervalle la fois suivante. Et,
pour mieux fixer les idées, supposons qu'on prescrive 0,60 ou 0,75
centigr. (dose habituelle pour un adulte), on doit donner *cette même
dose* chacun des deux ou trois premiers jours, puis les 5, 7, 10, 13,
17, 21, 26, 31 et 37ᵉ jours, et ainsi de suite, jusqu'à ce qu'on soit
arrivé à un intervalle d'une semaine ; les jours intermédiaires, le
malade s'abstient de toute médication. Mais, il est rare qu'après
avoir éprouvé une amélioration ordinairement très-rapide, les malades veuillent se soumettre à un traitement aussi prolongé ; les plus
persévérants arrivent jusqu'à la quatrième ou à la cinquième semaine, ce qui ne les empêche pas de guérir, quelquefois pour plusieurs années, mais ordinairement pour un temps plus limité. En
admettant donc qu'un de ces malades prit 0,75 centigr. chacun des
jours sus-indiqués, il devrait avoir absorbé au moins 9 grammes de
sulfate de quinine à la fin du traitement ; mais le plus souvent, il
s'arrête avant d'avoir pris cette dose.

Voici d'ailleurs la manière d'administrer ce médicament.

Il vaut mieux, quand on peut suivre les malades, ne leur donner
une prescription que pour deux ou trois jours ; car, déjà, le plus
souvent, on observe une amélioration plus ou moins marquée, auquel cas on poursuit le traitement, et on ne s'expose pas, en cas
d'erreur, à occasionner au malade des frais inutiles de médicaments.
On prescrit donc 1 gramme 20 centigr. ou 1 gramme 50 centigr. de
sulfate de quinine, en huit ou dix pilules (ce sont dans les deux cas
des pilules de 0,15 centigr. chacune de sel quinique), et on fait
prendre ces pilules en deux jours. Il est assez indifférent que ces
pilules soient prises le matin ou le soir, à des intervalles éloignés ou
rapprochés ; du moins n'ai-je jamais pu saisir une différence marquée dans les effets obtenus, avec l'une ou l'autre de ces méthodes.
M. Briquet assure néanmoins qu'il vaut mieux donner la quinine
par petites doses, dans tout le courant de la journée ; mais, je ne
vois à cette manière de faire qu'un seul inconvénient, c'est d'assujettir les malades à penser toute la journée à leur remède, ce qui
les expose à des oublis qu'ils ne sont que trop enclins à commettre,
et ce qui augmente d'autant leur mauvaise humeur contre ce médicament : je fais donc prendre les 5 *pilules*, le matin à jeun, 3 *pilules*
au moment du réveil et les deux autres une heure après. Je laisse
d'ordinaire une autre heure avant le déjeuner ; mais, je n'attache
à cette dernière précaution qu'une très-médiocre importance, les

malades pouvant manger bien vite après avoir pris les dernières pilules. — Si j'ai quelque raison de supposer que la quinine doive produire quelques troubles, comme des bourdonnements d'oreille, de la surdité ou une sorte d'ivresse quinique, etc., j'aime mieux prescrire le remède le soir, ces troubles ne devant pas être perçus, grâce au sommeil de la nuit.

Quant au quinquina calisaya que j'administre parfois à la place de la quinine, je le donne aux mêmes intervalles et de la même manière; la dose de 6 grammes de cette poudre correspond à peu près à 0,60 centigr. de sulfate de quinine et celle de 8 grammes à 0,75 centigr. du même sel.

Quand j'ai affaire à des cas qui se montrent rebelles, sans être graves, j'administre chaque jour de 60 à 120 grammes de vin de quinquina, en deux doses et un peu avant le repas. Il m'arrive encore plus souvent de donner, dans ces même cas, quelques préparations arsenicales, en même temps que je continue l'emploi de la quinine. La préparation que j'emploie de préférence est l'arseniate de soude, donné en granules de 0,001 milligr. à la dose de 1 à 4 par jour, immédiatement avant les repas, ou en solution de la manière suivante :

Arséniate de soude. . . . .   0 gr. 05 cent.
Eau distillée. . . . .   300 »

A prendre une cuillerée à bouche immédiatement avant le principal repas.

Il m'arrive quelquefois de prescrire une seconde cuillerée à bouche de cette solution au moment du second repas; mais, ce n'est jamais qu'après quelques jours d'essai que je double ainsi la dose, alors que les fonctions digestives restent encore languissantes et qu'il n'y a pas eu d'amélioration produite. Je ne saurais dire avec quelle merveilleuse rapidité agit, en bien des cas, cette simple médication. Plus d'une fois même, je suis parvenu par ce moyen, et sans donner de la quinine, à débarrasser mes malades, d'affections palustres invétérées. L'appétit se réveille, la nutrition devient plus active, les forces ne tardent pas à revenir, le teint reprend de la fraîcheur, on observe en un mot les effets si remarquables que produit l'arsenic à faibles doses, effets se traduisant par une impulsion plus active imprimée aux fonctions de nutrition.

Je connaissais déjà l'excellent travail de M. Boudin sur l'emploi des préparations arsenicales (1), j'avais lu également un mémoire

(1) Voy. *Trait. des fièvr. int., rém. et cont. des pays chauds et des contr. marée.* Paris, 1842.

très-intéressant de M. Frémy (Extrait du *Moniteur des hôpitaux* de 1857) sur *la médication arsenicale*, lorsque je voulus être fixé par moi-même sur la valeur de cette médication. Je me suis donc livré, il y a sept ans, à quelques essais, qui, je dois le dire, m'ont donné, en certains cas, des résultats d'une efficacité très-rapide et tout à fait inattendue. Malgré toute ma confiance dans les résultats obtenus par ces habiles observateurs, j'ai commencé, chez plusieurs de mes malades, par la dose de 0,005 milligrammes d'acide arsénieux, voulant tenir compte en effet de cette circonstance, que M. Frémy par exemple, qui employait d'emblée et en une seule fois la dose de 0,025 milligrammes, agissait sur des soldats robustes. En partant donc de cette dose (0,005 milligrammes), j'étais arrivé à donner à quelques-uns de mes malades 0,018 et même 0,020 milligrammes, et toujours avec un succès croissant. Mais, peu de temps après mes premiers essais, ayant à traiter une jeune fille de 18 ans, robuste et bien constituée, j'ai voulu recourir chez elle à la médication arsenicale, après avoir noté les effets négatifs de doses très-fortes de sulfate de quinine. J'administre donc deux jours de suite, 0,005 milligrammes d'acide arsénieux, et n'observant encore rien de particulier, je porte la dose à 0,008 milligrammes le troisième jour. Mais, j'observe ce jour-là des symptômes très-manifestes d'empoisonnement : vomissements répétés, tendance aux lipothymies, sueurs froides sur tout le corps, teinte cyanosée de la peau, refroidissement des extrémités. Quoique ces phénomènes n'aient duré que quelques heures et que cette jeune fille ait fini par guérir, par l'emploi persévérant de la quinine, ils m'ont tellement effrayé que je n'ai osé recommencer mes essais, ni pour cette malade, ni pour d'autres. Tout en ayant donc sur l'efficacité de la médication arsenicale, une opinion des plus avantageuses, j'ai cru prudent de m'arrêter dans une voie où j'avais obtenu cependant des succès inespérés. Aussi, sans renoncer entièrement à cette précieuse médication, j'ai cherché à en restreindre plutôt qu'à en étendre l'emploi, me contentant d'y recourir simplement comme à une médication auxiliaire. Or, depuis que je mets en usage l'arseniate de soude aux doses ridiculement faibles que j'ai mentionnées plus haut, je n'ai jamais eu le moindre accident à observer, ce qui ne m'a pas empêché d'obtenir des effets thérapeutiques très-avantageux. Je ne voudrais certainement pas décourager les travailleurs et les détourner de recherches que je regarderai toujours comme très-utiles; mais j'ai cru devoir mentionner le seul fait, plus effrayant que grave, qui m'en a éloigné moi-même. Je pense d'ailleurs qu'une pareille expérience ne peut s'acquérir avec profit et sans danger pour les malades, que

dans un service d'hôpital, où le médecin peut se mettre à l'abri
de cette multitude de causes d'erreur qu'il rencontre à chaque pas,
dans sa clientèle privée.

Pour ceux de mes lecteurs qui voudraient étudier l'action des préparations arsenicales, je donnerai ici la formule suivante, qui a dû
être adoptée par M. Boudin, postérieurement à la publication de
son ouvrage :

« J'employai, dit M. Frémy, l'acide arsénieux en solution dans
une grande quantité d'eau, et selon la formule de M. Boudin, qui
m'a été communiquée par M. Vial, pharmacien en chef de l'hôpital
du Roule. Voici la formule telle qu'elle est préparée à l'hôpital :

> Acide arsénieux. . . . . . .   5 gr.
> Eau distillée. . . . .   5,000 »

Mettez l'acide arsénieux et l'eau dans une capsule de porcelaine et
faites bouillir la liqueur, en l'agitant de temps en temps avec un tube de
verre, jusqu'à ce que l'acide soit entièrement dissous, ce qui arrive
après environ une heure d'ébullition; laissez refroidir, filtrez et rem-
placez l'eau qui s'est évaporée. Cette solution, mêlée avec son poids de
vin blanc, est employée à la dose prescrite. On fera attention en l'or-
donnant que 100 gr. de liqueur contiennent presque exactement 0 gr.
05 cent. d'acide arsénieux.

« La liqueur arsenicale, ajoute M. Frémy, demande à être administrée à dose aussi réfractée que possible. C'est la manière en général à laquelle la plupart des praticiens ont été forcés d'avoir recours. Il est avantageux aussi de ne pas en continuer les doses un
peu énergiques trop longtemps, le médicament finit par produire
une sorte d'intoxication, qui ne va jamais jusqu'à compromettre la
vie du malade, mais qui est nuisible à l'action du remède. Il est
également de la plus haute importance d'essayer la susceptibilité des
organes digestifs du malade. Tel fébricitant va supporter, avec une
facilité inimaginable des doses assez considérables d'acide arsénieux
(M. le professeur Fuster, à Montpellier, donna par erreur 6, 8 et
jusqu'à 12 centigrammes d'acide arsénieux à des malades qui n'é-
prouvèrent aucune espèce d'accidents et qui furent radicalement
guéris), tandis que d'autres malades ne peuvent en supporter à peine
20 milligrammes en liqueur. Dans ces cas, il est prudent de ne pas
insister, il faut alors fractionner la dose qui, de toute manière, doit
être la même, et au besoin arriver à faire prendre cette quantité en
lavement. Prise de cette façon, la liqueur arsenicale réussit presque
aussi bien que lorsqu'elle est absorbée par les voies supérieures.

« La dose à laquelle je me suis définitivement arrêté d'une ma-

D.   24

nière à peu près invariable, est celle de 25 grammes de liqueur arsenicale (cette quantité équivalant à 50 grammes après l'addition
du vin blanc); ces 25 grammes contiennent 25 milligrammes d'acide
arsénieux.

« A l'hôpital, désirant être certain de l'administration du médicament et par conséquent de son action, je faisais prendre cette même
quantité en une seule fois, et devant moi, à la visite du matin. »

Une petite précaution, qui n'est pas à dédaigner dans la pratique,
consiste à faire préparer d'avance cette solution par un pharmacien
et à la désigner sous le nom de *solution minérale*.

« Pour ménager, dit M. Boudin (*loc. cit.*, p. 313), la susceptibilité
de certaines oreilles, qui supporteraient mal le mot *arsenic* et ses
dérivés, je propose, en attendant que l'habitude ait fait justice du
préjugé, de substituer la dénomination de *minéral* à celle d'*arse-
nical*. *Vulgus vult decepi, ergò decipiatur.* »

Telle est la méthode que j'emploie et qui me donne des succès
journaliers, dans les formes bénignes d'impaludisme.

Je dois ajouter que j'attache une très-grande importance à l'emploi d'une alimentation réparatrice que je règle d'ailleurs sur le seul
instinct des malades. Je dis à ces derniers de prendre tout ce qui
leur convient, ayant vu par expérience qu'au bout de peu de jours,
ils sont les premiers à réclamer des aliments réparateurs, viandes
rôties, vin, etc. Je n'ai jamais vu le moindre inconvénient résulter de
cette pratique; mais je dois dire que, dans les affections bénignes
dont il est seulement question ici, je ne les force jamais à s'alimenter contre leur gré, je les laisse entièrement libres de se gouverner
comme ils l'entendent.

Quant aux purgatifs et aux saignées dont l'action a été si diversement jugée par les médecins, je n'ai jamais eu à m'en louer et j'ai
souvent eu à m'en plaindre; car je crois avoir vu bien des fois un
état pernicieux succéder à une forme des plus simples, après l'emploi
de ces moyens. Je ne puis rien dire des vomitifs administrés au début du traitement, n'ayant pas fait assez de recherches pour être
édifié sur ce point.

Si le diagnostic est incertain et qu'on veuille l'éclairer par la
thérapeutique, on doit se borner à prescrire le remède pour deux ou
trois jours; seulement mieux vaut, dans ce cas, employer la dose
la plus forte (0,75 centigr. par jour au lieu de 0,60 centigr.). Il est
rare qu'il n'y ait pas déjà, au bout de deux jours, une légère amélioration produite, et, si cette dernière ne se montre pas, on suspend
toute médication les deux ou trois jours suivants, pour recommencer
plus tard le même essai, s'il y a lieu. En soumettant le malade à

cette série d'épreuves et de contre-épreuves, on arrive à distinguer le plus souvent la nature de l'affection dont il est atteint.

Pour peu que je trouve de la répugnance chez certains malades, ou simplement de l'indifférence à accepter le traitement que je propose, pour peu que la quinine soit pour eux un objet de suspicion, j'ai pris pour règle absolue de ne jamais insister près des malades atteints d'affections légères, et je laisse les sceptiques parfaitement libres de suivre ou non cette médication, leur disant qu'ils peuvent guérir de toute façon, mais plus vite et plus solidement par la quinine que par l'expectation pure et simple, en admettant que cette dernière suffise. La plupart de ces malades, après avoir traîné leur mal plus ou moins longtemps, sont les premiers à venir me réclamer le médicament qu'ils avaient une première fois repoussé; d'autres guérissent en effet spontanément, après un temps variable. C'est ainsi que j'ai pu apprécier, maintes fois, la marche naturelle de l'impaludisme, sa diversité d'allures, sa gravité éminemment variable suivant les individus, suivant l'époque de l'année, le génie épidémique et une foule d'autres circonstances.

Chez les enfants qui ne sauraient pas ou qui ne voudraient pas avaler des pilules, je donne le sulfate de quinine en poudre, mélangé au double de son poids de sucre pulvérisé et je fais administrer chaque paquet dans quelques cuillerées d'une infusion de café suffisamment sucrée. Je conseille à la mère ou à la nourrice de goûter la solution ainsi préparée, et d'y ajouter un peu plus de sucre ou de café, jusqu'à ce que l'amertume du remède soit suffisamment masquée. Je recommande enfin de mettre tout le temps et toute la patience nécessaires dans l'administration de ce breuvage qui n'a rien de très-répugnant, et qui est assez bien accepté par les petits malades. Toutefois, s'il en est quelques-uns de récalcitrants parmi ces derniers (et ils sont assez rares), je fais administrer la solution par petites cuillerées, pendant qu'on leur ferme les narines; dans certains cas même, je préside moi-même à cette petite opération.

Voici les doses moyennes que j'ai employées suivant les âges.

De 1 à 3 ans.	. . . .	0 gr. 10 cent.
De 3 à 6 ans.	. . . .	0 gr. 15 et 20 cent.
De 6 à 10 ans.	. . . .	0 gr. 20 et 30 cent.
A 15 ou 16 ans.	. . . .	0 gr. 60 cent.

Si la dose à administrer en un jour, dépasse 0,15 centigr., si elle est de 0,20 centigr. par exemple, je la fragmente et je donne deux paquets de 0,10 centigr. chacun, à prendre en deux fois et à une heure ou demi-heure d'intervalle, de façon à ne pas augmenter l'amertume du remède.

Je dirai ici, par anticipation, que ces doses doivent être portées à peu près au double dans les formes pernicieuses, formes très-rares d'ailleurs dans le jeune âge. Une seule fois il m'est arrivé de prescrire 0,60 centigr. de sulfate de quinine dans les vingt-quatre heures, chez un enfant de 22 mois, et de répéter cette dose plusieurs jours de suite. Il s'agissait d'une fièvre rémittente survenue à la suite d'une bronchite et je n'ai été conduit que peu à peu à donner cette énorme dose. J'ai soigné ce petit malade en septembre dernier (1866) avec mon excellent ami le Dr Lacoste, et nous avons obtenu une guérison vraiment miraculeuse. Cet enfant est aujourd'hui très-bien portant.

Quand à la méthode générale de traitement, elle est exactement la même que celle dont j'ai déjà parlé pour les adultes; le médicament est donné suivant les mêmes principes, c'est-à-dire toujours à la même dose, et à des intervalles de plus en plus éloignés. Je ferai observer seulement, qu'en raison de l'influence si rapidement favorable du sulfate de quinine chez les enfants, la durée du traitement ne me paraît pas devoir être aussi longue chez eux que chez les adultes; il est rare que je la prolonge au delà de trois ou quatre semaines.

§ 2. Traitement de l'impaludisme pernicieux.

Si, dans les formes bénignes de l'intoxication palustre, on peut adopter une méthode thérapeutique uniforme, s'il est possible d'avoir une formule toute prête pour toutes ces affections légères, il n'en est plus de même malheureusement dans les formes pernicieuses. Il s'agit ici d'une lutte implacable que nous devons, à chaque instant, soutenir contre un ennemi perfide et dangereux, lutte où tour à tour nous gagnons ou perdons l'avantage et où nous devons proportionner la résistance à la violence de l'attaque. Et, pour parler sans figure, je dirai que le traitement doit varier dans chaque cas, en force, en durée et en ténacité. On est vraiment étonné de voir qu'avec une égale gravité apparente, certains cas ne réclament que des doses relativement assez faibles et une durée de traitement assez courte, et que certains autres exigent des doses de sel quinique véritablement prodigieuses et une prolongation considérable dans la durée du traitement. C'est pour ne pas être suffisamment pénétrés de cette importante vérité, qu'un grand nombre de praticiens très-habiles se trouvent déconcertés en face de certains revers inattendus, qu'ils sont à chaque instant déçus dans leurs plus légitimes espérances, lorsqu'ils ont adopté une formule de traitement à peu près invariable. Quand je n'aurais appris que cette simple chose, je m'estimerais déjà fort heureux et je ne croirais avoir perdu ni mon temps, ni ma peine.

Il importe donc, dans le traitement de ces affections pernicieuses, de rechercher bien plutôt des *indications* que des *formules* thérapeutiques. Or, je résumerai toutes ces indications en disant qu'il faut procéder par tâtonnements successifs et se guider sans cesse *sur les effets produits par la médication.* La grande difficulté réside dans l'exacte appréciation de ces effets, dans le décompte à faire, des symptômes propres à l'affection morbide, et de ceux qui résultent de l'action des médicaments employés. Quoique je ne me flatte guère de savoir éviter un écueil où viennent se briser trop souvent les efforts des meilleurs thérapeutistes, j'essayerai néanmoins d'exposer certaines règles assez simples, dont j'ai cru tirer quelque profit, pour la solution de ce problème difficile.

Comme la principale indication thérapeutique se tire du diagnostic, j'examinerai successivement la conduite à suivre : 1° *dans les cas où le diagnostic est certain;* 2° *dans ceux où il est incertain,* c'est-à-dire complétement obscur ou simplement douteux.

1° *Diagnostic certain.*

Je n'apprendrai rien de nouveau en disant qu'en présence d'un cas bien avéré d'impaludisme pernicieux, il faut donner sans retard du sulfate de quinine à hautes doses ; mieux vaut en effet, dans ce cas, employer le sulfate de quinine que le quinquina, ce dernier, comme le dit Trousseau, cédant toujours trop lentement ses principes actifs. Mais ce qu'il importe bien de connaître, c'est que le sel quinique doit toujours être donné en potion, à l'état de bisulfate, si on veut pouvoir compter sur son efficacité. J'ai souvent remarqué en effet que, dans les affections palustres pernicieuses ou même simplement dans celles tendant à revêtir de la gravité, le sulfate de quinine administré en pilules (à l'état de sulfate neutre) donnait lieu à des symptômes variés d'intolérance qui ne faisaient qu'agacer les malades, sans produire cette amélioration rapide qu'on est en droit d'attendre d'un médicament aussi héroïque. Tout au plus réussit-on, par ce moyen, à reculer un peu le terme fatal; mais j'ai pu constater bien des fois que, donné sous cette forme, le médicament ne montre guère sa supériorité et ne serait par conséquent pas digne des louanges qu'on lui a adressées de tous les temps. Il est facile d'ailleurs de se rendre compte de cette différence d'action du même médicament, si l'on songe que le sulfate neutre de quinine est insoluble, tandis que le bisulfate est parfaitement soluble dans l'eau. Voici ce que dit, à cet égard, M. Briquet (1), dont l'autorité est si imposante en pareille matière : « *Corpora non agunt nisi soluta*, est un axiome qui souffre peu d'exceptions, et qui va trouver ici son application ; on va voir en effet que, toutes choses étant égales d'ailleurs, *les préparations solubles* (de quinquina) *ont une puissance de beaucoup supérieure à celles qui ne le sont pas.* » De leur côté, les auteurs du *Compendium de médecine*, MM. Monneret et Fleury (2), reconnaissent au bisulfate de quinine une action beaucoup plus énergique qu'au sulfate neutre.

Ainsi donc, voici un premier point bien essentiel, dans le traitement des affections pernicieuses, c'est qu'il ne faut employer le sulfate de quinine qu'à l'état du bisulfate, soit en lavement, soit en potion. La plupart des médecins qui se sont occupés avec avantage du traitement de ces affections, s'accordent à reconnaître la même action au sel quinique, que ce dernier soit administré par la bouche ou par le rectum ; quelques-uns même emploient simultanément ces deux modes d'administration, ou conseillent d'y recourir alternativement, de peur de fatiguer l'estomac par l'ingestion dans cet organe de doses trop fortes ou trop fréquentes. Je ne veux pas assurément m'élever contre cette opinion qui a pour elle tant et de si bons observateurs, et je suis très-disposé à croire qu'elle est parfaitement fondée, quoique je n'aie pas, à cet égard, une assez grande expérience, pour pouvoir la juger. Mais ce que je dois dire, c'est que j'ai presque toujours donné la préférence à l'administration par la bouche, n'en ayant jamais vu résulter le moindre inconvénient sérieux, même après un emploi prolongé de doses fortes de sel quinique. Je crois donc que les craintes exprimées sur ce point reposent sur une simple vue théorique, plutôt que sur l'observation directe. Or, quand je puis avoir le choix, et malgré la grande amertume de ce sel, j'aime mieux donner le médicament par la bouche, parce que ce mode d'administration est plus commode et plus expéditif, et qu'il permet mieux de savoir ce qu'on fait, de connaître exactement la dose qui a été ingérée. Toutefois, il m'est arrivé souvent de prescrire le sulfate de quinine en lavement, et j'ai remarqué, chez beaucoup de malades, une intolérance beaucoup plus grande pour le remède par ce mode d'ingestion que par le mode

(1) *Loc. cit.*, p. 624.
(2) T. V, p. 332.

ordinaire ; le lavement était rendu en totalité ou en partie, peu de temps après avoir été administré, de telle sorte que j'ignorais complétement la quantité de sulfate de quinine ingérée. Et, en admettant que tout le liquide introduit dans le rectum ne soit pas expulsé, il en reste toujours une quantité plus ou moins grande dans l'instrument dont on s'est servi, et cette quantité perdue peut varier à chaque administration, sans qu'il nous soit permis de l'évaluer exactement.

Telles sont les raisons qui m'ont fait préférer, d'une manière générale, la voie d'introduction par la bouche à celle par le rectum ; mais toutes ces raisons ne m'empêcheraient pas et ne m'ont pas empêché de recourir à cette dernière, dans les cas d'intolérance stomacale. Je ne blâme donc pas, je le répète, l'usage des lavements de quinine ; je dis seulement que je n'ai pas assez d'expérience personnelle pour en apprécier l'efficacité, et que l'occasion d'y recourir est en définitive assez rare, l'estomac supportant à merveille des doses fortes et fréquemment répétées, chaque fois qu'il existe une intoxication palustre bien réelle. On observe même dans ces cas, à de très-rares exceptions près, une tolérance remarquable pour le remède, tolérance qui sert souvent de guide au clinicien pour la prescription des doses ultérieures : c'est ainsi que dans la pneumonie franchement inflammatoire, le tartre stibié à hautes doses est toléré avec une merveilleuse facilité, alors qu'à l'état normal des doses infiniment moindres auraient provoqué des vomissements abondants. — Dans les cas même où le sulfate de quinine est rejeté par le vomissement, on arrive très-bien à le faire tolérer en fragmentant les doses, et un peu plus tard, les fortes doses sont parfaitement supportées, à mesure que l'intoxication palustre s'améliore. (Voy. obs. XXVIII.)

Mais, je le répète, dans la plupart des cas il y a une tolérance remarquable de l'estomac pour les fortes doses de quinine. C'est là d'ailleurs une remarque qui a été faite par beaucoup d'autres observateurs, et voici ce que dit, à cet égard, M. Guinier dans l'excellent ouvrage que j'ai déjà cité (1) : « Une chose en effet bien remarquable, c'est la tolérance spéciale que présentent les fébricitants lorsque le remède est bien indiqué. On dirait que cette tolérance se montre à la hauteur de la gravité du mal, et qu'elle dépasse les bornes ordinaires. Nous avons vu des malheureux, véritablement saturés de quinquina par la bouche, le rectum et la peau, présenter à peine les phénomènes physiologiques que des doses in-

(1) P. 122.

finiment moindres ont coutume de produire dans l'état de santé ou même dans les cas légers. »

Une précaution à laquelle j'attache, avec la plupart des médecins, une assez grande importance, consiste à associer la médication opiacée à la médication spécifique. L'opium augmente en effet la tolérance de l'estomac, peut empêcher les vomissements de se produire et combat ou prévient les douleurs gastralgiques que produit parfois, mais plus rarement qu'on ne pense, l'ingestion de fortes doses de sulfate de quinine. Il est bien entendu d'ailleurs que s'il existe une contre-indication spéciale, telle que l'existence du coma ou d'une constipation opiniâtre, on doit renoncer à l'emploi de ce médicament; de même, on peut en varier les doses, suivant les circonstances. Quant à la quantité de sulfate de quinine à administrer, on comprend qu'elle puisse et doive varier suivant les localités marécageuses, suivant l'âge, la constitution régnante, etc.

Je ne puis donc indiquer ici que les résultats de ma propre expérience; mais, je crois que les moyennes auxquelles je me suis arrêté, peuvent s'appliquer à la plupart des contrées marécageuses. Or, je dirai que, chez un adulte atteint d'impaludisme pernicieux ou simplement ancien et rebelle, je n'ai presque jamais donné d'emblée moins de 1 gramme, et jamais plus de 1 gr. 50. Voici par exemple l'une des formules que j'emploie d'ordinaire, formule qui ne m'appartient pas et qui se trouve dans plusieurs ouvrages de matière médicale :

Sulfate de quinine.	1 gr. à 1 gr. 50.
Eau distillée.	100 — »
Acide sulfurique alcoolisé.	Quelques gouttes.
Sirop d'opium.	} āā 20 gr.
Sirop de gomme.	

F. s. a. une potion.

Je fais prendre cette potion en deux fois, à une heure d'intervalle, et, après chaque moitié, je fais avaler au malade quelques gorgées d'une infusion de café bien sucrée, pour masquer en partie l'amertume du médicament.

Une heure après l'administration de la dernière moitié de la potion, ou même beaucoup plus tôt, je permets au malade de s'alimenter et de prendre *tout ce qu'il désirera*. Dans ces cas, en effet, j'attache une importance extrême à provoquer le retour rapide de l'alimentation, convaincu que je suis, que le sulfate de quinine guérit, en rendant l'assimilation possible ou plus facile, en rétablissant les fonctions de nutrition, gravement compromises par la cause

morbide. Or, rien ne me paraît plus propre à atteindre ce but, que
de se guider sur *l'appétence* du malade, que de livrer ce dernier à son
instinct. On a vu que l'un d'eux m'ayant demandé *de la salade*, après
avoir pris, il est vrai, des bouillons contre son gré (voir obs. LII),
je lui ai accordé cette fantaisie, et de pareils désirs sont très-souvent
l'indice d'un retour prochain au libre exercice des fonctions digestives. Je n'ai jamais eu qu'à me louer de cette pratique, et je répéterai ici ce que j'ai déjà dit, c'est que, si grande que soit l'amélioration déjà produite, *on ne doit considérer le danger comme conjuré, qu'a-*
près avoir vu le malade s'alimenter convenablement.

Il est bien rare que, dès l'administration des deux ou trois premières doses, on ne constate pas déjà une amélioration notable;
souvent même, c'est à une véritable résurrection que l'on assiste,
auquel cas on maintient *chaque jour* la même dose, tant que ne surviennent pas des phénomènes particuliers d'intolérance, tels que:
surdité persistante, ivresse quinique, tremblements fibrillaires, etc., etc.
Il ne faut pas croire cependant, comme on le dit d'une manière trop
absolue, que l'apparition de ces symptômes, et notamment des
troubles de l'audition, doive commander une interruption de traitement; car c'est pour m'être guidé sur la présence de ces troubles,
que j'ai perdu le malade de l'observation XXXII; c'est pour avoir
passé outre, que j'ai sauvé la jeune malade de l'observation
XXXVIII. Il faut savoir encore qu'une sorte d'accoutumance s'établit
d'ordinaire, dans les cas où ces troubles viennent à succéder à l'administration des premières doses de sulfate de quinine.

Obs. LIII. — Le cas le plus remarquable que j'aie observé en ce
genre, est celui d'un capitaine retraité, qui est venu me consulter
vers les derniers jours de novembre 1865; il était alors âgé de
68 ans. Je l'avais traité, à diverses reprises, depuis quatre ou cinq
ans, pour des coliques néphrétiques, ayant revêtu parfois une assez
grande violence, et ici je n'ai pas pu douter de l'exactitude de ce
diagnostic, puisque le malade m'a montré plusieurs petits graviers
d'acide urique, qu'il avait expulsés en urinant. Il était toujours
resté, entre les divers accès de gravelle, quelques troubles généraux
que j'attribuais à la diathèse urique et que je combattais sans succès par l'emploi des alcalins ou d'autres médicaments qu'il est inutile de mentionner.

Or, en le voyant revenir dans les derniers jours de novembre
1865, je m'imagine que, cette fois encore, il vient me consulter pour
son affection habituelle. Mais, peu d'instants après être entré dans
mon cabinet, il tombe tout à coup en syncope; néanmoins, il reprend
l'usage de ses sens, au bout de deux ou trois minutes, après qu'il a
reçu les petits soins qu'on donne en pareil cas. En revenant à lui,
notre malade me dit qu'il était venu précisément pour me rendre té-

moin de la syncope dont il présumait devoir être atteint, à heure
fixe, et qui s'était montrée en effet, selon ses prévisions. Il ajoute,
pour plus de précision, qu'il avait prévu de la même façon un accident semblable, survenu l'avant-veille à la même heure; car, ce
dernier était déjà le troisième, et ces lipothymies successives avaient
revêtu le type tierce le plus régulier. Au récit de ces renseignements
si précis, l'existence d'une affection palustre ne me semble pas douteuse; mais, il s'agit ici d'une affection du second degré (fièvre larvée), aucun indice de fièvre ne pouvant être constaté, ni accélération du pouls, ni chaleur cutanée.

Toutefois, cherchant à m'éclairer sur les antécédents, j'apprends
que notre malade a eu, à diverses reprises, des fièvres intermittentes
graves et rebelles, durant un séjour de plusieurs années qu'il avait
fait en Afrique, pendant sa carrière militaire. Il me donne même ce
détail, qu'il avait été atteint de ces fièvres, en même temps que
beaucoup d'autres officiers de sa promotion, lesquels avaient tous
succombé aux suites de ces affections. S'il leur a seul survécu, il ne
peut attribuer cette heureuse circonstance qu'à l'action énergique
qu'exerçait sur lui le sulfate de quinine; tandis que la plupart de ses
camarades supportaient sans en être incommodés des doses très-
fortes de ce médicament, il ne pouvait en prendre qu'une quantité
infiniment moindre, et encore éprouvait-il tous les signes d'une véritable ivresse quinique, ainsi que des troubles très-marqués du
côté de l'audition.

Profitant de tous ces renseignements, je n'administre que 0,60 centigrammes de sel quinique en quatre pilules. Or, notre malade
m'apprend le lendemain qu'il a été tellement sourd, après avoir
pris ces pilules, qu'étant assis près de son feu, il n'entendait pas
sonner la pendule qu'il avait sur la cheminée, pendule dont le
timbre était pourtant très-sonore et pouvait auparavant être distingué par lui, à une assez grande distance.

Je crois pouvoir me dispenser d'entrer dans les détails de cette
observation; mais, je me bornerai à dire que, chaque fois que je
suspendais l'emploi de la quinine, un véritable accès de fièvre se
montrait, à tel point que j'ai été obligé d'augmenter peu à peu la
dose du remède (par 0,10 centigr. tous les deux ou trois jours) jusqu'à ce que la dose ait été portée à un maximum de 1 gramme). Or,
il est advenu que, par le fait seul de l'accoutumance, notre malade
a pris, plusieurs jours de suite, cette dose de 1 gramme sans en être
incommodé, et que, sous l'influence d'un traitement suffisamment
prolongé, il a pu recouvrer une guérison radicale. Et, une chose
bien digne de remarque, c'est que, non-seulement il a joui et il
jouit encore d'une santé beaucoup plus robuste qu'il ne l'avait eue
depuis cinq ans, mais encore, il n'a pas présenté, depuis plus d'un
an, une seule atteinte de colique néphrétique.

C'est la seconde fois que je constatais pareille amélioration. Dans
un cas à peu près semblable, en effet, la diathèse urique s'est trouvée
heureusement modifiée après un traitement méthodique et prolongé
qu'avait nécessité une affection grave intercurrente d'origine pa-

lustre. Dans ce dernier cas (il s'agissait d'une femme d'une soixantaine d'années), il n'y a pas eu, depuis plus de quatre ans, une seule
crise de colique néphrétique, et depuis bien des années, il n'y avait
pas eu d'intervalle aussi long entre deux crises successives.

On voit donc, par l'exemple que je viens de citer, le degré de tolérance auquel on peut arriver pour la quinine, par l'effet de l'habitude. Je ferai observer toutefois, qu'il est très-rare de trouver une
sensibilité aussi exquise à l'action de ce remède ; je n'ai vu, pour ma
part, que deux autres faits, qu'on puisse à cet égard comparer au
précédent (obs. LIII).

Mais, pour revenir au traitement des affections palustres pernicieuses, je dirai qu'on doit, autant que possible, admininistrer,
chaque jour, la dose adoptée dès le principe, jusqu'à ce que le malade commence à s'alimenter, ou du moins jusqu'à ce qu'il ait
éprouvé un amendement très-notable des symptômes. Et, en admettant que celui-ci tarde trop à se produire, toujours dans l'hypothèse
d'un diagnostic clair, on doit augmenter progressivement la dose (de
0 gr. 10 à 0 gr. 25 cent. par jour ou même davantage) jusqu'à ce
qu'on ait obtenu un degré quelconque d'amélioration. Il s'en faut de
beaucoup que, dans les cas graves notamment, les progrès dans la
guérison s'opèrent toujours d'un pas uniforme et non interrompu.
Il arrive bien des fois qu'au moment où l'on croit tenir la guérison,
de nouveaux accidents reparaissent, tantôt sous leur forme primor-
diale, tantôt sous une forme entièrement nouvelle. Et ces cas sont
bien faits pour dérouter non-seulement un médecin novice, mais
encore l'homme le plus habile, le praticien le plus habitué à ces
sortes de changements inattendus ! Après avoir paru des plus clairs,
le diagnostic redevient obscur, cas que nous examinerons plus loin,
et le médecin flotte d'indécision en indécision, jusqu'à ce qu'enfin,
soutenu par une analyse rigoureuse des symptômes, il acquière de
nouveau cette énergie de conviction qui donne la sûreté thérapeutique. Or, celle-ci n'a rien à faire avec la témérité qui implique toujours un certain degré d'ignorance, et la pire de toutes les igno-
rances, celle qui s'ignore elle-même.

Admettons enfin, qu'avec ou sans tâtonnements, on soit arrivé,
plus ou moins vite, à conjurer le danger ou tout au moins le danger
le plus imminent, que faut-il faire ? C'est ici que la méthode dont je
me suis servi me paraît offrir de réels avantages pratiques, méthode
très-simple d'ailleurs, et dont le premier venu aurait pu sans peine
découvrir le mystère. Arrivé au point que je suppose, on laisse donc
par intervalles, ce que j'appellerai volontiers *des jours d'observation,*
pendant lesquels on suspend tout traitement, afin de *tâter le pouls à*

la maladie, pour employer une expression triviale, afin d'être fixé sur le degré de force que le mal conserve à un moment donné. Supposons donc, *qu'après un premier jour d'observation*, l'amélioration aille toujours croissant ou se soutienne, nous avons la preuve que le mal rétrograde, et nous pouvons nous borner à donner le remède *à jour passé, mais toujours à la même dose*. S'il ne survient aucun accident nouveau après l'administration, à jour passé, de deux ou trois de ces doses, on éloigne de plus en plus, *en laissant toujours la même dose et tant que celle-ci ne donne lieu à aucun phénomène d'intolérance*. Que si, au contraire, on vient à noter le retour de quelques-uns des symptômes initiaux, on a la preuve qu'on a, soit trop vite éloigné les jours d'administration, soit diminué trop tôt la dose du médicament. On revient donc avec plus de suite ou de vigueur à la médication un moment interrompue, et l'on procède toujours en connaissance de cause, sinon avec une rigueur mathématique, du moins avec une précision très-suffisante aux besoins de la thérapeutique.

L'impaludisme se trouvant enfin réduit à son état de simplicité, on doit néanmoins se souvenir du caractère grave qu'il a revêtu plus ou moins longtemps, et l'on fait reprendre le traitement à des intervalles éloignés, si on trouve du moins des malades assez confiants et assez dociles pour écouter les conseils qu'on leur donne. Je rappellerai à ce propos que, chez les deux seuls malades qu'il ait vus à ma demande (voy. obs. XXXVIII et LII), Trousseau a prescrit une prolongation de traitement durant deux mois dans le premier cas, et durant une année dans le second.

Je viens de dire qu'on est loin d'obtenir toujours une amélioration non interrompue. Je dis plus, c'est qu'on a parfois *une aggravation apparente avec une amélioration réelle*, et, pour paraître paradoxale, cette assertion n'en est pas moins basée sur l'exacte et rigoureuse observation des faits. Qu'on se rappelle en effet le malade de l'observation LII qui est resté pendant plus de quinze jours entre la vie et la mort, et l'on se fera une idée de l'anxiété que peuvent causer au médecin la lenteur du résultat obtenu et l'impatience des familles. C'est bien vite dit *quinze jours*, mais c'est bien plus long *à traverser qu'à dire !* Je ne souhaite à personne d'avoir à s'en convaincre par lui-même. C'est aussi une bien triste consolation, mais c'est pourtant la seule à donner à une famille que de lui répéter chaque jour pendant deux longues semaines, ce monotone refrain : *Le malade vit, donc il est mieux ; car, livré à lui-même, il devrait être mort depuis longtemps.* Et, lorsqu'on a cherché à contrôler chaque jour son diagnostic, sans pouvoir trouver une autre explication plausible des symptômes, lorsqu'on s'est efforcé en vain de se prendre en flagrant délit de *systématisation* (si le mot était français), et qu'on observe pourtant *l'amélioration relative* dont je viens de parler, je dis qu'il faut poursuivre avec opiniâtreté la voie qu'on s'est tracée, *comme si le malade devait sûrement guérir*. Il faut au médecin une lueur d'espérance, pour ne pas succomber dans l'accomplissement des rudes devoirs qui lui incombent, pour ne pas sentir tout le poids de la responsabilité qu'il assume. Ce n'est pas là de l'illusion assurément ; car, il sait très-bien que, là où il est le plus puissant, il ne dispose·jamais en maître de la vie de ses semblables. Mais, si minimes que soient les ressources qui lui apparaissent, il doit s'y cramponner en désespéré ; il doit le faire en toute occasion, pour se mettre en paix avec sa conscience et pour être sûr de n'avoir rien négligé en faveur de son malade, il doit le faire en homme calme et non en frondeur de préjugés, sans craindre le ridicule dont on récompense trop souvent sa généreuse obstination.

Telle est aussi la conduite, la seule digne d'un médecin, que nous conseille l'illustre Torti par ces belles paroles :

« Quod si res ægrotantis, dit-il (1), eò devenerit ut vita illius etiam
« intrà paucas horas sit in discrimine, sive quià paroxysmus jàm in-
« choatus videatur non posse ad declinationem pertingere quin priùs
« æger deficiat, sive quià idem paroxysmus non inchoatus quidem,
« sed quàm proximè instans, nec proindè per corticem ampliùs inhi-
« beri capax, ultimus absolutè, lethalisque futurus esse videatur,
« tunc, licèt meliùs cautum foret famæ medici non exhibendo corti-
« cem, qui neque paroxysmos ipsos benignarum intermittentium
« vel inchoatos, vel proximè instantes valet coercere, adhùc tamen
« ne caritati ergà proximum suum ullo modo desit, ut quodammodo
« videtur deesse, si ob metum calumniæ negligat, vel omittat auxi-
« lium in talibus circumstantiis incertum quidem ac probabiliter
« inutile sed nihilominùs innocuum et fortè juvandi capax, adhùc,
« inquam, crediderim eumdem corticem a medico misericordi offerri
« posse, plano tamen priùs et aperto præmisso prognostico, incunc-
« tantique protestatione de futurà probabiliter inutilitate innocui
« cæteròqui tentaminis. »

Comme il est extrêmement important de distinguer *l'amélioration réelle* dont je parlais tout à l'heure d'une aggravation apparente, on me permettra de mentionner le fait suivant à l'appui de mon assertion.

OBS. LIV. — Le 4 mai 1866, on me fait appeler près d'un commandant d'artillerie arrivant d'Afrique, d'où il était parti bien malade, après avoir séjourné trois semaines environ à l'hôpital de

(1) *Loc. cit.*, t. I, p. 484, lib. III, cap. 4.

Bône. Notre malade, âgé d'une quarantaine d'années, venait d'avoir une fièvre rémittente tendant à la perniciosité; aussi le médecin en chef de l'hôpital l'avait-il bien vite renvoyé en congé de convales-cence, en voyant l'inefficacité du sulfate de quinine et la tournure grave que prenaient les accidents. Cet officier arrive donc à Pau, dans un état d'extrême faiblesse due à la maladie elle-même, au défaut d'alimentation et à la fatigue du voyage. Ici le diagnostic m'arrivait tout fait, et je n'ai pas de peine à le vérifier; j'observe, en effet, quelques accès de fièvre plutôt rémittente qu'intermittente, seulement des accès peu tranchés, sans frissons violents et sans sueurs.

Comme il s'agit dans ce cas d'une affection palustre étrangère à notre pays, je me livre à l'examen le plus complet et le plus minu-tieux, et je découvre des symptômes entièrement semblables à ceux que j'avais observés en d'autres temps chez beaucoup de mes ma-lades; et je ferai remarquer qu'au même moment je ne voyais à Pau aucun cas grave d'impaludisme. Je note donc chez notre ma-lade une grande prostration et une inappétence complète, une cha-leur sèche de la peau, subissant vers le milieu du jour une certaine exacerbation; je note encore de l'insomnie, une grande anxiété, de l'amaigrissement et une douleur des plus manifestes à la région splénique, douleur provoquée par la pression, mais ne s'accompa-gnant d'aucune augmentation de volume de la rate.

J'ai quelque difficulté à faire accepter la médication quinique à notre malade qui venait d'en user largement et sans profit à l'hôpi-tal de Bône. J'obtiens cependant qu'il prenne le sel fébrifuge en pilules (0,75 cent. par jour), et je m'arrête à cette quantité, parce que, ne connaissant pas les doses qu'il avait prises, je voulais d'a-bord tâter sa susceptibilité particulière, et je ne voyais pas d'ailleurs un péril imminent, malgré la gravité incontestable des symptômes observés. Le seul déplacement du malade avait suffi à atténuer la violence des accès; je ne puis donc pas savoir exactement jusqu'à quel point la médication que j'ai mise en usage a contribué à les affaiblir. Toujours est-il que les accès dont j'ai été témoin ont été peu marqués, quoique encore évidents; mais la prostration reste la même, tous les symptômes que j'ai énumérés plus haut persistent pendant plus de dix jours, sans subir le moindre amendement. Je ne sais pas de quoi notre malade a pu vivre pendant cet intervalle, car il ne prenait guère que de la tisane d'orge et de chiendent, ainsi qu'un peu de limonade, conservant toujours une aversion insurmontable pour toute espèce d'aliments; le nom seul de *bouillon* ou de *vin* lui faisait horreur.

J'avais déjà cherché, sans pouvoir l'obtenir, à donner le sulfate de quinine en potion; mais, en voyant les progrès croissants de la faiblesse, j'insiste de nouveau et finis par faire prendre une pre-mière potion à 1 gr. (c'était le dixième jour de son arrivée à Pau). Dès le premier jour, une amélioration notable se produit; le malade goûte quelques heures de repos et peut prendre un peu de bouillon, sans trop de répugnance.

Le lendemain, même dose et nouveau progrès; une quantité double de bouillon est prise avec plaisir. Mais, vers huit heures du soir, notre malade me fait appeler et me déclare qu'il ne veut plus prendre de la quinine, à laquelle il attribue le nouveau symptôme qui vient de se montrer. Après avoir eu des nausées à diverses reprises, il vient en effet de vomir, avec des efforts pénibles et fatigants, quelques mucosités épaisses et filantes, mêlées à une petite quantité de tisane récemment ingérée. Il me paraissait bien difficile d'admettre que la quinine qui avait été prise le matin à sept et à huit heures pût provoquer de semblables vomissements, après un intervalle de douze heures. Néanmoins je passe en revue tous les symptômes, et découvre dans tous une amélioration des plus réelles. L'état de la langue me frappe notamment, car cet organe reprend en divers points sa coloration rosée, et se dépouille en grande partie de cet enduit saburral épais que j'avais constaté les jours précédents. Or, en voyant des mucosités épaisses et filantes se détacher de la surface de cet organe, ainsi que de l'intérieur de la cavité buccale, l'idée me vient d'examiner la gorge où je distingue parfaitement de longs filaments de ces mêmes mucosités épaisses. Je conclus de cet examen, ou plutôt de cette découverte, que les muqueuses linguale et buccale se dépouillent de leurs mucosités et sans doute aussi de quelques plaques épithéliales, et j'attribue les vomissements mis sur le compte de la quinine, je les attribue à la titillation de la gorge et de la luette par la présence de ces mucosités qu'il eût été impossible de détacher par la simple expuition.

Après avoir fait part de cette explication à mon malade, je suis assez heureux pour le convaincre; seulement, comme l'amertume de la potion quininée lui cause beaucoup de répugnance, je remplace cette potion les jours suivants par un opiat de quinquina calysaya et de sirop d'écorces d'oranges amères (8 gr. de poudre de quinquina par jour). Or la marche ultérieure de l'affection m'a complétement donné raison ; la convalescence n'a pas tardé à s'établir franchement, à partir du jour surtout où j'ai administré en même temps que le quinquina quelques granules d'arséniate de soude, de 0,001 millig. chacun. Il a été administré progressivement, et pendant plus d'un mois, de un à quatre de ces granules par jour, et le quinquina a été donné pendant longtemps, d'après la méthode que j'ai indiquée plus haut.

Sans entrer dans tous les détails relatifs à sa convalescence, je dirai que notre malade a recouvré l'intégrité parfaite de ses forces, et qu'au mois de septembre suivant il est reparti pour l'Algérie, où il se porte encore à merveille, d'après les renseignements que je reçois. Or j'ai reçu de ce malade de bien vifs remercîments pour la persistance que j'ai mise dans la continuation du traitement; car il m'a avoué qu'il n'aurait jamais consenti à me suivre dans cette voie, s'il ne m'avait vu aussi énergique dans mes convictions et mes conseils.

OBS. LV. — Je n'ai pas été aussi heureux près d'un paysan que j'ai été appelé à soigner cinq ou six mois plus tard et qui, avec une forme différente mais très-manifeste d'impaludisme pernicieux, a présenté ces mêmes vomissements sous l'influence de la même cause.

La convalescence me paraissant devoir être très-prochaine, j'ai fait
tout ce que j'ai pu pour décider cet homme à poursuivre le traitement dont il avouait lui-même s'être très-bien trouvé les jours précédents. Mais, en voyant survenir ces vomissements composés de
mucosités filantes et épaisses, comme ils l'étaient chez le précédent
malade, il a mis en cause la quinine dont il m'a été impossible de lui
faire continuer l'usage. Ne pouvant pas réussir à vaincre l'obstination de ce malheureux, j'ai tenu à dégager ma responsabilité et je
me suis retiré; il est mort cinq jours après, en me laissant le regret
et non le remords (car, c'est un devoir impérieux que j'ai accompli)
de lui avoir dit ce que je pensais de son état.

Quant à la durée à assigner au traitement complet de l'impaludisme pernicieux, on comprend qu'il soit impossible de la fixer
d'une manière précise. C'est là une appréciation qui doit être forcément laissée à l'arbitraire de chaque médecin; mais, je considère
que les plus imprudents ne sont pas ceux qui ont quelque tendance
à dépasser la limite et à donner un peu plus de quinine qu'il ne
faut.

Je donnerai toutefois un indice qui peut avoir son utilité dans la
pratique: je veux parler de *l'intolérance* qu'accusent pour ce remède
les malades qui ont pourtant supporté quelques jours auparavant
des quantités beaucoup plus considérables du remède. Il arrive en
effet que la même dose n'est plus tolérée; à mesure que la convalescence s'établit, on voit survenir tantôt des douleurs gastralgiques,
tantôt des vomissements ou des troubles de l'audition qui indiquent
une saturation quinique dont on ne saurait nier l'existence. On diminue donc progressivement les quantités de ce remède, au fur et
à mesure qu'on voit se montrer, avec le retour de la santé, les phénomènes d'intolérance auxquels je viens de faire allusion.

2° *Diagnostic incertain.*

Sans vouloir revenir sur les difficultés du diagnostic, dans les
diverses formes que peut revêtir l'intoxication palustre, je dirai ici
qu'il est certainement plus difficile de penser à l'impaludisme que
de le reconnaître, sous un déguisement quelconque, quand on y a
une fois pensé. Car nous pouvons errer de deux façons, dans nos
recherches diagnostiques : tantôt, en fixant mal notre choix, parmi
les diverses affections *possibles* dans un cas donné, tantôt en excluant
par *omission*, la seule affection réellement existante dans ce cas.
D'un côté, l'entité morbide de laquelle dépendent les symptômes
nous a mal répondu, ou nous avons mal compris le sens de sa réponse; de l'autre côté, elle ne nous a rien répondu, parce que nous

ne lui avons rien demandé. Or, on m'avouera qu'il est bien plus aisé de remédier à la première erreur qu'à la seconde ; car, dans un cas, nous sommes du moins à la recherche d'une solution possible, tandis que dans l'autre nous cherchons à résoudre un problème insoluble, nous-perdons notre temps et notre peine.

D'où il suit que, pour être à même de dissiper les obscurités du diagnostic et par conséquent d'instituer un traitement convenable dans un cas d'impaludisme, il faut, j'ai presque honte à le dire, il faut penser à la possibilité d'une intoxication palustre. Or, dans les pays à fièvres, on doit y penser presque toujours, ce qui ne veut nullement dire qu'on ne doive y observer que des affections palustres, et, dans les autres, on doit y penser plus souvent qu'on ne le fait d'ordinaire. Et, dans tous les pays du monde on y pensera plus à propos, quand on aura une idée plus nette et plus complète de la nature et de l'enchaînement des phénomènes morbides que produit l'impaludisme. (Voy. *Nature*.)

Cela posé, voyons quelle est la marche à suivre, dans un cas d'impaludisme présumé. Cette marche serait des plus simples, s'il ne s'agissait que de céder à une simple curiosité de l'esprit ; elle consisterait à soumettre à diverses réactions thérapeutiques connues, l'entité morbide dont il s'agit de déterminer la nature, comme on découvre la composition chimique d'un corps par l'emploi de réactifs d'une action connue d'avance et parfaitement définie. Seulement, le problème est beaucoup plus complexe en thérapeutique qu'en chimie ; car, si le médecin doit s'attacher à être utile, il doit avant tout se préoccuper de ne pas devenir nuisible, en instituant une médication intempestive, *primùm non nocere*. Or, on peut nuire de deux façons : en ne donnant pas ce qui est utile et en usant de quelque médication dangereure par elle-même. Le premier inconvénient ne saurait être évité, dans l'hypothèse d'un diagnostic incertain ; car l'expectation pure et simple, méthode prudente par excellence, ne nous permet pas plus de l'éviter que toute autre méthode. Quant au second inconvénient, il dépend du médecin de s'y soustraire ; car, ce dernier peut toujours s'éclairer, s'il ne l'a déjà fait, sur les effets physiologiques et sur les dangers de telle ou telle substance médicamenteuse qu'il se propose d'employer.

Je devrais donc m'occuper de savoir en premier lieu, si le sulfate de quinine est un agent toxique aux doses qu'exige une affection palustre pernicieuse. Mais, c'est là une question qui vaut la peine d'être examinée avec soin, et pour ne pas trop nous éloigner du sujet qui nous occupe, je la traiterai un peu plus loin. avec tous les développements qu'elle comporte. Je me bornerai donc à dire, en

attendant, sauf à prouver plus tard mon assertion, que le sulfate de
quinine est complétement inoffensif aux doses réclamées par la plus
grave des affections pernicieuses, qu'il pourrait même être administré, sans le moindre inconvénient sérieux, à des doses beaucoup plus
fortes que celles que je conseille et que j'ai toujours employées. Il
n'en saurait être de même des préparations arsenicales qui ne sauraient être employées avec sécurité contre l'impaludisme pernicieux ;
aussi, ne peut-on les donner qu'à titre de médication auxiliaire.

Voyons donc la conduite à suivre dans un cas de diagnostic
obscur, sur le simple soupçon d'une forme grave d'intoxication palustre.

Comme rien n'importe plus que d'être promptement éclairé sur
la nature de certains accidents graves ou menaçants, je regarde,
pour ma part, comme une mesure essentiellement prudente de ne
pas tergiverser et d'administrer d'emblée *une ou deux fortes doses*, de
façon à pouvoir obtenir bien vite quelque éclaircissement et à pouvoir tirer un enseignement réel de cette première exploration thérapeutique. Indépendamment des indications précieuses qu'elle nous
offre, au point de vue du diagnostic, je vois dans cette méthode un
avantage inappréciable, celui de conjurer le danger le plus prochain,
dans le cas où nous aurions réellement affaire à une affection palustre pernicieuse. Quand nous ne gagnerions que quelques heures,
par un premier essai, ce serait déjà un résultat énorme d'obtenu ;
car, gagner du temps en médecine, c'est se procurer le loisir de la
réflexion, et les plus audacieux ont leur pensée plus libre, à mesure
qu'ils s'éloignent du danger,

Si on jugeait donc que tel malade devrait prendre une première
dose de 1 gramme de sel quinique avec une affection palustre bien
évidente, il faudrait lui donner 1 gramme 20 centigr. ou même
1 gramme 50 dans une affection douteuse. Et, en donnant cette première dose, on ne doit jamais négliger de formuler, pour soi-même,
un pronostic aussi précis que possible, dans toutes les hypothèses
qu'on a pu faire. C'est là un palliatif à opposer à la fâcheuse tendance de notre esprit qui nous porte toujours à voir les choses conformément à nos désirs. Aussi, est-il à peine nécessaire de dire qu'on
doit faire appel à toute son impartialité, pour pouvoir apprécier à
leur juste valeur, les effets thérapeutiques obtenus. Parfois, ces premiers effets sont tellement marqués, l'amélioration produite est si
frappante, qu'il est impossible de s'y méprendre, quelle que soit la
disposition d'esprit qui préside à notre jugement. D'autres fois au
contraire, et nous l'avons déjà dit à propos des cas bien évidents,
l'état du malade reste stationnaire ou paraît même aggravé. C'est ici

qu'il faut redoubler d'attention, chercher par tous les moyens possibles à refaire son diagnostic, visiter souvent le malade, administrer soi-même le remède chez les malades récalcitrants ou difficiles, se défier de ses propres tendances et de ses plus chers désirs : je ne connais pas, pour ma part, de difficulté plus grande en médecine, que celle que comporte une pareille solution. Il n'y a pas de moyen terme à suivre en effet, le salut du malade se trouvant *tout* d'un côté ou *tout* de l'autre : Il faut *plus que jamais persévérer* dans l'emploi de la médication instituée, ou il faut y *renoncer absolument*, suivant qu'on incline à juger dans un sens ou dans l'autre.

C'est donc par le pronostic qu'on peut arriver plus aisément à lever de pareilles difficultés, c'est par la prévision des divers symptômes ultérieurs, qu'on se trouvera plus vite en mesure d'en apprécier la nature. Les effets physiologiques produits par le sulfate de quinine peuvent encore nous fournir des indications diagnostiques précieuses ; on sait, en effet, que d'une manière générale, les fortes doses sont mieux tolérées par un malade atteint d'impaludisme grave que par tout autre malade. Mais, ce n'est là pourtant qu'une considération de second ordre, la marche ultérieure des symptômes devant nous fournir les indications les plus importantes.

Pour que ce premier essai thérapeutique puisse nous fournir des données de quelque utilité, il faut le prolonger d'ordinaire durant trois ou quatre jours consécutifs, et donner au moins la même dose chacun de ces jours, à moins de contre-indication formelle. Puis on laisse, suivant les cas, *un ou plusieurs jours d'observation*, et on devine aisément le but de cette interruption. Si le traitement a été utile, en effet, l'état du malade doit s'aggraver pendant ces jours d'observation, les préparations de quinquina n'ayant le plus souvent, et dans les cas graves surtout, qu'une action tout à fait passagère. Et, en admettant, ce qui est bien rare, que le diagnostic ne soit pas encore suffisamment éclairé, on revient à l'emploi du spécifique, pendant trois ou quatre autres jours, en administrant les mêmes doses que précédemment, ou même en augmentant chaque jour de 0,10 à 0,25 centigrammes, s'il n'y a pas eu d'indice bien marqué d'intolérance. Mais on ne doit jamais perdre de vue ce que je disais un peu plus haut, à savoir qu'il ne saurait y avoir un dosage uniforme, pour le traitement de l'impaludisme pernicieux, les quantités de spécifique devant varier dans chaque cas, avec la susceptibilité particulière des malades.

Il ne faut pas oublier davantage cette autre circonstance de l'action passagère du sulfate de quinine, laquelle s'explique très-bien par l'élimination rapide du remède par les urines. On doit donc réi-

térer l'emploi de ce sel, si on veut en obtenir une influence suffisamment prolongée.

Il est bien rare que, dans un cas d'impaludisme pernicieux, le
diagnostic ne puisse pas être formulé d'une manière précise, après
une série de deux épreuves et contre-épreuves de ce genre, et dans
ce cas, l'on se conduit comme je l'ai déjà dit précédemment (voy.
Diagnostic certain, p. 373 et suiv.). Mais, s'il y avait encore la
même indécision, après deux ou trois de ces essais, je crois qu'il
convient de recourir à l'expectation pure et simple. Dans le cas où
l'intoxication palustre remonte à une époque éloignée, on doit s'attendre naturellement à une indécision beaucoup plus longue, et il
faut prolonger le traitement en conséquence. Mais il s'agit bien
plutôt, dans ces cas, de formes rebelles que pernicieuses, et, ce qui
peut nous guider le mieux dans le traitement, c'est le degré de tolérance que l'on observe. Il est impossible de poser, à cet égard, des
indications plus précises; mais, ce que je puis dire, c'est que j'ai
soumis bien des malades à une médication prolongée, sans que j'aie
jamais vu en résulter des inconvénients véritablement sérieux.

Aujourd'hui cependant, je suis bien moins ardent qu'autrefois à
entreprendre un traitement de ce genre (je parle seulement des cas
où l'impaludisme est ancien, sans offrir de gravité immédiate); c'est
que j'ai appris, par expérience, combien il était facile de se compromettre, sans atteindre le but proposé. D'une part, le malade se lasse,
finit par renoncer à un traitement dont il n'éprouve pas une amélioration rapide, et il ne manque jamais d'attribuer au sulfate de
quinine ingéré tous les troubles ultérieurs, les mêmes pourtant qu'il
éprouvait autrefois. D'autre part, le médecin, n'étant plus stimulé
par l'imminence du danger, n'ose pas recourir d'emblée à de fortes
doses du remède, et il n'acquiert pas sur son malade, cet ascendant
que donne le succès, le succès rapide surtout. Aussi ai-je la précaution, en présence d'un cas de ce genre, de me tenir dans une extrême
réserve et d'être très-sobre de promesses. Tout en continuant à faire
mon devoir, je gagne donc à cette prudence, d'être un peu moins
traité d'utopiste ou de rêveur.

Telle est la méthode que je recommande à mes confrères, dans le
traitement à diriger contre l'impaludisme pernicieux. Quoiqu'il
n'appartienne à personne de juger ses propres œuvres, je dirai pourtant qu'elle me paraît offrir quelques avantages pratiques, en ce
sens qu'elle tend à substituer des *indications thérapeutiques* à des *formules uniformes*, et en ce qu'elle repose sur des règles assez simples
et en définitive assez faciles à appliquer. C'est la méthode qu'on
pourrait nommer *de tâtonnement*, la même qui sert aux aveugles

pour se guider dans les ténèbres. Je n'ignore pas sans doute que ceux-ci ne vont ni bien vite, ni bien loin, ayant, par accident ou par nature, les yeux fermés à la lumière; mais ils n'en marchent pas moins sûrement, en se guidant sur leur bâton. Or, je n'ai pas fait autrement qu'eux, quoique j'aie eu cet avantage de trouver ma voie frayée, et, pour éviter les chutes graves, en avançant à pas comptés, j'ai pris en main la prudence, sans la quitter un seul instant. Fort d'un pareil soutien, j'ai pu gravir bien des obstacles, laisser parler les préjugés, sans écouter ma peine, ni dévier de mon chemin.

Mais, pour revenir à la réalité abstraite, je ne crois pas entièrement inutile d'étudier ici les raisons principales de ces préjugés, raisons assez fortes ou assez trompeuses pour s'être perpétuées jusqu'à nos jours : car, il y a eu de tous les temps, des détracteurs du quinquina, non-seulement parmi les malades, mais encore parmi les meilleurs médecins.

Voyons donc quels sont les griefs qui se sont élevés autrefois contre le quinquina, les mêmes qui s'élèvent encore de nos jours contre le quinine.

Un de ces principaux griefs n'est que la consécration de ce faux raisonnement qui fait dépendre du traitement mis en usage, tous les phénomènes bons ou mauvais qui se produisent ultérieurement. *Post hoc, ergo propter hoc*. De là vient qu'on attribue au sulfate de quinine, ce qui est le propre de l'impaludisme. Et, comme ce dernier procède par revirements brusques, par exacerbations subites et parfois des plus violentes, qu'il peut revêtir à ces différents accès, intermittents ou non, une forme symptomatique éminemment variable, rien n'est plus facile que d'imputer ces exacerbations au remède qu'on vient d'administrer. Je soutenais à quelqu'un cette thèse difficile, qu'un de mes malades dont j'ai rapporté l'observation (voy. obs. LII) se trouvait mieux du traitement, bien qu'il n'y eût encore d'amélioration apparente. « *Comment, est-ce croyable?* — me fut-il répondu — *notre malheureux malade dort, chaque fois qu'il vient de prendre la quinine.* » — « *C'est qu'il n'en prend pas assez*, disais-je à mon tour, *et vous verrez qu'il dormira de moins en moins, à mesure qu'il prendra des doses plus fortes du remède.* » Et, si le succès le plus éclatant ne s'était pas chargé plus tard de répondre pour moi, je ne serais jamais parvenu, sans aucun doute, à changer la conviction de mon interlocuteur, bien excusable, du reste, puisqu'il n'était pas médecin. Il suit de là que, si le médecin n'a pas une foi robuste dans son diagnostic, il se laisse gagner par l'incertitude des parents ou du malade lui-même. Il s'arrête donc et vient à fléchir dans ses

convictions mal assises, au moment où il devrait être plus opiniâtre,
et où il devrait redoubler de vigueur thérapeutique. Or, une seule
méprise de ce genre est bien faite pour jeter le trouble dans son esprit; car, pour peu que ce médecin (que je suppose habile et consciencieux) ait fait de la pratique, il a dû être frappé une fois ou autre
des merveilleux effets et de la rapidité d'action du sulfate de quinine.
Donc, en voyant l'aggravation *apparente* que je suppose, il vient à
soupçonner, plus que jamais, une erreur de diagnostic, il finit par
croire à des indices trompeurs d'impaludisme et ne considère plus
le sulfate de quinine comme un médicament inoffensif, mais bien
comme un agent de salut chez les uns, de destruction chez d'autres.
Je me borne à signaler le fait et ne blâme personne, car; celui-là
seul se récriera contre de pareilles défaillances, qui ne se sera jamais
trouvé aux prises avec les difficultés de la pratique.

Voilà certainement le principal motif qui a fait imputer tant de
revers à cet innocent remède, et bien à tort assurément, de l'aveu
des meilleurs observateurs, comme nous le verrons un peu plus
loin.

Un autre grief contre la quinine se tire de l'apparition de véritables accès fébriles, après l'administration de ce remède, dans certains cas d'impaludisme du second et du troisième degrés. Quoique
je n'aie pas fait, à cet égard, de relevé statistique précis, je ne crois
pas être bien loin de la vérité, en disant *qu'une fois sur cinq ou six
de ces cas*, on verra survenir un de ces accès fébriles plus ou moins
bien caractérisés. Or, les malades ainsi atteints et qui n'avaient pas
de fièvre auparavant, accusent invariablement la quinine de la leur
avoir donnée. Je ne crois pas cependant, malgré la grande autorité
de Bretonneau qui s'est fait leur écho, que ce soit *une fièvre exclusivement propre au quinquina*. Bien que j'aie donné du sulfate de
quinine dans bien des circonstances où il n'était pas indiqué
(cela s'explique sans esprit de système, puisqu'il m'arrive souvent,
comme je l'ai déjà dit, d'en prescrire quelques doses pour
éclairer le diagnostic), je n'ai jamais vu le moindre accès fébrile
résulter de l'administration intempestive de ce sel, et je parle, bien
entendu, des cas où l'observation ultérieure des symptômes m'a
permis de reconnaître, d'une manière précise, une affection tout à
fait étrangère à l'intoxication paludéenne. La *fièvre* ne survient,
après l'administration du quinquina ou du sulfate de quinine, que
lorsqu'il y a réellement impaludisme, et, la preuve qu'il en est
ainsi, c'est qu'on fait toujours disparaître cette fièvre par l'emploi
prolongé de doses croissantes de sulfate de quinine; je n'ai pas
encore vu une seule exception à cette règle. C'est ce qui m'a donné

l'idée d'établir plusieurs degrés dans l'impaludisme, la forme fébrile étant la plus fréquente et ouvrant presque toujours la scène morbide, dans l'évolution complète de l'empoisonnement miasmatique. Il est donc permis de croire, en voyant reparaître cette forme fébrile chez un malade atteint *d'une affection du troisième degré*, par exemple, que ce malade puisse repasser par une affection *du premier degré*, avant d'arriver à une complète guérison. Or, c'est ce qui arrive dans les cas auxquels je viens de faire allusion. Sous l'influence d'un traitement encore insuffisant au sulfate de quinine, l'empoisonnement miasmatique revient à son type primitif, *la fièvre intermittente*, et dès lors celle-ci guérit, comme toute fièvre intermittente légitime, à la suite de l'administration prolongée du médicament fébrifuge. D'insidieuse qu'elle était auparavant, l'infection paludéenne est devenue franche et se révèle à nous par ses caractères habituels.

Loin de s'effrayer de l'apparition de ces accès, on doit donc s'en réjouir ; car rien ne saurait mieux confirmer un diagnostic encore obscur ou simplement douteux. Il m'est arrivé bien des fois de prévoir ces accès et de les annoncer comme probables, sinon comme certains. Or, se trouvant ainsi avertis, les malades ne s'effrayent plus, à l'apparition d'un phénomène prévu ; la plupart même finissent par acquérir cette confiance, plus utile encore à leur prompt rétablissement que chère à l'amour-propre d'un médecin tant soit peu sage.

Un autre motif, bien propre à déconsidérer la quinine, consiste dans l'anxiété propre aux formes bénignes aussi bien qu'aux formes graves d'impaludisme, anxiété très-commune et ne demandant qu'un prétexte pour naître ou pour s'accroître. Et chose singulière, et pourtant bien réelle, cette anxiété paraît redoubler chez bon nombre de malades qui viennent d'échapper à une affection pernicieuse. J'ai été bien des fois surpris de cette morne tristesse qu'on découvre sur les traits de certains malades qui reviennent à la vie, après avoir frappé aux portes du tombeau. Au lieu de partager la joie de leurs parents ou amis, beaucoup de ces malades trouvent leur état plus déplorable que jamais, et ils sont presque tous sincères dans leurs plaintes ; ce n'est pas le désir d'inspirer plus d'intérêt qui les pousse, comme on pourrait le croire, et comme on le croit parfois. Or, la tristesse est contagieuse : elle gagne bien vite du malade à la famille, de celle-ci au médecin, et va même droit à ce dernier, sans avoir besoin d'intermédiaire. Tout le monde sait aussi que de la tristesse au découragement il n'y a qu'un pas, et que le manque d'espoir mène trop souvent à l'inertie, et par suite à cet abandon fataliste qui peut servir au soldat, mais jamais au médecin. Où peut-on retremper son courage, dans ces circonstances difficiles, sinon dans cette énergie de conviction que donnent la sûreté du diagnostic et l'expérience acquise ?

En observant de près cependant ce qui se passe chez ces malades, on peut s'expliquer, jusqu'à un certain point, le surcroît d'anxiété dont ils sont accablés, au moment où ils devraient goûter les émotions de la joie la plus vive. La plupart d'entre eux, en effet (je parle surtout des plus gravement atteints) ont à peine conscience de leur état, alors qu'ils sont sous le coup d'un accès pernicieux, et lorsqu'ils reviennent à la vie, ils comparent leur état actuel à ce qu'il était, non pas au moment du dernier accès, mais plusieurs jours auparavant. Ils ne peuvent donc que se trouver anéantis et se plaindre, venant d'échapper à un danger dont ils n'ont pas eu conscience. Ce n'est qu'un peu plus tard qu'ils sentent leur courage renaitre, alors qu'ils ont pu réparer leurs forces, grâce à une alimentation régulière et à une nutrition rendue plus active.

Il me paraît dès lors opportun de prévenir la famille et de lui annoncer que le malade pourra se sentir plus accablé et se plaindre plus amèrement, au moment où il viendra d'échapper au danger qui le menace. Ce retour de l'anxiété sert donc parfois de prélude à l'amélioration commençante, et il suffit de prévenir les parents de cette circonstance, pour que ceux-ci nous aident plus tard à donner des encouragements au malade. Sans cette précaution, il n'est pas d'entrave qu'ils ne nous suscitent, soit en réprimant mal leurs propres émotions, ce qui est bien excusable, soit en voulant porter sur la médecine des jugements inconsidérés, ce qui l'est beaucoup moins.

La quinine a enfin deux vrais défauts, qui lui font grand tort, c'est de coûter cher et d'être très-amère, et il ne dépend pas de nous malheureusement d'y porter remède. On pourrait néanmoins avec des malades entièrement dociles, pallier le premier des défauts, en substituant le quinquina en poudre au sulfate de quinine. Toutefois, je l'ai déjà dit, ce sel me paraît bien préférable au quinquina dans les formes pernicieuses, et, lorsqu'il leur faut user de doses fortes et prolongées, bien des malades doivent assurément s'imposer de très-lourds sacrifices pour subvenir à une pareille dépense. Mais, au moins, le remède ainsi administré se montre-t-il efficace, tandis qu'il est donné en pure perte, si les doses sont insuffisantes. Et, en admettant qu'on ait affaire à un cas ordinaire, je dis qu'il y a une véritable économie à donner ce médicament suivant les règles que j'ai énoncées; car, on se met ainsi à l'abri des récidives, et on n'a pas à imposer au malade de nouveaux frais de médicaments. J'ai vu, par exemple, certains malades se traiter eux-mêmes pour des fièvres intermittentes rebelles et bien caractérisées, pour des fièvres quartes en particulier et ne pas en être encore débarrassés après en avoir pris 60 ou 80 grammes. Or, avec une quantité quatre ou cinq fois moins forte, mais bien administrée, j'ai toujours vu céder les cas les plus rebelles, en admettant bien entendu qu'il n'y ait pas eu de perniciosité réelle.

Quant à l'amertume dont j'ai déjà parlé, elle nuit beaucoup à la quinine. La plupart des malades en effet, obéissant ainsi à cet instinct qui nous éloigne tous de ce qui nous répugne, jugent des propriétés nuisibles d'un remède, par la saveur amère ou répugnante qu'il présente. « *Doit-il être fort ce remède, pour être si mauvais!* » m'entends-je dire quelquefois. De là *à échauffer ou à brûler le corps*, il n'y a pas loin, et pour peu que le patient éprouve quelque recrudescence de son mal, il accuse bien vite la quinine; à moins que les accidents ne soient jugulés dès les premières doses, ce qui arrive encore assez souvent. Et pourtant, les seuls troubles qu'on puisse imputer à la quinine se bornent à bien peu de chose : des bourdonnements d'oreille plus ou moins forts, pouvant aller, mais rarement, jusqu'à la surdité complète; un peu de prostration et une sorte d'ivresse pouvant succéder à l'administration des fortes doses; quelques tremblements fébrillaires dans les muscles, et rien de plus. Et, encore, ces troubles sont-ils toujours passagers, à tel point que le médecin peut les modérer ou les supprimer à son gré, en graduant les doses administrées ou en interrompant, pour quelques heures, l'emploi de ce remède. Je ne parle pas des troubles de la vue, que je n'ai observés qu'une seul fois (voir obs. XLI), et encore ces derniers ont-ils été insignifiants.

Mais, il est une circonstance qui se présente assez souvent et que j'ai bien des fois mise à profit chez les malades atteints d'affections palustres pernicieuses, c'est que le sens du goût se trouve fort émoussé, à la suite sans doute des modifications de texture qu'a subies la muqueuse linguale. Dans ces cas, je ne manque jamais de signaler, en termes exagérés, l'amertume du médidament, et j'ai bien soin d'ajouter qu'il n'offre aucun autre inconvénient sérieux. Il m'arrive parfois d'administrer moi-même la première dose de potion quininée, et les malades sont tout surpris de ne pas lui trouver l'amertume atroce dont je leur ai parlé; quelques-uns même s'en accommodent très-bien et vont jusqu'à trouver cette saveur agréable. Ce n'est que plus tard, lorsque la langue se dépouille, qu'ils sentent vivement cette amertume; mais, comme ils ont déjà éprouvé une amélioration sensible, ils acceptent presque tous, sans se plaindre, une prolongation de traitement.

Ces divers griefs finissent par engendrer dans le public, des préjugés regrettables et qui font plus de tort qu'on ne pense. Ces appréhensions vont chez certaines gens jusqu'à la *quinophobie*, le seul délire véritable que produise *le mot magique de quinine.* «*Si je viens à tomber malade*, m'a-t-on dit quelquefois, *ne me donnez jamais de la quinine.*» Si ce n'était là qu'un propos tenu par des hommes valides, je me croirais dispensé d'y répondre ; il y a longtemps qu'on a habitué les médecins à en entendre de pareils, et, si mal doué qu'on soit, on finit par acquérir bon caractère.

Mais il est bon nombre de malades qui nous tiennent le même langage, et on ne peut guère pourtant leur répondre en se fâchant. Autrefois je leur faisais un discours en quatre points, leur donnant à méditer l'aphorisme d'Hippocrate, sans le leur nommer toutefois : *Ars longa, vita brevis, judicium difficile.* Aujourd'hui *je distingue,* comme le médecin de Molière. S'il s'agit d'un malade atteint d'une affection bénigne, je n'insiste jamais sur un premier refus ; je lui dis qu'il peut guérir avec ou sans quinine, plus vite cependant et plus sûrement d'un côté que de l'autre, mais qu'il est libre de choisir. J'ajoute que les guérisons naturelles ont trop de prix aux yeux d'un médecin, pour que je croie devoir insister sur l'emploi d'une médication active. J'attends en conséquence que le malade lui-même vienne me demander le remède qu'il a une première fois refusé, et auquel il ne peut pas attribuer cette fois le redoublement de souffrance qu'il éprouve. Or j'ai fait ainsi bien plus et de plus solides conversions qu'en faisant des frais de dialectique. J'y ai appris aussi une chose que je ne savais pas assez, c'est qu'un très-grand nombre d'affections palustres de notre pays se terminent spontanément par une guérison solide et radicale. J'ai gagné enfin de ne pas trop discréditer un remède précieux, en le donnant avec plus d'à-propos et de mesure.

Mais, s'il s'agit d'un malade gravement atteint, je cherche, par tous les moyens possibles, à vaincre sa répugnance, mettant de côté tout sentiment d'amour-propre, et n'ayant qu'un but, celui d'obtenir la guérison, consacrant à atteindre ce but tout ce que je puis avoir de patience et d'énergie. Et je le fais ainsi par pure humanité, sans croire avoir quelque mérite ; car il serait odieux qu'un médecin restât indifférent au sort de ses malades, qu'il ne sût pas se compromettre pour le dernier d'entre eux, quand il croit, à tort ou à raison, qu'il peut encore le sauver. «*Nullam hinc famam quæ-*

rito, dit Torti (1), *sed proximi utilitatem; nec me vana tangit prurigo garriendi, per quem vivat hac arte servatus homo, dummodò vivat.* »

Il est bien rare, presque inouï même, qu'on ne vienne pas à triompher, pour une fois du moins, de la ténacité de son malade, et, si on prévoit une nouvelle lutte, il convient d'*administrer soi-même* le remède, pour peu qu'on ait à se méfier de la bonne volonté du malade ou de ceux qui l'entourent; il convient encore, dans ces mêmes circonstances, de donner les premières doses assez fortes (1 gr. 50 cent. chacune, par exemple), de façon à pouvoir produire rapidement un certain degré d'amélioration. Si minime que soit le progrès obtenu, en effet, le plus fort sceptique se rend, quand il s'agit de l'intérêt de sa santé, et on finit par trouver parfois le plus de docilité chez les malades qui vous ont fait le plus d'opposition.

Supposons enfin que le patient reste sourd à nos conseils, je crois pour ma part qu'en face d'un péril prochain, il est du devoir du médecin de l'éclairer sur son état. Je me suis trouvé deux fois seulement dans cette pénible nécessité, et j'ai eu la douleur de perdre l'un de ces malades (voy. obs. LV).

Obs. LVI. — Quant à l'autre, il a parfaitement guéri et se porte aujourd'hui à merveille (mars 1867). Il s'agit d'une femme que j'ai soignée en 1861, et qui venait d'avoir, sous mes yeux, un troisième accès de fièvre tierce syncopale. Il y avait longtemps que cette malade m'avait consulté, sans vouloir prendre la quinine que je lui avais conseillée. Or je ne l'avais pas revue depuis plusieurs mois, quand on me fait appeler quelques instants avant l'invasion de l'accès dont il vient d'être question. En voyant la syncope se prolonger au delà de quelques minutes et revêtir des caractères très-effrayants, en apprenant d'ailleurs qu'aux deux précédents accès, la perte de connaissance avait été de moins longue durée, surtout au premier accès, je ne puis pas méconnaître le caractère pernicieux de cette forme, et je propose une potion à notre malade qui me demande si c'est de la quinine que je veux lui donner. Sur ma réponse affirmative, elle me déclare nettement qu'elle n'en veut à aucun prix. « *Vous ferez comme il vous plaira*, lui dis-je; *mais je vous déclare à mon tour que si vous n'en voulez pas, je me retire, et je crois de mon devoir de vous dire, avant de m'en aller, que vous venez d'avoir un accès de fièvre pernicieuse; que cet accès a été beaucoup plus grave que les deux précédents, et que vous pourriez bien succomber au quatrième. Maintenant que vous voilà éclairée sur votre état, faites comme vous l'entendrez.* » A ces mots, notre malade se ravise, me demande bien vite la potion (où je prescris 1 gr. 20 de sulfate de quinine), et le quatrième accès n'est pas venu. Notre sceptique s'est promptement rétablie, m'a bien des fois remercié de ma franchise, et est devenue tellement enthou-

(1) *Loc. cit.*, t. I, p. 462, lib. III, cap. 3.

i aste de la quinine, qu'elle m'en a souvent demandé sans en avoir nul besoin. Je lui ai pourtant donné, trois ans plus tard, quelques pilules dont elle dit s'être très-bien trouvée, quoiqu'elle ne m'ait offert aucun symptôme propre à révéler sûrement la persistance de la diathèse palustre.

Quoique nous n'ayons pas à nous occuper ici des *effets toxiques* produits par le sulfate de quinine, cherchons à apprécier néanmoins les doses de ce remède qu'il est permis d'employer en toute sécurité ; car, je l'ai déjà dit, nul ne peut se flatter de prescrire, avec une rigueur mathématique, la quantité exactement nécessaire. J'ai besoin de montrer d'ailleurs que je me suis toujours tenu dans les limites de la plus stricte prudence, et que je ne donne pas la peste à un malade quand je viens à lui prescrire 1 ou 2 gr. de sulfate de quinine.

Or, la plus forte dose que j'aie jamais administrée a été de *trois grammes* par jour, et plût au ciel que je l'eusse donnée un peu plus tôt ! (voy. obs. XXIX.). *C'est la seule fois* que j'ai été obligé de donner pareille dose, *dans une période de plus de sept ans ! Chez quatre ou cinq malades*, j'ai donné 2 gr. 50 cent. par jour et chez un seul d'entre eux, j'ai dû administrer cette dose pendant une dizaine de jours (voy. obs. XLIX). Dans dix ou douze cas tout au plus, j'ai prescrit 2 gr. par jour et une seule fois, j'ai dû prolonger cette dose pendant douze ou quinze jours consécutifs (voy. obs. LII). Une seule fois, je l'ai déjà dit (p. 372), j'ai prescrit 0 gr. 60 cent. par jour à un enfant de 22 mois, dose double de celle que j'emploie à cet âge, contre les affections graves paludiques. Et enfin, les quantités dont je me sers habituellement dans les affections palustres pernicieuses de notre contrée, varient de 1 gr. à 1 gr. 50 cent. par jour. Voilà à peu près tout le bilan de mes témérités, touchant l'emploi de la quinine.

Or, il me suffira des quelques citations suivantes, pour prouver qu'il en est, sur ce point, de plus téméraires que moi, parmi nos meilleures autorités, et il me serait aisé d'en grossir le nombre, s'il y avait quelque utilité à le faire.

« On s'est beaucoup occupé, dit M. Guinier (1), du dosage des préparations de quinquina dans la thérapeutique des fièvres intermittentes simples. Mais ce que les auteurs, ce nous semble, ne se sont pas suffisamment attachés à faire ressortir, comme l'a fait Torti, c'est l'urgente nécessité d'augmenter, *de doubler, de quatrupler* la dose du spécifique, lorsqu'il s'agit d'un accès pernicieux. . . . .

. . . .

_____

(1) *Loc. cit.*, p. 121 et suiv.

« En présence d'un accès pernicieux, il ne faut pas hésiter à donner de fortes doses du spécifique. Si 0 gr. 70 à 1 gr. de sulfate de quinine peuvent être et sont suffisants pour arrêter des accès de fièvre intermittente ordinaire, il faut *le triple* de cette quantité pour l'accès pernicieux, si l'on veut être sûr du résultat. Caizergues employait une potion contenant 8 gr. d'extrait alcoolique de quinquina et 2 gr. de sulfate de quinine, et cette pratique, suivie par tous ses élèves, *n'a jamais produit que de très-beaux et jamais de fâcheux résultats*. En même temps et concurremment, on doit introduire le spécifique par la peau, afin d'obvier à l'inconvénient de l'intolérance du médicament ingéré par l'estomac.

« On est peut-être un peu trop méticuleux *dans le Midi*, dans le dosage du sel fébrifuge, et bien des mécomptes sont le résultat de cette timidité. »

Et plus loin, page 128 :

« A côté du sulfate de quinine, se trouve une autre préparation de quinquina, que Chrestien, Broussonnet et Caizergues ont rendue classique à Montpellier, et que l'on associe avec avantage au sulfate de quinine.

« A peu près à l'époque de la découverte de ce dernier sel, le docteur Chrestien, praticien renommé de Montpellier, trouvant de grands inconvénients dans le quinquina pulvérisé, essaya avec le professeur Figuier, de l'école de Pharmacie, de trouver une préparation qui eût l'avantage de la poudre de quinquina sans en avoir les inconvénients. Leurs efforts réunis amenèrent la découverte de ce qu'ils appelèrent très-improprement, *résine de quinquina*, préparation qui est encore connue sous ce nom dans les officines de Montpellier. La vraie *résine de quinquina* ne conserve aucune des propriétés du quinquina en substance, et en a tous les inconvénients ; aussi n'est-elle pas usitée ; la *résine de quinquina* de Chrestien n'est autre que l'*extrait alcoolique de quinquina*. Cette préparation, très-usitée parmi nous, jouit de propriétés spéciales et produit, par son association avec le sulfate de quinine, de merveilleux effets. Légèrement laxative, elle agit utilement avec le sulfate de quinine dans certains cas de constipation, où ce dernier serait contr'indiqué.

« La formule classique à Montpellier est la suivante :

Pr. Sulfate de quinine	0,50 à 2 gr.
Résine ou extrait alcoolique de quinquina . .	4 à 8 gr.
Sel d'absinthe ou sous-carbonate de potasse.	0,50 à 2 gr.
Eau de fleurs d'oranger.	āā 30 gr.
Sirop de gomme	
Eau distillée	60 à 120 gr.

Voici, d'autre part, ce que dit notre regretté maître, le professeur Requin (1), en étudiant précisément les effets toxiques de la quinine :

« D'après les expériences de M. Desiderio, il paraît que pour tuer un lapin, il ne faut pas plus d'un ou deux grammes de sulfate de quinine.

« Mais à quelle dose ce même sel pourra-t-il tuer l'homme? On comprend qu'à cet égard il doive y avoir les plus grandes différences, surtout selon la force de la constitution, et selon le plus ou moins de tolérance que l'économie aura contractée par l'effet de l'habitude. Quant à moi, je n'ai jamais dépassé la dose de huit grammes (*écrit en toutes lettres*) par jour. Encore est-ce une seule fois que j'ai eu recours à cette dose-là, chez une femme en proie à une névralgie trifaciale qui, ayant résisté depuis longtemps déjà à des doses moins fortes, céda enfin au nouveau surcroît d'énergie de la médication. Je ne prétends pas, à Dieu ne plaise ! non, je ne prétends pas *qu'on ne puisse aller plus loin, beaucoup plus loin même sans péril et avec grand succès dans certains cas.* Toujours est-il que la prudence commande impérieusement de ne pas administrer de prime-saut une énorme quantité de sulfate de quinine, mais de tâter auparavant l'aptitude particulière de l'individu, et de procéder graduellement et en quelque sorte par voie d'accoutumance. »

Tel est encore le jugement porté par M. le professeur Monneret, si compétent en pareille matière :

« Sans entrer, dit-il (2), dans des détails devenus inutiles aujourd'hui, rappelons que tous les accidents que les auteurs du dernier siècle et de celui-ci, amis ou ennemis du fébrifuge, ont attribués à l'action du quinquina ou du sulfate de quinine, appartiennent aux congestions spécifiques, aux complications et à toutes les maladies qui peuvent se montrer dans l'intoxication chronique. Il est donc inutile de dire au praticien, *qu'il peut donner le sel de quinine à toutes les doses, y revenir souvent impunément, écouter, sans en être ému, toutes les accusations portées contre l'antipériodique par excellence,* et il se convaincra *que, s'il éprouve des insuccès, ils tiennent ou à ce qu'il se sert de doses insuffisantes, ou à ce qu'il néglige une complication dissimulée.* »

Et plus loin, page 224.

« On connaît parfaitement aujourd'hui l'action du sulfate de quinine; on sait qu'il est absorbé et rejeté par l'urine en huit ou dix minutes, qu'il agit vite et qu'il cesse également vite d'agir; il faut donc l'administrer à la dose de *un gramme à un gramme cinquante, dans*

(1) Voy. *El. de path. méd.*, t. III, p. 104. Paris, 1852.
(2) Voy. *Tr. élém. de path. int.*, t. III, p. 219 et suiv. Paris, 1866.

deux à quatre heures, et en suivre les effets : surtout ne pas lui rapporter les symptômes ataxo-adynamiques graves, les flux, les hémorrhagies liés à la nature de la fièvre. On fait prendre le sulfate en pilules ou en potion acidifiée indifféremment et suivant la facilité plus ou moins grande de l'ingestion; souvent, il faut porter *la dose à deux grammes en cinq ou six heures*, s'il y a urgence à le faire, surtout si l'on craint de voir succomber le malade à la grave atteinte qu'a reçue son système nerveux. *On peut affirmer que jamais, dans aucun cas, la sulfate de quinine administré par une main habile, à des doses élevées, ne peut faire mal.* »

Je pourrais enfin extraire de l'excellent ouvrage de M. Briquet, et presque à chaque page, de nombreuses citations en faveur de l'innocuité du sulfate de quinine; mais, je me bornerai aux suivantes :

« Depuis la découverte de la quinine, dit-il (1), M. Bally a fait usage de cet alcaloïde à dose élevée sur plus de 600 malades; M. Piorry dit l'avoir également administré plus de 15,000 fois à haute dose; un grand nombre de médecins italiens et la plupart des médecins militaires en Afrique, où ils sont obligés de prodiguer cette substance, ne citent pas d'accidents sérieux résultant de cette pratique. MM. Blache, Baudelocque, Legroux, Guérard et Monneret, n'en citent pas non plus d'importants, bien qu'ils aient souvent employé le quinquina à doses élevées. Je n'ai pas moi-même eu l'occasion d'en voir plus que ces messieurs. On a lu plus haut que Giacomini avait sans inconvénient pris chaque jour, pendant *quarante-sept jours*, de 3 à 4 grammes de sulfate de quinine, et que M. Favier en avait pris également jusqu'à 3 grammes par jour, dans le seul but d'expérimentation. »

Et, plus loin, page 587, après avoir rendu compte de quelques expériences sur des chiens, il ajoute :

« On peut conclure de là, que ces sortes d'expériences ne prouvent absolument rien relativement à la dose à laquelle ces substances sont dangereuses pour l'homme, et que les seuls faits probants sont ceux qui ont été observés sur lui.

« Or, voici les seuls faits connus jusqu'au moment où j'ai entrepris mes travaux sur le quinquina :

1° Giacomini a donné l'observation d'un homme qui, par erreur, avait avalé d'un trait, 12 *grammes* de sulfate de quinine suspendus dans un verre d'eau. Il y eut, ainsi qu'on l'a vu, des phénomènes

_____

(1) Voir *Trait. thér. du quinq. et de ses prép.*, p. 585 et suiv. Paris, 1855.

d'hyposthénisation du cœur et du système nerveux ; on les combattit par les excitants, et la personne se rétablit.

« 2° Desiderio, de Venise, a parlé d'une dame qui prit 22 *grammes* de ce même sel, fut traitée par la saignée, et guérit également.

« 3° M. le professeur Trousseau a fait connaître : 1o l'histoire d'une religieuse de Tours, à laquelle on avait fait prendre 14 décigrammes de sulfate de quinine en une seule fois, et qui en fut quitte pour des troubles de l'encéphale et pour un délire passager ; 2° celle d'un militaire qui en prit de la même manière 3 grammes, qui eut les mêmes accidents, et qui guérit aussi très-promptement.

« 4° M. Guersent a cité le fait d'une dame à laquelle son mari, médecin et monomaniaque, en avait fait prendre 41 grammes en quelques jours, et qui perdit momentanément la vue, l'ouïe, la parole, se refroidit comme un cadavre, ce qui néanmoins ne l'empêcha pas de se rétablir.

« *Il n'existe à ma connaissance, de fait avéré d'intoxication suivie de mort* que celui de ce médecin aliéné, dont il vient d'être fait mention, lequel, pour se guérir d'une petite fièvre, s'administra lui-même *l'énorme dose de 220 grammes de sulfate de quinine en dix à douze jours,* et qui finit par succomber à la prostration dans laquelle il était tombé. »

Ce malheureux médecin aurait bien fait de venir se tuer chez nous, sans y traiter personne ; car, il aurait fait voir aux plus timides qu'il n'est pas aussi facile qu'on le croit d'empoisonner les gens avec de la quinine.

CHAPITRE VII

La *nature intime* des phénomènes vitaux nous échappe, aussi bien dans l'ordre pathologique que dans l'ordre physiologique, et je dirai même, d'une manière plus générale, que la nature d'un phénomène quelconque nous est complétement inconnue ; cela est aussi vrai en physique ou en chimie par exemple qu'en médecine. Ce serait donc perdre son temps que de rechercher ce qu'est *en soi* telle ou telle *maladie* (en donnant à ce mot l'acception qu'on lui donne généralement). Par *nature* d'une maladie, on doit entendre simplement, *la manière d'être de cette maladie*, on désigne par là les caractères principaux qui permettent de la distinguer.

Mais je ferai observer, avant d'aller plus loin, que si on prend le mot *maladie* dans l'acception que j'ai cru devoir adopter, *la nature d'une maladie* n'est qu'un assemblage de mots vides de sens : *la maladie*, en effet, sorte d'amalgame de symptômes qui peuvent varier dans chaque cas, *la maladie* échappe à tout calcul synthétique, ne saurait avoir aucune fixité dans sa manière d'être. Ce n'est donc pas de la maladie qu'il s'agit de déterminer la nature, mais bien de *l'entité morbide ainsi que de l'affection morbide.*

La nature d'une entité morbide comprend donc la manière d'être de cette entité morbide, dans ses diverses manifestations : elle n'est autre chose qu'un résumé de ses principaux caractères distinctifs, sous quelque forme qu'elle se présente. Or, les deux traits saillants d'une entité morbide nous sont fournis par *la connaissance de la cause morbide* et par celle de *la lésion primitive ;* c'est cette double connaissance qui peut seule servir de base à une nomenclature et à une classification irréprochables. Mais, comme ces notions nous font défaut pour la plupart des entités morbides, force nous est, en attendant, de tracer la nature et la classification des entités morbides d'après les connaissances médicales actuelles, tout en ne cessant jamais de nous rapprocher le plus possible du but à atteindre.

Pour pénétrer plus avant dans la connaissance d'une entité morbide, pour mieux en apprécier la nature, il faudrait encore étudier, eu égard à la cause qui l'engendre, la série d'affections consécutives qui en dépendent, le mode de génération de ces diverses affections consécutives, *la série morbide,* en deux mots. Ici encore, tout en sachant les lacunes qui restent à combler, nous ne devons pas perdre de vue l'importance du problème nosogénique, de ce problème dont il nous faut tout au moins poursuivre la solution, dans la mesure de nos connaissances actuelles. C'est ainsi qu'on est parvenu à reconnaître des affections génératrices et des affections engendrées, les premières, comme leur nom l'indique, jouant le rôle de *causes* par rapport aux dernières.

On voit par là que la nature d'une entité morbide embrasse non-seulement la notion des diverses affections qui en dépendent, mais encore leur ordre de filiation, leur enchaînement respectif.

Quant à l'*affection morbide*, qui n'est qu'un mode d'être de l'entité morbide, elle doit comprendre, outre les notions de cause et de lésion (primitive ou secondaire), elle doit comprendre encore la notion de *siége*. L'affection morbide, si l'on veut, est la forme concrète de l'entité morbide, laquelle n'est jamais qu'un être abstrait, qu'une pure conception de notre esprit. Et, pour mieux fixer les idées par un exemple emprunté à la chirurgie, je dirai : 1° que la brûlure, *considérée d'une manière générale* (c'est-à-dire comme *entité morbide*), consiste dans une altération plus ou moins grande, produite par le feu sur les tissus vivants; 2° que la *brûlure* (*affection*) est une désorganisation des tissus vivants dans tel ou tel organe, dans telle ou telle partie constituante de cet organe. Le mot *affection* comporte donc avec lui l'idée de localisation, de telle sorte que, pour déterminer la nature d'une affection morbide, il faut en connaître non-seulement la cause immédiate, ainsi que la lésion engendrée par cette cause, mais encore le siége de cette lésion.

D'où il suit, que nous devons répéter, pour les affections morbides, ce que nous disions tout à l'heure pour les entités morbides, à savoir, qu'un bien petit nombre nous sont encore complétement connues. Mais cela ne doit nullement nous empêcher de poser le problème, bien que celui-ci soit insoluble avec le peu d'éléments dont nous disposons aujourd'hui. Pour apprécier *la nature* d'une affection morbide, il s'agit en définitive de rechercher en premier lieu le siége et l'étendue de *la lésion* qui la caractérise, puis de rechercher l'entité morbide à laquelle cette affection se rattache.

Mais j'ai hâte de quitter ces généralités, pour arriver à l'impaludisme et aux affections morbides qui en dépendent.

Quelle est donc la nature de l'impaludisme ? Notre première réponse doit être un aveu d'ignorance; car, si nous prenons pour base d'appréciation les éléments énoncés ci-dessus, c'est-à-dire la notion de *cause* et celle de *lésion primitive*, nous devons reconnaître que nous ne possédons ni l'une ni l'autre.

Voyons néanmoins s'il n'est pas possible de trouver, sur la nature de l'impaludisme, une formule provisoire, à défaut d'une définition précise. Car, dans les sciences d'observation, avant d'arriver à des lois générales et immuables, nous voyons naître chaque jour des formules provisoires, nous voyons le progrès s'accomplir par cette loi de substitution qui emporte une à une toutes nos hypothèses et ne donne à chacune d'elles qu'une durée très-éphémère.

Or, pour revenir à l'entité morbide qui nous occupe, si nous n'avons pas pu découvrir, d'une part, l'agent morbide qui lui donne naissance, nous connaissons du moins la *principale* condition de développement de cet agent morbide; je dis la condition *principale* et non *unique*, car nous ne savons pas absolument s'il n'en existe pas d'autre. Cette condition principale consiste dans le voisinage des marais, marécages, terres incultes, et j'ajouterai *mal cultivées*. A défaut du nom lui-même de la cause, nous ne pouvons donc pas avoir de meilleure désignation que celle d'*impaludisme* qui rappelle le mode de développement le plus habituel de l'agent morbide en question.

J'ai déjà dit, d'autre part (voyez p. 133), qu'on n'a pas encore découvert de *lésion constante*, c'est-à-dire de *lésion primitive*, propre à l'impaludisme. Mais tout nous porte à supposer que *cette lésion primitive*, quelle qu'elle soit, fugace ou persistante, réside dans le sang; car, sans vouloir m'étendre sur une question purement hypothétique, je dirai que l'analogie nous permet d'admettre l'existence d'un agent morbide (auquel on a donné le nom de *miasme palustre*), lequel serait introduit par absorption dans le torrent circulatoire. L'impaludisme rentrerait donc dans la grande classe des intoxications ou des empoisonnements véritables. Or, une intoxication qu'est-ce autre chose qu'une *affection sanguine, sans lésion primitive déterminée ?* Sous le nom d'empoisonnement, en effet, on comprend l'ensemble de désordres plus ou moins graves produits par l'absorption de telle ou telle substance. Mais, le jour où l'on découvrirait la *lésion sanguine primitive* engendrée par cette substance, il serait mieux, au point de vue nosologique, de désigner cet empoisonnement par les noms combinés *de l'agent morbide et de la lésion primitive qu'il détermine.*

On serait tenté de m'objecter peut-être que certains poisons, les poisons irritants, par exemple, donnent lieu à *une lésion primitive*, à *une destruction de tissus*, et qu'il n'y a nul avantage néanmoins à prendre *cette lésion primitive* pour base d'une nomenclature nosologique. Mais c'est là une lésion qui ne saurait en rien expliquer les phénomènes toxiques ultérieurs. Il y a donc une autre *lésion primi-*

tive à rechercher dans le sang lui-même, lésion qui s'est produite ou a dû se produire après l'absorption du corps en question. S'il en était autrement, ces substances ne devraient pas être rangées parmi les poisons. Telle est d'ailleurs l'opinion d'Orfila : « S'il est vrai, dit-il (1), qu'il existe un nombre assez considérable de poisons qui déterminent une inflammation plus ou moins vive des tissus qu'ils touchent, et dont on serait tenté, au premier abord, de borner l'action à cette irritation locale, il n'est pas moins certain que tous ces poisons sont absorbés et portés dans tous les organes ; la plupart d'entre eux sont absorbés tels qu'ils sont, d'autres, comme les acides concentrés, sont probablement délayés par les sucs de l'estomac avant d'être absorbés. »

Pour mieux apprécier enfin les conditions d'influence des poisons, je crois utile de rapporter, à cet égard, l'opinion de M. Cl. Bernard. « Où se produisent donc, dit-il (2), les effets des poisons ? Dans quelle partie de l'organisme portent-ils leur action ? Ce champ d'activité est très-restreint. Pour qu'un poison agisse, il faut qu'il soit arrivé dans le système artériel, car ce n'est que lorsqu'il sera parvenu dans le réseau capillaire, au moyen des artères, que ses effets se manifesteront. Qu'on place, en effet, sur le cerveau l'un de ces poisons dont l'action sur le système nerveux est si puissante et cause si promptement la mort, de la strychine ou de l'acide cyanhydrique, par exemple ; aucune action immédiate ne se produira, et à la longue seulement un effet local pourrait se montrer dans certains cas. Il faut, ainsi que nous venons de le dire, pour que les effets toxiques de ces substances se manifestent, que l'absorption les ait amenés dans le courant artériel, qui les conduit aux capillaires. »

Il résulte de ce qui précède que l'entité morbide que nous étudions doit être considérée comme une intoxication produite par l'absorption des miasmes palustres, d'où le nom *d'intoxication palustre* ou simplement *d'impaludisme*. Si on parvenait jamais à la découvrir à cette première période de son évolution, nul doute qu'il ne fallût instituer de bonne heure un traitement approprié. Mais, tant que l'affection sanguine *primitive* nous restera inconnue, il faut attendre, pour agir, qu'il se manifeste une ou plusieurs affections *secondaires,* et l'on conçoit très-bien que ces dernières mettent plus ou moins de temps à se développer suivant les sujets, qu'elles puissent même manquer chez quelques-uns, l'organisme devant réagir contre l'influence délétère du miasme palustre, comme il le fait plus tard, et souvent avec succès.

(1) *Dict. en 30 vol.,* t. XXIX, p. 688, art. Toxicologie.
(2) *Leç. sur les effets des subst. tox. et méd.,* p. 47. Paris, 1857.

Voyons maintenant *en quoi consistent ces affections secondaires*, voyons, en d'autres termes, *quelle est la nature de ces affections, quel est le système organique affecté*, à la suite de la lésion sanguine primitive.

Mais, avant de répondre à toutes ces questions, il me paraît utile de dire comment je suis arrivé à me faire une opinion sur ce point. Or, ce n'est pas par des hypothèses que j'ai débuté dans cette voie, mais bien par l'observation attentive des faits. Pendant longtemps, en effet, je me suis borné à enregistrer soigneusement ceux-ci, sans pouvoir en trouver la moindre explication, et cette période d'obscurité à peu près complète, a duré pour moi bien du temps ; ce n'est qu'il y a quelques mois à peine que je suis parvenu à trouver, pour un grand nombre de ces affections secondaires, l'explication que je donnerai un peu plus loin.

D'une part, je soupçonnais bien que ces affections fussent des névroses et je savais que cette opinion avait été soutenue par des auteurs très-recommandables (1) et notamment par M. Trousseau qui a fourni, à l'appui, des raisons très-convaincantes empruntées à la physiologie et que j'invoquerai moi-même. « Ainsi s'expliquent, dit-il (2), avec une certaine facilité, les accidents si diversifiés des fièvres larvées simples ou pernicieuses; ainsi se confirme cette opinion déjà soutenue par d'autres que moi, et à laquelle je me range complétement, à savoir, que les fièvres intermittentes, sous quelque forme qu'elles se traduisent, doivent être rangées dans la classe des névroses. » — Mais, ce n'était encore là, de ma part, qu'un vague pressentiment qui laissait encore dans l'ombre l'explication d'un grand nombre de faits.

Je savais, d'autre part, par l'expérience générale et par la mienne propre, combien les données symptomatiques fournies par la rate étaient précieuses, combien surtout elles étaient fréquentes et faciles à observer. Mais j'avais pu voir aussi, par une assez longue observation, que l'intumescence de la rate n'avait aucun rapport direct avec la douleur dont cet organe était si fréquemment le siége, et je ne parvenais pas à trouver une explication plausible de ces symptômes.

Or, voici comment j'ai été conduit, sans la rechercher, à une théorie plus large et plus complète des divers symptômes palustres.

Quoique je regarde encore aujourd'hui la *douleur splénique* comme un des meilleurs et comme le plus constant des signes d'impaludisme, je dois déclarer cependant qu'au début de mes recherches, j'attachais à la constatation de ce signe une valeur un peu trop

(1) Voy. *Comp. de méd. prat.*, t. V, p. 323, art. Fièvre interm.
(2) *Clin. méd.*, t. II, p. 768. Paris, 1862.

exclusive. Je reconnais même que j'ai été bien des fois dérouté par
l'apparition capricieuse de ce symptôme. Ainsi, il m'est arrivé parfois d'observer des malades qui accusaient d'eux-mêmes cette douleur, et, quand je voulais la constater à l'aide d'une pression méthodique de la région splénique, je ne la trouvais pas. D'autres fois,
j'étais positivement sûr de l'avoir constatée, à un degré très-évident,
et il m'arrivait de ne plus la retrouver chez les mêmes malades,
quand je voulais la montrer à d'autres médecins. D'autres fois, en
pratiquant l'examen comparatif des deux hypochondres, je trouvais
la douleur plus forte à droite qu'à gauche; dans d'autres cas enfin,
je lui trouvais ce caractère de continuité et de fixité que j'avais cru
devoir lui assigner dès le principe. De là une opposition qui se comprend bien, de la part de plusieurs de mes confrères, opposition salutaire qui m'a porté à observer mes malades avec plus de suite et à
diverses reprises et m'a forcé à mieux apprécier les vrais caractères
de la douleur splénique. Or, j'ai acquis ainsi la ferme conviction,
que cette dernière avait tous les caractères *d'une véritable douleur
névralgique : spontanéité ou provocation par la pression, exacerbation ou
continuité de la douleur, disparition momentanée suivie de retours subits
de la douleur, etc.*

Cette simple appréciation me donnait la clef d'une foule de symptômes obscurs, à savoir de la douleur du foie ou de l'épigastre, des
intestins ou de l'utérus, etc., etc. Car, étant admis que la douleur
de la rate fût une névralgie, il était naturel de supposer que cette
même névralgie dût se montrer dans une multitude de branches du
grand sympathique, de la même façon qu'elle se montre dans le
plexus splénique. Il était permis d'admettre encore, sans forcer les
analogies, que cette même sensibilité dût exister dans les divers
rameaux sensitifs du grand sympathique, et qu'elle se révélerait à
nous de la même manière, si on pouvait les explorer aussi aisément
qu'on explore ceux du plexus splénique. On arrivait donc à démontrer, par une induction légitime, l'existence de *névralgies inconscientes*
du grand sympathique, si pareille association de mots pouvait être
faite. Il suit de là que, tout en restreignant la valeur séméiotique de
la douleur de la rate, je gagnais en compensation, la connaissance
d'une foule d'autres symptômes équivalents; que je pouvais mieux
interpréter la signification de douleurs de même nature, ayant leur
siége dans d'autres organes. Quant aux *névralgies inconscientes* dont
je viens de parler, elles pouvaient encore, en provoquant certains
troubles fonctionnels, se révéler à notre esprit, si ce n'est à la per-
ception directe des malades.

Ce premier aperçu me confirmait déjà dans cette première idée qui m'avait frappé, comme tant d'autres, à savoir que les diverses affections palustres secondaires dussent être rapportées à des névroses. Mais il fallait encore, si c'était possible, étudier avec plus de précision les différents caractères de ces névroses.

Or, pour arriver plus aisément à cette détermination, voici comment j'ai procédé. Partant de ce principe, que la nature d'un phénomène morbide devait toujours rester la même, *quelle que fût son intensité*, j'ai pris, parmi tous les symptômes que j'avais observés chez mes malades, ceux qui étaient le plus nettement accusés et se rattachaient bien évidemment à l'intoxication palustre. Si je parvenais à trouver un lien entre ces divers phénomènes, je supposais *à priori*, que le même lien dût exister entre tous les autres phénomènes moins tranchés, mais se rapportant à la même cause morbide. Et, pour prendre un exemple, je dirai que le rhumatisme articulaire ne change pas de nature, suivant qu'il soit intense ou non, qu'il affecte deux ou trois jointures seulement, ou un nombre beaucoup plus grand.

En analysant donc, d'après ce procédé, les divers symptômes saillants, engendrés par l'impaludisme, on trouve : tantôt *des névralgies des nerfs de la vie de relation*, névralgies entièrement semblables, à la violence près, à celles du grand sympathique; tantôt *des phénomènes passagers d'excitation motrice*, d'autres fois enfin *des phénomènes également passagers* d'affaiblissement ou même *d'abolition de la motilité*. Ces divers phénomènes n'apparaissent pas sans doute bien tranchés chez le même malade; mais ils sont on ne peut mieux caractérisés, si on les envisage isolément sur différents sujets. Il me suffira de rappeler pour les premiers (*phénomènes d'excitation*), les convulsions toniques ou cloniques, et pour les seconds (*abolition de la motilité*) la faiblesse de la contractilité des intestins et la paralysie de la vessie.

Il ne reste plus qu'à trouver un lien entre ces divers phénomènes, qu'à déterminer leur enchaînement ou leur ordre de filiation. Or, voici la théorie que j'ai imaginée à cet égard et qui me paraît devoir rendre compte de la plupart, sinon de toutes les affections paludiques secondaires.

L'observation d'un très-grand nombre d'affections palustres nous conduit donc à admettre la succession des phénomènes morbides suivants :

1° *Une exaltation de la sensibilité*, née primitivement dans les nerfs du système ganglionnaire, notamment dans les nerfs spléniques et se propageant à ceux du système cérébro-spinal, ou développée simultanément dans les deux systèmes nerveux;

2° *Une excitation des nerfs moteurs* correspondant aux filets sensitifs, excitation produite par action réflexe sur les centres nerveux, et suivie d'une fatigue plus ou moins rapide de ces mêmes centres nerveux ;

3° *Des phénomènes de diminution et même d'abolition des facultés motrices*, lesquels semblent se produire, sous l'influence d'une sorte d'action stupéfiante exercée sur les centres nerveux, par l'altération sanguine primitive ;

4° *Un travail de réparation*, incessamment opéré par la nutrition sur les centres nerveux, lesquels parviennent ou non à neutraliser plus ou moins vite, pour un temps variable et presque toujours limité, la série d'actes morbides énoncés précédemment;

5° *Une atteinte parfois simultanée, mais ordinairement successive de groupes distincts de filets sensitifs*, les phénomènes morbides se faisant de moins en moins sentir sur les nerfs primitivement atteints, par suite peut-être de l'accoutumance de ces nerfs à l'excitation de l'agent paludique.

Il est enfin une dernière hypothèse à faire, pour comprendre l'évolution complète de ce travail de physiologie pathologique, cette hypothèse consiste à admettre *deux paires nerveuses* distinctes pour chaque organe (les centres nerveux exceptés), *l'une sensitivo-motrice*, destinée à l'organe lui-même; *l'autre également sensitivo-motrice*, se distribuant aux seuls vaisseaux de cet organe. Quoique cette distinction n'ait pas encore été, que je sache, démontrée anatomiquement, elle repose néanmoins sur des données cliniques assez importantes et que j'exposerai plus loin.

Voyons maintenant si cette théorie s'accorde avec les faits observés; car une hypothèse n'est acceptable qu'à cette condition. Loin de moi cependant la pensée de regarder cette théorie comme inattaquable, et il se peut très-bien qu'on y ajoute ou qu'on en retranche quelque chose. Mais j'ose croire qu'elle nous permet dès à présent d'apercevoir un lien entre certains phénomènes en apparence contradictoires, j'ose croire encore qu'elle peut nous rendre compte de la plupart des faits observés, sinon de tous.

Passons donc en revue les diverses affections palustres des trois degrés, ou plutôt voyons, dans les principales de ces affections, si les symptômes saillants et en apparence contradictoires ne peuvent pas s'expliquer par la succession de phénomènes dont il vient d'être question. Prenons, par exemple, pour commencer *ab ovo*, un premier accès de fièvre intermittente.

Le frisson initial est un phénomène éminemment complexe, et, sans nous occuper du système musculaire où nous trouvons pourtant des phénomènes d'excitation motrice suivis d'une sensation de

brisement et de fatigue musculaire, voyons plus spécialement ce
qui se passe du côté de la peau.

En admettant une paire nerveuse (sensitivo-motrice) ou un groupe
de paires nerveuses pour les élements contractiles de l'enveloppe
cutanée, nous voyons des mouvements se passer sur cette enveloppe; car l'individu devient *chair-de-poule*, et les mouvements ne
durent qu'un temps limité. Or, d'après tout ce que la physiologie
générale nous apprend sur la production des mouvements, il est
rationnel de supposer quelque part (je ne saurais dire où) une impression sensitive. Sont-ce ces mouvements des éléments contractiles de la peau qui donnent lieu, par action réflexe, au tremblement musculaire général? Je ne pourrais pas l'affirmer; mais cette
contraction particulière de la peau pourrait bien, ce me semble,
nous rendre compte de la sensation de froid éprouvée par le malade.

Au même moment où cette sensation de froid est accusée, on
constate ordinairement au toucher une élévation, mais parfois aussi
un véritable abaissement de température de la peau. D'où vient
cette différence d'effets? Elle vient de ce qu'il y a ou non simulta-
néité d'action des deux paires nerveuses cutanées, les phénomènes morbides pouvant se montrer dans la paire *vasculaire* avant
ou après qu'ils se montrent dans la paire cutanée proprement
dite.

Je dis que les phénomènes déjà décrits se passent également dans
la paire *vasculaire;* car, à un certain moment, on observe une véritable décoloration des téguments, ce qui indique une contraction
évidente des vaissseaux capillaires de la peau. On observe encore
un abaissement réel de la température; témoin cette forme particulière de *fièvre algide pernicieuse* ou la *forme cholérique,* dans lesquelles
l'abaissement de la température cutanée peut durer des heures entières et jusqu'à la mort du patient. Or qu'indique cet abaissement
de température, si ce n'est une contraction permanente, une sorte
de *tétanos* des vaisseaux capillaires? Ce qu'on peut dire seulement,
c'est que cette période d'excitation est d'habitude assez courte dans
les fièvres intermittentes ordinaires.

Au stade de frisson succèdent les stades de chaleur et de sueur;
or, si on se reporte aux travaux de notre illustre physiologiste,
M. Cl. Bernard, on verra que ces stades correspondent à un défaut
d'action, à une véritable paralysie des nerfs *vaso-moteurs.* Or, je le
demande, n'est-il pas rationnel d'attribuer cette inertie des nerfs
vaso-moteurs, à une fatigue, à une sorte de stupeur des centres
nerveux qui les animent?

Il semblerait, au premier abord, que cet engourdissement des centres nerveux devrait durer indéfiniment, l'altération sanguine palustre qui lui donne naissance étant elle-même permanente, comme tout nous porte à le supposer. Mais il ne manque pas d'exemples en pathologie, où *une cause morbide permanente n'engendre que des troubles passagers*. Qu'on se reporte, en effet, aux coliques produites par la présence de calculs biliaires ou rénaux; qu'on songe aux accès de suffocation qui se succèdent dans le croup, accès séparés par des intervalles de calme, malgré la permanence de l'obstacle à l'entrée de l'air (voir Trousseau, *Clin. méd.*, t. I, p. 321). Dans le cas qui nous occupe en particulier, le retour spontané à l'état normal me paraît s'expliquer par cette correspondance intime qui relie les diverses pièces, si je puis ainsi dire, du système nerveux, par cette synergie d'action qui fait un tout harmonique des fonctions dévolues à chacune des diverses parties constituantes de l'axe-cérébro-spinal. On conçoit, par exemple, que, dès la première atteinte portée à un point quelconque des centres nerveux, il puisse et doive s'établir dans tout le reste du système une sorte de réaction salutaire, qu'il se produise une stimulation générale propre à partout réveiller les fonctions nutritives, et qu'en définitive des matériaux de réparation soient ainsi portés, par voie indirecte, jusqu'au siége du mal. Et certes, on est tenté d'accorder quelque créance à une pareille hypothèse, quand on voit l'influence si marquée et si directement favorable de l'alimentation sur le prompt retour à la santé.

Quel que soit le mécanisme de cette réparation des centres nerveux, il est certain que celle-ci s'effectue souvent par les seules forces de la nature, et qu'elle se traduit à nous par la cessation de l'accès intermittent. Grâce à l'impulsion qu'il vient de recevoir, le système nerveux reprend ses fonctions, tout en se ressentant encore néanmoins de ses souffrances récentes; car, il trahit le plus souvent sa faiblesse par une rechute plus ou moins prochaine. Telle est sans doute l'explication de ces retours inopinés des accès intermittents.

Quant à la durée qui s'écoule entre deux accès voisins, elle varie plus qu'on ne le croit généralement. C'est cette durée qui a fait admettre différents *types*, et parmi ces derniers, le type *périodique*, par sa régularité même, a plus particulièrement frappé l'attention des observateurs. Mais, à côté de ce type, il y a les *types rémittent et continu, ou plutôt pseudo-continu*, dont on ne tient pas toujours un compte suffisant et qui se rattachent à l'impaludisme, aussi bien que le premier. Comme preuve de l'interprétation précédente, j'invoquerai ici la gravité ordinairement plus grande du type *subcontinu*, gravité signalée par Torti et par beaucoup d'autres observateurs. Que prouve cette continuité de la fièvre ou des autres accidents paludiques, si ce n'est précisément un défaut ou une insuffisance de réaction de la part du système nerveux ?

On comprend très-bien que cette intermission des accidents ait une durée variable, non-seulement suivant les sujets, mais encore suivant le degré de résistance qui peut varier chez le même sujet, à des époques différentes. Il n'est donc pas étonnant, vu le grand nombre d'individus atteints par le miasme palustre, qu'on trouve chez certains, chez la plupart, si l'on veut, cette *périodicité* qui surprend au premier abord. Elle serait inexplicable, si elle s'observait constamment, *à l'exclusion des types continu et rémittent;* mais, du moment que la fièvre ou tout autre accident palustre revient à tous les intervalles, on doit pouvoir établir une catégorie de malades chez lesquels le type intermittent domine, quelle que soit d'ailleurs la durée de l'intermission.

Il n'est pas moins aisé de comprendre, sans qu'on puisse en dire la raison chez chaque malade, que certains cas se terminent spontanément par la guérison et que d'autres s'aggravent plus ou moins vite, pour entraîner tôt ou tard un épuisement complet des centres nerveux, et, par suite, la mort des malades. C'est une lutte qui s'établit entre l'*activité morbide* d'une part et la *résistance vitale* d'autre part. Or, pour employer le langage des vitalistes, ces deux forces devant varier et variant en effet dans chaque cas, il est aisé de comprendre que tantôt le malade l'emporte et tantôt la maladie. A force de lutter, certains malades guérissent spontanément; malgré la lutte qu'ils soutiennent, beaucoup d'autres succombent.

Comme dernière phase de l'évolution morbide paludique, j'ai enfin signalé la transformation, non-seulement possible, mais réelle, qu'on observe dans les diverses affections engendrées par les miasmes des marais, et j'ai cherché à expliquer cette transformation par une sorte d'insensibilité acquise des filets sensitifs primitivement atteints. Pourquoi, en effet, n'observe-t-on pas toujours *la fièvre intermittente* dans les diverses récidives offertes par un seul et même individu? Parce que, pour me servir de l'expression de Bichat, *l'habitude émousse le sentiment* et que les portions du centre nerveux primitivement atteintes deviennent impropres à trahir l'altération sanguine; ce sont autant de cordes qui ne vibrent plus. Dès lors, l'impression se transmet à d'autres parties du système nerveux central, et ainsi s'explique la physionomie différente des *affections des trois degrés*. Mais il n'y a ici rien d'absolu; car, à la fièvre intermittente la plus simple peut s'ajouter un symptôme nerveux inso-

lité; aux affections du troisième degré peuvent se joindre certains
indices de fièvre intermittente.

Étant admis que toutes les affections palustres soient des *névroses*,
il n'y a guère lieu d'être surpris de cette multitude infinie de symptômes, les différents filets nerveux du corps pouvant être tour à
tour les agents de transmission de la souffrance occasionnée par
l'affection sanguine primitive. On doit donc s'attendre à tout avec
l'impaludisme; le mal peut se révéler par les symptômes les plus
bizarres et les plus inattendus. Telle est la raison pour laquelle on
doit en soupçonner l'existence, dans un pays à fièvres, chaque fois
qu'on ne parvient pas à découvrir clairement une affection de toute
autre nature. Il est évident qu'on n'ira pas penser à une affection
palustre, si on vient à découvrir tous les signes classiques d'un rétrécissement aortique ou d'une insuffisance de la valvule mitrale.
Mais, on aura le droit d'y penser, si on observe des troubles cardiaques graves sans lésion organique, si on a surtout essayé sans
succès divers traitements appropriés aux affections du cœur.

J'ai dit que les portions du centre nerveux primitivement impres-
sionnées, finissaient par devenir plus ou moins insensibles à l'action
du miasme palustre. Mais, on ne doit pas prendre cette assertion
dans un sens trop absolu; car, on voit, à diverses reprises et chez le
même sujet, des récidives de fièvres intermittentes. Je signalerai
d'ailleurs, comme une exception remarquable, la sensibilité persistante des nerfs spléniques pour le miasme palustre, la douleur de
ces nerfs se faisant sentir à toutes les périodes de l'impaludisme,
aux premières aussi bien qu'aux dernières atteintes, et surtout aux
plus graves.

Cherchons maintenant à nous expliquer comment certains symptômes opposés, dont divers organes sont le siége, comment ces
symptômes peuvent se rattacher à une seule et même cause, à une
influence d'origine palustre. Prenons l'intestin, par exemple, où l'on
observe tantôt *de la constipation,* tantôt *de la diarrhée,* d'autres fois une
hémorrhagie. Ces différents effets s'expliquent à merveille, si l'on
admet que la paire nerveuse musculaire et la paire vasculaire puissent être atteintes isolément. *L'influence motrice* vient-elle à faire
défaut *dans les fibres musculaires de l'intestin,* on aura de la *constipation,* et celle-ci cède parfaitement, mais plus ou moins vite, à
l'administration du sulfate de quinine, par la raison que ce remède
est efficace dans l'entité morbide paludique. *Les nerfs vaso-moteurs*
de l'intestin cessent-ils d'animer les parois contractiles des capillaires, on aura de la diarrhée; car, d'après les expériences de
M. Cl. Bernard, les sécrétions se font dans les glandes, au moment

du repos des parois vasculaires, alors que le sang vient à distendre les capillaires, et fournit ainsi des matériaux de sécrétion aux tissus glandulaires. Supposons enfin que la *paralysie des nerfs vaso-moteurs* soit complète, il y aura déchirure des parois si minces des vaisseaux, et par suite *hémorrhagie* à la surface de la muqueuse intestinale. Voilà comment se produisent, par un mécanisme identique, des symptômes si différents en apparence. Il n'y a donc rien de contradictoire à supposer que le même agent médicamenteux se montre favorable dans des états si opposés, lorsque ces derniers sont engendrés par une seule et même cause.

J'avais été frappé, pendant longtemps, sans pouvoir me l'expliquer, de la rapidité avec laquelle le sulfate de quinine faisait revenir les règles chez certaines femmes où la période menstruelle manquait depuis un temps plus ou moins long, et dans ces cas, je ne songeais nullement à faire revenir les règles, je me proposais uniquement de combattre quelque affection palustre dont j'avais reconnu l'existence. Or, si on admet une *semi-paralysie des nerfs vaso-moteurs* de la muqueuse utérine, on s'explique très-bien cette action emménagogue du sulfate de quinine. D'autres fois, mais beaucoup plus rarement, il y a *une hémorrhagie utérine*, liée à l'existence de la même entité morbide, et le même médicament se montre encore efficace. C'est qu'il y a, dans ces cas, paralysie *complète et déchirure des vaisseaux capillaires;* le sel quinique agit ici comme un hémostatique, bien qu'il se comporte toujours de la même manière.

Voyons enfin ce qui se passe du côté de la rate. Ici encore, nous devons admettre deux paires nerveuses distinctes : *l'une* qui causerait *la douleur splénique* sans provoquer la moindre intumescence de l'organe; *l'autre* qui ne serait pour rien dans la *douleur ressentie*, et produirait l'*hypertrophie splénique*, en amenant la paralysie des nerfs vaso-moteurs. J'ai déjà dit que l'augmentation de volume de la rate était *très-rare* dans notre pays, et que la *douleur splénique*, au contraire, s'y observait très-fréquemment. Cela tient à ce que les nerfs *vaso-moteurs* sont rarement atteints dans nos contrées, tandis qu'ils paraissent l'être très-souvent dans beaucoup d'autres pays à fièvres. Mais je reviendrai un peu plus loin sur cette question.

Ai-je besoin d'ajouter qu'on ne peut admettre l'existence d'une double *paire nerveuse* que dans les organes pourvus de tissus contractiles? Aussi, les troubles observés dans les organes centraux de l'innervation ne peuvent-ils dépendre que de l'influence exercée par la *paire vasculaire*. Notons encore à ce sujet la diversité des symptômes produits par l'excitation ou la dépression que subit, suivant les cas, l'innervation vaso-motrice. Supposons en effet *une contracti-*

lité exagérée et permanente des vaisseaux capillaires de l'encéphale, et
nous aurons une *anémie cérébrale* avec la *syncope obligée*, d'où une
forme syncopale pernicieuse. Il est bien entendu d'ailleurs que la
syncope peut encore dépendre d'un arrêt des battements de cœur à
la suite de troubles fonctionnels des nerfs cardiaques. Supposons,
d'autre part, une paralysie des nerfs *vaso-moteurs* des vaisseaux
capillaires encéphaliques, et nous aurons tantôt une congestion des
méninges ou de la couche corticale du cerveau, d'où l'apparition de
certains symptômes propres à la méningo-encéphalite. J'ai déjà
donné ailleurs (voyez p. 135) une explication du *sommeil* dans les
formes *carotiques ou soporeuses*. Que cette *paralysie vaso-motrice* dure
un certain temps, et nous pourrons avoir un *ramollissement* de la
substance cérébrale ; que cette même paralysie soit *complète ou trop
brusque*, et nous aurons une hémorrhagie cérébrale avec l'*hémiplégie*
qui en est la conséquence obligée.

Tous ces symptômes si variés qu'on observe dans les différents
organes, s'expliquent donc par un mécanisme unique. Seulement,
il ne nous est pas toujours donné de voir, chez le même malade,
l'enchaînement des phénomènes morbides, tel que je viens de le
décrire. C'est ce qui fait aussi, j'en conviendrai volontiers, qu'on
peut être facilement induit en erreur sur l'interprétation de l'un de
ces symptômes, le travail de l'esprit devant trop souvent suppléer à
la constatation rigoureuse des symptômes. Mais, aujourd'hui que
l'attention sera appelée sur ce point, il sera peut-être plus facile
d'analyser les phénomènes et de les observer dans leurs détails, de
confirmer ou de rectifier ces premières vues théoriques. En tout cas,
c'est là une voie nouvelle, ouvrant carrière à des recherches pleines
d'intérêt, et pouvant conduire à des résultats pratiques avantageux.
Il est peut-être permis d'espérer, sans trop se faire illusion, qu'on
finira par suivre ces névroses paludiques dans les différents nerfs
du système ganglionnaire où l'analyse n'a guère pu pénétrer jusqu'à ce jour. S'il en était ainsi, on ne décrirait plus des affections
palustres, mais des névroses paludiques de tel ou tel nerf, comme
on peut suivre les névralgies dans les différents nerfs de la vie de
relation.

Il résulte de l'exposé précédent que l'impaludisme peut frapper
isolément ou simultanément les *nerfs vaso-moteurs* et les *nerfs des
organes proprement dits*. Or, les névroses des premiers exposent *seules*
aux congestions d'organes, peuvent produire tantôt une simple hyperémie, tantôt une déchirure des vaisseaux capillaires, et donner
lieu, suivant les régions, à une hémorrhagie interstitielle ou à un
écoulement de sang à la surface des muqueuses. Ce sont là les né-

vroses les plus graves, en ce qu'elles provoquent dans les différents organes des troubles variés dus à l'hyperémie ou à l'extravasation sanguine, en ce qu'elles entraînent une notable déperdition des forces, par les hémorrhagies qui en sont souvent la conséquence. Or, je le répète, ces affections des nerfs vaso-moteurs me paraissent être infiniment plus rares dans notre pays que dans d'autres pays à fièvres ; c'est ce qui nous explique la rareté des engorgements viscéraux dans notre contrée, leur fréquence dans d'autres, c'est ce qui rend compte du degré si différent de gravité que revêtent les affections palustres suivant les divers pays.

L'étude de ces névroses me conduit à dire quelques mots de la *leucocythémie splénique* dont on a fait une affection entièrement indépendante de l'impaludisme. Or, celle-ci me paraît devoir se rattacher néanmoins à l'existence de cette entité morbide, sinon dans le plus grand nombre de cas, du moins dans quelques-uns. En lisant en effet la description de cette affection (voy. Trousseau, *Clin. méd.*, t. II, p. 687 et suiv.), j'y retrouve un grand nombre de caractères propres à l'impaludisme chronique ; j'y retrouve surtout ces névroses des *nerfs vaso-moteurs*, dont il vient d'être question. Indépendamment *d'une augmentation notable des globules blancs du sang*, on observe, dans cette affection : *l'engorgement du foie et surtout de la rate, une déperdition notable des forces, des douleurs névralgiques, de la tristesse et de l'insomnie, des symptômes fébriles irréguliers, de la diarrhée et une tendance aux hémorrhagies, du côté des muqueuses nasale, intestinale, utérine,* etc., *des éruptions furonculaires.* Dans quelques cas exceptionnels (*le sixième des cas environ*), on a noté l'existence *antérieure de fièvres intermittentes*, circonstance qui me paraît presque suffire, à elle seule, pour nous permettre, pour ces cas du moins, d'attribuer l'affection leucémique à une origine palustre. N'ayant observé par moi-même aucun exemple de leucocythémie splénique, je crois inutile d'insister plus longtemps sur ce point ; mais, ce que je puis affirmer par expérience, c'est que la plupart des symptômes énumérés précédemment et attribués à cette affection, s'observent également dans des affections paludiques parfaitement confirmées. M. le professeur Monneret range d'ailleurs la leucémie, au nombre des altérations sanguines produites par l'impaludisme, comme le prouve la citation suivante :

« La leucémie, dit-il (1), ou la prédominance des leucocythes, des globules blancs, n'arrive que dans la période déjà avancée de l'impaludisme ; elle ne provoque, pendant longtemps, que les signes or-

(1) *Tr. élém. de path. int.*, t. III, p. 244.

dinaires de l'anémie; il est inutile de les rappeler. Disons seulement que trois ordres de symptômes ne tardent pas à s'y ajouter, et à faire reconnaître cette forme de cachexie : 1° la teinte grise, plombée, bistre de la peau, souvent manifestement ictérique sur le visage et les sclérotiques, etc.; 2° l'état plus fluide du sang qui est d'une teinte rose-pâle, ou d'un rouge-vermeil; il contient peu de fibrine et surtout de globules sanguins; il est au contraire très-riche en leucocythes et leur nombre est cinq ou six fois plus grand qu'à l'état normal; 3° *les hémorrhagies* s'effectuent par différentes voies; 4° on trouve enfin une hydropisie plus ordinairement limitée aux membres inférieurs ou à l'abdomen. »

L'idée de rattacher la leucémie à une intoxication palustre n'est donc pas nouvelle, et elle devait, en effet, venir à l'esprit de tout observateur qui aurait constaté le volume énorme qu'acquiert la rate dans cette affection. Aussi, a-t-on essayé les préparations de quinquina, et sans le moindre succès, paraît-il, la leucémie ayant toujours marché vers une terminaison fatale, quoi qu'on ait pu faire. Comme je n'ai pas pu me procurer, sur ce point de pathologie, un nombre suffisant d'observations détaillées, je ne voudrais rien préjuger sur la question thérapeutique. Mais, en voyant l'appréhension dont le sulfate de quinine est si souvent et si injustement l'objet, de la part même de très-habiles médecins, je ne serais guère surpris d'apprendre que cette médication eût été instituée, en bien des cas, avec trop peu d'insistance ou de hardiesse. Et quand je me représente d'une part la ténacité qu'il faut déployer dans le traitement de certains cas rebelles d'impaludisme, quand je songe d'autre part à l'innocuité si bien établie des préparations de quinquina, ainsi qu'à la marche fatalement mortelle de la leucocythémie splénique, je crois bien que je n'hésiterais pas, pour ma part, à recourir au traitement spécifique de l'impaludisme, s'il m'était jamais donné d'observer un seul cas de cette cruelle affection. Non-seulement je, serais tenté d'employer le sulfate de quinine, à doses fortes et prolongées, mais je recourrais encore à l'usage des préparations arsenicales, dont l'efficacité est parfois si rapide et si merveilleuse dans les affections graves et anciennes.

Tel est l'enchaînement que j'ai cru voir dans l'innombrable variété de désordres nerveux que peut produire l'impaludisme, enchaînement qui, je le répète, est loin d'être évident à une observation superficielle. Il me paraît même qu'il eût été impossible de se livrer avec fruit à un travail synthétique de ce genre, avant d'examiner, chez un très-grand nombre de malades, les phénomènes morbides les plus saillants, dont les fonctions d'innervation sont devenues le siége. Il nous reste encore néanmoins bien des connaissances à acquérir pour compléter cette étude, et ce n'est qu'en associant l'observation clinique à l'enseignement si précieux de la physiologie expérimentale, que nous pourrons espérer de voir s'accomplir, tôt ou tard, des progrès si souhaitables. Étant admise la légitimité des hypothèses précédentes, ce qui demande encore une démonstration plus complète, il nous reste encore un vaste problème à résoudre, *celui de déterminer dans chaque cas, la liaison des phénomènes morbides observés*. En d'autres termes, une névralgie d'origine palustre étant connue, il s'agit de rechercher dans tout l'appareil nerveux : 1° le point central destiné à recueillir cette impression morbide; 2° les cordons nerveux dont ce centre impressionné se sert pour produire dans tel organe une excitation motrice plus ou moins longue, suivie de phénomènes de dépression ou même de paralysie. Et inversement, il s'agit de déterminer le même *circuit morbide*, en remontant du siége de l'excitation motrice ou de la paralysie : 1° au centre dont celles-ci dépendent; 2° au point de départ sensitif qui a influencé les organes centraux de l'innervation. On le voit donc, une question nouvelle soulève toujours une foule d'aperçus nouveaux, et j'avais bien raison de dire qu'on ignore bien des choses sur ce qu'on croit le mieux savoir.

Il nous sera peut-être plus facile désormais, après l'étude de ces phénomènes complexes, de nous expliquer pourquoi *la douleur splénique*, sans être pathognomonique, constitue pourtant un si bon signe dans le diagnostic à faire des diverses affections palustres. Signalons en premier lieu la fréquence de cette douleur, l'acuité que celle-ci revêt d'ordinaire, dans les cas les plus graves, et enfin la facilité d'exploration de la rate au-dessous du rebord des fausses côtes, où cet organe déborde dans une petite étendue. Mais, à côté de ces conditions déjà si favorables à une bonne exploration, il en est une autre qui donne à ce symptôme une valeur séméiotique bien plus grande; cette condition réside dans la fréquence des affections paludiques de la rate, eu égard à l'extrême rareté des affections *dissimilaires* de ce même organe. En dehors des abcès métastatiques ou de l'inflammation proprement dite du tissu splénique, je ne vois guère, en effet, que les affections palustres auxquelles la douleur en question puisse se rapporter. Or, depuis que j'exerce à Pau, je n'ai vu *qu'un seul cas* d'infection purulente survenue en dehors de toute opération. D'un autre côté, *la splénite vraiment inflammatoire*, d'origine traumatique ou autre, doit être bien rare, puisque les médecins les mieux placés pour observer les affections de la rate ne la mentionnent même pas dans les

D. 27

pays à fièvres; cette dernière remarque a été faite d'ailleurs par
MM. Monneret et Fleury (voy. *Comp. de méd.*, article RATE, SPLÉ-
NITE). Pour ma part, je crois que la plupart des états morbides qu'on
a compris sous ce nom doivent être rattachés à ces névroses paludiques dont j'ai cherché à faire l'analyse; et ce qui vient à l'appui de
cette interprétation, c'est qu'un certain nombre de ces *prétendues
splénites* ont cédé à l'emploi de doses fortes de sulfate de quinine.
Voici d'ailleurs ce que dit M. Monneret, au sujet de la splénite,
dans un ouvrage plus récent (*Traité élém. de path. int.*, t. II, p. 16) :
« Les affections paludéennes en sont, a-t-on dit, la cause la plus
fréquente. Cependant ce serait une erreur que de croire que les
hyperémies d'origine maremmatique conduisent à l'inflammation.
Elles sont d'une tout autre nature, aussi bien que les congestions
hépatiques, pulmonaires, céphaliques et membraneuses qui y sont
si communes. Il est temps de ne plus considérer comme phlegma-
siques les hyperémies multiples qu'on observe dans tant d'affections
diverses, et dont la congestion paludéenne offre un type si bien
caractérisé.

.   .   .   .

.   .   .   .

« Les préparations de quinquina, le sulfate de quinine, les composés arsenicaux ont été justement conseillés dans les maladies de
la rate, inflammatoires ou non, parce qu'elles ont souvent leur
cause dans une intoxication paludéenne. »

Les causes morbides qui agissent sur la rate sont donc très-rares
en dehors de la cause paludique : telle est la raison pour laquelle
la douleur splénique acquiert une si grande valeur séméiotique.

Il est loin d'en être de même des autres viscères animés par le
grand sympathique. Du côté du *foie*, par exemple, nous trouvons
le cancer, l'inflammation, les abcès métastatiques de l'infection
purulente et surtout les coliques hépatiques. Nous avons donc
bien des causes à invoquer pour interpréter une douleur de foie;
et d'autre part, nous ne pouvons guère songer à l'impaludisme que
par exclusion, la névrose produite par cette entité morbide étant
bien moins fréquente ou moins apparente dans le foie que dans la
rate. Du côté de l'*estomac*, nous avons cette variété innombrable de
gastralgies dues à une mauvaise alimentation, à la dyspepsie, au
cancer ou à l'ulcère simple, à la chloro-anémie et à beaucoup d'autres causes; nous avons encore des vomissements sympathiques,
causés par des affections de nature bien différente et tout à fait
étrangères à l'impaludisme. Du côté des *reins*, nous avons comme
affections dominantes la pyélo-néphrite et surtout les coliques né-

phrétiques dues à la présence de calculs. Du côté de l'*utérus*, nous trouvons les différentes variétés de métrite, le cancer et aussi les engorgements si mal définis et si nombreux dont le tissu de la matrice est si souvent le siége. Il n'est donc pas étonnant qu'avec des douleurs utérines et un engorgement d'origine palustre, on puisse prendre la cause pour l'effet, et faire dépendre la douleur de la congestion sanguine.

Mais, par cela seul que la douleur splénique est un symptôme dépendant d'une affection secondaire, qu'elle revêt, par nature, le caractère si éminemment capricieux des douleurs névralgiques, elle ne doit jamais nous inspirer une confiance trop exclusive. Il peut donc arriver que cette douleur vienne à manquer, même dans une affection grave, ou qu'elle s'y montre par intervalles, qu'une douleur plus forte occupe tel autre rameau nerveux du grand sympathique, ou qu'une sorte de névralgie multiple vienne à siéger simultanément dans plusieurs branches de ce nerf.

A une époque où j'étais encore dans la plus complète indécision sur la nature des affections palustres, j'ai recueilli un fait qui m'a singulièrement embarrassé, et auquel j'ai cru devoir assigner, pendant quelque temps, une origine palustre. Quoique l'interprétation de ce fait ait laissé dans mon esprit des doutes dont il ne m'a pas encore été donné de me défaire, je rapporterai néanmoins cette observation; car l'indécision en elle-même a ses enseignements dont il est bon de profiter. Pour ma part, j'ai parcouru, à l'occasion de ce fait, toutes les nuances possibles de conviction, je ne crains pas de dire que je me suis contredit deux ou trois fois; et ce qui a le plus contribué à ébranler chez moi la croyance à une affection palustre, croyance qui ne m'était d'ailleurs venue qu'après coup, c'est l'observation d'un second fait dont j'ai déjà donné la relation (voy. obs. XLVII).

J'arrive donc à l'exposé du premier de ces faits, du premier par rang de date.

Obs. LVII. — Le 1er janvier 1866, on me fait appeler, à dix heures du soir, près d'une jeune femme d'une vingtaine d'années, qui était accouchée, deux heures auparavant, d'un garçon bien portant et jouissant encore aujourd'hui d'une excellente santé.

J'avais déjà traité cette malade, à deux reprises, la première fois dans le courant de l'automne de 1863, avant qu'elle fût mariée, pour une fièvre tierce parfaitement caractérisée et des plus simples; la seconde fois, au second ou au troisième mois de son unique grossesse, pour des névralgies faciales paraissant revêtir un type périodique. Comme la grossesse me paraissait jouer le principal rôle dans la production de ces névralgies, je me bornai à donner deux ou trois doses de sulfate de quinine, de 0,60 centigr. chacune. Les douleurs névralgiques ne tardèrent pas à se calmer, et il n'y eut rien de particulier à noter jusqu'au terme de la gestation, si ce n'est une constipation des plus opiniâtres et une lassitude générale assez marquée, durant les cinq ou six derniers jours qui ont précédé l'accouchement.

L'accoucheuse très-expérimentée qui a assisté cette jeune femme, m'apprend que les premières douleurs de l'enfantement se sont montrées le 1er janvier, à midi, que la première période du travail ayant duré près de sept heures, il ne s'était guère écoulé plus d'une heure depuis la rupture des membranes jusqu'à l'expulsion définitive du fœtus. L'accouchement n'a été d'ailleurs signalé par aucun accident particulier; il a été seulement remarquable par la rapidité du travail, rapidité excessive en effet pour une primipare. On m'apprend encore qu'au moment même où l'enfant a été expulsé, il est sorti, par le rectum, comme un *déluge* (sic) de matières fécales liquides et très-fétides. Depuis l'accouchement jusqu'à mon arrivée, il y a eu deux autres garde-robes très-abondantes et offrant les mêmes caractères; malheureusement, il m'a été impossible de les voir, une fille de service les ayant jetées par mégarde.

Peu d'instants après la délivrance, il survient de l'accablement et de la fièvre, sans qu'il y ait eu le moindre indice d'hémorrhagie interne ou externe; il ne s'écoule même au dehors qu'une quantité de sang insignifiante, malgré la contraction normale de l'utérus.

Au moment où j'arrive près de la malade, je suis frappé de son air d'abattement, et je constate, avec une chaleur vive de la peau, une élévation du pouls considérable; je trouve en effet 140 pulsations. Justement effrayé de ces symptômes, je me livre à l'examen le plus minutieux, sans pouvoir en trouver aucune explication plausible. L'utérus est indolore et rétracté, et le fond de cet organe se distingue très-bien à un ou deux travers de doigt au-dessous de l'ombilic; l'abdomen est légèrement météorisé, mais dépressible. La palpation ne me fait découvrir nulle part une sensibilité vive, mais seulement une sorte d'endolorissement général, à peine appréciable à la pression.

Ne voyant encore aucune indication thérapeutique bien précise, je me borne à prescrire une potion calmante, avec 30 gr. de sirop diacode. Et, comme l'esprit du médecin est toujours en quête d'explications, voici l'interprétation à laquelle je m'arrête provisoirement, comme à la plus probable. En raison de la constipation si opiniâtre des derniers jours de la grossesse, je m'imagine que le séjour prolongé des matières fécales a dû irriter la muqueuse intestinale, et qu'il a succédé à cette irritation locale une véritable entérite, laquelle aurait subi une aggravation notable, mais passagère, sous l'influence de l'état puerpéral.

Le lendemain matin, à sept heures, je trouve un état à peu près stationnaire; même chaleur cutanée, même accélération du pouls (140 pulsations), prostration peut-être plus marquée que la veille.

L'abdomen est un peu plus ballonné et un peu plus sensible; toutefois, la pression n'y fait découvrir nulle part cette douleur vive de de la métro-péritonite. Cette fois, je songe à l'impaludisme, mais, je dois le dire, pour rejeter formellement l'existence d'une affection de cette nature. J'explore la rate et ne la trouve pas développée, ni plus douloureuse que le reste de l'abdemen; cependant il y avait, tant du côté de cet organe que du côté du foie et des ovaires, une sensibilité assez manifeste à la pression. Il y a eu dans la nuit quelques nausées, mais pas de vomissements. Ne m'arrêtant pas un instant à l'idée d'une fièvre puerpérale, dont je n'avais jamais vu un seul exemple dans notre pays, je crois à l'existence d'une péritonite commençante, péritonite développée sans doute par propagation de tissu, à travers les tuniques intestinales. Mais, en voyant cette persistance des symptômes graves, je demande une consultation, et, dans le cas où on ne trouverait pas vite un confrère, j'écris conditionnellement la prescription suivante :

1° Vingt sangsues à appliquer et à répartir sur les points les plus douloureux de l'abdomen;

2° Calomel. . . . . 0 gr. 10 cent.
Sucre en poudre. . . . . 2 gr.

M. Div. en dix paquets — à prendre un paquet toutes les heures.

La consultation ne devant avoir lieu qu'à midi, et l'état de la malade paraissant s'aggraver de plus en plus, la famille, sérieusement alarmée des progrès croissants du mal et en proie à une anxiété bien naturelle, fait venir, en mon absence, le médecin consultant de notre choix commun, lequel maintient la prescription déjà faite par moi. On applique donc les sangsues vers neuf ou dix heures, et le premier paquet de calomel est administré une heure plus tard.

Il est près de deux heures, quand nous pouvons nous réunir, et déjà l'état général de notre malheureuse malade avait subi une aggravation considérable : le pouls est petit, misérable, et dépasse 150 battements à la minute, la respiration est anxieuse, les ailes du nez se dilatent fortement, l'abdomen est de plus en plus météorisé, quoiqu'il ne soit pas plus douloureux à la pression; la chaleur cutanée persiste et la peau est recouverte d'une sueur abondante, mais froide. Nous faisons suspendre l'emploi du calomel, et nous prescrivons quelques onctions mercurielles sur le ventre, nous proposant de couvrir un peu plus tard l'abdomen d'une couche de collodion. Cette application de collodion est faite vers trois ou quatre heures; mais l'état de cette jeune femme empire de plus en plus, et, à l'heure projetée de notre seconde consultation, à huit heures du soir, nous ne trouvons plus qu'un cadavre. Ce cruel dénouement avait eu lieu vingt-quatre heures environ après l'accouchement!

En voyant cette affection revêtir une marche aussi foudroyante, j'ai bien vite renoncé, après coup bien entendu, à l'interprétation que j'avais cru devoir adopter; j'ai donc abandonné l'idée d'une entérite et d'une péritonite consécutive. Pour m'expliquer une mort si rapide, je n'ai vu et ne vois encore que deux interprétations possibles, consistant à rapporter ces accidents, soit à *une fièvre puerpérale*, soit à un *impaludisme pernicieux*. Avant d'avoir, sur la nature des affections palustres, les idées que je viens de développer, j'ai cru d'abord à une affection de ce genre, en raison de la rareté extrême de la fièvre puerpérale dans notre pays et de la fréquence de l'impaludisme. Toutefois, n'ayant jamais observé une forme aussi grave, j'hésitais encore, malgré le caractère sérieux que je savais pouvoir être imprimé par l'état puerpéral aux affections de cette nature. Quelques mois plus tard, alors que je commençais à entrevoir cette spécificité d'action du miasme palustre, sur les différents rameaux du grand sympathique, je me livrai de nouveau à un examen rétrospectif du cas qui nous occupe et je vis, dans cette douleur peu vive, mais étendue à toutes les régions abdominales, une irradiation névralgique palustre le long des différentes branches efférentes du plexus solaire. Dès lors, je revins plus fermement à l'idée d'une affection miasmatique, idée qui se trouvait si bien confirmée d'ailleurs par les ancécédents de la malade.

C'est dans cette disposition d'esprit que je me trouvais en observant plus tard la malade de l'obs. XLVII. Aussi, en constatant chez celle-ci quelques symptômes semblables à ceux de ma première malade, et notamment cette sensibilité vague qu'on trouve si communément dans les nerfs ganglionnaires, ai-je cru devoir admettre d'emblée l'existence d'une affection palustre pernicieuse. Or, on a vu comment j'avais été déçu dans mon attente et dans ma première conviction diagnostique. En raison même de cet insuccès, je me suis donc pris plus que jamais à douter sur la nature à assigner aux-accidents si promptement mortels de ma première malade, et cette fois, je crois plus sage de réserver mon jugement, à défaut de preuves tout à fait décisives que je désire bien ne pas acquérir de sitôt au prix de pareils malheurs. J'ai donc cru devoir rapporter ce fait, pour montrer que je fuis l'illusion autant que personne, et que je sais faire bon marché de mes plus chères théories, quand celles-ci ne s'accordent plus avec les données de l'expérience ou de l'observation.

Cette manière d'envisager l'impaludisme secondaire ou tertiaire, nous fait voir que les névroses qui en dépendent peuvent être bornées à un seul organe, donner lieu par conséquent à des troubles limités, sans retentir sur l'organisme tout entier. Car, on comprend très-bien qu'il n'y ait pas chez tous les sujets une égale susceptibilité à l'influence miasmatique, le système nerveux pouvant être chez les uns plus excitable que chez d'autres, devant être plus vulnérable en certains points que dans d'autres. On conçoit dès lors qu'il puisse y avoir, par exception, une névrose paludique très-limitée, bornée à un organe ou à un petit nombre d'organes. C'est ainsi que s'explique, chez le malade de l'obs. L, cette succession à long terme, d'affections sans gravité, envahissant tour à tour les nerfs ciliaires ou plutôt les nerfs des vaisseaux choroïdiens, le nerf sciatique, ainsi que des rameaux émanés du plexus pulmonaire.

Toutefois, les cas de névroses partielles me semblent être assez rares; je dois ajouter d'ailleurs qu'il y a trop peu de temps que mon attention est attirée sur ce point, pour que je puisse apprécier exactement le degré de fréquence de ces cas. Bien qu'il ne soit pas entièrement probant, je rapporterai toutefois le fait suivant que je viens de recueillir, il y a à peine quelques jours.

Obs. LVIII. — Le 27 février 1867, une femme de 29 ans, jouissant d'ailleurs de tous les attributs d'une excellente santé, vient me consulter pour une infirmité des plus pénibles dont elle est atteinte depuis une douzaine de jours. Elle se plaint de ne pouvoir pas retenir ses urines, depuis cette époque, ou de ne les retenir que très-incomplétement. Obligée de faire souvent des courses dans la journée, elle doit parfois s'arrêter brusquement et se cacher sous quelque porte cochère ou dans un corridor, pour laisser échapper les urines qu'elle est impuissante à retenir. La nuit, elle est condamnée non-seulement à se lever plusieurs fois et à interrompre son sommeil, mais à placer sous elle une alèze pliée en plusieurs doubles, laquelle se trouve transpercée chaque matin. Comme elle répugnait infiniment à parler de cette infirmité, elle a différé le plus possible de consulter un médecin, et elle n'est venue prendre mon avis qu'après avoir vu cette incontinence d'urine augmenter de jour en jour.

L'examen local ne me fait rien découvrir de particulier du côté de l'urèthre ni de l'utérus. Je pratique même le cathétérisme avec une sonde métallique et ne trouve rien d'anormal dans la vessie; il s'écoule par la sonde une cuillérée à peine d'urine parfaitement limpide et de couleur normale. Je provoque seulement *une douleur assez manifeste*, en palpant la région hypogastrique, et je dois ajouter que je ne cherchais aucunement ce signe. Dans l'impossibilité où je me trouve de me rendre compte de cette infirmité par l'existence d'une lésion locale, je songe à la possibilité *d'une névrose paludique partielle*, je songe à cette idée surtout, en voyant si nettement accusés deux des principaux troubles de cette névrose : *douleur* et *affaiblissement de la motilité*.

« Toutefois, ne voulant pas me borner à cette vague appréciation, j'explore la rate et j'y constate *une douleur très-évidente à la pression*, sans la moindre augmentation de volume de l'organe; j'interroge alors cette femme sur ces antécédents, en ayant bien soin de ne pas lui dicter les réponses, et j'apprends qu'elle n'a jamais eu d'enfant, mais qu'elle a fait deux fausses couches, l'une il y a quatre ans, et la seconde deux ans plus tard. J'apprends, en outre, qu'elle a eu, il y a six mois, des fièvres revenant par accès, tantôt tous les deux jours et tantôt tous les trois jours, fièvres sans gravité, mais ayant amené, avec la perte de l'appétit, un amaigrissement assez notable ; qu'elle a guéri sans traitement, après quinze ou vingt jours de maladie, et qu'elle a recouvré, bien vite après, la plénitude de ses forces.

« En voyant cette concordance si parfaite entre les données symptomatiques et commémoratives, je prescris 1 gr. 50 de sulfate de quinine en 10 pilules à prendre—*cinq pilules* demain matin (28 février) et *cinq pilules* après-demain.

« Le 3 mars suivant, je revois cette jeune femme qui me raconte avoir pris les cinq premières pilules le 28 février au matin, et en avoir éprouvé un soulagement immédiat. Seulement, comme elle a pris les cinq pilules *à la fois*, au lieu de les prendre en deux fois, elle a ressenti, durant quelques heures, des bourdonnements d'oreille assez fatigants. Quant à l'incontinence d'urine, elle a cessé, comme par enchantement dans la journée même du 28. La nuit suivante, elle a dû se lever trois fois pour uriner ; mais pour la première fois, depuis dix jours, il ne s'est pas écoulé une seule goutte d'urine sur l'alèze dont elle a continué à se servir par précaution. Le lendemain, 1er mars, les règles ayant apparu de bonne heure (il y avait déjà quelques jours qu'elles auraient dû venir), elle n'a pas osé prendre les cinq dernières pilules. Or, le 3 mars, elle m'apprend que l'incontinence a complétement cessé, et elle vient savoir s'il faut qu'elle reprenne les pilules, le flux cataménial étant à peu près terminé. Je lui dis de prendre, *demain matin*, les cinq pilules qui lui restent, puis de suspendre tout traitement, et je lui fais promettre de venir me retrouver, s'il survient quelques nouveaux troubles dans l'émission des urines. Or il n'y a encore eu aucune menace de retour, au moment où j'écris ces lignes (12 mars).

« Le 18 mars, je vois cette femme par hasard (car elle n'est pas revenue me consulter), et j'apprends qu'elle est entièrement rétablie depuis l'emploi des cinq dernières pilules. Je lui fais promettre encore de venir me retrouver, dès l'apparition du moindre trouble. »

Le cas n'ayant aucune espèce de gravité, j'ai suspendu à dessein tout traitement, pour voir si l'affection venait à se reproduire et au bout de combien de temps. J'ai agi de la sorte pour être mieux fixé par cette contre-épreuve sur l'efficacité réelle du traitement. Quoiqu'il reste donc encore une lacune à combler, au point de vue d'une démonstration complète et rigoureuse, je n'en juge pas moins ce fait comme très-instructif et très-intéressant, en ce qu'il nous fournit déjà un commencement de preuve, et qu'il nous permet du moins de nous engager avec confiance dans cette voie toute nouvelle d'observation clinique.

Après cette longue série de recherches, il nous sera peut-être permis de pousser encore plus loin l'analyse et de nous demander comment agit le sulfate de quinine, que je prendrai pour type des préparations de quinquina. Ai-je besoin de dire qu'il ne s'agit ic en aucune façon de la poursuite vaine d'un problème insoluble? Je n'ai pas la prétention de chercher à connaître le *mode d'action intime* du sulfate de quinine, et je n'en sais pas plus long sur ce point que n'en savait le médecin de Molière sur la *propriété dormitive de l'opium*. Mais on peut s'occuper des propriétés générales d'un médicament, sans poursuivre une chimère. Pour ma part, je me bornerai à mentionner ici l'action médicamenteuse du sulfate de quinine dans l'impaludisme, l'action physiologique ayant été étudiée avec de grands détails par M. Briquet. (Voy. *Trait. thérap. du quinq.*)

Ce sel agit-il, par exemple, à la manière d'un contre-poison? En admettant l'existence d'un principe miasmatique dans le sang, ce dont il est difficile de douter, ce principe est-il détruit ou rendu inoffensif par une sorte d'action chimique du médicament? Y a-t-il, en un mot, neutralisation d'un principe par un autre? Il me semble que l'hésitation n'est pas un instant possible et qu'on doit répondre hardiment par la négative. Non, la quinine n'agit pas à la façon *d'un contre-poison;* car il faudrait, pour qu'il en fût ainsi, que *le poison lui-même* se trouvât dans le sang à certains moments précis parfaitement connus du médecin, il faudrait en outre donner constamment de la quinine à tous nos malades, sous peine de ne jamais obtenir une seule guérison radicale. Comment s'expliquer par exemple, dans cette hypothèse, que tel malade qui a déjà eu une fièvre pernicieuse puisse rester impunément dans le même foyer épidémique, bien qu'il ne prenne plus un atome de remède?

En dehors de cette hypothèse, il n'y en a guère qu'une autre de possible, c'est que ce corps porte son action sur le système nerveux. Or, s'il guérit l'impaludisme, sous quelque forme que ce dernier s'observe, il doit nécessairement agir en sens inverse du miasme palustre, c'est-à-dire qu'il calme et stimule à la fois les centres nerveux. Le sulfate de quinine se comporte donc comme *un agent sédatif du système nerveux sensitif* et comme *un excitant du système nerveux moteur;* il semble posséder en raccourci les propriétés réunies de la morphine et de la strychine. On s'explique dès lors pourquoi, les préparations opiacées constituent une médication adjuvante précieuse de la médication quinique, et tous les observateurs sont unanimes à reconnaître l'heureuse influence produite par l'association de ces deux sortes de médicaments dans le traitement de l'impaludisme. On se rend compte également, d'après les données précédentes, de la sédation produite par le sulfate de quinine dans les cas de rhumatisme articulaire aigu, où ce sel, en s'attaquant à l'élément douleur, jouerait le rôle d'un véritable agent anesthésique.

Je signalerai encore une concordance frappante entre l'action physiologique de cette substance et l'action thérapeutique que nous venons de lui reconnaître, je veux parler de *l'incitation motrice* produite par l'absorption de la quinine. Tout le monde sait en effet que cette dernière, administrée à fortes doses (et cette propriété se révèle de préférence à l'état physiologique chez les sujets indemnes de toute affection paludique), occasionne un peu de tremblement, comme une sorte de contraction fibrillaire exagérée. Avant d'être arrivé, sur le mode d'action de la quinine, aux conclusions que je signale, j'avais même cru reconnaître que cette sorte de tremblement fibrillaire exagéré constituait un meilleur signe de saturation quinique que ne l'était la surdité elle-même ou tout autre trouble de l'audition. Et cette *incitation motrice* diffère essentiellement de *celle causée par le miasme palustre*, en ce qu'elle n'est jamais suivie, du moins après des doses ordinaires, de cette dépression particulière des centres nerveux, qui peut conduire et conduit si souvent, dans l'impaludisme, à un engourdissement et même à une paralysie des facultés motrices.

D'un autre côté, l'action cérébrale exercée par la quinine ne pourrait-elle pas s'expliquer, jusqu'à un certain point, par des modifications survenues dans la circulation des centres nerveux, par une sorte d'anémie cérébrale passagère? Cette anémie, due sans doute à une tonicité plus grande des nerfs vaso-moteurs, pourrait nous rendre compte de la surdité et de l'ivresse quinique, et s'expliquerait par un abord moins facile du sang dans les capillaires du centre nerveux encéphalique. Mais ce n'est là qu'une action passagère, analogue à celle de l'alcool, et la raison en est aisée, c'est que le sulfate de quinine ne fait que traverser les différents organes et se trouve bien vite éliminé par les urines (en grande partie du moins), de la même façon que l'alcool subit une élimination rapide par l'exhalation pulmonaire.

On conçoit, d'après ce qui précède, que la quinine, en réveillant ou même en régularisant, dans tout l'organisme, cette série d'actions réflexes qui concourent à l'acte si complexe de la nutrition, on conçoit qu'elle rétablisse l'assimilation, but suprême des fonctions nutritives. On comprend de la sorte le rôle si important que joue l'alimentation dans le traitement de l'impaludisme, rôle que nous démontre d'ailleurs l'expérience de chaque jour. Ce n'est pas le sulfate de quinine qui guérit, mais bien l'aliment rendu assimilable, le premier ne faisant que rendre, pour ainsi dire, au système nerveux, *l'aptitude nutritive* qu'il possède à l'état normal, aptitude qui s'était perdue ou pervertie sous l'influence d'un agent miasmatique particulier. Ce rôle de l'alimentation est tellement important que je ne craindrai pas de répéter ici, à propos de l'impaludisme, ce qu'en dit Trousseau au sujet du traitement de la diphthérie. Seulement, dans notre cas, il est inutile d'aller jusqu'aux menaces, le seul instinct des malades ou la simple persuasion suffisant presque toujours. « Le traitement général, dit notre vénéré maître (1), joue ici (dans la diphthérie) un rôle capital. Ce traitement doit être essentiellement tonique et réparateur, comme dans toutes les maladies où les forces de l'économie semblent être primitivement troublées et déprimées. *L'alimentation* y occupe le premier rang, et plus la maladie est grave, plus je vois la nécessité de nourrir les malades. Un des signes les plus alarmants pour le pronostic, c'est le défaut d'appétit, c'est le dégoût pour toute espèce de nourriture. Il faut chercher à le vaincre par tous les moyens possibles, et pour y parvenir, je ne crains pas d'aller quelquefois, chez les enfants, jusqu'aux menaces. Tant que l'appétit est conservé, il y a grandes chances de guérison. Le choix des aliments n'a d'ailleurs rien de fixe. Souvent on est obligé de satisfaire, chez certains individus, les caprices de goût les plus étranges. » Tous ces préceptes s'appliquent à la lettre au traitement de l'impaludisme, et il est remarquable que Trousseau soit arrivé par expérience, à préconiser un peu plus loin et toujours dans ces mêmes cas de diphthérie, *le sulfate de quinine*, comme l'agent le plus propre à réveiller les fonctions digestives languissantes.

Action sédative et excito-motrice, telle est donc, en définitive, la double propriété qui semble appartenir au sulfate de quinine.

Il serait intéressant de savoir si, dans les divers cas d'impaludisme, dans les plus graves surtout, il ne se produirait pas, dans les centres nerveux, quelque altération de tissu ou quelque changement dans la composition chimique de la substance nerveuse elle-même. Quoique je ne puisse établir à cet égard que de simples présomptions, j'exposerai néanmoins la raison qui me paraît donner quelque fondement à cette idée.

Dans une lecture qu'il a faite « SUR L'EXISTENCE DANS LES TISSUS DES ANIMAUX D'UNE SUBSTANCE FLUORESCENTE SE RAPPROCHANT BEAUCOUP DE LA QUININE (2), M. Bence Jones, de la Société royale de Londres, rend ainsi compte de sa découverte :

Après avoir étudié la durée du séjour, dans les tissus, de certains substances introduites dans le courant sanguin, M. Bence Jones

---

(1) *Clin. méd.*, t. I, p. 413. Paris, 1861.

(2) Voy. *Rev. des cours scient. de la France et de l'étr.*, numéro du 6 octobre 1866.

veut savoir ce que devient la quinine dans les différentes parties du corps, et il est conduit à fixer son choix sur cette substance plutôt que sur toute autre, en raison de la délicatesse extrême des réactions qui permettent de la découvrir. Il en est une surtout qu'il se propose de mettre à profit, c'est la fluorescence que communique à une *très-faible solution* de quinine, le passage de certains rayons du spectre électrique. Ce n'est pas une solution *très-faible* qu'il faudrait dire, mais une solution *homœopathique;* car, d'après notre auteur, « 1/360000ᵉ de grain de sulfate de quinine, donne une fluorescence légère; 1/330000ᵉ, une fluorescence faible; 1/250000ᵉ, une fluorescence distincte. »

Partant de cette donnée, M. Bence Jones fait prendre de la quinine à un cochon d'Inde, sacrifie cet animal et retrouve de la quinine dans tous les tissus. Mais, pour rendre l'expérience entièrement probante, il sacrifie un autre cochon d'Inde qui n'a pas pris de la quinine et soumet à l'épreuve de la lumière électrique, diverses solutions extraites des tissus de ce second animal. Or, après avoir procédé d'une façon identique dans les deux cas, il trouve cette même substance fluorescente dans le corps de ce dernier.

C'est alors qu'il cherche par tous les moyens possibles, et sans pouvoir y parvenir, à distinguer la quinine de *cette substance fluorescente naturelle*, et, sans me croire obligé de reproduire ici les procédés variés auquel notre auteur a eu recours, j'ose dire qu'il en a fait assez pour satisfaire les esprits les plus exigeants. C'est ainsi qu'il a découvert au sein des différents organes ou tissus, ce qu'il appelle *la quinoïdine animale*, substance ayant identiquement les mêmes réactions que *la quinine :* seulement il n'a pas encore pu l'obtenir cristallisée, ni en recueillir une assez grande quantité pour pouvoir en faire l'analyse.

Toujours est-il que, d'après ces expériences, la *quinoïdine animale, cet* alter ego *de la quinine* végétale, ferait partie intégrante de notre corps, et, si le résultat de ces expériences venait à se confirmer dans l'avenir, il y aurait là de quoi rassurer les plus pusillanimes, touchant l'emploi de ce remède. Car, d'après cette donnée, que confirme d'ailleurs l'observation clinique, il n'y aurait pas plus de danger à prendre chaque jour son gramme de quinine, qu'il n'y en a à prendre un blanc d'œuf tous les matins. Ce qui ne veut pas dire assurément qu'on doive en faire un objet de friandise ou de consommation journalière, mais il serait temps du moins d'en finir avec ces préjugés qui ont dû coûter la vie à plus d'un malade et n'ont pris racine dans le public que par la panique que ce remède inspire à un très-grand nombre de médecins.

Je dirai donc en terminant qu'il y aurait grand intérèt et peut-être grand profit à poursuivre ces expériences; car, si on venait à découvrir, par exemple, que la *quinoïdine* en question diminuât ou fit défaut dans les centres nerveux des malades affectés d'impaludisme, on pourrait en conclure que la médication quinique agit, dans ces cas, par une véritable *substitution.* La quinine végétale viendrait ainsi remplacer, au sein de nos tissus, la quinoïdine animale, principe naturel et nécessaire au maintien régulier des fonctions d'innervation. Mais n'anticipons pas sur l'avenir et contentons-nous de poser la question sans la résoudre. Quoi qu'il en soit, c'est là une solution que ne désavouerait pas, dès aujourd'hui, la saine et rigoureuse observation des faits.

A ceux qui seraient tentés de me reprocher d'avoir accordé une trop large part aux hypothèses, je répondrai que je considère celles que j'ai émises, comme des jalons propres à nous guider dans des recherches ultérieures et nullement comme le dernier mot de la science sur le vaste et intéressant sujet dont il est question dans ce travail. Mais, je crois avoir montré du moins qu'il reste encore bien des choses à faire sur l'étude de l'impaludisme; que cette étude est loin d'être achevée, comme beaucoup trop de médecins ont de la tendance à le croire, qu'elle embrasse enfin bien autre chose que les *fièvres intermittentes classiques*, seul type d'impaludisme admis sans contestation, par la généralité des praticiens. Je dirai donc, avec M. Cl. Bernard dont il m'a été donné de mettre si souvent à profit les remarquables travaux :

« Dans l'état actuel de la science biologique (1), nul ne saurait avoir la prétention d'expliquer complétement la pathologie par la physiologie; il faut y tendre parce que c'est la voie scientifique; mais il faut se garder de l'illusion de croire que le problème est résolu. Par conséquent, ce qu'il est prudent et raisonnable de faire pour le moment, c'est d'expliquer dans une maladie tout ce qu'on peut en expliquer par la physiologie en laissant ce qui est encore inexplicable pour les progrès ultérieurs de la science biologique. »

(1) Intr. à l'*Étude de la méd. exp.*, p. 348. Paris, 1865.

CONCLUSION

Arrivé au terme de ce trop long travail, je crois devoir donner, sous forme de conclusion, la définition suivante de *l'impaludisme* :

*Sous les noms d'*IMPALUDISME, D'INTOXICATION *ou d'*INFECTION PALU-DÉENNE, *on doit comprendre* UNE ENTITÉ MORBIDE *se développant avec une fréquence et une gravité variables, dans les pays marécageux, incultes ou mal cultivés, et donnant lieu à des* AFFECTIONS *qui s'accompagnent ou non de fièvre ou d'intermittence, affections sans lésion primitive connue, pouvant ou non être suivies de lésions congestives secondaires et ayant pour principaux caractères distinctifs :*

1º De se révéler par des troubles nerveux infiniment variés et pouvant s'expliquer, pour la plupart, par une NÉVRALGIE-*initiale siégeant dans un ou plusieurs filets sensitifs du système ganglionnaire ou du système cérébro-spinal, laquelle donnerait lieu, par action réflexe, à une excitation passagère des nerfs moteurs correspondants, suivie d'un engourdissement ou même d'une véritable paralysie de ces mêmes nerfs moteurs ;*

2º De céder, plus ou moins vite, mais souvent avec une rapidité merveilleuse, aux préparations de quinquina CONVENABLEMENT ADMI-NISTRÉES.

J'aurais tenu, sans doute, à présenter la définition précédente sous une forme plus concise ; mais, de peur d'être incomplet, j'ai mieux aimé pécher par excès que par défaut de développements, l'exactitude complète devant toujours passer, en matière scientifique, avant la concision.

APPENDICE

Je me propose de rapporter, sous ce titre, quelques observations puisées à différentes sources et venant à l'appui de celles que j'ai relatées moi-même dans le cours de ce travail. Je regrette de n'avoir pas pu me livrer, à ce sujet, à des recherches suffisamment étendues, et je dois m'en remettre, de ce soin, à ceux de mes lecteurs qui auront quelque loisir et que j'aurai eu le bonheur de convaincre. Je crois, pour ma part, qu'un grand nombre d'affections palustres du second et du troisième degrés ont dû être rangées dans une foule d'autres affections morbides, et qu'on en retrouverait plusieurs en lisant attentivement diverses observations rattachées à une toute autre origine et consignées sans doute dans les monographies les plus disparates qui traitent des affections des principaux organes.

Je rapporterai, en premier lieu, celles qui se rattachent plus directement à mon sujet, en ce qu'elles sont nées, pour ainsi dire, à l'occasion de mes propres recherches. Les faits en question ont d'ailleurs été recueillis par des observateurs trop désintéressés, pour qu'on puisse en suspecter l'origine; car je n'avais pas l'honneur d'en connaître les auteurs avant d'avoir publié mes premières recherches sur le diagnostic des fièvres larvées.

§ 1er. *Observations de M. le Dr Meilhac, d'Argentat (Corrèze)* (1).

« La douleur dans la région de la rate, dit M. Meilhac, est, selon ma faible expérience, un symptôme précieux :

« 1° *Par sa fréquence.* — Il n'en est pas même question dans les livres plus préoccupés des variétés que des caractères communs aux maladies intermittentes. Mais cette fréquence a été reconnue et chiffrée par M. Piorry, que ses études et ses modes d'exploration amenaient naturellement à cette découverte. M. Piorry a rencontré la douleur splénique chez la moitié des fiévreux à peu près (82 fois sur 171). Ce chiffre semble exagéré à M. Grisolle, et il est vrai qu'on sera loin de rencontrer ce symptôme aussi souvent, si on ne le cherche pas avec quelque zèle d'inventeur.

(1) *Gaz. des hôp.*, numéro du 13 avril 1865, p. 174.

« 2° *Par son caractère particulier*. — Quelle que soit l'opinion du praticien sur les théories de la localisation des maladies périodiques, il n'en est pas moins vrai qu'une douleur bien constatée dans la région de la rate d'un malade éveillera dans son esprit, au moins par le seul souvenir de ces théories, l'idée de fièvre intermittente. C'est là l'influence particulière et décisive de ce symptôme que M. Duboué a fait ressortir dans une série d'observations curieuses. (*Moniteur des sciences médicales*, mars 1862.)

« Dès les premiers jours de ma pratique, un événement funeste grava dans ma mémoire ce que j'avais retenu des observations de M. Duboué.

Obs. I. — « Je fus mandé le 10 juillet 1863, pour la femme D... du bourg de S.-P..., à cinq heures de distance de mon domicile. Cette femme souffrait, me dit-on, depuis huit jours d'une otite avec écoulement. Le 9 juillet, bien portante, à part quelques douleurs de l'oreille, elle avait travaillé toute la journée, et, vers cinq heures du soir, elle avait senti le besoin de quitter le travail et de déposer en chemin un fardeau qu'elle ne pouvait porter. Une fois revenue à la maison, elle s'était couchée en se plaignant de la tête, de l'estomac et des jambes. Effrayée bientôt par les mots sans suite qu'elle prononçait et par sa prostration rapide, les parents avaient mandé le médecin ordinaire qui avait prescrit une prompte application de nombreuses sangsues à la tête, et il avait ajouté qu'il craignait *une propagation du mal de l'oreille au cerveau*.

« L'application de sangsues amena la fin du délire ; mais reconnaissant que ce soulagement n'était qu'une prostration plus grande, la famille se décida à faire venir deux autres médecins, l'estimable docteur Cisterne et moi. Au moment où commença notre consultation commune, la malade était sans voix et sans mouvement depuis cinq heures. La respiration était libre, une sécrétion très-faible avait séché dans l'oreille suspecte ; pas de gonflement, de rougeur, ni de douleur à la pression dans la région mastoïdienne. L'apparence clairement robuste de la malade, le peu de durée de la maladie d'oreille, ce qu'on nous raconte de son peu d'influence sur la santé antérieure de la femme D... ne nous permettent pas d'adopter cette idée d'une otite interne ayant lésé les membranes cérébrales par voisinage. — Cependant tout le corps offre une insensibilité étrange ; les piqûres multipliées sur les bras et les jambes amènent à peine quelques faibles mouvements, réflexes plutôt que perçus. — En criant fortement, on parvient à faire ouvrir les yeux à la malade pendant quelques secondes. Je me penche sur la malade pour chercher une autre cause de ce coma et explorer la rate, il me semble sentir son rebord sous les fausses côtes ; j'appuie dans cette région le bord radial de ma main, et quelle est ma surprise de voir tressaillir et s'agiter ce corps si tristement inerte. *Cinq ou six fois, je renouvelai l'expérience en appuyant comparativement ma main dans un autre endroit du corps, puis sur la rate.* — Chaque fois que j'appuyai sur la région splénique, j'obtins (ce qu'il était impossible d'avoir par toute autre excitation) une vive expression de souffrance sur la figure et enfin des mouvements prompts de tous les membres comme pour fuir la douleur. J'adoptai alors pleinement l'idée de fièvre pernicieuse déjà conçue par M. le docteur Cisterne : des questions dirigées dans ce nouveau sens ramenèrent aux parents le souvenir de deux malaises antérieurs que la malade avait éprouvés cinq jours auparavant à la même heure; et dans l'un de ces malaises, elle s'était positivement plainte d'un grand froid, malgré la chaleur du jour. Ces quelques heures de souffrance antérieure devinrent, dans notre esprit, deux accès légers précurseurs de l'accès grave dont nous avions les effets sous les yeux.

« Habitués à considérer un accès de fièvre et même une longue série d'accès comme une chose insignifiante, nos cultivateurs ne peuvent concevoir la relation entre ces accès et les maladies dangereuses qui en emportent un certain nombre chaque année. C'est pourquoi il m'arrive chaque jour beaucoup de difficultés pour bien établir un commémoratif aussi important que celui des fièvres graves.

« La prescription fut pour cette malade : 1 gr. de sulfate de quinine par la bouche, 1 gr. en lavement. Malgré toute la diligence recommandée, il fallut attendre une heure pour avoir le médicament, et je ne sais pas quand ni comment il fut administré. La malade mourut dans la nuit.

« J'abrége ma seconde observation qui donne le complément de la précédente, en montrant les effets d'un traitement plus prompt dans un cas où la douleur de la rate était aussi vive que ci-dessus.

Obs. II. — « La femme E... attendait pour la matinée du 10 septembre 1863, un accès de fièvre tierce assez forte et qui la tenait depuis une semaine... Ayant pris la veille 1 gr. de sulfate de quinine, elle n'éprouva aucun malaise pendant ce jour du 10 septembre. Le 12 au soir, je vins m'assurer qu'elle était bien portante. Le 13 septembre, à l'aurore, on vint me chercher pour elle, et j'apprends qu'elle a eu, quelques secondes après mon départ, un sentiment de brisement général, quelques efforts de vomissements. On n'a pas remarqué de frissons; elle a déliré toute la nuit.

« Au matin, elle est dans un état de coma qui fait penser au sujet de l'obs. I. Pouls fréquent, mais faible; pas de chaleur, sensibilité obtuse partout, *excepté à la région splénique* et aux jambes : celles-ci sont immobiles, pliées comme chez un malade qui a une tumeur blanche à chaque genou, et le moindre effort pour les étendre arrache des plaintes à la malade qui les ramène à leur position fléchie.

« Vers la rate, l'attouchement d'un point névralgique sur les fausses côtes amène la même expression de douleur et les mêmes efforts que chez la femme citée. Il est impossible de faire parler la malade. Comme prescription : lavement avec une émulsion d'aloès; potion contenant 1 gr. de quinine à prendre rapidement.

D.

« A deux heures de l'après-midi, la potion a ramené l'intelligence ; mais la faiblesse est excessive, les jambes toujours immobiles. Le résultat était si lent, le danger encore si grand, que j'avais grand' peur de me méprendre ; mais la douleur splénique empêcha toute déviation de mon esprit. J'ordonnai un autre gramme de sulfate de quinine à prendre dans la soirée, et six grandes cuillerées de café noir alcoolisé.

« Le 15, la malade put se lever dans l'après-midi, et s'administrer elle-même l'extrait résineux de quinquina prescrit pour les jours suivants.

Obs. III. — « Mandé en toute hâte près de G..... P....., soldat en congé, je le trouve, dans la soirée du 24 juillet 1864, en proie au plus violent délire. Il se croit en Afrique, parle à une vision de camarades en marche, à un sergent imaginaire, veut se lever, et dans son agitation, entraîne avec lui deux aides vigoureux qui peuvent à peine le maintenir sur son lit. Chaleur et fièvre vive. Quand je parviens à me faire comprendre un peu de lui, en parlant haut et ferme, P..... me répond que rien ne lui fait mal, qu'il n'est pas malade et qu'il veut partir de la maison.

« Les parents me disent qu'il était bien portant le matin ; qu'en travaillant avec eux aux champs, il a eu vers midi un vomissement et une forte douleur de tête ; qu'il a quitté son travail pour aller se coucher, et qu'il n'a pas eu de frisson à ce moment. Quand ils ont eu eux-mêmes fini leur journée, ils l'ont trouvé à leur retour à la maison dans l'état de délire que j'ai décrit.

« Les parents et les voisins, fatigués eux-mêmes par la chaleur de ce jour, ne doutent pas que ce jeune homme ne soit atteint d'accidents cérébraux et peut-être fou à tout jamais par un *effet d'insolation*. Ils me proposent de le saigner à outrance et murmurent en me voyant apprêter, au lieu de la lancette, une forte solution de quinine que je porte sur moi.

« Ils venaient de m'apprendre que ce jeune homme avait eu deux jours avant, à midi, un vomissement et une forte douleur de tête, après laquelle il avait dormi pendant deux heures au milieu des champs. Ils se souvenaient que le 18 juillet, vers trois heures, il avait eu un autre vomissement et un malaise analogue, mais ils attribuaient tous ces antécédents, précieux pour moi, à la fatigue d'une digestion troublée par la chaleur et le travail, et se refusaient à concevoir le moindre rapport entre ces accidents insignifiants et l'état alarmant qu'ils avaient sous les yeux. Il me fallait autre chose que des raisonnements pour les convaincre de la justesse de mon diagnostic. J'avais déjà reconnu un peu d'hyperesthésie vers la rate de ce malade ; je me mets de nouveau à la recherche de ce point névralgique ; je le retrouve, et, par une pression un peu forte en ce point, je fais souffrir le malade, si bien qu'au milieu même de son délire il crie sa douleur, et les parents me laissent libre d'agir, bien persuadés que je ne peux me tromper dans mon traitement après avoir mis ainsi *le doigt sur son mal*. Ils administrent consciencieusement 2 gr. de sulfate de quinine en lavement et par la bouche. A cinq heures du matin, le délire cesse. Le malade reste assoupi et grinçant parfois des dents jusqu'à neuf heures. Quand je le revois, l'intelligence est nette, quoique la parole soit lente et l'ouïe très-difficile. Il reste couché tout le jour du 25, à cause de cette stupeur et de sa faiblesse; je prescris un autre gramme de sulfate de quinine en solution à prendre en deux jours.

« La semaine suivante, le malade, déjà remis, a de nouveau trois petits accès de peu de durée, et quand il vient me le dire, il souffre de battements de cœur, de manque d'appétit, de douleurs vagues et générales. Il est jaune, maigre, en proie à une cachexie paludéenne évidente. Malgré l'usage journalier du vin de quinquina et du tartrate ferrico-potassique, il a un peu d'anasarque pendant deux autres semaines.

Obs. IV. — Cette observation montrera que la douleur splénique peut être assez vive pour causer une erreur très-préjudiciable au malade, si l'on n'est pas prévenu de l'intensité que peut prendre ce symptôme.

« M. P.... de Saint-M...., avait eu pendant une semaine des accès de fièvre quotidienne. Son médecin ordinaire lui avait prescrit à diverses reprises des pilules de sulfate de quinine. M. P.... était cependant toujours malade.

« Le 8 octobre, la fièvre devient continue, et une douleur au côté gauche se manifeste. Trompé par une continuité apparente de la fièvre, par l'insuccès des pilules et des frictions quiniques, par les difficultés de la respiration, le médecin ordinaire prescrit un vésicatoire volant sur la partie latérale gauche du thorax, puis un autre.

« Les 13 et 14, le malade a beaucoup plus de fièvre ; à partir de midi, il a chaque jour un délire et une agitation qui durent toute la soirée et toute la nuit. On a souvent de la peine à le maintenir.

« J'arrive près de lui le 15 octobre, vers dix heures du matin; pouls fébrile, urines briquetées; l'intelligence que l'on me dit revenue depuis une heure, est assez nette pour que le malade se plaigne spontanément à moi et très-vivement de la douleur de son côté gauche, et je trouve sur les fausses côtes de ce côté un point douloureux vers l'extrémité cartilagineuse. La douleur a persisté, aiguë, bien localisée, malgré les vésicatoires; ceux-ci promenés par les mouvements délirants du malade, ont fait de larges plaies.

« L'absence de toux, le résultat négatif de l'auscultation, me firent renoncer à toute idée de maladie de poitrine. D'après les récits qu'on me faisait de l'agitation, de la chaleur de la nuit, il était évident pour moi que j'étais arrivé dans un moment de calme relatif, de rémission. La douleur de côté qui avait égaré mon confrère, fut une raison pour moi de reprendre la médication quinique largement, promptement, car il était déjà onze heures, et ce qu'on me disait du phénomène de la veille me faisait croire que le moment de l'exaspération prochaine était midi.

« Persuadé que l'insuccès des pilules venait d'une insuffisance dans la dose ou de l'inexactitude des parents à les donner, je ne quittai pas le malade qu'il n'ait absorbé un gramme de quinine par la bouche et un autre gramme en lavement. Malgré le peu de temps qui nous séparait de l'exacerbation, celle-ci ne reparut pas à midi, et quand je partis, le malade était déjà étourdi par l'ivresse quinique, mais ne délirait pas et avait le pouls très-tranquille. Vers sept heures du soir, il y eut un petit frisson, une chaleur de quelques moments. Comme il arrive souvent dans les fièvres graves, le sulfate de quinine avait considérablement retardé et modéré l'accès suivant, sans pouvoir l'empêcher complètement.

« Ce malade, n'ayant plus de fièvre les jours suivants, négligea mes conseils préventifs, et subit les effets débilitants d'une cachexie paludéenne légère.

Obs. V. — « La femme N..... avait habituellement un peu de toux et quelques légères douleurs hystériques, auxquelles on n'accordait aucune attention, parce que son appétit, son activité, ses forces, ne faiblissaient pas.

« Le 4 août 1863, à midi, elle était encore debout et bien portante ; elle a une discussion avec son mari, se plaint de mal de tête, va se coucher, demande plusieurs fois à boire, et dit qu'elle a depuis quelques moments une autre douleur dans le côté gauche, qui l'empêche de respirer.

« Croyant qu'elle était seulement affectée par la discussion et habitués à la voir exagérer les suites de ces discussions à cause de son organisation susceptible, sa fille et son gendre ne s'alarment qu'au moment où le bruit de sa respiration, de plus en plus gênée, les avertit d'un danger réel. On vient me chercher à dix heures du soir.

« Je trouve à cette femme une chaleur extraordinaire ; elle ne peut ni se soutenir elle-même, ni parler pendant que j'écoute sa poitrine. A droite, à gauche, en haut, en bas, j'entends dans le thorax toute la collection des bruits pathologiques, simultanés et difficiles à isoler, tels qu'on les entend dans la poitrine des vieillards qui vont mourir étouffés par l'hypersécrétion d'une bronchite chronique (râles sibilants, râles crépitants, gros et fins). La malade ne tousse pas, ne crache pas, me comprend sans pouvoir parler et indique avec anxiété son gosier et son côté gauche. Le thorax est sonore, excepté vers la rate, que sa matité permet de limiter exactement.

« Il me paraît étrange que cette femme, brusquement, à son âge (42 ans), par une température très-douce, sans toux et sans crachats extraordinaires, la veille, fut ainsi étouffée comme le sont beaucoup de vieilles gens, après de longues toux d'hiver et sans cet état de chaleur vive.

« Nous étions en pleine épidémie de fièvre intermittente. Me fondant sur la brusquerie des accidents, l'état de chaleur, je ne vis dans la douleur de côté qu'un effet du gonflement de la rate et non un commencement de pneumonie comme le voulaient les parents. Cette douleur n'était pas un point névralgique, mais un endolorissement de toute la région. — J'ordonnai un lavement de 1 gramme de sulfate de quinine et une potion contenant un mélange d'extrait résineux de quinquina et de sirop d'ipéca à prendre par cuillerées dans la nuit.

« Le lendemain, je trouvais la malade avec la peau et le pouls naturels. La chaleur, me dit-elle, était tombée vers cinq heures du matin. Quelques moments après cette cessation de la chaleur, elle avait éprouvé beaucoup de bien-être, elle avait pu cracher, vomir un peu et reprendre la parole. Elle m'avoua que je ne m'étais pas trompé en pensant à la fièvre intermittente, car deux et cinq jours auparavant, elle était restée, vers quatre heures du soir, près de son feu, grelottante, puis malade pendant deux heures, malgré la chaleur du jour et malgré son état de santé apparent, qui revenait tout entière après ces quelques moments de malaise.

« La poitrine, débarrassée de ses crachats, ne présentait plus que quelques ronflements secs et les signes d'une bronchite légère en elle-même, mais de longue date. Elle continua à négliger cette bronchite comme par le passé, après avoir pris encore quelques pilules de quinquina et de quinine.

« Je pourrais citer encore deux autres cas de fièvre dans lesquels le délire, la diarrhée, la continuité apparente de la maladie m'avaient fait croire à une fièvre typhoïde. La douleur splénique me fit changer d'idée, chercher une rémission, et les triomphes habituels du quinquina confirmèrent la justesse de mon changement de diagnostic.

« Je ne parle pas de tous les cas où j'ai trouvé la douleur splénique, car souvent elle a beaucoup moins de valeur que dans les observations ci-dessus. Lorsqu'on la rencontre avec des signes d'intermittence beaucoup plus usuels, il est naturel de la négliger, et dans beaucoup de cas elle peut paraître une simple diffusion des douleurs qu'on trouve au début de beaucoup d'accès, sur l'estomac et les deux hypochondres.

« Mais lorsqu'on trouve la douleur splénique comme je l'ai trouvée, souvent isolée et sans la confusion d'une cardialgie de toutes les régions sous-costales, ce symptôme est digne d'étude.

« Cette douleur peut, dans ces derniers cas, avoir deux formes. Quelquefois elle est diffuse dans la région de la rate, assez indifférente à la pression. Malgré la mobilité des fausses côtes qui transmettent très-bien aux organes internes le poids de la main, elle ressemble alors, par son indécision, à ce que nous savons de la sensibilité paresseuse et vague des plexus du grand sympathique.

« Ou bien cette douleur est, comme dans mes premières observations, localisée vers l'extrémité libre d'une fausse côte gauche, aiguë, exaspérée à la pression comme la douleur d'un point douloureux du système nerveux périphérique.

« C'est surtout cette dernière forme que j'ai voulu étudier, non

comme symptôme constant des fièvres graves intermittentes, mais
comme symptôme très-précieux et très-prédominant dans certains
cas.

« Je termine par une autre observation curieuse, par la coïncidence de symptômes divers avec la douleur splénique.

Pneumonie rémittente. — Guérison par le sulfate de quinine.

« Le 24 août 1864, à la fin d'une journée que j'avais employée à
voir divers malades atteints, comme je venais de l'être moi-même,
par une épidémie de fièvres intermittentes assez graves, je fus mandé
pour voir le fils S....., 26 ans, soldat en congé. Il avait eu, ce jour
même, à midi, un frisson et une douleur vague dans le côté gauche.
Il avait une fièvre vive, la figure rouge, la peau chaude, beaucoup
de toux et déjà cinq ou six crachats striés de sang sur les linges de
son lit. L'épidémie régnante, la douleur du côté inférieur gauche de
la poitrine firent passer dans mon esprit l'idée de fièvre intermittente à laquelle je renonçai, lorsque je trouvai sous l'aisselle gauche
et vers l'angle de l'omoplate un bruit de souffle irrécusable, un peu
de bronchophonie et de l'obscurité dans le son, phénomènes en relation directe avec la toux et les crachats sanglants. — Six sangsues
au côté, potion stibiée et opiacée.

« Le 25 au matin, le malade est mieux ; il n'a pas vomi, a dormi,
n'a presque plus de douleur, pouls un peu fébrile. Mêmes phénomènes d'auscultation (cataplasmes, potion stibiée à continuer). Le
soir, à six heures, on vient me dire que la potion a fait un mal terrible au malade. Il y a eu, depuis cinq heures du soir, trois vomissements, le pouls est très-fréquent, les douleurs de côté ont reparu
très-vives. Il y a de nouveaux crachats de sang. En écoutant la poitrine, j'entends avec le bruit de souffle plus étendu et plus fort, des
râles crépitants fins sous l'aisselle et en arrière. (Nouvelles sangsues,
potion stibiée plus opiacée et plus fractionnée.) Les commencements
de la nuit sont très-mauvais, le malade s'assied parfois sur son lit
pour pouvoir respirer, puis il délire et vomit de la potion.

« Le 26, je le trouve au matin dans un état aussi satisfaisant que dans
la matinée de la veille. L'intelligence est nette, le pouls à peine fébrile, la chaleur modérée. Il n'y a plus que le souffle, *et pas de râle
crépitant*, mais les crachats de la nuit sont colorés et consistants
comme la classique gelée d'abricots. A la même heure du soir que
la veille, une crise de vomissements, de toux, de douleurs et de
fièvre qui recommencent, alarment encore les parents. Je puis, pour
la première fois, bien limiter, ce soir-là, une matité marquée vers
l'angle postérieur de l'omoplate, et tout autour de cette matité
existent des râles crépitants fins comme dans une pneumomie grave
par son accroissement rapide. Pour la première fois, le malade précise sa douleur, qui n'est plus répandue sur tout ce côté, mais con-
centrée à un point névralgique des fausses côtes gauches. Désireux
de me débarrasser d'une cause d'erreur à laquelle je pouvais attribuer les vomissements et une partie des effets de ces crises singulières, je suspends toute médication stibiée.

« Malgré cette suspension, la journée du 27 fut semblable à celle du 26. Le matin, après une nuit très-mauvaise, le malade est assez tranquille, les râles n'existent plus, la bronchophonie est assez faible pour inspirer des présages rassurants. Le soir, un vomissement annonce le moment où vont commencer la toux, les douleurs, le retentissement déchirant de la voix et de la toux dans l'auscultation. Le râle crépitant recommence sur une surface encore plus étendue que la veille. Le malade est accablé en pensant à ce que tous ces vomissements et cette toux lui préparent de douleurs pour la nuit. Il est de plus en plus faible, et son délire de la nuit se prolonge de plus en plus surtout dans celle du 28 au 29.

« Malgré l'absence de frissons au début de chaque redoublement, j'étais fixé sur la vraie nature du mal. Le 29, je prescris 2 gr. de sulfate de quinine en poudre et en plusieurs doses, dont les plus nombreuses doivent être prises le matin. La journée du 29 et celle du 30 furent, par leur calme, une vraie bénédiction pour le malade. Je ne sais ce que devinrent la congestion pulmonaire, les crachats de sang, les râles crépitants et la douleur, car, à partir du 29, je ne pus parvenir à rien constater des traces de la pneumonie, qu'un petit bruit de souffle pour lequel je prescrivis un vésicatoire, par pur amour de l'art. Le malade mangea le 30 et n'offrait plus rien d'intéressant les jours suivants. »

Les faits précédents n'ont pas besoin de commentaire et prouvent au moins que je ne suis pas le seul à attribuer une valeur seméiotique très-grande à la douleur splénique bien constatée.

§ 2. *Observations de M. le Dr Sorbets, d'Aire (Landes).*

J'avais déjà eu la bonne fortune de m'entretenir à diverses reprises avec cet habile et honorable confrère, des affections palustres qui dominent dans notre pays, des formes si variables qu'elles revêtent et des moyens de les reconnaître, etc. Je savais combien nos idées s'accordaient sur ces diverses questions, lorsqu'au mois de juillet dernier, j'eus de nouveau occasion de voir à Pau M. Sorbets qui me donna de vive voix le récit de plusieurs observations intéressantes qu'il avait recueillies. Après avoir fait part à mon confrère du projet de reprendre à nouveau la question des affections palustres, projet que j'avais formé depuis quelques jours à peine, je lui fis promettre de m'adresser le résumé de quelques-unes de ses observations. C'est cette promesse qu'il a tenue bien au delà de mon attente, en m'écrivant la lettre suivante où se trouvent des appréciations qui sont pour moi d'un bien précieux encouragement. Je ne ferai donc que bien faiblement m'acquitter envers lui, en le remerciant ici de toute son obligeance.

Voici donc la lettre que m'écrit M. Sorbets, à la date du 10 septembre 1866 :

Mon cher confrère,

Lorsque j'ai eu le plaisir de vous voir à Pau dans le courant de juillet dernier, je vous promis quelques observations relatives à des fièvres intermittentes, qui, dans nos contrées, affectent des formes si variées. Je tiens aujourd'hui cette promesse; mais avant de vous donner le détail de ces observations, je crois devoir vous exposer, sous forme de résumé, l'ensemble de ma pratique médicale à l'endroit de ces fièvres intermittentes.

Sous l'influence d'une température élevée pendant le jour et basse pendant la nuit, à la suite de ces transitions brusques de température, et peut-être aussi d'influences telluriques, j'observe depuis deux mois environ (juillet et août 1866) une véritable épidémie de fièvres intermittentes. Je les appellerai plus volontiers *fièvres rémittentes larvées;* car au lieu d'observer les trois stades si caractéristiques d'une fièvre intermittente ordinaire, nous constatons des symptômes qui paraissaient n'avoir entre eux aucune filiation déterminée, et qui ne se rapprochent que par une origine commune et une violence inaccoutumée. Le début des accidents a lieu par quelques bâillements, des pandiculations et des frissons, puis on voit survenir un phénomène insolite accusant la perniciosité (céphalalgie vive, douleur ophthalmique atroce, ou névralgie faciale). Souvent à un accès qui n'attire presque pas l'attention du malade succède un second accès dans lequel domine un sommeil pénible et qui s'impose, malgré la volonté du malade. Cette forme-là est très-grave. D'autres fois il s'agit de la forme *délirante;* mais ce délire est fugace, insignifiant en apparence, ordinairement nocturne et pouvant très-bien passer inaperçu, si on n'y prend pas garde, et cependant le danger est là, donnant tout au plus au praticien le temps d'administrer à hautes doses le sulfate de quinine. Dans d'autres circonstances, les accidents se rapportent à la forme algide, la plus facile à diagnostiquer, surtout en temps d'épidémie. J'ai observé encore la forme typhoïde sur laquelle je reviendrai un peu plus loin. J'ai noté principalement cette forme chez deux jeunes gens de 16 à 20 ans, et chez trois jeunes filles de 16 à 19 ans.

Telles sont les formes insidieuses que prennent chez les fébricitants les phénomènes que nous groupons sous la dénomination de *fièvres rémittentes larvées*, et qui pendant l'épidémie présente revêtaient le caractère pernicieux. Le type le plus commun, c'était le type tierce; cependant les types quotidien et double-tierce se présentaient très-souvent. Nous n'attendions pas d'ailleurs la déclaration du type pour instituer le traitement, car souvent l'imbrication des accès nous forçait à agir promptement et énergiquement. Dès que nous remarquions une prostration insolite, une exagération de chaleur et de sueur, une ophthalmie névralgique, douleur vive, atroce, n'affectant qu'un seul œil, ou bien encore du délire ou un froid partiel, qu'il existât ou non des phénomènes d'embarras gastrique, nous avions hâte d'administrer le sulfate de quinine à la dose de 2 grammes en quatre paquets dans l'espace de douze heures. Nous avions soin de continuer l'usage du médicament pendant quelques jours, et cette méthode nous a donné les meilleurs résultats. Chez un adulte âgé de 48 ans, atteint de fièvre pernicieuse encéphalique et délirante, nous avons donné 12 grammes de sulfate de quinine pendant huit jours. Ces 12 grammes ont été administrés en pilules, en potion avec de l'acide sulfurique alcoolisé comme vous me l'aviez indiqué, ou en poudre dans une infusion de café noir. Comme adjuvants, nous avons prescrit à l'intérieur des préparations toniques de quinquina, et des frictions térébenthinées le long du rachis.

Grâce à l'administration du sulfate de quinine à hautes doses, nous n'avons eu à déplorer aucun cas de mort. Le contraire arrivait quand les malades, ne se doutant pas de leur état, ne prenaient pas l'antipériodique. Entre autres cas, nous citerons celui d'une mère de famille qui a un accès caractérisé par de l'anorexie, des douleurs contusives dans les membres et surtout par un sommeil qui la poursuit sans cesse. Ne soupçonnant pas le danger qui la menace, elle ne prend pas garde à ces accidents, et quoiqu'elle appartienne à une classe élevée de la société, elle ne fait pas appeler son médecin. Or, un second accès se déclare et l'emporte au milieu du délire et de la douleur des siens.

Quand on nous signalait des malades ayant eu un, deux, trois accès, nous donnions d'emblée le sulfate de quinine.

S'il existait des symptômes du côté des voies gastriques (enduit saburral, envies de vomir), nous avions recours à un éméto-cathartique, toujours suivi de l'emploi du sulfate de quinine.

Si le pouls était plein, la céphalalgie vive, nous pratiquions une petite saignée du bras. Mais, comme méthode générale et dans presque tous les cas, nous soumettions le fébricitant au spécifique par excellence, au sulfate de quinine dont l'emploi n'a jamais amené les accidents que certains praticiens redoutent, sans les avoir d'ordinaire constatés par eux-mêmes. On accepte ces faits, comme on croyait, jusqu'aux expériences de M. le professeur Monneret, aux propriétés toxiques du sousnitrate de bismuth.

J'ai souvent constaté, comme vous, la douleur splénique; cependant elle ne se montre pas dans tous les cas. C'est un des signes les plus précieux lorsqu'il existe; le diagnostic est alors établi de la manière la plus certaine.

Comme la récidive de ces fièvres est assez fréquente, nous n'avons pas de meilleur moyen de combattre la cachexie palustre, que de prolonger l'emploi du traitement, et, pour ma part, je le continue pendant deux mois environ, sans que ce terme ait néanmoins rien d'absolu. Il m'arrive encore d'employer le quinquina, le plus souvent d'après la méthode de Trousseau, et tantôt d'après celle de Sydenham, ou à plus faibles doses, d'après les indications de Torti.

J'arrive, après ce court préambule, aux quelques observations que j'ai recueillies à votre intention et qui se rapportent à des fièvres larvées paludéennes de formes variées (délirante, typhique, muqueuse et comateuse).

Obs. I. — Larrieu (Joseph), cantonnier, habite le quartier de Larquérat, près d'Aire. Doué d'une excellente constitution et d'une vigueur peu commune, Larrieu a eu, il y a six ans, des fièvres intermittentes, à type tierce, qui résistèrent pendant six semaines à l'action du sulfate de quinine, parce que ce médicament fut, dès le début, administré à des doses très-modérées. Cependant ces fièvres disparurent et sa santé fut excellente pendant cinq années.

Le 22 juillet 1866, il se constitua malade, et, appelé près de lui, je le trouve dans l'état suivant :

Langue recouverte d'un enduit jaunâtre, bouche pâteuse, envies de vomir, constipation, céphalalgie frontale vive, sécheresse de la peau, pouls précipité, 110. Agitation et pas de sommeil pendant la nuit. Vives douleurs occipitales, à caractère névralgique, s'irradiant le long de l'épaule droite.

Le 23, éméto-cathartique (sel d'Epsom, 20 gr., et tartre stibié, 5 cent.). Quelques selles, deux vomissements, aggravation de l'état général du malade. — Vers midi, accès de fièvre intense avec délire. Administration de 15 pilules de sulfate de quinine, de 1 déc. chacune, 8 dans la nuit du 23, et 7 le 24 au matin.

Malgré cette médication, l'accès retardé de trois heures reparaît le lendemain avec une nouvelle intensité ; l'agitation est extrême, le délire grave. Je me rends près du malade, dont l'habitation est éloignée de quelques kilomètres de la ville d'Aire, et je suis près de lui vers minuit, 24 juillet.

A mon arrivée, Larrieu est inondé de sueur, et l'on n'est parvenu qu'à grande peine à le faire changer plusieurs fois de linge. Le délire a cessé, le pouls est petit, précipité, 120 pulsations ; le malade accuse une très-vive céphalalgie et s'affecte de son état ; il croit à une mort prochaine. — *La douleur splénique est vive.*

L'existence d'une fièvre pernicieuse délirante se présente à ma pensée, et c'est dans ce sens que j'institue la médication par le sulfate de quinine à hautes doses. Immédiatement je prescris la potion quinique que vous aviez eu autrefois l'obligeance de m'indiquer, et dont j'ai la précaution de varier, suivant les cas, les doses des médicaments actifs, et notamment du sulfate de quinine. Voici en particulier celle que j'ai formulée pour notre malade :

Sulfate de quinine.............	2 gr.
Acide sulfurique alcoolisé.........	Quelques gouttes.
Eau distillée................	120 »
Sirop diacode................	} 15 gr.
Sirop simple................	

A prendre en deux fois, à une heure d'intervalle.

Le 25 juillet, malgré le médicament fébrifuge, l'accès reparaît moins intense. — Potion *ut supra*, administrée le 26. Le 27, comme il y avait eu des bâillements, des douleurs contusives dans les membres, je donne 1 gramme de sulfate de quinine dans du café noir.

Les 28, 29, 30, cessation du médicament.

Le 31 juillet, un accès intense a lieu vers quatre heures de relevée. Frissons généraux, céphalalgie vive, brisement des membres, agitation, déclin de l'accès caractérisé par une sueur abondante.

Le 1er août, potion à 2 gr. de sulfate de quinine. J'ai administré cette potion pendant deux jours de suite à cette dose, pour revenir, les jours suivants et par intervalles, à 1 gr. du même sel.

Le 12 août, le malade parfaitement guéri, se rend au chantier; il a pris, dans l'espace de treize jours, 11 gr. de sulfate de quinine. Quoi qu'en disent les détracteurs de ce médicament, sur les prétendus accidents déterminés par l'administration de ces fortes doses, le sulfate de quinine n'a donné, dans ce cas comme dans beaucoup d'autres, qu'une prompte guérison, sans donner lieu au moindre trouble inquiétant.

Obs. II. — Duplan (Jean), âgé de 46 ans, habite à Bahus-Soubiran. (Landes), avec sa famille, une maison construite contre les lois les plus élémentaires de l'hygiène. Située dans un bas-fond et entourée de marais, elle brille tristement au premier rang par la quantité de détritus végétaux couvrant la cour intérieure, qui, en dehors de l'humidité, entretiennent autour de l'habitation un air insalubre, un milieu riche en gaz délétères. Aussi les habitants de cette maison sont-ils plus ou moins étiolés, et présentent-ils au plus haut degré cette coloration qui accuse soit un sang pauvre, dû à une cachexie, soit une alimentation insuffisante, cette cause si puissante des maladies dépressives.

Duplan est malade depuis un mois. On lui donna, au début, du sulfate de quinine à doses trop modérées. La fièvre enrayée pendant quelques jours reparut probablement, mais masquée par des symptômes insolites. Un jour le malade se lève en chemise, et va en plein midi, et dans ce léger costume, présenter ses respects à une vieille dame qui se trouvait dans la maison. Cet homme, qui n'était nullement pellagreux, avait été pris de délire passager. On crut à une affection cérébrale grave. Comme il s'était de nouveau levé dans le même costume, je suis appelé pour constater l'état suivant :

Duplan a déjà recouvré toute son intelligence au moment de mon arrivée, et répond avec beaucoup de lucidité et d'à-propos à toutes les questions qui lui sont faites. Il accuse parfois une douleur sous-occipitale vive, passagère; point de contracture dans les membres.

Le pouls est petit, fréquent; rien du côté des voies digestives.

Un examen attentif des fonctions de l'économie, et une exploration complète des organes par les divers procédés d'investigation, ne me fait rien découvrir; le teint du malade est pâle, sa faiblesse grande. Je demande à sa femme si la fièvre est toujours la même, et s'il y a des jours

où l'état fébrile est plus ou moins marqué. Elle me répond que la fièvre
est plus forte tous les deux jours.

J'explore la région lombaire gauche, et je constate la *douleur splénique;*
ces trois phénomènes, *état fébrile revenant par accès, teint pâle symptoma-*
tique, d'une infection palustre, existence de la douleur splénique, rapprochés
de ce délire fugace, passager, déjà signalé, et d'un certain assoupissement vers le soir, me révélèrent la vraie nature de l'affection.

6 gr. de sulfate de quinine administrés soit en poudre, soit en pilules,
du vin de quinquina et une alimentation réparatrice, firent disparaître
les symptômes de cette fièvre intermittente paludéenne, à type double-
tierce, dont le diagnostic a été rendu difficile par la constatation du délire et le caractère larvé des autres manifestations.

Je compléterai cette petite série d'observations par l'exposé de deux
cas de fièvre larvée paludéenne, de forme typhique, dont le diagnostic
et la thérapeutique sont l'écueil de beaucoup de praticiens. Il y a quinze
ans, au début de ma carrière médicale, je voyais un peu partout la fièvre
typhoïde, et cependant je ne retrouvais plus cet ensemble de signes
classiques qu'ont assigné à cette maladie MM. Louis, Chomel, Andral et
beaucoup d'autres. Ayant observé moi-même de nombreux exemples de
cette affection dans les hôpitaux de Paris, je constatais dans les cas de
notre pays certaines différences que je mettais sur le compte d'influences
climatériques inexplicables. Peu à peu je sentais quelques doutes s'élever dans mon esprit, à mesure que j'acquérais plus d'expérience, et j'en
suis venu, après bien des hésitations, à une conclusion tout opposée,
c'est-à-dire que j'ai fini par considérer comme assez rare la fièvre typhoïde que je regardais autrefois comme très-fréquente dans nos contrées. Mais, ce qui a le plus contribué, je l'avoue, à me raffermir dans
cette conviction tardive, c'est la lecture de votre mémoire sur le diagnostic des fièvres larvées paludéennes. En tenant compte de la fréquence
des fièvres intermittentes parfaitement caractérisées que nous observons
ici, il devenait plus facile de rattacher ces états typhiques à la même
cause générale, et cette interprétation était d'autant plus acceptable que
nous observions rarement l'ensemble des symptômes assignés à la fièvre
typhoïde franche et classique.

Il résulte donc de ce qui précède, et c'est là le point essentiel de la
question, qu'on admet trop facilement, d'après nous, et sans pouvoir
justifier ce diagnostic, l'existence de la fièvre typhoïde proprement dite.
Cette confusion nous paraît provenir de ce que, très-souvent, la fièvre
larvée paludéenne de nos contrées s'accompagne d'accidents typhiques
qui peuvent en imposer, à un examen superficiel, pour une vraie fièvre
muqueuse ou typhoïde. Or, il importe beaucoup, au point de vue pratique, d'établir d'une manière précise le diagnostic de ces deux états :
car il n'y a guère que cette distinction qui puisse nous permettre de diriger la thérapeutique avec quelque certitude.

Mais j'arrive à l'exposé de deux faits récents que j'ai observés :

Obs. III.— Le premier cas est relatif à un enfant de 14 ans, dont la chambre à coucher, située au rez-de-chaussée, donne sur une cour recouverte d'ajoncs épineux, de bruyères et de fougères, plantes déposées dans ce lieu pour servir plus tard d'engrais après avoir été décomposées, déplorable condition hygiénique, tout à fait propre à faire développer des accidents miasmatiques intermittents. Des accidents de cette nature se sont en effet développés, il y a deux ans, chez le jeune Laporte, de Subéhargues (Landes).

Appelé près de cet enfant, le 24 août, j'observe l'état suivant :

Face pâle, teint jaunâtre, céphalalgie frontale vive ; légère épistaxis ; langue recouverte d'un enduit blanchâtre ; anorexie, nausées, gargouillement très-caractérisé et observé depuis tous les jours dans la fosse iliaque droite. Par la palpation, douleurs assez vives dans cette région ; point de phénomènes cutanés abdominaux ; décubitus dorsal ; intelligence conservée ; pouls à 120. *Douleur splénique très-intense.* A peine avons-nous appliqué deux doigts sous les fausses côtes gauches, que l'enfant se soulève et pousse un cri ; nous n'avons jamais rencontré une douleur splénique aussi vive. Dès lors, notre diagnostic était certain. Nous nous gardons bien, dans ce cas-là, de percuter la rate pour déterminer ses dimensions, afin d'épargner au malade une douleur inutile.

Sulfate de magnésie 15 gr. dans une verrée d'eau tiède sucrée, cataplasmes émollients sur le ventre, limonade pour boisson.

Le 25, administration de 1 gr. de sulfate de quinine en quatre paquets.

Le 26, malgré l'état fébrile continu, rémittent, accès de fièvre vers midi, ayant débuté par de la chaleur, de la toux, puis quelques frissons. Le soir, potion quininée à 1 gramme, prise dans l'intervalle de trois heures. Le 27, nouvelle potion à la même heure. Cessation pendant trois jours.

Le 31, le malade ne supporte pas le sulfate de quinine, il le rejette par le vomissement.

Le 2 septembre, lavement quininé ; amélioration sensible d'une manière générale. Les accidents qui constituent l'état typhique continuent. Les accès se caractérisent également. Grande inquiétude, agitation.

Le 6, deux lavements quininés et camphrés. Les douleurs splénique et de la fosse iliaque droite diminuent, ce qui est d'un augure favorable.

Le 10, trois paquets de sulfate de quinine de 0 gr. 35 cent. chaque ; la fièvre n'a pas reparu. Convalescence. — Alimentation réparatrice ; ferrugineux.

Obs. IV. — Le second cas se rapporte au nommé Faget (Jean), âgé de 35 ans, marié et père de trois enfants, d'une constitution robuste, quoique petit de taille, demeurant au quartier appelé *Fond de la Lande du Mas d'Aire.*

A 8 mètres de la maison, se trouve une mare dont les eaux ne se renouvellent jamais. La cour de la ferme a son sol recouvert de plantes ayant déjà subi un commencement de fermentation, et devant, à l'état de putréfaction, servir plus tard d'engrais.

Cet homme est déjà malade depuis plusieurs jours. Lors de ma première visite, il présente à mon observation les symptômes décrits généralement sous le nom de fièvre typhoïde à forme adynamique grave. Outre ces phénomènes, il existe un autre groupe de symptômes larvés, masqués sans doute par cette apparence de stupeur et d'adynamie, mais auxquels il est possible pourtant de reconnaître une origine paludéenne si on se livre à un examen attentif et complet.

Le premier qui frappe est la rémittence. Quoiqu'il paraisse continu, l'état fébrile offre cependant des exacerbations, une augmentation caractérisée tantôt par des bâillements, d'autres fois par un certain degré de froid aux pieds ou bien encore par de la chaleur générale. C'est le type double-tierce et la correspondance similaire des phénomènes de deux jours l'un qui nous met sur la trace de cet état pathologique. Mais ce qui tranche la question, c'est la *vive douleur splénique* développée par la palpation de la région, et surtout les bons effets de la médication quinique. Souvent encore le malade est pris de lassitude générale, son teint est cachectique, jaune-paille comme il l'était chez le malade de l'observation précédente, et ces phénomènes qui coïncident avec l'absence de toute lésion organique, et avec l'intégrité parfaite de l'intelligence sont suivis d'un prompt retour à la santé après l'administration du sulfate de quinine.

Aujourd'hui le malade est beaucoup mieux, car la fièvre fait défaut depuis deux jours. En effet la femme du malade m'apprend que la fièvre a manqué (c'est là son expression). Alimentation réparatrice et substantielle, toniques, lavements froids pour combattre la constipation.

La convalescence s'établit; ce malade a pris une quantité relativement considérable de quinine depuis six semaines qu'il est alité.

Je mentionnerai enfin une particularité qui me paraît bien importante au point de vue pratique, c'est que la fièvre larvée paludéenne peut venir à se greffer, pour ainsi dire, sur tout autre état pathologique. Quoiqu'elle ne se montre, dans ces cas, qu'à titre de complication, elle exige encore l'emploi du sulfate de quinine: c'est là un fait d'expérience qu'on ne saurait révoquer en doute.

Tous les jours, par exemple, je donne le sulfate de quinine à des enfants qui sont atteints de fièvres intermittentes bien caractérisées, à type quotidien ou tierce, se déclarant à la suite *du travail de la dentition;* vers six mois, neuf mois, et à chaque période de la poussée des dents, ces accidents se renouvellent. Qu'est-ce à dire? Ce travail de la dentition amène souvent des phénomènes éclamptiques, imprime une secousse plus ou moins forte à l'économie, et devient ainsi la cause d'accidents graves développés du côté du système nerveux. On comprend dès lors que s'il règne une épidémie de fièvres intermittentes ou une simple influence de ce genre, que ces enfants ébranlés déjà par la souffrance subissent plus aisément les atteintes d'un empoisonnement palustre.

J'ai eu dans ma pratique une dame morte à l'âge de 82 ans. Elle était atteinte depuis quarante ans d'une bronchite chronique, d'un catarrhe qui avait résisté aux eaux de Labassère, et surtout aux eaux de la Raillère de Cauterets. Tous les trois mois elle présentait, en raison peut-être de cette bronchite invétérée, des accès de fièvre intermittente à type tierce. Il fallait lui administrer le sulfate de quinine, et alors seulement la toux qui s'était montrée plus vive et plus animée pendant la durée des accès, commençait à se calmer et permettait à la malade de prendre quelques instants de repos.

Ces fièvres larvées se rencontrent donc tous les jours dans notre pratique et sous les formes les plus variées. Quoique je me borne dans cette courte note à un choix de quelques observations, je pourrais en relever bien d'autres semblables dans ma pratique personnelle. Évidemment, il y a là une lacune à remplir soit dans le Béarn ou les Landes, ou mieux dans toute la contrée du sud-ouest de la France. Mais je m'arrête, car j'ai déjà lassé votre attention. Vous avez signalé cette lacune dans les deux mémoires que vous avez déjà publiés, et si vous pensez que mes observations puissent vous être de quelque utilité pour le travail que vous préparez en ce moment, vous pouvez faire de ces idées tel usage que vous voudrez. Quant à moi, je suis heureux de pouvoir vous être agréable, tout en vous donnant ici le résumé consciencieux de ma pratique.

Croyez à mes meilleurs sentiments confraternels,

Dᴿ Léon Sorbets.

§ 3. *Observation de Graves.*

J'avais déjà rapporté dans un de mes précédents mémoires sur les fièvres (*Moniteur des Sciences*, 1862) deux observations empruntées à la clinique de Graves (*de Dublin*), et j'avais cherché à montrer, avec tous les égards dus à ce savant professeur, que les deux faits en question pouvaient se rapporter à une intoxication palustre méconnue. Mais, comme il y avait quelques doutes à l'égard de l'un de ces faits, je ne mentionnerai ici que le second, dont l'interprétation m'a toujours paru et me paraît encore reposer sur des preuves beaucoup plus convaincantes.

Voici donc l'observation en question :

« Joseph Murphy, jeune homme de 18 ans, dit Graves (1), entre le 5 novembre. Il est apprenti cordonnier, et n'a jamais éprouvé d'autre dérangement dans sa santé qu'une incontinence d'urine ; il attribue cet accident à la sévérité de son patron, qui ne lui permet-

(1) Voir l'excellente traduction des *Leçons de clin. méd.*, de Graves, par mon ancien collègue d'internat, M. Jaccoud, aujourd'hui professeur agrégé à la Faculté de médecine de Paris, t. I, p. 655. 1862,

tait de quitter son travail qu'à certaines heures, de sorte qu'il ne pouvait uriner aussi souvent qu'il en sentait le besoin. Il y a un mois, il a été exposé pendant longtemps à un air froid et humide, et il s'est aperçu que son ventre était enflé et douleureux, surtout dans les mouvements de flexion. Depuis huit jours ces symptômes sont beaucoup plus prononcés; il est survenu de la diarrhée, *une douleur aiguë dans l'hypochondre gauche* et le malade s'est senti tellement affaibli qu'il a dû cesser de travailler.

« 6 novembre. Ventre très-enflé; le gonflement paraît dépendre d'une tympanite intestinale, bien plutôt que d'une ascite; *aucune partie de l'abdomen n'est sensible à la pression, sauf la région splénique; la rate est considérablement augmentée de volume.* La douleur, d'après la description qu'en donne le malade, va d'un hypochondre à l'autre en passant par l'épigastre; il en souffrait beaucoup en travaillant, à cause de la position inclinée qu'il gardait alors. L'amaigrissement est considérable, quoique l'appétit soit conservé, la soif est vive, la langue est rouge et sèche; il y a deux ou trois selles par jour sans ténesme; la miction est involontaire; la pression ne développe pas de douleur au niveau de la vessie, le pouls est à 120, le sommeil est naturel; il n'y a pas de céphalalgie, les fonctions cérébrales et respiratoires sont régulières; les yeux sont humides et brillants, mais la vue n'est pas affaiblie et l'impression de la lumière douloureuse. — Diète; 20 sangsues à l'épigastre.

«Le 7. L'infirmier rapporte qu'il n'y a eu aucune modification dans l'état du malade jusqu'au soir; à ce moment-là, il a été pris de somnolence et s'est mis au lit, il s'est bientôt endormi d'un sommeil qui a été regardé comme naturel. Ce matin, cependant, on a été alarmé en voyant qu'on ne pouvait le réveiller. Au moment de la visite, Murphy est dans un coma profond, il déplace constamment sa tête d'un côté à l'autre de son oreiller; les yeux sont humides; les pupilles dilatées sont insensibles à la lumière, il y a un peu de strabisme à droite. La peau est chaude; le pouls, à 120, est dur et un peu plein; il y a des râles de la trachée. Aussitôt on ouvre la veine; mais, lorsqu'on a tiré 3 onces (96 grammes) de sang, le pouls faiblit tellement, l'affaissement du malade devient si profond, qu'on arrête la saignée. Peu après, le pouls reprend de la force, et l'on cesse d'entendre les râles de la trachée. On injecte alors dans l'intestin, au moyen de la seringue de Read, plusieurs pintes d'eau chaude, ce qui donne issue à une grande quantité de matières fécales très-dures. Deux heures après, on administre un lavement à la térébenthine. En même temps on rase la tête et on la recouvre constamment de linges imbibés d'eau froide; on applique le cautère actuel à la nuque, et l'on prescrit 1 scrupule (1 gr. 30) de calomel; on fait prendre en outre dans la journée une potion composée d'huile de ricin et d'essence de térébenthine, pour combattre la tympanite qui persiste encore. Tous ces moyens restent sans effet; la potion est rejetée aussitôt après avoir été prise, le fer rouge ne réveille le malade que pour quelques minutes, après quoi il retombe dans le coma. Dans la soirée, Murphy se met à pousser des cris; le pouls, toujours plein et dur, monte à 140, et la mort a lieu à neuf heures du soir, vingt-six heures après l'apparition des premiers accidents cérébraux; elle a été précédée de deux ou trois accès convulsifs légers. »

L'autopsie ne fournit que des résultats négatifs du côté de l'en-céphale.

RÉFLEXIONS. — Je ne saurais dire si ce jeune homme se serait trouvé dans toutes les conditions favorables au développement d'une infection paludéenne (je donnerai d'ailleurs, un peu plus loin, quel-ques explications sur ce point); mais, à coup sûr, *l'exposition à un air froid et humide* aurait pu être une cause occasionnelle puissante. Quoi qu'il en soit, c'est à partir de ce moment qu'il a remarqué sa santé s'altérer; et, malgré la sobriété des détails que donne Graves sur les premiers symptômes de la maladie, on peut voir qu'il men-tionne, comme un des plus frappants, *une douleur aiguë dans l'hypo-chondre gauche.*

Quelques lignes plus loin, il pratique, à son insu, l'exploration dont j'ai si souvent parlé dans le cours de ces recherches, et cet exa-men vient confirmer l'existence de la même douleur signalée par le malade : « *Aucune partie de l'abdomen*, dit-il, *n'est sensible à la pression, sauf la région splénique.* » Et l'origine de cette douleur ne saurait faire l'objet d'un doute pour personne, puisqu'il ajoute immédiate-ment après : « *la rate est considérablement augmentée de volume.* » L'état de cet organe n'est malheureusement pas mentionné dans l'autopsie; mais, comme il n'y est pas plus question d'une tumeur solide située dans l'hypochondre gauche ou d'un liquide quelconque épanché dans le voisinage, il y a toute raison d'admettre la réalité pendant la vie de cette hypertrophie splénique. Car il n'y a pas de méprise possible entre la sonorité de la tympanite et la matité de la rate, et ce n'est jamais à un observateur comme Graves qu'on pourrait im-puter une semblable erreur.

A cette sensibilité splénique et à une grande faiblesse générale s'ajoute, le 6 novembre, un appareil fébrile intense, et le lendemain survient ce coma profond qu'aucune altération nécroscopique ne sau-rait expliquer. Quoi d'irrationnel à mettre ce symptôme sur le compte d'une fièvre pernicieuse? N'est-ce pas lui qui a donné son nom à l'une des formes les plus graves de cette maladie? Et, si l'état de la rate révèle, aussi sûrement que je crois l'avoir prouvé, le moindre indice d'une cachexie palustre, n'avons-nous pas chez ce malade l'explication toute naturelle de ces accidents cérébraux *sine materiâ*? Ce signe était bien insignifiant pour l'auteur, au point de vue où il se plaçait en rapportant ce fait, et pourtant, en narrateur fidèle, il a cru devoir en rendre compte.

Evidemment dans ce cas, Graves n'était préoccupé que de la pos-sibilité d'une affection cérébrale de nature inflammatoire, et c'est

D. 29

contre cette dernière qu'il dirigeait tous ses efforts thérapeutiques. Or, nous trouvons encore dans les résultats du traitement la confir- mation péremptoire de notre diagnostic. Voilà un malade qui a 120 *pulsations, le pouls dur et plein,* on le saigne à l'instant, et il s'a- néantit si vite *qu'on arrête la saignée!* Ce résultat ne concorde-t-il pas de tous points avec ce que nous savons de l'influence fàcheuse des émissions sanguines dans le traitement de l'impaludisme (voyez p. 112 et suiv.), et une syncope si rapide n'aurait-elle pas eu lieu de surprendre dans l'hypothèse d'une encéphalite ou d'une méningite aiguë, par exemple ?

On m'objectera, sans doute, qu'il est difficile de croire au déve- loppement de fièvres de cette gravité dans un pays qui, au rapport de Graves lui-même, s'en trouverait délivré. Voici ce qu'il dit, en effet, en étudiant les causes du typhus épidémique d'Irlande (1) :

« Les fièvres d'accès étaient anciennement très-communes dans certains cantons marécageux voisins de Dublin. Aussi, à l'époque où je faisais mes études médicales, il y avait constamment dans les hôpitaux des cas plus ou moins nombreux de fièvre inter- mittente; mais aujourd'hui les bas-fonds du sol ont été drainés, et les fièvres maremmatiques ont *entièrement disparu.* S'il était besoin de donner la preuve de leur fréquence primitive, il me suffirait sans doute de rappeler qu'après la découverte du sulfate de quinine en France, les propriétés fébrifuges de cette substance ont été vérifiées en Irlande, avant de l'être dans aucune autre partie de la Grande-Bretagne. Le docteur Baker et moi, nous avons publié les tableaux d'un grand nombre de fièvres guéries par le nouveau médicament, et même, si je suis bien renseigné, la première dose de quinine administrée en Irlande, l'a été par moi à l'hôpital de Drumcondra, qui est destiné aux fébricitants. »

Mais j'ai déjà dit (p. 58 et suiv.) comment les affections palustres les plus graves pouvaient accidentellement se montrer dans un pays habituellement dépourvu de ce genre d'affections. Et, d'ailleurs, il est bien douteux que Graves lui-même, en disant *que ces fièvres avaient entièrement disparu,* ait voulu donner à sa proposition la forme abso- lue qu'elle revêt en apparence. *Elles étaient trop fréquentes, à une certaine époque,* pour qu'on ne puisse pas supposer que, malgré les améliorations obtenues, il n'en fût pas resté quelque germe, ne serait-ce que dans certaines localités retardataires.

M'objectera-t-on enfin qu'après s'être occupé avec tant de fruit de l'étude des fièvres intermittentes, il aurait pu, mieux que tout

(1) *Loc. cit.,* t. 1, p. 109.

autre, distinguer l'origine miasmatique des accidents cérébraux dans le cas que je rapporte, si cette origine avait existé réellement? Mais cette erreur est bien explicable, si on veut remarquer qu'il croyait à la disparition presque complète d'une influence marécageuse se faisant sentir autrefois dans son pays, et qu'à cause de cette croyance même, il pouvait ne pas songer, chez son malade, à une influence semblable, quoique moins étendue.

D'un autre côté, Graves, comme la plupart des médecins, était préoccupé, dans le diagnostic des affections d'origine paludéenne, de rechercher uniquement l'intermittence des symptômes. On peut s'en convaincre en lisant un chapitre original (1) intitulé : DE LA LOI QUI PRÉSIDE AUX RECHUTES DE LA FIÈVRE INTERMITTENTE, et où il fait voir, dans une observation très-détaillée de fièvre rebelle, que le nombre d'heures ou de jours séparant les accès ou les rechutes de la fièvre, que ce nombre est toujours 12 ou un de ses multiples. Pénétré de cette idée que l'invasion réitérée des symptômes dans une affection maremmatique était soumise à la loi presque fatale de la périodicité, il devait être éloigné, chez le malade en question, de rechercher la cause que je crois pouvoir assigner aux accidents encéphaliques qui l'ont fait succomber. Je ne m'attacherai plus à réfuter la valeur *exclusive* de l'intermittence dans le diagnostic des affections d'origine miasmatique; car c'est là le but que je me suis proposé dans tout le cours de mes recherches.

§ 4. *Observation de M. Guinier.*

OBSERVATION. — « Le 11 octobre 1853, dit M. Guinier (2), vers une heure du soir, on apporte dans les salles de la Clinique médicale un homme nommé Boisset, d'environ 30 ans, dans un état complet de syncope, les traits pâles et crispés, la peau froide; c'est un étranger arrivé de la veille dans la ville, et sur lequel on n'a point de renseignements. Il a passé, dit-on, la nuit dans une auberge; dans le trajet qu'il a voulu faire à pied pour gagner l'hospice, un frisson violent l'a saisi, et, au moment de son arrivée à l'Hôtel-Dieu, avant même que l'on ait pu obtenir de lui le moindre renseignement, la syncope s'est déclarée. Revenu à lui par suite des soins empressés dont il est l'objet, il est tout à coup saisi d'une douleur aiguë, violente, paraissant s'irradier de *la région splénique* dans tout le tronc et spécialement dans toute la moitié latérale gauche du thorax, douleur devenant d'autant plus vive que la chaleur et les forces reprennent le dessus.

« A trois heures du soir, heure ordinaire de la visite, nous en-

(1) *Loc. cit.*, p. 480.
(2) *Essai de path. et clin. méd. Loc. cit.*, p. 103 et suiv.

trons à peine dans les salles que déjà les cris de ce malheureux at-
tirent notre attention. Il est d'une apparence vigoureuse, apparence
augmentée par la contraction générale et permanente de tous les
muscles; à demi couché sur le dos, un peu incliné du côté de la douleur, son anxiété est extrême; il semble très-préoccupé de sa fin prochaine, et il accuse dans toute la moitié du côté gauche du thorax,
et *surtout à la région splénique*, une douleur suraiguë, poignante,
tellement vive, que le plus léger contact du doigt sur la peau détermine des cris, une agitation et une angoisse inexprimables.

« La respiration est saccadée, très-fréquente, l'oppression considérable; quelques efforts de toux, puissamment retenus par le malade, produisent des douleurs atroces et des convulsions tétaniques
générales. Le malheureux se roule sur son lit, comprimant sa poitrine à deux mains, les muscles contractés et poussant des cris dé-
chirants.

« Le *facies* est injecté, les traits vultueux, *le pouls violent, fort,
tendu et fréquent;* la peau est chaude et recouverte d'une sueur générale fraîche, dont la température contraste singulièrement avec la
chaleur de la peau; exemple remarquable de cette sueur symptomatique (sueur dite *d'expression*), si différente de la sueur critique
ou de détente. On observe une saillie en avant du sternum, difformité que le malade prétend exister depuis son enfance. D'ailleurs,
pas de crachats. La percussion, très-légèrement et très-difficilement
pratiquée, à cause des cris et des contorsions du malade, *que plusieurs hommes peuvent à peine contenir*, ne constate aucun son anormal. Les bruits respiratoires sont tellement saccadés, que l'auscultation les fait presque confondre avec un double bruit de souffle
isochrone aux battements du cœur. C'est à peine si l'air a le temps
de pénétrer dans les poumons, et plusieurs explorations successives
sont nécessaires pour distinguer nettement les bruits du cœur, des
bruits respiratoires. »

Après cet exposé, M. Guinier se livre à une discussion remarquable des symptômes, et rien qu'avec les données précédentes,
sans la connaissance des antécédents qu'il n'a eue que plus tard, il
arrive *à priori* à formuler le diagnostic de *fièvre pernicieuse*, diagnostic porté d'ailleurs avant lui par le chef de service M. Barre et partagé par tous les assistants. Or, il résulte pour moi de la lecture
attentive de cette discussion, que l'idée dominante qui a conduit à
ce diagnostic réside dans la considération du milieu pathologique,
si je puis ainsi dire, où se trouvait placé le malade. Étant donné un
cas à symptômes insolites et ne s'expliquant d'une façon bien nette
par aucune affection décrite, ce cas s'observant dans un milieu où
se montrent fréquemment des formes graves d'impaludisme, un
médecin habitué aux bizarreries d'aspect de ces différentes formes,
est conduit à rattacher ce cas à l'entité morbide dominante. Telle
est, j'en ai la conviction, la raison principale qui a servi de base à

cette appréciation diagnostique que je suis bien loin de combattre d'ailleurs. Mais, si ce même cas s'était offert à Paris ou dans tout autre pays dépourvu d'affections palustres habituelles, je suis convaincu qu'un observateur d'égal mérite, à moins qu'il n'eût long-temps exercé dans une contrée à fièvres, n'aurait peut-être pas songé un seul instant à un accès pernicieux; il aurait été sans doute plus porté à croire à une *angine de poitrine*, affection à laquelle pouvaient le mieux s'adapter les symptômes observés.

Mais supposons que ce dernier médecin, exerçant à Paris, si l'on veut, vienne à remarquer les mêmes symptômes le surlendemain à la même heure : il reviendra bien vite de sa première impression et songera *pour la première fois* à une fièvre pernicieuse, grâce à l'intermittence dont il a été témoin. Pour lui, le diagnostic n'est établi qu'à dater de ce second accès, tandis que dans un autre milieu, et pour le même observateur, l'idée d'impaludisme se serait présentée la première à l'esprit, comme elle a frappé, dans le cas qui nous occupe, MM. Barre, Guinier, et beaucoup d'autres médecins.

C'est donc parce que *la périodicité* des accidents est un excellent signe d'impaludisme qu'elle réveille immédiatement à l'esprit de tous les médecins, l'idée d'une affection miasmatique particulière. Or, après toutes les preuves que j'ai données dans mon travail, je crois être en droit d'affirmer que la *douleur splénique*, bien et dûment constatée, constitue pour le moins un *aussi bon signe et même un meilleur signe d'impaludisme*, que l'intermittence la plus franche. D'où il suit que la seule constatation de ce symptôme, jointe au défaut d'harmonie des autres symptômes, doit donner autant d'assurance au praticien que ne pourrait le faire la déclaration tardive du type périodique le plus franchement accusé. Un médecin convaincu de l'importance de ce signe aurait donc pu, dès le principe, à Paris, aussi bien qu'à Montpellier, formuler, chez le malade en question, le diagnostic de *fièvre pernicieuse*. Une seule chose alors eût pu l'embarrasser, c'eût été de trouver ce signe *trop évident;* car, celui-ci, d'ordinaire, ne va pas au-devant de l'observateur, il attend qu'on vienne à sa recherche.

L'enseignement qui résulte de ce fait me paraît considérable. Car, d'une part, le signe en question a été constaté ici par un observateur désintéressé, et d'autre part, le diagnostic se trouve confirmé de toutes façons, et par le jugement concordant de plusieurs médecins et par la suite de l'observation que je rapporterai un peu plus loin. Il ne saurait donc rester le moindre doute sur l'interprétation à donner aux phénomènes morbides qui ont été notés.

Mais, pour qu'on ne puisse pas me soupçonner de tronquer ou de travestir, sans le vouloir bien entendu, la pensée de M. Guinier, je reproduirai ici les principaux arguments diagnostiques dont il fait suivre l'exposé du fait que j'ai rapporté plus haut.

« En présence de symptômes si formidables, dit-il, et que le tableau succinct qui précède n'a nullement exagérés (voir plus loin l'observation en détail), quel diagnostic devait d'abord se présenter à l'esprit? Je le dis *à posteriori*, comme nous le prononçâmes tous *à priori*, à l'exemple de notre chef de service, M. le Dr Barre, professeur agrégé, ce ne pouvait être qu'un accès pernicieux, un accès *malin* de nos pays.

« Et cependant avions-nous là des éléments suffisants pour un diagnostic clinique? Dès l'abord, pas d'autres renseignements, pas d'autres données que l'examen direct du malade; et cet examen lui-même ne nous présente qu'une étrange confusion de phénomènes insolites, dont le plus saillant est une douleur d'une violence au-dessus de toute expression.

« Trois signes, d'après les auteurs, et parmi eux, Torti, Mercatus, Lautter, C. Medicus, Samuel Aurivill, Senac, etc., caractérisent un accès pernicieux :

« L'état du pouls qui exprimerait l'état *des forces radicales ;*

« L'état des urines ;

« La succession paroxystique des phénomènes. »

Puis, cherchant à apprécier la valeur de ces diverses conditions et puisant parfois ses raisons à des idées de pathologie générale que je ne saurais partager, pour ma part, M. Guinier arrive du moins à cette conclusion pratique que je crois inattaquable, à savoir : que l'état du pouls et des urines est loin de pouvoir toujours nous éclairer sur la nature d'une affection palustre de caractère pernicieux.

« Il en est tout autrement, ajoute notre auteur, de l'intermittence périodique : quand elle existe, c'est-à-dire lorsque les symptômes formidables cessent tout à coup, puis reparaissent au bout d'un certain temps, le doute n'est plus permis, et le diagnostic est confirmé; nous disons *confirmé*, car ce diagnostic était déjà précis, comme nous allons le voir, par le seul examen de l'appareil symptomatique. Mais, dans un accès pernicieux arrivé au degré d'intensité de celui dont nous avons présenté le tableau, et ces cas sont loin d'être rares, la gravité de l'état du malade diminue à peine dans l'intervalle qui sépare l'accès présent de l'accès futur; il y a le plus souvent subintrance et c'est à peine si l'on observe un léger amendement. D'un autre côté, ne reconnait-on pas qu'il y aurait grave imprudence à attendre le retour d'un autre paroxysme pour administrer le quinquina ? Rien, en effet, ne répond de l'innocuité de ce second accès;

nul ne peut dire s'il ne sera pas suffisant pour emporter le malade, et cette crainte est si légitime que Bretonneau en a conclu l'administration immédiate du remède scientifique. Aussi, non-seulement l'intermittence périodique n'est pas attendue pour l'établissement du diagnostic, mais elle n'est pas même nécessaire pour faire remplir l'indication principale.

« Que voyons-nous tous les jours dans la pratique civile ou à l'hôpital ? On arrive pour la première fois en présence d'un malade dont l'état présente un caractère de gravité considérable, sans qu'il semble possible de le rapporter à aucun état morbide connu. Pas de renseignements de la part du patient, par suite de la syncope ou du délire, phénomènes fréquents sinon constants dans les cas graves; seulement la maladie s'est développée rapidement; peut être un frisson en a-t-il été le début; mais le malade est dans un pays réputé effluvien; mais il règne des fièvres pernicieuses; plus de doute, on a sous les yeux un accès pernicieux; l'indication est précise, urgente; le quinquina la remplit et le malade est sauvé. A-t-on hésité un instant ? Devant des faits pareils hésite-t-on jamais ? Attend-on une intermittence souvent fugace, encore moins le retour des mêmes accidents ? Mais qui répond qu'à la seconde fois la mort n'en sera pas la suite ? On agit donc *à priori*, et si l'accès, trop intense pour être radicalement emporté, est seulement atténué, amoindri, si l'intermittence périodique survient malgré l'emploi méthodique et rationnel du spécifique, a-t-elle une autre importance que celle d'une simple confirmation d'un diagnostic déjà porté, d'une indication déjà remplie ? Sans doute cette confirmation sera très-précieuse, mais ce ne sera pas sur elle que se sera d'abord fondé le diagnostic thérapeutique.

« En résumé donc, les signes donnés par les auteurs pour la diagnose d'un accès pernicieux n'ont pas une valeur suffisante. Un seul, et c'est celui de l'intermittence périodique, mériterait une certaine attention, et deviendrait pathognomonique; mais, outre qu'il n'est pas constant, le danger de la perte de temps qu'il exige doit le faire reléguer parmi les moyens confirmant le diagnostic, et non parmi ceux qui l'établissent.

« Aussi regardons-nous comme caractères véritablement cliniques d'un accès pernicieux déclaré :

« 1° La brusquerie de l'invasion et de l'augment;

« 2° L'étrangeté et le mode de coordination insolite des symptômes;

« 3° L'état de gravité de la maladie, quel que soit le phénomène qui la manifeste au dehors. »

J'ai déjà dit qu'en tête de ces caractères on devait placer l'existence *d'une douleur sphénique* ordinairement assez vive, mais du
moins manifeste.

Or, faisant l'application de ces idées au cas de Boysset, M. Guinier signale, chez ce malade, le passage rapide de la santé à la
maladie, l'étrangeté des symptômes qu'il présente, et enfin, *l'existence d'une douleur des plus vives,* douleur qu'il regarde comme inexplicable dans ce cas. Je me trompe néanmoins; car il a comme un
vague pressentiment que *cette douleur* peut bien se rattacher à une
de ces lésions si fréquentes à la rate dans les diverses affections
d'origine paludéenne. Mais, je dis qu'il n'y a là dans son esprit
qu'un *simple pressentiment.* Il semble en effet faire dépendre *cette
douleur d'une augmentation possible de l'organe splénique,* quand il
dit : « On pouvait donc se demander (p. 110), dans le cas de
Boysset, si l'on n'avait pas affaire à quelque chose de ce genre (*à
une hypertrophie ou à une déchirure de la rate*). Mais l'exploration, un
peu superficielle, il est vrai, par suite de l'état de souffrance du malade, ne constatait aucune turgescence de l'organe splénique. Aucune voussure ne venait non plus éclairer ce soupçon. *D'ailleurs on
ne pouvait se dissimuler que la sensibilité n'était pas bornée à l'hypochondre gauche, mais qu'elle occupait avec une intensité presque égale
tout le côté gauche du thorax. Or, ici encore, nouvelle obscurité.* »

J'ai souligné à dessein les deux phrases précédentes pour montrer
la seule difficulté que pouvait offrir l'interprétation de cette si vive
douleur. On pouvait en effet se demander si elle avait bien réellement son point de départ dans la rate elle-même ou dans la paroi
costo-abdominale correspondante. Cette difficulté ne me semble
pourtant pas de nature à arrêter longtemps le praticien; car l'observation dit que cette douleur était très-vive dans toute la moitié
gauche du thorax et « *surtout à la région splénique,* » ce qui devait
déjà suffire à concentrer toute l'attention sur l'examen de cet organe. Il y en avait donc assez pour penser à l'hypothèse d'une affection palustre pernicieuse, et le plus difficile est déjà fait pour les
diagnostics de ce genre, quand on *a une fois pensé à cette supposition.*

Mais, au risque d'être un peu long dans mes citations, et pour
montrer que cette douleur tenait bien, dans ce cas, à la rate elle-
même, je rapporterai l'observation tout entière. On pourra se convaincre de la sorte que la douleur thoracique n'était qu'*une irradiation de la douleur splénique,* celle-ci persistant seule quelques jours
plus tard. Ce ne sera pas là d'ailleurs du temps complétement perdu;
car cette observation est très-instructive et très-intéressante à d'autres points de vue, sur lesquels je ne crois pas devoir insister.

Télle est donc la narration détaillée de ce fait. (*Loc. cit.*, p. 139 et suiv.)

OBS. — « Boysset (Joseph), cultivateur, 30 ans (Tarn), entré, le 11 octobre 1853, salle Saint-Vincent, n° 16.

« Constitution affaiblie, forte avant la maladie ; tempérament bilieux sanguin.

« Cet homme habitait depuis plusieurs années la ville d'Arles en Provence, où il exerçait la profession de terrassier.

« En 1850, *au mois d'août*, il a eu six accès bien caractérisés de fièvre intermittente, venus à des intervalles irréguliers, guéris par un vomitif suivi de l'emploi du sulfate de quinine.

« En 1851, au mois d'août, retour des mêmes accès, suspendus, après le second, par le même traitement que l'année précédente.

« En 1852, au mois d'août, encore deux accès guéris par les mêmes moyens.

« En 1853, vers le mois d'août, le malade va travailler au Château-d'Avignon, près d'Arles, contrée effluvienne ; il y séjourne une quinzaine de jours et y est pris, le 22 août, d'un accès fébrile, point de départ de la maladie actuelle.

« On administre immédiatement le sulfate de quinine. Quatre ou cinq jours après, nouvel accès, suivi d'une nouvelle potion de sulfate de quinine.

« Dès ce moment, le malade sent ses forces décliner, et un peu d'amaigrissement se déclare. Peu de jours après, nouvel accès assez fatigant pour décider le malade à changer de séjour.

« *Ainsi, trois accès irréguliers au Château-d'Avignon, dont les deux premiers sont inutilement traités par le sulfate de quinine.*

« Du Château-d'Avignon, Boysset se rend à Saint-Gilles, près Nîmes, pays marécageux. A peine arrivé, retour des accès qui se régularisent et prennent le type tierce.

« On administre irrégulièrement du quinquina sous différentes formes, ainsi que quelques remèdes de bonne femme ; le tout subi par le malade sans direction et peut-être mal à propos.

« Les accès persistent, reviennent régulièrement tous les deux jours entre neuf heures du matin et midi, et augmentent d'intensité. Les derniers, surtout depuis le commencement du mois d'octobre 1853, ont été si violents que l'on était obligé de *contenir et d'attacher* le malade. *Délire furieux.*

« Le stade de froid a presque constamment manqué dans tous les accès qui ont été notés à Saint-Gilles. Leur début était ordinairement caractérisé, surtout dans les derniers temps, par une céphalalgie générale gravative et très-intense, et par une grande chaleur. Le délire, quand il a existé, se déclarait à ce moment.

« Les deux derniers accès ont eu lieu le vendredi 7 et le dimanche 9 octobre courant, à onze heures du matin.

« Sous l'influence de cet état, Boysset a beaucoup maigri ; sa constitution s'est beaucoup détériorée, bien que sa complexion musculaire soit restée assez robuste. Obligé de garder le lit depuis le mois dernier, il a fini par se décider, sur les conseils de son médecin, à venir se faire soigner à Montpellier, où il est arrivé par la voie de fer, le lundi 10 octobre, à dix heures du soir.

« Notons, en résumé, lors de l'arrivée du malade à Montpellier :

« 1° *Trois atteintes* successives d'accès irréguliers de fièvre intermittente, survenues chacune à *une année d'intervalle*, et chaque fois traitées et guéries au moyen d'un vomitif suivi de l'administration du sulfate de quinine.

« 2° Accès fébriles intermittents, d'abord irréguliers, puis réguliers à type tierce (les jours impairs à onze heures du matin), existant depuis plus d'un mois, et exaspérés par la permanence d'action de la cause et un traitement mal dirigé.

« 1853. 10 octobre, dix heures du soir. — Séjour dans une auberge, où Boysset passe la nuit, fatigué et courbaturé.

« 11 octobre. — Le lendemain de bonne heure, il se lève, se fait conduire et se traîne à pied à la mairie, pour y obtenir un certificat d'indigence.

« *C'était le jour et bientôt l'heure où l'accès devait revenir.*

« Boysset reste plusieurs heures, dans un des couloirs de la mairie, à attendre son certificat d'indigence. Sous l'influence d'un courant d'air, le froid le saisit; il se met à trembler. Exténué, il sort sur la place de l'Hôtel-de-Ville, et va se réchauffer au soleil sur un banc de pierre. Le certificat arrive enfin, et, tout frissonnant, Boysset se fait traîner plutôt que conduire à l'hospice, à dix minutes environ de distance. Ses forces l'abandonnent au moment d'arriver; il tombe en syncope, et on le transporte immédiatement dans les salles, avant même l'exhibition de ses papiers.

« Il était environ midi.

« Placé dans un lit chauffé à la hâte, couvert de plusieurs couvertures de laine, environné de cylindres d'eau bouillante, il reprend peu à peu ses sens; mais à mesure qu'il se réchauffe et qu'il revient à la vie, surviennent les symptômes suivants, dont l'intensité devient excessive.

« Céphalalgie générale, *douleur violente vers la région splénique;* efforts de toux ne pouvant s'accomplir à cause de *cette douleur*, dont l'acuité rend bientôt très-difficiles les mouvements respiratoires eux-mêmes, et qui s'étend rapidement dans tout le côté gauche du thorax, en avant et en arrière. Soumis à notre examen à trois heures du soir, il présente les phénomènes suivants :

« 11 octobre, trois heures du soir. — *Facies* injecté, vultueux; moiteur générale, *fraîche;* peau chaude, fortement érythémateuse; respiration très-fréquente, saccadée, haletante; oppression considérable; *douleur suraiguë occupant toute la moitié gauche du thorax.* Le malade se plaint sans cesse, ses traits expriment *une grande angoisse.* Le pouls est vibrant, fort, tendu et fréquent (90 pulsations par minute). Le sternum présente une saillie antérieure, difformité que le malade prétend porter depuis son enfance. La percussion et l'auscultation, pratiquées avec baucoup de difficultés, ne constatent rien d'anormal dans les viscères du thorax.

« *Diète.* — *Saignée du bras de 200 grammes.* — *Cataplasmes sinapisés aux pieds après la saignée.* — *Large cataplasme fortement laudanisé,* loco dolenti.

« *Potion à prendre par cuillerées d'heure en heure.*

Eau distillée de mélisse.	
— de tilleul.	ãã 30 gr.
— de fleurs d'oranger..	
Sirop d'éther.	
Laudanum de Sydenham	20 gouttes.

Mélez.

« La saignée pratiquée, le doigt sur l'artère radiale, donne issue à un sang noir, épais; il sort en bavant. Le pouls restant le même, on prolonge *la saignée jusqu'à* 10 *onces* (300 grammes). Le bandage appliqué, la veine se rouvre à la suite d'un mouvement violent du malade, *qui perd encore un peu de sang*. Le pouls tombe légèrement.

« Cinq heures et demie du soir. Le caillot de la saignée ne présente pas de couenne, mais il est consistant et n'offre pas de *serum*.

« Dans l'intervalle des deux visites, *la saignée s'est rouverte une seconde fois*, et le malade a perdu *beaucoup* de sang, avant que l'on se soit aperçu de l'accident; les draps et les matelas, jusqu'à la paillasse, en sont imbibés.

« Quelques crachats renfermant un sang rutilant, spumeux, sont rendus après quelques efforts de toux. La percussion et l'auscultation, exercées malgré les cris et les contorsions du malade, ne révèlent rien. Même état d'ailleurs. *La douleur est toujours telle que le simple contact du doigt sur la peau du thorax détermine des cris et des contorsions tétaniques.* Un peu de *subdelirium* et de carpologie; la pâleur et la crispation des traits ont remplacé la vultuosité de la face. Le pouls est devenu dépressible et peu développé; il est resté fréquent.

« *Diète.* — Large vésicatoire fortement camphré sur la région latérale gauche du thorax. — Cataplasmes chauds autour des pieds, à renouveler.

« Potion nouvelle à prendre par cuillerées, de deux en deux heures (et alternativement toutes les heures avec la potion prescrite à trois heures), avec :

Pr. Résine de quinquina. . . .	8 gr.
Sel d'absinthe..	2 »
Sulfate de quinine	1 »
Eau de fleurs d'oranger. .	ãã 32 gr.
Sirop de Malouet.	
Eau distillée	60 gr.

« Neuf heures et demie du soir. La potion de quinquina n'est pas supportée. Le malade a rendu chacune des cuillerées déjà ingérées; on les continue en éloignant les doses, et l'interne de service prescrit : — Lavement avec CINQ GRAMMES *de sulfate de quinine;* un quart d'heure après, le malade rend une grande partie du lavement.

« 12 octobre, huit heures du matin. Jour apyrétique (mercredi). Boysset paraît plus faible qu'hier; délire loquace pendant la nuit.

Depuis l'administration du lavement, la potion de quinquina a été mieux supportée.

« La carpologie, le trouble dans les idées et les autres symptômes notés hier persistent à un degré presque aussi prononcé. Les crachats sont plus nombreux et sanglants. Quelques efforts de toux *très-difficiles à cause de la douleur qu'ils occasionnent*. Pouls dépressible, assez ample mais vide, fréquent (86 pulsations par minute). La sensibilité du côté gauche de la poitrine est la même, *et le malade, quoique très-affaissé, réagit avec énergie contre toute tentative de percussion*.

« Celle-ci, pas plus que l'auscultation, ne démontre rien dans la poitrine; le vésicatoire n'a pas pris dans toute son étendue.

« *Bouillon gras par cuillerées. — Tisane d'orge sucrée chaude. — Continuer les deux potions prescrites hier, en les alternant. — Deux vésicatoires camphrés aux mollets.*

« *Pansement du vésicatoire du côté gauche.*

« *Faire, de deux en deux heures, quatre frictions sous les aisselles avec :*

> Pr. Sulfate de quinine. . . . 2 gr.
> Axonge. . . . . q. s.

« Trois heures du soir. Presque pas d'amélioration. Quelques rares crachats sanguinolents. Pouls fréquent, ample, mais flasque et dépressible; chaleur de la peau, normale. Une teinte jaune-verdâtre a remplacé la rougeur des joues; cette teinte est surtout prononcée au sillon naso-labial et au pourtour des deux yeux et des pommettes.

« La langue est un peu collante, plutôt pâle et décolorée que rouge : elle participe de la *teinte anémique* de la face.

« La carpologie a presque cessé. La sensibilité de tout le côté gauche est à peu près la même, sauf sous la clavicule et dans la fosse sus-épineuse, où le malade supporte une certaine pression du doigt; *elle existe avec toute son intensité vers la région splénique*. Respiration toujours fréquente, anxieuse et saccadée; elle présente à l'auscultation un double bruit de souffle isochrone avec les battements du cœur, et une certaine attention est nécessaire pour distinguer ces derniers.

« Bouillon. — Tisane d'orge sucrée chaude. — Potion au quinquina déjà prescrite, alternée avec potion composée de :

> Pr. Teinture de valériane. . . . . ⎫
>   —   castoréum . . . . ⎬ āā 20 gouttes.
>   —   d'ambre gris . . . ⎭
> Liqueur d'Hoffmann. . . . . .
> Laudanum de Sydenham. . . 10 gouttes.
> Eau distillée de mélisse. . . . ⎫ āā 32 gr.
> Sirop de gomme. . . . . ⎭
> Décoction de tilleul. . . . . 64 gr.

« Frictions sur le siége de la douleur non occupé par le vésicatoire, avec :

Pr. Cyanure de potassium. . . . . ⎫
    Codéine. . . . . ⎬ āā 0,15 cent.
    Chloroforme. . . . . 10 gouttes.
    Axonge. . . : . . . . 8 gr.

«Cataplasmes sinapisés autour des pieds.

« Panser les vésicatoires.

« 13 octobre. Jeudi, jour fébrile, huit heures et demie du matin.

« La veine de la saignée du bras *s'est rouverte pour la troisième fois*, et Boysset a encore perdu quelques onces de sang pendant la nuit ; celle-ci a été plus calme que la précédente ; mais le malade n'a pas dormi. Les crachats ne sont plus sanglants. Pas de selles depuis deux jours, l'anxiété et la sensibilité ont diminué. L'état général est le même ; l'affaissement persiste ; le pouls est toujours ample, fréquent et facilement dépressible.

« Trois heures du soir. *L'exacerbation que l'on redoutait pour aujourd'hui a manqué*, mais le malade est dans le même état.

« La percussion, la toux demeurent très-difficiles à cause de la douleur qu'elles réveillent dans le côté gauche du thorax.

« Toutes les prescriptions d'hier sont continuées.

« Le 14. Vendredi jour apyrétique, huit heures et demie du matin.

« Amélioration sensible ; Boysset a dormi ; respiration moins fréquente, mais toujours anxieuse et saccadée. La percussion peut être pratiquée dans tout le côté droit sans réveiller aucune douleur, tandis qu'hier encore le retentissement de la percussion, même de ce côté de la poitrine, provoquait les plaintes du malade. L'auscultation constate partout l'intégrité des bruits respiratoires. La douleur paraît *se concentrer dans la région splénique ;* elle est toujours vive et s'exaspère par la respiration et la toux ; elle rend cette dernière impossible, ce qui fatigue encore beaucoup le malade.

« Le pouls reste fréquent et dépressible.

« *On continue les mêmes prescriptions, en ajoutant deux ventouses scarifiées sur la région splénique.*

« Trois heures du soir. L'amélioration a rapidement progressé ; la respiration est normale. Rémission à peu près complète, bien que le malade reste faible et fatigué.

« Le 15, jour fébrile. Nuit calme, sommeil. L'amélioration d'hier se maintient. Le pouls reste fréquent, mais résiste mieux à la pression. On suspend les frictions et la potion antispasmodique et l'on continue la potion avec le quinquina.

« *Bouillon-vineux, orge sucré chaud. Potion au quinquina par cuillerées de deux en deux heures. Pansement des vésicatoires.*

« Trois heures du soir. On craignait une exacerbation à l'heure habituelle de l'accès ; le malade n'a rien éprouvé de particulier.

« On éloigne les doses de la potion de quinquina.

« Prescriptions comme le matin : *Potion par cuillerées de trois heures en trois heures.*

« Le 16, jour apyrétique. Nuit bonne, *cinq selles diarrhéiques non sanglantes*, depuis hier au soir six heures. Le pouls est à peu près normal, bien qu'un peu fréquent (68 pulsations par minute).

« *Trois soupes, demi-quart vin, limonade acidulée ; potion avec le quinquina de quatre en quatre heures.*

« Le 17, jour fébrile. *Selles très-nombreuses depuis hier ;* pas de sommeil pendant la nuit. Le malade se trouve affaibli par son dévoiement. A cause du jour fébrile, on rapproche les doses de la potion de deux heures en deux heures. (Même prescription.)

« Trois heures du soir. *Selles nombreuses liquides depuis ce matin.* Sentiment plus prononcé de faiblesse, avec *légère lourdeur de tête* à l'heure de l'accès (vers midi), qui ne s'est pas maintenue.

« Ganglion axillaire engorgé à droite.

« *On suspend la potion avec le quinquina.*

« *Un litre de décoction blanche avec* 30 *gr. de sirop de coings.*

« Le 18. Nuit calme ; le malade se trouve *notablement mieux.* Pas de chaleur anormale de la peau. Pouls encore un peu fréquent. Une selle liquide depuis hier.

« Trois heures du soir. Pas de selles. Rien à noter.

« En prévision du jour fébrile, on prescrit pour demain 6 *pilules de sulfate de quinine associé à l'opium,* pour favoriser la tolérance.

« Prescriptions : *Trois soupes, vin.*

« *Un litre décoction blanche avec* 30 *gr. de sirop de coings.*

Pr. Sulfate de quinine.	1 gr.
Extrait thébaïque	0 gr. 05 cent.
Conserve de tilleul.	q. s.

F. s. a. six pilules, à prendre de trois en trois heures.

« Le 19, jour fébrile. *Notable lourdeur de tête de midi à deux heures, avec un peu de chaleur à la peau ;* selles normales. Le malade s'est levé pour la première fois. *Soupe, pain et confitures (quatre fois).*

« *Décoction blanche avec sirop de coings.*

« Le 20. Nuit bonne. Le malade est bien et demande à manger.

« Rien à noter durant la journée. On prescrit pour demain, jour fébrile, 0,80 centigr. de sulfate de quinine, au lieu de 1 gr., en cinq pilules.

« Le 21, jour fébrile. Le malade est levé, va bien et demande à manger.

« Le 26. Rien de particulier n'est survenu ; *on a maintenu l'action du sulfate de quinine en faisant prendre de deux en deux jours, à dose décroissante,* 5, 3, 2 *décigrammes du remède.*

« Boysset va bien ; les fonctions s'exécutent régulièrement ; les forces reprennent chaque jour.

« 3 novembre. Vingt-troisième jour depuis l'entrée du malade.

« La guérison se maintient ; le malade se trouve beaucoup mieux qu'avant son arrivée à Montpellier. Cependant il a beaucoup maigri et il reste pâle et anémique. Ses forces sont revenues ; il mange avec appétit ; ses digestions et ses nuits sont bonnes.

« Boysset sort de l'Hôtel-Dieu pour regagner son pays où il veut passer sa convalescence.

§ 5. — *Observation de Lallemand.*

Avant de mentionner l'observation que je me propose d'examiner, je dois dire comment j'ai été conduit à rechercher, dans les *Lettres sur l'encéphale,* publiées par cet illustre médecin, des faits se rapportant à des ramollissements cérébraux d'origine palustre.

J'ai déjà donné (page 136 et suiv.) les raisons pour lesquelles je croyais devoir admettre des ramollissements cérébraux de cette nature, et je ne savais pas, en imaginant la théorie bien simple dont j'ai rendu compte, que Récamier, comme on le verra tout à l'heure, avait émis cette même explication. Il était donc tout naturel de rechercher des faits de ce genre, dans les travaux les plus recommandables sur la matière, et notamment dans l'ouvrage si estimé de Lallemand.

Mais ce qui me confirmait encore plus dans ce premier soupçon, c'était la divergence d'opinions qui s'était produite parmi les différents observateurs, sur les symptômes, la marche, la nature, etc., du ramollissement cérébral. J'avais entendu, sur ce sujet, les leçons si remarquablement lucides de mon regretté maître, M. Rostan. J'avais été même témoin, dans son service, de certains faits qui semblaient venir à l'appui de sa description. Or, en relisant ce même chapitre de pathologie dans divers auteurs classiques, je sentais la confusion naître dans mon esprit, au milieu des opinions contradictoires qui avaient été pourtant émises par des hommes habiles et consciencieux. Et, pour citer un exemple, sans entrer dans les détails, je dirai que rien ne concorde dans les descriptions données par Rostan, Lallemand et beaucoup d'autres, si ce n'est la constatation d'une même lésion cadavérique consistant dans le ramollissement de la pulpe cérébrale.

Il est déjà permis de conclure de cette divergence qu'il existe plusieurs espèces de ramollissements du cerveau, que la même lésion cérébrale (*diminution de consistance*) se rattache nécessairement à différentes entités morbides que je n'ai pas à déterminer ici. C'est ainsi que, dans ces derniers temps, ont été décrits ces ramollissements particuliers, tenant à une embolie des vaisseaux cérébraux. C'est ainsi que, de mon côté, j'ai été conduit à admettre des ramollissements de cause palustre, dépendant de la congestion que produit parfois cette entité morbide dans différents organes.

Or, en lisant avec soin les observations consignées dans les deux premiers volumes de Lallemand, j'ai été frappé de la similitude des symptômes qu'offrent beaucoup d'entre elles, avec d'autres observations prises chez des sujets réellement affectés d'impaludisme. A part toute idée préconçue, je trouve la preuve de mon assertion dans divers passages de l'ouvrage même de Lallemand. Voici ce qu'il dit, par exemple (t. I, p. 198) : « Après les considérations étendues dans lesquelles je suis entré en terminant la lettre précédente et les réflexions qui accompagnent chacun des faits particuliers que j'ai rapportés dans celui-ci, je pourrais peut-être me dispenser de revenir encore sur la nature inflammatoire de cette dernière espèce de ramollissement. Mais M. Récamier, dont l'opinion est d'un très-grand poids, professe avec beaucoup d'éloquence des idées tout à fait opposées. Cet habile praticien regarde *plus que jamais* les ramollissements du cerveau comme une altération *sui generis*, une dégénérescence particulière, qu'il compare à certains ramollissements de la rate. Il croit ces désorganisations indépendantes de toute inflammation, et produites par une cause générale, une maladie de toute l'économie, une fièvre *ataxique, nerveuse, maligne* ou *pernicieuse*, qui se porte sur le système nerveux, et spécialement sur le cerveau, détruit et désorganise son tissu. » On voit donc par ce passage, que je n'ai fait que reproduire, sans le savoir, une explication déjà donnée par Récamier ; je dois observer toutefois que je n'entends nullement dire que tous les ramollissements du cerveau, ni même le plus grand nombre, doivent leur origine à une congestion de cause palustre.

Voici ce que dit encore Lallemand, dans le même volume (page 265) : « En général, il est rare que les symptômes de *ramollissement* suivent une marche régulière et continue (1). Le plus souvent les malades éprouvent des alternatives d'amélioration et de rechutes, ils sont tantôt assoupis, tantôt agités; ils perdent et recouvrent la connaissance, la paralysie diminue pendant quelques instants pour augmenter ensuite. Ils éprouvent quelquefois une amélioration si remarquable, que le médecin les croit presque hors de danger. On ne remarque pas ces inégalités dans la marche des apoplexies; et cela doit être, puisque les symptômes sont produits par un épanchement de sang qui n'est pas susceptible de varier d'un instant à l'autre, comme la marche d'une inflammation. Ces symptômes surtout les plus compliqués et les plus irréguliers, sont précisément ceux qu'on a regardés comme caractéristiques des fièvres *ataxiques, pernicieuses*, etc. *Aussi les observations que je vous ai citées en dernier lieu portaient-elles ce titre ; aussi les malades ont-ils été traités en conséquence.* » Ce n'est donc pas simplement une opinion per-

---

(1) Pour justifier ce que je disais un peu plus haut, je dirai que Rostan a émis, à ce sujet, une opinion diamétralement opposée.

sonnelle que j'exprime, en disant qu'un grand nombre de malades, dont Lallemand rapporte les observations, ont offert des symptômes qu'on retrouve souvent dans les formes cérébrales de l'intoxication palustre.

Quoique j'aie cru retrouver dans plusieurs de ces observations une marche propre à l'impaludisme, je ne puis malheureusement pas en donner la preuve; car, l'intermittence pouvant parfaitement faire défaut, je n'ai aucune base solide pour établir un jugement précis et sûr.

Mais je crois du moins pouvoir donner cette preuve pour l'une de ces observations, et je montrerai encore ici, par voie indirecte, l'analogie que beaucoup de ces observations ont entre elles.

Voici ce que Lallemand dit, en effet, après avoir rapporté une observation de Morgagni, laquelle ne manque pas elle-même d'une certaine ressemblance, *quant à la marche des symptômes*, avec beaucoup d'autres faits consignés dans le même ouvrage : « Je viens de lire, dit-il (1), dans les *Archives générales de médecine* (juin 1828, p. 226), une observation de M. Dufour, *qui a trop de rapport avec celle de Morgagni, pour que je ne vous la rapporte pas en substance.* »

Or, voici ce fait :

Obs. — « Dole, âgé de 19 ans, robuste, de taille moyenne, présente toutes les apparences de l'ivresse; face enluminée, yeux clignotants, parole embarrassée, démarche irrégulière et vacillante : On lui refuse un billet d'hôpital. Le lendemain, même état, même refus fondé sur le même soupçon d'ivresse.

« Huit jours après, 20 décembre 1827, admission du malade à l'hôpital. On apprend qu'*en octobre, il a été traité d'une fièvre pernicieuse du plus mauvais caractère et d'accès de fièvre intermittente*. Le 21, à la visite, pouls dur, petit et vif; yeux injectés, face et langue rouges, soif considérable, ventre rétracté, selles rares, sentiment de pesanteur vers la base du crâne. (*Diète absolue, saignée du pied, boissons émulsionnées, nitrées, topiques émollients sur le ventre, ablutions acidules froides sur la tête.*)

« Pendant quelque temps, *alternatives souvent répétées de bien et de mal. (Saignées, sangsues en grand nombre, sinapismes, exutoires, calomélas.)*

« Vers le milieu de février 1828, apparences d'un retour à la santé; seulement la station et la progression semblent toujours plus ou moins vacillantes. Dole pense à sortir. Mais les extrémités pelviennes se paralysent : aussitôt, oppression, toux sèche, altération et rougeur de la face, vive douleur vers la moitié antérieure de la tête, somnolence : le malade devient insensible à tout ce qui se

(1) *Loc. cit.*, t. II, p. 319. — Voir l'obs. en question à la page suivante, p. 320.

passe autour de lui, il ne sort du coma que pour le besoin de l'alimentation (sangsues, émétique); bientôt il ne peut y satisfaire lui-même, à cause de la paralysie des bras. Surdité complète, puis cécité. Pendant quinze jours, existence purement végétative. Le 5 mars, mort sans agonie.

« *Ouverture du cadavre le* 7. — Marasme complet, tête grosse, eu égard à la taille; bosse occipitale gauche beaucoup plus saillante que la droite; crâne moins épais en cet endroit, à cause d'une dépression de la table interne qui eût pu recevoir la huitième partie d'un œuf ordinaire, produite par la dilatation contre nature d'un lacis vasculaire correspondant; *masse cérébrale considérable; dure-mère fortement injectée et rouge; arachnoïde et pie-mère participant au plus haut degré à cette congestion. Cerveau plus dur et plus consistant que dans l'état normal;* corps calleux, au contraire, *plus mou* qu'il ne doit l'être. Le scalpel ayant atteint la voûte à trois piliers, il s'échappe, par jets, des ventricules latéraux, au moins deux onces d'un liquide, limpide d'abord, puis un peu jaune. Les couches des nerfs optiques sont très-jaunes, et le doigt, en les touchant, s'imprègne d'une matière inodore semblable au pus de bonne qualité d'un abcès. Nerfs olfactifs et optiques mous, s'écrasant sous la pression du doigt; cavité occipitale remplie d'une sérosité limpide légèrement rosée; coloration attribuée à l'écoulement d'un peu de sang.

« Ce qui frappe le plus, c'est *la couleur rose qui teint la totalité du cervelet,* sans qu'il soit possible de reconnaître en aucun point ses couleurs blanches et grises primitives. Au surplus, *le cervelet participe à la dureté et à la consistance des lobes du cerveau.* »

Je ne sais si je me fais illusion; mais je trouve dans ce fait la consécration de toutes les idées nouvelles que j'ai été conduit à émettre sur les différentes questions relatives à l'impaludisme. Tout concorde vers le même diagnostic : marche et enchaînement des symptômes, effets négatifs du traitement mis en usage, lésions observées en parfaite harmonie avec les symptômes produits, etc.

Que trouvons-nous en effet au début?

Une fièvre pernicieuse du plus mauvais caractère et des accès de fièvre intermittente. Voilà le premier degré de l'impaludisme.

Plus tard, le 21 décembre, nous avons une sorte de réminiscence de fièvre : *pouls dur, petit et vif;* yeux injectés, face et langue rouges; à cela se joignent des symptômes qu'on observe fréquemment dans diverses affections palustres. *Tel est le second degré de l'impaludisme : fièvre sans intermittence.*

Un peu plus tard, *alternatives souvent répétées de bien et de mal,* malgré le traitement débilitant qui a été institué. Or, ces *alternatives* constituent pour ainsi dire le fond de l'impaludisme.

Nous avons enfin une *amélioration passagère* qu'on observe assez souvent dans les diverses affections de cette nature, et cette amé-lioration est suivie d'une rechute fatale. Or, nous trouvons dans cette rechute une foule de symptômes propres à ces mêmes affec-tions, nous y voyons *la surdité* et jusqu'à *la cécité;* quoique je n'aie jamais observé ce dernier symptôme, je puis dire néanmoins, sans crainte d'être contredit, qu'il correspond à un phénomène de même ordre que *la surdité,* et qu'il s'explique ainsi parfaitement. Ozanam décrit d'ailleurs une forme amaurotique de fièvre pernicieuse. *Tel est le troisième degré de l'impaludisme.*

Cherchons maintenant à nous rendre compte, dans cette hypo-thèse, des lésions cadavériques observées. Or, que trouvons-nous ? Des congestions multiples dans *les méninges, le cerveau et le cervelet.* Nous avons encore les effets produits par les congestions paludiques, c'est-à-dire de *l'induration* dans certaines parties du cerveau et du cervelet, du *ramollissement* (degré plus avancé) dans d'autres points (corps calleux, couches optiques). Il n'y a pas jusqu'au *développement considérable de la masse cérébrale* qui ne vienne justifier l'hypothèse que j'ai émise sur *l'hypertrophie possible* de la pulpe du cerveau. Et cette hypothèse trouve encore une confirmation singulière dans la *somnolence* et le *coma* qui existaient dans les derniers temps de la vie; car nous avons vu que, s'il y avait réellement hypertrophie cérébrale, celle-ci devait produire une sorte de compression du cer-veau et par suite le coma.

Et ce fait, qui a donné lieu à trois interprétations très-différentes, nous montre combien l'appréciation des symptômes est chose diffi-cile en médecine clinique. M. Dufour, par exemple, l'auteur de l'observation, « regarde la maladie du cervelet, comme *la cause pri-mitive des principaux troubles fonctionnels observés chez Dole.* » De son côté, Lallemand attribue ces derniers à une *inflammation ancienne* de l'arachnoïde ventriculaire et de la pulpe cérébrale sous-jacente; il va même jusqu'à faire dépendre *la fièvre pernicieuse* de cette in-flammation. A mon tour, je ne puis voir dans cette succession d'ac-cidents graves qu'une même entité morbide frappant le même sujet à diverses reprises; quant aux lésions, elles me semblent devoir s'expliquer toutes par des congestions anciennes et répétées dépen-dant de cette même entité morbide. Cette observation, je le répète, nous offre un type parfait de la succession de phénomènes et de lésions morbides que peut engendrer l'impaludisme.

Il me sera peut-être permis de dire en terminant que, si des er-reurs pareilles peuvent être commises par des hommes de la valeur de Graves ou de Lallemand, je n'aurai peut-être pas fait chose inutile, que d'appeler l'attention sur une question de pathologie aussi importante. Et je crois avoir le droit d'ajouter, après m'être donné tant de mal, que, loin de me laisser aller à une routine aveugle ou de courir à la recherche de prétendus systèmes, je n'ai jamais quitté la voie suivie par tous les cliniciens, voie qui mène au progrès par l'abnégation et le travail, par la persévérance et l'attention.

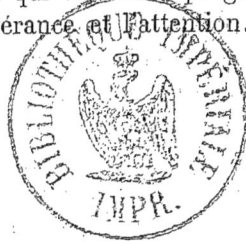

FIN

TABLE DES MATIÈRES

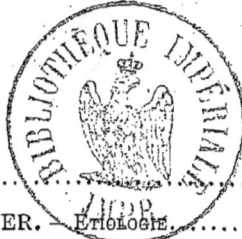

TABLE DES OBSERVATIONS

FIN DE LA TABLE.

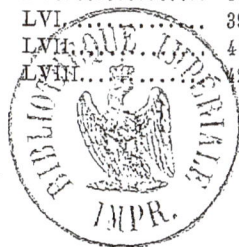

A. Parent, imprimeur de la Faculté de Médecine, rue Mr-le-Prince, 31.

DE LA LIBRAIRIE ALEXANDRE COCCOZ

ANDRIEU, docteur en médecine. **Pourquoi l'on avait autrefois de meilleures dents qu'aujourd'hui.** Conseils aux parents sur la manière de diriger la seconde dentition de leurs enfants, 1 vol. in-8, 1865. . . . . 2 fr. 50

— — **Quelques vérités sur la manière actuelle de remplacer les dents.** Le bon sens en prothèse dentaire, 2ᵉ édition, in-8, 1866. . . . . 1 fr. 25

ANDRIEU et DELABARRE. Mémoire sur un nouveau genre de dentiers à base plastique et amovible, adressé à l'Académie de médecine, in-8, 1863. . . . . 60 c.

L. BELHOMME et A. MARTIN, docteurs en médecine. **Traité pratique et élémentaire de pathologie syphilitique et vénérienne,** ouvrage adopté par le conseil de santé des armées et honoré des souscriptions des Ministères de l'instruction publique, de la guerre et de la marine. 1 fort vol. in-12, 1864. . . . . 6 fr. 50

CHURCHILL, docteur en médecine. **Recueil d'observations, mémoires, rapports et documents** sur le traitement des maladies de poitrine, au moyen des Hypophosphites, in-12, 1866. . . . . 1 fr. 50

CROS (A.), docteur en médecine. **Études nouvelles de médecine pratique et de pathologie générale.** Les décoordinations organiques, gr. in-8, 1866. 3 fr.

DEZEIMERIS. Dictionnaire historique de la médecine ancienne et moderne, 7 vol. in-8. Au lieu de 42 fr. . . . . 7 fr.

FRANK (J.). **Traité de Pathologie interne,** traduit du latin par Bayle, 6 vol. in-8. Au lieu de 30 fr. . . . . 7 fr. 50

HARDY. Leçons sur les affections cutanées dartreuses, professées à l'hôpital Saint-Louis, pendant le trimestre d'été 1861, rédigées et publiées par le Dʳ Pihan-Dufeillay, ancien interne à l'hôpital Saint-Louis. 1 vol. in-8, 1862. . . . . 3 fr. 50

HEURTAUX, professeur à l'École de médecine de Nantes. **Du Cancroïde en général,** in-8 avec pl., 1860. . . . . 3 fr. 50

LEGROS (V.) (d'Aubusson). **Lettres obstétricales. De la position de la femme pendant l'accouchement,** in-8, 1864. . . . . 1 fr. 25

— — **Difficultés de la Trachéotomie,** in-8, 1867. . . . . 2 fr. 50

MOYNIER (Eug.), docteur en médecine. **Des morts subites** chez les femmes enceintes ou récemment accouchées, in-8, 1858. . . . . 1 fr. 50

— — **Compte-rendu des faits de Diphthérie,** observés dans le service de M. le professeur Trousseau, pendant le premier semestre de l'année 1859. In-8, 1859. . . 1 fr.

— — **Des Accidents graves qui surviennent dans le cours de la rougeole et de la scarlatine.** In-8, 1860. . . . . 2 fr.

TILLOT (Émile), docteur en médecine, inspecteur des Eaux de Saint-Christau. **De la Pulvérisation appliquée aux eaux Ferro-Cuivreuses de Saint-Christau** (Basses-Pyrénées), principalement dans les ophthalmies chroniques. In-8, 1865 . . . . 1 fr. 50

— — **De la Pulvérisation** appliquée aux ophthalmies chroniques. In-8, 1865. 75 c.

— — **Étude clinique sur la pulvérisation externe.** In-8, 1866. . . . . 1 fr. 50

— — **Du Traitement des affections cutanées** par les eaux minérales et principalement par les eaux de Saint-Christau. In-8, 1867. . . . . 1 fr. 50

— — **De l'Action des eaux Ferro-Cuivreuses de Saint-Christau** dans quelques affections de la peau et des yeux, 2ᵉ édition. In-8, 1867. . . . . 1 fr. 50

On trouve à la même librairie

UN TRÈS-GRAND ASSORTIMENT DE THÈSES DE MÉDECINE

DE PARIS ET DE STRASBOURG

A. PARENT, imprimeur de la Faculté de Médecine, rue Mʳ le Prince, 31.

www.ingramcontent.com/pod-product-compliance
Lightning Source LLC
Chambersburg PA
CBHW031613210326
41599CB00021B/3160